최신웃음치료

(Recent Laughter Therapy)

웃 · 생 · 웃 · 사!

류창현 지음

교육과학사

감사의 글

이 책을 항상 저를 사랑해주시고 기도해주신 부모님께 드립니다.

험난한 인생을 살아가면서 웃음을 잃으신 분들께도 웃음을 선사하고자 합니다.

추천의 글

류창현 목사님을 위해서 추천의 글을 남기게 되어서 참으로 기쁩니다. 류창현 목사님은 경기대학교 범죄심리학 박사과정을 수학하시게 된 동기로 인해서 좋은 인연을 갖게 되었습니다. 늘 긍정적인 열정과 웃음과 배려의 선물을 하시며, 혼신을 다한 학습 자세와 치료연구와 사회봉사사역에 매진하는 모습을 뵐 때마다 많은 도전과 감동을 받게 됩니다.

류창현 목사님은 특히 전국에 많은 교도소, 보호관찰소, 병원, 그리고 사회복지기관에서 웃음을 잃은 수형자, 비행청소년, 교도관, 환자, 그리고 소외된 사람들에게 이르기까지 "웃음치료신교"와 "분노치료선교"라는 이 시대에 절실하게 필요한 치유중재역할을 꾸준히 감당하시고 계시는 신실하신 분이십니다. 이웃, 사회, 국가를 위해서 많은 헌신적인 사역과 공헌에 가슴깊이 감사드립니나.

이처럼 뜻 깊은 『최신웃음치료(Recent Laughter Therapy)』라는 한 권의 소중한 경험적 산물인 저서를 출간하시게 되신 것을 진심으로 축하드립니다. 또한 본 도서(圖書)의 출간을 주관하신 교육과학사에도 축하를 드립니다. 앞으로 이 책을 통해서 일반 독자들뿐만 아니라 간과되고 방치된 교도소, 보호관찰소, 그리고 사회복지기관에서 생활하시는 사랑과 돌봄이 필요한 많은 분들에게 큰 위로와 기쁨과 소망이 되리라 확신합니다.

모든 "분노의 덫"에 억압된 청소년들로부터 장년들에 이르기까지, 이 책을 통해서 자신의 분노를 보다 더 효율적·실제적·건설적·적응적·합리적으로 통제하고 지키시는 긍정의 힘과 수용의 지혜와 대처능력을 수확하시게 되리라 믿어 의심치 않습니다.

이 시대를 일깨우는 귀한 선교사역을 하시는 가운데 이렇게 반가운 책을 내시게 되어서 하나님께 감사를 드립니다. 류창현 목사님 자신 스스로가 영구히 "교도소를 웃기는 남자!", "분노와 갈등을 날려주는 남자!"로서의 활약과 헌신을 하시길 기원합니다. 류창현 목사님의 노고와 헌신과 사랑의 선교를 축복하고, 이제 향후 한국의 웃음치료선교와 세계의 웃음치료선교를 이끌어 가시는 목사로서, 심열을 다하는 연구자로서, 또한 세계의 지도자로서의 역할과 비전을 실현하시길 기원합니다.

웃음이 어색하시거나 웃음을 잃어버리신 독자들을 위해서 본 도서인『최신웃음치료(Recent Laughter Therapy)』는 깊은 '진실 된 감동'과 '실제적 웃음요법'과 '삶의 직면용기'를 선사할 것을 믿어 의심치 않습니다.

경기대학교 범죄심리학과

지도교수 **이 수 정**

추천의 글

류창현 교수(목사)님을 위해서 추천의 글을 남기게 되어서 참으로 기쁩니다. 류창현 교수(목사)님은 현재 "웃음치료선교"와 "분노치료선교"라는 막중하고 중요한 의무감과 책임감을 가지고 전국교도소 교육교화과와 많은 사회공공기관에서 사회와 국가를 위해서 많은 사역과 공헌을 하시고 있음을 마음깊이 감사드립니다.

우선 이처럼 뜻 깊은 두 권의 책을 출판하시게 되신 것을 축하드립니다. 앞으로 이 두 권의 책을 통해서 전국적으로 소외되고 외롭게 교도소에서 수감중인 분들을 위로해주시고 큰 기쁨과 소망을 주시는 분, "교도소를 웃기는 남자!", "교도소 분노를 날려주는 남자!"로서 더욱더 큰 활약과 헌신을 하시길 축복합니다.

모든 분노에 찬 청소년들에서 장년들까지, 분노를 실질적으로 사랑과 인지행동치료로서 교화하고 치료하도록 돕고, 또한 웃음으로 정화시키시는 류창현 교수(목사)님 하시는 중요한 선교에 깊은 존경과 감사함을 드립니다.

이 시대를 깨우는 귀한 선교사역을 하시는 가운데 이렇게 반가운 책을 내시게 되어서 하나님께 감사를 드립니다. 류창현 교수(목사)님의 노고와 헌신과 사랑의 선교를 축복하고, 이제 앞으로 한국의 웃음치료선교와 세계웃음치료선교의 선구자로서의 역할과 선교의 꿈을 실현하시길 기도합니다.

항상 웃으면서 살기 위해서 이『최신웃음치료(Recent Laughter Therapy)』와『최신분노치료(Recent Anger Therapy)』책은 독자 여러분에게 많은 웃음치료요법과 분노치료요법들을 선물할 것입니다. 감사합니다.

곽선희 목사 (소 망 교 회)

추천의 글

21C세기를 사는 우리들은 많은 스트레스, 두려움, 불안으로 인한 진정한 웃음을 상실하고 사는 세대입니다. 아이들은 게임과 핸드폰에 중독되고, 어른들은 술, 마약, 도박에 중독으로 인해 우리의 인격과 가정과 사회가 어두운 그늘에 가려져 있습니다. 그러나 성경은 우리에게 주 안에서 항상 기뻐하며 살아가라고 천명하고 있습니다. "항상 기뻐하라 쉬지 말고 기도하라 범사에 감사하라 이는 그리스도 예수 안에서 너희를 향하신 하나님의 뜻이니라"(살전 5:16-18). "주 안에서 항상 기뻐하라 내가 다시 말하노니 기뻐하라"(빌4:4). 주님은 우리가 당신을 향해서 늘 찬양하며, 감사하며, 기뻐하며, 경배하며 보다 긍정적이고 적극적이며 유익(well- being)하게 살기를 원하십니다.

오래 전에 웃으면 복이 와요! 라는 코미디프로가 있었는데, 우리가 실질적으로 많이 웃으면 우리의 삶의 질이 복되고, 우리의 얼굴이 복덩어리로 변하고, 우리의 건강이 복되고, 우리의 사업이 복을 받습니다. 옛말에도 "일소일소(一笑一小), 일노일노(一怒一老)"라는 말이 있듯이 웃음은 사람의 마음을 치료하는 놀라운 면역기능이 있습니다. 웃음은 인간을 치유하시기 위한 하나님의 치료약이자, 우리에게 주신 귀중한 선물입니다. 이번에 웃음치료를 쓰신 웨슬리(류창현) 목사님은 한국에서 웃음치료의 권위자이십니다. 많은 교도소를 비롯한 여러 현장에서 직접적인 경험을 토대로 웃음치료법을 850개를 여러분에게 이 책을 통해서 소개하고 있습니다. 웃음치료로 분노를 치료할 수 있다라는 가설을 있었지만, 검증은 없었습니다. 다행히도 웨슬리 목사님은 이러한 가설을 임상실험을 통해서 세계 최초로 입증하였습니다. 즉, 류창현 교수는 39명의 비행 청소년 수감자를 대상으로 40시간 동안 웃음 치료를 한 후 그 결과를 분석하면서 분노 억제 태도척도에서 분노 억제에 대한 부정적 태도($t=3.128$, $p < .05$)와 언어성 분노 행동 척도에서 반추적 사고($t=2.441$, $p < .05$)가 통계적으로 유의한 차이가 있음을 발견하였습니다. 이는 웃음치료 후에 분노 억제에 대한 부정적 태도가 감소하며, 언어성 분노 행동 중 반추적 사고도 감소한다는 사실을 실증하여 주는 것입니다. 웃음 치료로 분노를 치료할 수 있다는 가설은 있었지만, 류창현 교수의 연구논문과 임상실험이 국내외적으로 최초로 이를 입증했다는 점에서 류창현 교수의 연구업적을 높게 평가할 수 있을 것입니다.

현재 이 책을 통해서 전국적으로 많은 교도소를 다니시면서 청소년들과 장년들의 분노를 실질적으로 치료하시는 중요한 선교를 감당하고 계십니다. 이 시대를 깨우는 귀한 사역을 하시는 가운데 이렇게 반가운 책을 내시게 되어서 하나님께 감사를 드립니다. 웨슬리 목사님의 노고와 헌신과 사랑의 선교를 축복하고, 이제 앞으로 한국의 웃음치료와 세계웃음치료의 선교계의 대가로서의 역할과 선교의 꿈을 실현하시길 기원합니다.

항상 웃으면서 살기 위해서 이 『최신웃음치료(Recent Laughter Therapy)』 책을 독자 여러분에게 많은 실질적인 도움과 웃음치료요법을 선물할 것입니다. 감사합니다.

정태기 박사 (크리스천 치유상담연구원 원장)

추천의 글

저는 재활복지 특성화 교육을 실천하고 있는 나사렛대학교 총장 임승안입니다. 천안에 소재한 나사렛대학교는 대한민국과 한반도 더 나아가서는 아시아에서 재활복지 영역의 도움이 필요한 사람들을 돕는 비전을 갖고 있는 글로컬(Glocal) 대학입니다. 나사렛대학교는 또한 미국을 비롯한 세계 150개 나라의 57개 고등교육기관과 함께 국제 나사렛교회 교육법인에 소속된 국제적(Global) 대학이며, 천안과 충청권을 포함한 한국의 재활복지 영역을 선도하는 지역(Local) 대학이기도 합니다. 이러한 나사렛대학교는 2006학년도 봄학기에 약 5천 명의 학생 가운데 특별히 238명의 장애 학생의 삶을 돌보는 전인적 교육을 시행하였으며, 앞으로도 한국과 아시아의 복지 정책과 실천에 학문적이며 실제적인 공헌을 하기 위하여 더욱 매진하고자 합니다.

류창현 교수를 위해서 추천의 글을 쓰게 된 것을 깊은 감사를 드립니다. 류창현 교수는 범죄심리학자로서 비행 청소년의 분노를 웃음을 통하여 치료하는 교육자이며 임상치료자입니다. 류창현 교수가 오늘에 이르게 된 것은 특히 두 차례의 동기 때문이었습니다. 류창현 교수는 8년 전 천안 소년 교도소에서 영어 검정고시 지도를 하던 중에 제자들이 싸우다가 독방에서 체벌을 받고 돌아오는 모습을 보고 교육자로서 무엇을 해야 하는지를 새롭게 깨닫게 되었습니다. 가정과 사회에서 돌봄의 기회를 받지 못한 청소년들이 체벌을 받고 자긍심을 잃고 더욱 큰 분노를 삯이면서 돌아오는 모습을 바라보면서 그들에 대한 애정이 가슴깊이 밀려들게 되었습니다. 이들의 내면에 있는 분노를 해결해주지 않으면 그들에게 주어지는 모든 기회들은 그들이 또 다른 범죄를 저지를 수 있는 계기에 불과하다고 판단한 류창현 교수는 그들의 분노를 해결해 주는 방법을 연구하기 시작하였습니다. 그리고 "일소일소(一笑一小), 일노일노(一怒一老)"라고 하는 한국의 전통적인 지혜와, 웃음과 분노의 상관관계를 중시하는 성경의 가르침에 착안하여 우리정서에 가장 잘 부합되는 전통적이면서도 보편적인 새로운 1100개에 달하는 웃음치료법과 분노치료법을 연구 개발하여 발표하게 되었습니다.

류창현 교수는 39명의 비행 청소년 수감자를 대상으로 40시간 동안 웃음치료를 한 후 그 결과를 분석하면서 분노 억제 태도척도에서 분노 억제에 대한 부정적 태도($t= 3.128$, $p < .05$)와 언어성 분노 행동 척도에서 반추적 사고($t=2.441$, $p < .05$)가 통계적으로 유의한 차이가 있음을 발견하였습니다. 이는 웃음 치료 후에 분노 억제에 대한 부정적 태도가 감소하며, 언어성 분노 행동 중 반추적 사고도 감소한다는 사실을 실증하여 주는 것입니다. 웃음 치료로 분노를 치료할 수 있다는 가설은 있었지만, 류창현 교수의 연구논문과 임상실험이 국내외적으로 최초로 이를 입증했다는 점에서 류창현 교수의 연구업적을 높게 평가할 수 있을 것입니다.

류창현 교수의 다른 한 연구도 웃음 치료와 분노 치료가 한국의 청소년뿐만 아니라 분노로 인하여 고통을 당하고 있는 모든 사람들을 치유할 수 있다는 것을 입증해주고 있습니다. 44명의 비행 청소년 수감자를 대상으로 40시간 동안 분노 치료(인지행동 치료)를 한 결과 분노 표출 태도척도($t=-2.319$, $p < .05$) 및 하위영역인 부정적 평가에 대한 두려움($t=-3.092$, $p < .05$), 부정적 대인관계 결과 예상($t=-2.538$, $p < .05$), 그리고 자존감($t=-3.869$, $p < .05$), 성취에 대한 집착($t=2.586$, $p < .05$), 자기비하($t=3.283$, $p < .05$), 무시나 부당한 대우에 대한 과민성($t=2.609$, $p < .05$), 호감 및 인정에 대한 집착($t=2.395$, $p < .05$), 적대적 자동적 사고 척도($t=2.530$, $p < .05$), 건설적 언어표현($t=-2.191$, $p < .05$)은 통계적으로 매우 유의한 변화가 있는 것으로 나타났습니다. 즉, 분노치료 후

에 성취에 대한 집착, 자기비하, 무시나 부당한 대우에 대한 과민성, 호감 및 인정에 대한 집착, 적대적 자동적 사고 등은 감소하는 것으로 나타난 반면에 분노표출 태도와 부정적 평가에 대한 두려움, 부정적 대인관계 결과 예상, 자존감, 건설적 언어표현 등은 증가하는 것으로 나타났습니다.

류창현 교수가 이와 같이 학문적이면서 동시에 임상치료적인 결실을 거둘 수 있게 된 또 다른 힘은 법무부에서 지난 40년 동안 명맥을 유지해오던 정신교육에 인지행동 치료법(웃음 치료와 분노 치료)을 접목할 수 있는 기회를 허락한 법무부와 모든 교도소 소장 및 직원들의 적극적인 배려와 신뢰입니다. 류창현 교수가 신뢰를 받으며 연구를 하고 임상실험을 할 수 있도록 법무부 관계자 여러분들이 후원을 하였기 때문에 오늘의 그의 연구 업적이 인정을 받을 수 있게 되었듯이, 류창현 교수가 이번 책을 토대로 그의 연구가 더욱 발전되고 세계적인 학자로 성장할 수 있다는 기대를 갖고서 추천을 하게 되었습니다. 한국 미래의 주역인 청소년들은 물론 분노로 인한 화병과 우울증으로 고통을 겪고 있는 사람들이 날로 증대하고 있는 오늘날 이들을 한국적이면서도 세계적인 웃음 치료 방법으로 전인격적으로 치유함으로써 한국이 더욱 건강한 국가가 될 수 있기를 바라고 있습니다.

성경에서 "두려워 말라!"라는 문구가 365번 나온다고 합니다. 우리가 매일 마다 웃음을 지으면서 자신의 두려움을 떨쳐버리고 주님 안에서 늘 성령으로서 기뻐하시는 저와 독자 여러분이 되길 소원합니다. 이렇게 두서없는 글을 끝까지 읽어주신 독자여러분께 대단히 감사합니다.

임승안 박사 (나사렛대학교 총장)

머 리 말

『최신웃음치료(Recent Laughter Therapy)』를 쓸 수 있도록 한량없는 사랑과 은혜 위에 은혜(the unmerited grace of God!)로 인도해주신 하나님께 먼저 영광을 돌린다. 부족하고 연약한 필자를 위해서 헌신해주시고, 사랑해시고, 교육해 주시고, 격려를 아끼지 않으신 부모님의 깊은 사랑과 헌신과 인내에 머리 숙여 감사를 드린다.

넓고 깊고 끝이 없는 지식의 바다를 볼 수 있도록 지식의 창을 열어주시고, 깨닫게 해주시고, 잠재력을 일깨워 주시고, 혼신을 다해 학습을 할 수 있도록 친히 Role Models와 Mentors가 되어주신 진정한 인생의 Coaches이시며, 지도교수이며, 은사님들이신 이봉건 교수님(충북대학교대학원, 임상심리학과), 이수정 교수님(경기대학교대학원, 범죄심리학과), Dr. Pointer, 그리고 Dr. Scott(State University New York)님께도 가슴 속의 존경과 감사로 화답한다.

『최신웃음치료』는 그동안 필자가 꾸준히 연구해 온 연구 주제이며, 축척된 연구 자료에 기초를 두고 쓴 작품이라 할 것이다. 이 과정에서 많은 시행착오를 거쳐 7년 동안의 자료를 수집하였고, 그 중에서도 모두가 다 같이 공유할 수 있고 공감대(rapport)를 형성할 수 있다고 생각되는 복식호흡웃음치료를 통한 분노조절(Anger Management)과 긍정심리치료(Positive Psychological Therapy)에 주요한 초점을 맞추고 있다. 연구를 끝낼 수 있도록 도움을 주신 천안소년교도소, 대전교도소, 안양교도소, 의정부교도소, 공주교도소, 청송교도소, 여주교도소, 여주민영교도소(소망교도소, 아가페), 천안보호관찰소, 수원보호관찰소, 나사렛대학교 평생교육원, 지저스치료센터(Jesus Therapy Center) 등에서 수고와 헌신을 아끼지 않으시는 많은 관계자들에게 깊은 감사를 전한다. 또한 바쁘신 와중에도 저를 위해서 추천서를 써주신 곽선희 목사님, 정태기 목사님, 임승안 총장님, 이수정 교수님과 교육과학사 출판사의 정경식 부장님과 편집으로 고생하신 이정호 실장님과 정경희 선생님께도 진심으로 감사드린다.

잠언에서는 "마음의 즐거움은 양약이라도 심령의 근심은 뼈로 마르게 하느니라"(잠17:22)고 천명을 해주고 있다. 그러므로 이 교본(敎本)을 통해서 자신의 무의식 속에 억압(repression), 저항(resistance), 한(恨), 그늘에 자려진 분노(shadowed anger)를 관찰(observation)하고, 분석(analysis)하고, 자가 치료(self therapy)하는 데 지침서가 되길 기대한다. 이 책을 읽는 모든 독자들이 자신의 인생의 지경에서 한 발 더 나아가 분노를 다스리고, "웃으며 살고, 웃으며 죽는 자!(웃·생·웃·사!)"로써 살아가시길 축복합니다. 즉, 임종의 축복인 임종권을 누리길 소망한다.

천안 능수버들 아래

著者 柳 創 鉉

목 차

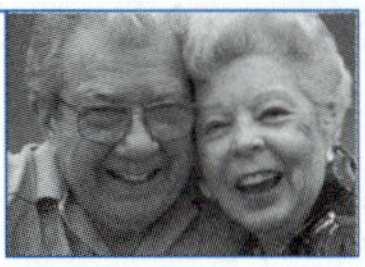

Chapter 01

웃음의 발단과 이해

웃음은 하나님이 인간에게 주신 최고의 고귀한 선물이다. 갓난아이의 해맑은 웃음부터 어르신들의 너털웃음까지, 이 모든 웃음 속에는 인간이 갖고 있는 가장 아름다운 내면의 향기를 외적으로 표현할 수 있는 것이 바로 우리 의 웃음이다.

성경에서는 우리에게 "항상 기뻐하라!"라고 가르치고 있다. 성경에서 "웃음(Laughter, 32)"과 "기쁨(Gladness, 512)"에 관련된 용어를 찾아보면, 총 544번이나 언급해 주고 있음을 알 수가 있다. 웃음과 기쁨을 누리며 살아가는 것이 우리의 실생활에 얼마나 많은 영향을 끼치고 중요한지를 잘 반영해 주고 있는 것이다.

우리가 말씀대로 주 안에서 웃으며, 마음 것 기뻐하면서 살아간다면 우리 안에 있는, 미분화된 자아(undifferentiated ego), 미해결된 과제(unfinished business), 그늘에 가려진 분노(shadowed anger, 류창현, 2006) 그리고 미해결된 분노(unfinished anger, 한(恨), 류창현, 2006)를 치유하면서 살 수 있게 될 것이다. 세상에는 참기쁨과 평안이 없으며, 또한 참다운 만족도 없다. 그래서 전도서 기자는 인생을 헛되고 헛된 것이라고 지적해 주고 있다. "전도자가 가로되 헛되고 헛되며 헛되고 헛되니 모든 것이 헛되도다!"(전1:2). 참 기쁨과 참자유와 참평안의 근원은 우리의 길이요, 진리요, 생명 되시는 주님 안에 있음을 성경은 천명해주고 있다. "예수께서 가라사대 내가 곧 길이요 진리요 생명이니 나로 말미암지 않고는 아버지께로 올 자가 없느니라!"(요14:6). 우리는 우리가 가야할 길을 알고 있습니다. 그 길의 목적지는 주님의 품입니다. 우리는 우리의 진리이신 분을 알고 있습니다. 그분이 바로 주님이십니다. 우리는 우리에게 생기를 불어 넣어 주시는 분을 알고 있습니다. 그분은 바로 우리 주님이십니다. 세상의 명예, 권위, 돈, 권력, 신분, 학위가 우리의 중심점(Focus)이 아니라, 오직 주님 당신입니다. 그분 안에 우리가 거할 때, 비로소 우리는 기쁨, 평안, 자유를 선물로 받게 됩니다. “주안에서 항상 기뻐하라 내가 다시 말하노니 기뻐하라!”(빌4:4). “항상 기뻐하라, 쉬지 말고 기도하라, 범사에 감사하라 이는 그리스도 예수 안에서 너희에게 향하신 하나님의 뜻이니라!”(살전 5:16-18). 이 두 절에서 바울은 매분, 매시간, 매일 마다 즐거워하며, 기뻐하며, 웃으면서 사는 것이 하나님의 뜻(God’s Will or God’s Willingness)이라고 천명하고 있습니다. 우리가 이 말씀에 의지하여 힘을 얻어 살아가면, 주님께서 우리 안에 있는 분노, 한(恨), 시기, 질투, 근심, 염려, 걱정, 불평, 불만, 우울, 강박, 열등의식, 죄의식, 경멸, 짜증, 격노, 공포감, 수치심을 치유하셔서, 참자유와 참평안을 누리며 행복하고 보다 긍정적인 우리의 내적정동(inner affection)과 외적행동(outer behavior)이 치유가 되기 때문입니다.

“웃음과 용서는 영혼을 치유하는 메커니즘(mechanism)이다!” 인간의 영혼(靈魂)이 치유가 이루어지면 마음이 치유되고, 마음이 치유가 이루어지면 생각(生角)이 치유되고, 생각(生角)의 치유가 이루어지면 행동(行動)이 치유가 이루어지며, 이것은 바로 행동수정모형(Behavior Modification Pattern)을 형성한다. 이러한 치유모형이 바로 전인격치유의 모형(The Whole Personality Healing Model)이다. 즉, 영혼의 치유(Quantum Change) → 마음의 치유(Heart Healing) → 생각의 치유(Thought Healing) → 행동의 치유(Paradigm Shift Towards God)로 전개될 것이다. 역으로, 행동의 치유(Paradigm Shift Towards God) → 생각의 치유(Thought Healing) → 마음의 치유(Heart Healing) → 영혼의 치

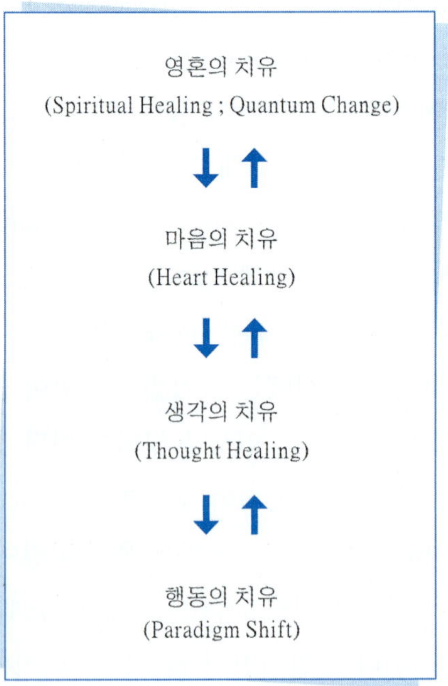

그림1. 전인격치유모형

유(Quantum Change)로 또한 전개될 수 있다. 다음 그림 1은 전인격치유모형 The Whole Personality Healing Model)을 설명해주고 있다.

만약 이 상호관계성(correlation)이 왜곡·편파 되어 파괴된다면, 그에 따른 육신의 질병도 도래하는 것이다. 그러므로 우리의 영적 치유를 얻기 위해서 성령을 의지하고, 늘 말씀에 의지하여 오늘도 기도에 힘쓰며 순종해야만 한다. 또한 하나님 아버지께 참으로 찬양, 경배, 예배를 신령과 진정으로 드려질 때야만 우리의 영혼이 자유, 평강, 행복감, 즐거움, 치유를 얻게 될 것이다. "아버지께 참으로 예배하는 자들은 신령과 진정으로 예배할 때가 오나니 곧 이 때라. 아버지께서는 이렇게 자기에게 예배하는 자들을 찾으시느니라. 하나님은 영이시니 예배하는 자가 신령과 진정으로 예배할지니라."(요4:23-24).

다음 그림 2는 전인격치유상호작용모형(The Whole Personality Healing Correlation Model)으로써 서로 간에 상호관계를 형성하고 유지하고 있다. 즉, 영혼, 마음, 생각, 행동 등과 같은 서로 상호간의 관계를 형성해주며 유지해 가는 것을 의미한다. 다음 그림 2는 전인격치유상호작용모형(The Whole Personality Healing Correlation Model)을 설명해주고 있다.

잠언서에는 마음의 즐거움은 우리 몸에 양약이며, 반면에 심령의 근심은 뼈를 상하게 하고, 마르게 하고, 썩게 된다고 권면하고 있다. "마음의 즐거움은 양약이라도 심령의 근심은 뼈로 마르게(A crushed spirit dries up the bones) 하느니라!"(잠 17:22). "마음의 화평은 육신의 생명이나 시기는 뼈의 썩음이니

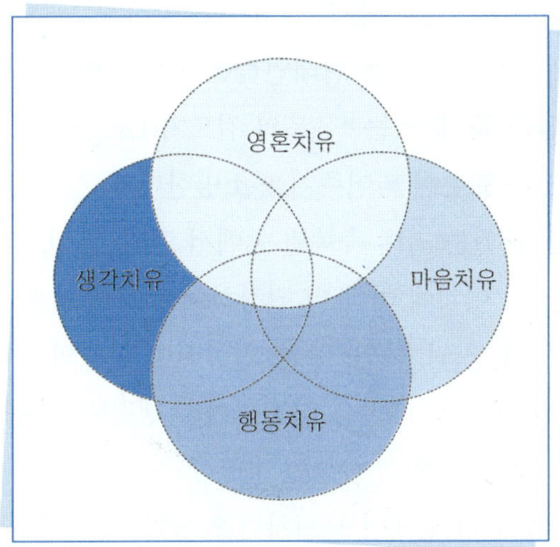

그림2. 전인격치유상호작용모형

라!"(잠14:30). 해맑은 어린아이의 웃음을 기억할 것이다. 그렇게 항상 웃으면서 살아가시길 소원한다. 빌립보서 4장 4절에도 "주안에서 항상 기뻐하라 내가 다시 말하노니 기뻐하라!"고 언급해주고 있다. 바울은 이 절에서 "내가 다시 말하노니 기뻐하라!"고 강조하고 있다. 즉, 불안하고, 우울하고, 미약학고, 미숙하고, 미족한 인생들에게 주님 안에서 항상 기뻐하며 신앙의 본이 되어 살라고 명하신다. 왜 기뻐하며 살아야 할까? 우리가 한 번 웃으며 기뻐하면 우리 영혼이 기뻐하게 되고, 우리의 심령과 육신이 치유되고, 이로 인해 찬양, 경배, 예배를 신령과 진정으로 드려질 때야만 우리의 영혼이 자유, 평강, 행복감, 즐거움, 치유를 얻게 될 것이다. "아버지께 참으로 예배하는 자들은 신령과 진정으로 예배할 때가 오나니 곧 이 때라 아버지께서는 이렇게 자기에게 예배하는 자들을 찾으시느니라. 하나님은 영이시니 예배하는 자가 신령과 진정으로 예배 할지니라!"(요4:23-24).

우리가 일상생활에서 많이 웃으면서 살수록, 우리가 종사하고 있는 연구, 학습, 일, 과제 등에 대한 집중도(Concentration)와 주의력(Attention)이 높게 향상된다. 그래서 임상적으로 게임중독, 왕따, 알코올중독(Alcohol Addicts), 강박증(Obsessive Compulsive Disorder), 우울증(Depression), 불안(Anxiety), 반추적 사고(Rumination Thoughts), 분노억제에 대한 부정적인 사고, 무시나 부당대우에 대한 과민성, 공황장애에 웃음치료가 실질적으로 많은 치료효과를 가져다주고 있다.

"일소일소(一笑一少), 일노일노(一怒一老)", "웃음은 명약(名藥)이다!(Laughter is the best medicine!)" 등은 웃음의 중요성을 암시해주는 격언들이다. 웃음을 잃고 스트레스에 노출되어 사는 현대인들을 향해서 이 책이 진정한 웃음과 기쁨과 평안을 전달해 줄 수 있는 "웃음의 전도자(Laughter Evangelist)"의 역할을 감당해줄 수 있는 교본이 되어주기를 소망한다.

인생이 누릴 수 있는 최대 축복권 중에서 인권, 물권, 영권을 흔히 이야기 된다. 그러나 필자는 여기에 하나 더 권장하여 덧붙이고 싶은 것이 있다면, 그것은 임종권이다. 즉, 인권, 물권, 영권, 임종권이 인생의 최대로 누릴 수 있는 복의 4대요소이다. 그중에 제일은 임종권이라 생각된다. 우리는 어느 순간엔 임종을 맞이한다. 이 짧은 인생을 살면서 항상 웃음을 잃지 않고 주어진 사역을 감당하면서 우리 믿음의 선배인 모세처럼 인생의 여정 끝에 누리는 최고의 복인 임종권의 축복을 받으시길 소망한다. "모세의 죽을 때 나이 일백 이십 세나 그 눈이 흐리지 아니하였고 기력이 쇠하지 아니 하였더라"(신34:7). 우리의 연수가 다하매, 우리의 눈이 흐리지 않고, 기력도 쇠하지 않고, 영혼만 들림 받을 수 있는 축복이 바로 웃으며 살고 웃으며 죽는 축복(live and die, laughing)일 것이다. 즉, 웃으며 살고 웃으며 천국 가는 축복! 이것이 바로 모세의 축복인 임종권을 시사해 주고 있다. 즉, 능력과 존귀로 옷을 삼고 후일을 웃으며(잠31-25) 마지막에 웃는 인생! 이것이 바로 우리 모두가 지향할 인생관이라 생각된다.

웃음의 창조자(Laughter creator)이시자 유머감각의 대대가 이신 하나님(a sense of great humor of God)은 자신의 피조물에게 마음의 근심과 염려를 버리고 구겨진 얼굴을 펴고 항상 웃으면서 자신의 얼굴을 빛처럼 밝게 가꾸어 가며 살아가라고 당부하십니다. "마음의 즐거움은 얼굴을 빛나게 하여도 마음의 근심은 심령을 상하게 하느니라!"(잠15:13). 즉, 우리의 마음에 앙금이 되어 자리 잡고 있는 상처, 분노, 한(恨), 시기, 질투, 근심, 염려, 걱정, 불평, 불만, 우울, 강박, 열등의식, 죄의식, 경멸, 짜증, 격노, 공포감을 웃음으로 우리의 마음을 보다 건강하고 긍정적이고 즐겁고 유쾌한 마음으로 바꾸고 다스리고 치료하여 우리의 얼굴이 복음의 빛(evangelical light)과 거룩한 빛(holy light)을 가득 담고 살아가 주길 소망한다.

우리 모두가 웃음치료로 우리의 마음을 다스리어 늘 주님의 사랑 안에 거하고 사랑을 실천하는 웃음의 전도자가 되어 살아가면 우리의 안고 있는 질병들을 능히 이길 수 있게 된다. "사람의 심령은 그 병을 능히 이기려니와 심령이 상하면 그것을 누가 일으키겠느냐!"(잠18:14).

우리의 인생이 힘겹고 고난과 역경의 파도가 밀려와도 우리의 마음이 주님처럼 평온하고 자유롭고 온유하고 겸손한 마음을 유지하면서 살 수 있다면, 주님과 함께 우리는 매일 천국 잔치를 벌이면서 이 세상을 보다 사랑이 넘치는 신바람 나는 세상으로 만들어가며 살게 되는 것이다. "고난 받는 자는 그 날이 다 험악하나 마음이 즐거운 자는 항상 잔치 하느니라!"(잠15:15).

이 세상이 주는 즐거움과 기쁨은 그 때 뿐이다. 이 일시적이고 덧없는 세상의 즐거움에 비해 주님 한 분으로 인해서 얻는 심령의 즐거움을 갖고 사는 자는 영원한 사랑, 평강, 기쁨, 자유를 지속적으로 누리면서 살게 되는 것이다. 우리 모두가 주 안에서 웃으며 살고, 웃으면서 천국에 입성하길 바란다.

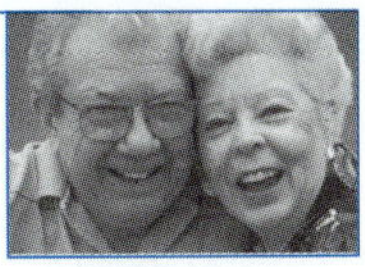

Chapter 02

웃음의 역사적 배경

하나님은 웃음을 창조하신 분이시며 동시에 우리에게 웃음을 선물로 늘 선사하시는 분이기시도 하다. 하나님과 웃음에 관한 성경적 역사적 배경은 아브라함의 가족에서 찾아 볼 수 있다. 아브라함과 사라가 하나님의 말씀을 듣고 심히 웃음을 참지 못하고 엎드리어 웃는 모습을 볼 수 가 있다. "하나님이 또 아브라함에게 이르시되 네 아내 사래는 이름을 사래라 하지 말고 그 이름을 사라라 하라 내가 그에게 복을 주어 그로 네게 아들을 낳아 주게 하며 내가 그에게 복을 주어 그로 열국의 어미가 되게 하리니 민족의 열 왕이 그에게서 나리라 아브라함이 엎드리어 웃으며 심중에 이르되 백세 된 사람이 어찌 자식을 낳을까 사라는 구십 세니 어찌 생산하리요 하고 아브라함이 이에 하나님께 고하되 이스마엘이나 하나님 앞에 살기를 원하나이다 하나님이 가라사대 아니라 네 아내 사라가 정녕 네게 아들을 낳으리니 너는 그 이름을 이삭이라 하라 내가 그와 내 언약을 세우리니 그의 후손에게 영원한 언약이 되리라 이스마엘에게 이르러는 내가 네 말을 들었나니 내가 그에게 복을 주어 생육이 중다하여 그로 크게 번성케 할지라 그가 열두 방백을 낳으리니 내가 그로 큰 나라가 되게 하려니와 내 언약은 내가 명년 이 기한에 사라가 네게 낳을 이삭과 세우리라!"(창17:15-21). 사라는 나도 늙고 내 주인인 남편도 늙었으니 어떻게 아들을 낳을 수가 있을까? 라고 의심하면서 애매모호한 진술들을 늘어놓으면서 웃음을 짓는다. 하나님은 아브라함에게 사라의 애매모호한 진술들에 관해서 듣고 물으신다. 그리고 그녀의 진술들을 재진술(rephrase, reiteration) 하신다. "그가 가라사대 기한이 이를 때에 내가 정녕 네게로 돌아오리니 네 아내 사라에게 아들이 있으리라 하시니 사라가 그 뒤 장막 문에서 들었더라 아브라함과 사라가 나이 많아 늙었고 사라의 경수는 끊어졌는지라 사라가 속으로 웃고 이르되 내가 노쇠하였고 내 주인도 늙었으니 내게 어찌 낙이 있으리요 여호와께서 아브라함에게 이르시되 사라가 왜 웃으며 이르기를 내가 늙었거늘 어떻게 아들을 낳으리요 하느냐 여호와께 능치 못한 일이 있겠느냐 기한이 이를 때에 내가 네게로 돌아오리니 사라에게 아들이 있으리라 사라가 두려워서 승인치 아니하여 가로되 내가 웃지 아니하였나이다 가라사대 아니라 네가 웃었느니라!"(창8:10-15). 하나님은 사라의 진술을 재진술(rephrase)을 하신 후에 "나에게 능치 못할 일이 있겠느냐?"와 "사라야 너는 왜 웃느냐?"라는 두 가지 질문을 사라에게 던지신다. 사라는 "나는 웃지 않았어요!(I didn't laugh!)"라고 쌀쌀하게 대답한다. 왜 사라는 그렇게 거짓말로 대응했어야만 했을까? 그녀는 무척 두려웠기 때문이었다. 그럼에도 불구하고 하나님은 아브라함에게 다시 한 번 당신의 영원하고 변함없는 약속을 재 확증하신다. 즉, 노쇠하고 불가능한 사라의 몸을 통해서 이삭을 낳을 것이라는 것을 확고히 재확인 시키신다는 것이다(Barker & Kohlenberger III, 1994).

인간은 당혹스러운 상황이 처하면, 쉽게 거짓말을 하는 경향이 있다. 이러한 예를 아담과 하와부부에게서도 찾아 볼 수 있다. 선악과를 따먹고 나서 아담과 하와는 자신들의 행한 죄에 대해서 두려워 떨면서 각자의 책임을 남에게 떠넘기고 회피하고 도피하려고 거짓말을 한다. "여호와 하나님이 아담을 부르시며 그에게 이르시되 네가 어디 있느냐 가로되 내가 동산에서 하나님의 소리를 듣고 내가 벗었으므로 두려워하여 숨었나이다 가라사대 누가 너의 벗었음을 네게 고하였느냐 내가 너더러 먹지 말라 명한 그 나무 실과를 네가 먹었느냐 아담이 가로되 하나님이 주셔서 나와 함께 하게 하신 여자 그가 그 나무 실과를 내게 주므로 내가 먹었나이다 여호와 하나님이 여자에게 이르시되 네가 어찌하여 이렇게 하였느냐 여자가 가로되 뱀이 나를 꾀므로 내가 먹었나이다"(창3:9-13). 그럼에도 불구하고 하나님은 이들 부부의 죄(sin)와 수치심(shame)을 용서하시고 가죽옷을 지어 가려주신다. "여호와 하나님이 아담과 그 아내를 위하여 가죽옷을 지어 입히시니라!"(창3:21). 인간의 죄, 허물, 수치심, 분노, 격멸, 시기, 질투, 정죄함, 불만, 불평, 교만, 열등의식, 거짓을 뛰어 넘어 긍휼히(unmerited grace) 여기시며 끝까지 용서하시고 끝까지 사랑하시는 그분이 바로 우리의 하나님이시다.

인간의 죄, 수치심, 거짓말은 서로 상호작용을 한다. 죄를 지으면, 이에 따른 수치심이 밀려오고, 수치심은 또한 자신을 방어하기 위한 방어기제로서 거짓말을 하게 된다는 것이다. 이 거짓말은 자기부인(self-denial)의 원초적 방어기제이며, 이는 또한 신경증(neurosis)과 정신병질(psychosis)의 초기화 과정이기도 하다. 이를 치료하기 위해서는 인간의 내면에 존재하고 있는 죄의 추동(Sinful Drive)을 인지하고 자기분석(Self-Analysis)이 선행되어야만 한다. 이를 도식화하면 다음 표 1 죄의 추동의 원리를 구조화하게 된다.

표 1. 죄의 추동의 원리

죄의 추동 ⇨ 수치심 · 거짓 · 두려움 ⇨ 자기부인 ⇨ 신경증 · 정신병질

만약에 아담부부와 아브라함부부가 자신의 죄를 인정하고 하나님께 용서를 간구했다면 하나님은 그들을 널리 용서하시고 크게 축복하셨을 것을 믿어 의심치 않는다.

아브라함부부의 웃음은 하나님의 진정한 약속(the true promises)과 한량없는 은혜(unmerited grace)와 인간의 이성을 뛰어넘는(beyond a person's reason) 비전과 권능에 관해서 이해하지 못한 채 당혹스러움에 웃음을 지어냈던 것이다. 그 결과 하나님은 아브라함 부부의 믿음의 한계(a limitation of their faith)를 보시고 자신의 약속을 늦추셨던 것이다. 그럼에도 불구하고 하나님은 아브라함 부부의 웃음을 통해서 한 명백한 당신의 목적을 이루시면서 그들의 믿음의 한계(a limitation of their faith)를 덮어주신다. 이것이 바로 아브라함의 아들을 "이삭"이라는 이름을 태어나기도 전에 지어주신 것이다. 그들의 아들 이삭(Isaac)을 통해서 하나님께서 그의 자손들과 영원한 약속을 이루시고자 재천명하고 계신다. "하나님이 가라사대 아니라 네 아내 사라가 정녕 네게 아들을 낳으리니 너는 그 이름을 이삭이라 하라 내가 그와 내 언약을 세우리니 그의 후손에게 영원한 언약이 되리라!"(창17:19).

이삭(Isaac)은 히브리어로 "그가 웃었다(He laughed)"에서 유래한 용어이다. 즉, 이삭(Isaac)이란 뜻은 웃음(Laughter)이라는 히브리어로 사용되고 있다. 아브라함이 하나님의 뜻을 비웃어 넘겼지만(Abraham laughed), 하나님은 당신의 약속과 목적을 신실하게 이루신 분, 참으로 미쁘신 분이심을 입증해주고 있다 (Achtemeier, 1971).

하나님은 비록 사라에게 이삭의 출생을 늦추셨지만("그가 가라사대 기한이 이를 때에 내가 정녕 네게로 돌아오리니 네 아내 사라에게 아들이 있으리라 하시니 사라가 그 뒤 장막 문에서 들었더라"(창18:10)), 당신의 약속과 뜻을 이루심을 세 번씩이나 두절을 통해서 강조하고 있다. "여호와께서 그 말씀대로 사라를 권고하셨고 여호와께서 그 말씀대로 사라에게 행하셨으므로 사라가 잉태하고 하나님의 말씀하신 기한에 미쳐 늙은 아브라함에게 아들을 낳으니 아브라함이 그 낳은 아들 곧 사라가 자기에게 낳은 아들을 이름 하여 이삭이라 하였고 그 아들이삭이 난 지 팔 일 만에 그가 하나님의 명대로 할례를 행하였더라 아브라함이 그 아들이삭을 낳을 때에 백세라 사라가 가로되 하나님이 나로 웃게 하시니 듣는 자가 다 나와 함께 웃으리로다 또 가로되 사라가 자식들을 젖 먹이겠다고 누가 아브라함에게 말하였으리요마는 아브라함 노경에 내가 아들을 낳았도다 하니라"(창21:1-7) (Barker & Kohlenberger III, 1994). 그러나 창세기 21장 6절 "사라가 가로되 하나님이 나로 웃게 하시니 듣는 자가 다 나와 함께 웃으리로다"에서는 두 가지 서로 다른 견해의 해석으로 접근할 수 있다. 첫 째는 하나님께서 아이를 가질 수 없는 사라에게 아들을 주시겠다는 말씀에 대한 놀라움과 감사와 기쁨에서 오는 웃음으로 볼 수 있을 것이다. 두 번째는 사라 자신의 육신의 한계와 신앙의 한계를 띄어 넘은 하나님의 유머감각(a sense of humor)과 무소부재하시고 전지전능하신 권능에 대한 당혹스러움에서 웃게 되었다(Rad, 1971). 우리는 이 절에서 하나님이 당신의 자녀에 대한 지극히 돌보심, 관대한 관심, 지고한 사랑을 향하고 계심을 현저히 볼 수 있다.

전도자는 하나님을 마음 것 기뻐하는 자에게는 삶의 지혜와 지식과 희락을 선물로 주신다고 언급해주고 있다. 여기서 "희락"이란? 다른 말로, "즐거움", "기쁨", "웃음"으로 대언할 수 있다. 주안에서 마음 것 찬양과 예배와 기도와 묵상으로써 삶의 질을 고양(高揚)하며 살아가는 신앙생활이 바로 희락의 영을 누리며 사는 삶이며 이것이 바로 필자가 애창하는 웃생웃사!-웃으며 살고, 웃으며 죽는 삶! 인 것이다. "하나님은 그가 기뻐하시는 자에게는 지혜와 지식과 희락을 주시나 죄인에게는 노고를 주시고 그가 모아 쌓게 하사 하나님을 기뻐하는 자에게 그가 주게 하시지만 이것도 헛되어 바람을 잡는 것이로다"(전2:26).

신약성경 누가복음에서 예수님은 크게 두 번 박장대소(拍掌大笑) 하신다. 한번을 성령으로 기뻐하셨고(full of joy through the Holy Spirit), 다음은 어린아이들과 크게 기뻐하시며 웃으신다. "이 때에 예수께서 성령으로 기뻐하사 가라사대 천지의 주재이신 아버지여 이것을 지혜롭고 슬기 있는 자들에게는 숨기시고 어린아이들에게는 나타내심을 감사하나이다. 옳소이다. 이렇게 된 것이 아버지의 뜻이니이다!"(눅10:21). 주님은 성령을 통해서 기쁨이 충만해(full of joy through the Holy Spirit; rejoiced greatly) 하시며 웃는 모습을 엿 볼 수 있다. 여기서 우리는 또한 어린아이들에게 향한 아버지의 뜻을 헤아리면서 크게 박장대소(拍掌大笑) 하시는 모습을 그려볼 수 있다.("Yes, Father!"를 우리말로 표현하자면, "예, 아버지!" 또는 "맞습니다. 아버지!"하시면서 크게, "~아! ~하~하~하~하~하~하!" 웃으시며 기뻐하시는 모습을 상상해 볼 수 있을 것이다.)

가장 아름답고 성숙한 인격체(matured personality)는 고난과 역경 속에서도 웃음을 잃지 않고, 회피하지 않고, 그것들을 직면하고(confrontation) 경험(experience)하는 것이다. 그러므로 우리의 인생은 "웃생웃사! - 웃으며 살고 웃으며 죽자!"를 애창하며, 웃으며 준행하며 살아가는 우리가 되길 소망한다. 우리 모두가 주님처럼 오늘도 성령으로 기뻐하며 웃음으로 현실의 고통과 외로운 인생의 여정을 직면할 수 있는 용기를 지니고, 또한 아이들과 함께 웃음 짓는 영혼의 꽃(spiritual flower)이 되길 바란다.

Chapter 03

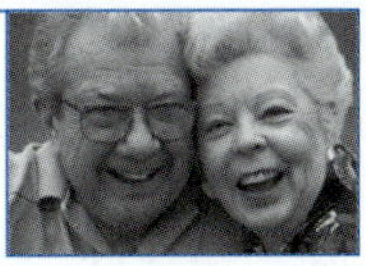

웃음치료(Laughter Therapy)

1 역사적 배경

Hodgkin(1993)은 수 천 년 동안 인류는 웃음에 관한 인체 건강을 향상시킬 수 있다는 장점에 대한 찬사를 아끼지 않고 있다. 웃음에 대한 명언은 다음과 같다. 성경의 잠언에는 웃음(마음의 즐거움)은 양약(명약)이라고 천명해주고 있다. 잠언17장 22절에는 "마음의 즐거움은 양약이라도 심령의 근심은 뼈로 마르게 하느니라." 아리스토텔레스는 "인간은 웃는 동물이다." 윌리엄 셰익스피어는 "당신의 마음을 웃음과 기쁨으로 감싸라. 그러면 일천 가지의 해로움으로부터 막아주고 생명을 연장시켜 줄 것이다." 윌리엄 제임스는 "우리는 행복하기 때문에 웃는 것이 아니고 웃기 때문에 행복하다." 제임스 월쉬는 "웃는 사람은 실제적으로 웃지 않는 사람보다 더 오래 산다. 건강은 실제로 웃음의 양에 달렸다는 사실을 아는 사람은 거의 없다." 스탠포드 의대 교수인 William Fry는 "웃음은 전염이 된다. 웃음은 감염된다. 이 둘은 우리의 건강에 매우 좋다."

임상웃음치료현장에서 경험한 필자는 "웃어야 산다!", "웃어야 성공한다!", "웃생웃사!(웃으며 살고 웃으면 죽자!)", "내가 웃으면 가족이 웃고, 가족이 웃으면 이웃이 웃고, 이웃이 웃으면 사회가 웃고, 사회가 웃으면 나라가 웃고, 나라가 웃으면 세계가 웃는다!", "웃음으로 남북통일을!" 등등과 같은 명언구절을 애창(愛唱)하고 있으며, 그 밖에 "일소일소(一笑一小), 일노일노(一怒一老)"라는 격언도 많이 쓰이는 구절이다. 즉, "왜 사냐고 물으신다면?" "~아! ~하~하~하~하~하~하" "~하~하!" 난, 웃지요!"

이 수많은 명언들은 웃음과 건강에 관련된 중요성을 예시해 주고 있다. 최근에 많은 심리학자들과 의학자들은 위절들을 인용해서 많은 웃음과 유머가 인간의 삶과 인체에 미치는 영향에 관한 연구 결과를 발표하고 있는 것이 현재의 미국 심리학계의 새로운 경향이다. Lefcourt, Guillemin, & Fry는 유쾌한 웃음이 우리의 인체에 끼치는 면역적인 면과 긍정적인 영향에 관한 구체적인 신체의 변화를 심리학, 생리학, 신경심리학적인 접근으로 시사해주고 있다(Lefcourt, 1986, 1990; Guillemin, 1985; Fry, 1971, 1979, 1977).

"웃음은 명약(名藥)이다(Laughter is the best medicine)"라는 말이 언급하고 있듯이, Hodgkin(1993)은 웃음은 환자와 웃음치료사 양쪽에게 강력한 치료적 효과를 얻게 된다고 시사해 주고 있다. 우리가 우리 안에 있는 한 심각한 정황이나 문제에 대해서도 웃음을 지을 수 있는 능력은 우리에게 우월감과 생활력을 더해준다. 유머와 웃음은 긍정적이고 희망적인 태도를 마음에 심어준다. 만일 우리가 우리를 곤경에 처하게 하는 일들을 웃어넘긴다면, 우리는 우울증과 무력감에 쉽게 굴복되지 않게 될 것이다. 유머는 우리에게 우리가 처한 문제점을 해독할 수 있는 통찰력을 주고, 웃음은 생화학적 변화를 통해서 우리 몸에 해를 끼치는 불편한 감정들로부터 이완해 주는 기회를 갖게 해준다.

"토요일 논평(Saturday Review)"의 전 편집장이었던 Norman Cousins(1979)는 의학 단체에 "웃음은 치료적 잠재력이 있다"라고 언급했다. Cousins는 1964년에 관절(교착) 척추염(ankylosing spondylitis; 강직성 척추염), 콜라겐(collagen tissue, 결합 조직의 성분)에 퇴행성 질환이 진행 중이었다. 그의 병변은 러시아에서 여행 중에 얻은 중금속 중독에 의한 사례로 진단되었다. 그는 이로 인해 뼈 마디마디에 염증이 생기고 손가락이 굽혀지지도 않는 극심한 고통을 겪어야만 했었다. 그러나 그는 Hans Selye(1956)의 논문(The Stress of Life) 중에서 "우리의 몸은 스트레스에 반응한다(The Body's Response to Stress)" 또한 "부정적인 감정들은 우리의 몸 안에서 화학적 변화를 만들고 결국에는 부신의 소모(Adrenal Exhaustion)를 가져온다."고 언급된 구절을 읽게 되었다. Cousins는 이 부신의 소모는 그의 체내에 있는 유독성 물질이 면역성을 떨어지게 해서, 자신의 고통을 견디어 낼 수 없게 한다고 생각했다. Cousins는 긍정적인 정동(믿음, 소망, 자긍심, 그리고 기쁨)들이 체내에 있는 화학적 성분들을 변화시켜서 그의 회복 과정을 더욱 향상시킬 수 있을 것이라고 생각했다. 웃음 행동이 그 정동들을 열 수 있는 것 중의 하나로 보고, 웃음을 자극시켜 주는 재미있는 코미디영화를 시청하기 시작했다. 진통제(analgesia, sedation)와 수면제 없이는 잘 수 없을 정도로 통증이 심한 상태였는데 10분 정도의 폭소를 터트린 후에 2시간 정도 평안하게 잘 수가 있었다는 사실을 깨닫게 되었다. 또한 Cousins는 웃음이 그의 중금속 침전물의 비율을 감소하도록 자극한다는 것을 발견했고, 이것은 자신의 몸의 염증성 반응에 대한 반전(反轉)의 의미를 시사해 주고 있다. Cousins(1989)는 회복 후에 10년 동안 UCLA 의과대학의 부교수로서 임상연구를 협력하고 지지해줄 수 있는 유머 사업 추진회(Humor Task Force)를 설립했다. 그러므로 오늘날 Cousins의 일화에서 제안하고 있는 구체적인 생리적인 변화들을 설명할 수 있는 보다 과학적인 연구를 열게 되었다. 즉, 웃음치료요법이 몸과 마음과 영혼에 영향을 미친다는 사실이다.

Roach(1996)는 보통 아이들은 하루에 400번을 웃으며 반면에 어른들은 하루에 15번을 웃는다. 만약에 웃음이 좋은 것이라면 우리가 웃는 데 더욱 노력을 기울이는 것이 당연하지 않은가? 라는 취지 아래 공원, 직장, 웃음방, 학교, 군대, 교도소, 양로원 등에서 양손을 공중에 높이 들고 "Ha, Ho, Hi"라고 웃는 연습을 하면서 Dr. Madan Kataria의 지도 아래 인도 봄베이에서 웃음요가가 시작되었다. 인도 봄베이에 살고 있는 Dr. Madan Kataria가 1995년 3월에 웃음클럽을 국제적으로 창설하게 되었다. 현재 인도에서 의사로 활동 중인 Dr. Madan Kataria는 웃음요가를 통해 건강과, 즐거움과, 행복과, 안도감을 환자, 고객, 노인, 수감자, 군인, 노동자, 그리고 가족들에게 전해주는 데 주목적을 두고 있다. 또한 Kataria는 웃음요가를 통해서 몸, 마음, 정신을 통합할 수 있다고 주장하고 있다. 이를 뒤이어 현시대에 가장 웃음치료(Laughter Therapy)를 전 세계적으로 보편화시키는데 공헌한 자는 다름 아닌 웃음치료의 창시자이며, 임상심리학자이며, 해학자인 Steven Wilson이다. Wilson(2004)은 웃음치료의 기원인 Dr. Madan Kataria의 웃음요가를 보다 더 심리학적 기법과 과학적인 임상을 바탕으로 창작, 개발, 향상시킨 것이다. Wilson(2004)은 현재 미국에서 250개의 『World Laughter Tour, Inc.』을 운영하는

CEO로 활동 중이며 전 세계에 400개의 『World Laughter Club』을 형성하고 있으며 동시에 활발하게 운영 중이다.

이를 뒤이어 필자는 우리 정서와 문화에 잘 접목되고 부합될 수 있는 1500개의 복식호흡 웃음치료(Abdominal Breathing Laughter Therapy)를 연구 개발하고 창안하고 보완하여, 임상현장에서 실질적으로 많은 웃음과 치료의 역사를 검증해 오고 있다.

(1) 웃음의 정의(Definition of Laughter)

국가, 인종, 문화를 초월한 전 세계적으로 사람들의 공통적이고 생물학적인 근거로 한 사람들의 얼굴표정인식에 있어 크게 4가지로 구분하고 표현하고 있다 : 행복한 표정(happiness), 슬픈 표정(sadness), 분노 표정(anger), 혐오스러운 표정(disgust) 등이다(Gazzaniga & Heatherton). 이러한 여러 얼굴표정 중에서 얼마나 우리는 인생을 살면서 행복한 표정을 짓고 사느냐?라는 명제에 직면하게 될 것이다. 이에 대한 해결방안으로서 웃음치료를 통해 해답을 얻을 수 있다고 필자는 임상웃음치료실험을 통해서 확증(確證)하는 바이다. 필자는 웃음의 정의를 다음과 같이 내려 보고자 한다. "웃음은 인간의 의식과 무의식의 내면에 담고 있는 모든 정서, 즉 희로애락[喜怒哀樂; 기쁨, 노여움, 슬픔과 즐거움]을 자발적 또는 비자발적인 인지·부호화·과정(cognitive encoding process)을 통해서 외부로 표출 되는 현상(現象)이다." 다시 말하면, 인간은 기뻐도 마음 것 웃을 수 있으며, 분노가 쌓인 상태에서도 복식호흡 웃음으로 마음을 다스릴 수 있으며, 슬픔의 감정 또한 복식호흡 웃음으로 정화(catharsis) 할 수 있으며, 보다 즐거운 삶을 영위해 나가기 위해서, 의식, 무의식, 자발적, 또는 비자발적인 상호관계를 형성하며 스스로 웃음을 자아낼 수 있는 주체이다. 또한 "웃음(Laughter)은 인간의 영혼의 꽃(Human Spiritual Flower)이며, 이를 피상(皮相)으로 현상화(現像畵) 하는 것이다."고 정의를 내리고자 한다. 즉, "얼굴에 웃음을 잃은 자들은 자신의 영혼이 사망의 음침한 골짜기를 거니는 자들이다."고 대언 할 수 있다.

허준의 『동의보감(東醫寶鑑)』에 따르면, 『영추』에서는 "심기가 허하면 슬퍼하고 실하면 웃음을 그치지 않는다."고 진술하고 있으며, 『내경』에서는 "심(心)은 신(神)을 간직하는데 신이 넘치면(실하면) 웃음을 그치지 않고, 신이 부족하면 슬퍼한다." 또한 "심(心)의 소리는 웃는 것이며, 기뻐하는 것과 웃는 것은 모두 심화(心火)에서 속한다."고 기술해주고 있다. 이와 유사한 예로, 황보밀은 "심이 실하면 웃는데, 웃는다는 것은(지나치게) 기뻐하는 것이다." 고 설명하고 있으며, 유완소는 "기뻐하는 것은 심화(心火)의 지(志)이다. 기쁨이 지나쳐서 웃는 것은 마치 불이 타올라 불타는 소리가 나는 것과 같으니 바로 이것이 웃음의 상(象)이다. 그러므로 병적으로 웃는 것은 심화(心火)가 성한 것이다."고 정의 해주고 있다(허준, 2002).

허준의 웃음에 바탕을 둔 심화의 진단에서도 시사해 주듯이, 웃음의 조절과 통제력의 중요성을 기술하고 있다. 연구자는 이러한 웃음의 조절과 통제력을 보완하기 위해서 이완감, 자유감, 평온감을 제공해 주는 복식호흡(Abdominal Breathing)을 웃음에 적용하여 복식호흡 웃음요법(Abdominal Breathing Laughter Therapy)을 개발하였다(류창현, 2008; Bioten, 1998; Fry & Rader, 1977; Lloyd, 1938). 즉, 우리는 복식호흡 웃음치료(ABLT)를 활용하여 자신의 희로애락(喜怒哀樂; 기쁨, 노여움, 슬픔과 즐거움)의 감정(emotions)들이 심화(心火)에 의한 극단적 편파성을 인지하고, 관찰하고, 분석하고, 통제할 수 있게 되며, 또한 혼신을 다한 시연과 학습된 복식호흡 웃음요법을 통해서 자신의 분노조절과 분노감을 통제하고 줄일 수 있다.

"웃을 때에도 마음에 슬픔이 있고 즐거움의 끝에도 근심이 있느니라"(잠 14:13). 사람들이 웃는다고 해서 기쁘고 즐거워서 웃는 것은 아니다. 괴롭고 힘든 고통을 견디기 어려워 웃음으로 승화하려는 몸부림으로도 해석할 수 있다. 다음은 임상교도소웃음치료현장에서 분노가 치솟을 때에 웃음이 터졌다는 분들의 사례들이다.

다음은 현재 교도소에서 수형 중인 C씨(남, 45)가 고뇌 속에서도 웃음으로 승화한 사례이다.

『시간은 약이다. 마음에 와 닿는 이야기 인 것 같습니다. 물론 시간이 흐른다면 어떠한 분노의 마음도 자연스레 수그러진다는 사실. 그러나 그 시간이 흐르기까지의 분하고 분했던 마음들 지금 교수님의 웃음치료법을 하였다면 어떻게 되었을까요? 오늘 참으로 박수도 많이 치고 소리치며 웃는 내 마음이 얼마나 기분이 상쾌했던지 오래간만에 그렇게 박수치고 소리를 질러보기는 처음인 것 같았습니다. 그동안의 스트레스가 많이 아주 많이 풀려서 인성교육 첫 시간이 끝나고 돌아가는 발걸음이 무척이나 가벼웠고 기분이 뿌듯한 게 정말 좋은 시간이었던 것 같았습니다.

물론 처음에는 인성교육이 이상스레 흘러가는 것 같아서 조금은 어색하고 낯선 느낌도 들었지만 시간이 지날수록 내가 그 상황에 빠져서 교육을 받다보니 예전의 내가 화가 나고 분노가 끓던 생각에 이런 교육을 접목시켰더라면 하고 가만히 웃음을 지어봅니다.

2005년 1월 구속이 되고 난 뒤의 과정에서 있었던 몹시 화가 났던 일이 생각나 잠시 이야기를 해볼까 합니다. 참고로 저는 부동산을 하면서 직원이 많이 있었던 관계로 부동산에 관한 일이라면 무엇이든 하였습니다. 제가 알고 있는 상태의 고소 건이 아닌 나하고는 상관이 없는 일로인하여 직원들이 회사에서 고객들을 유치해서 계약을 하고 뜻대로 되지 않자 제가 시킨 것 인양 공소장에 하나둘씩 포함시키고 있었다는 것을 알게 되었습니다. 나중에 그 사실을 알고 난 뒤 짧은 시간 접견 장에서의 대화로는 무고함을 알릴 수 없었던 상황에 미칠 것만 같은 내 심정. 속수무책으로 당할 수밖에 없었던 배신감의 분노글로서는 다 표현을 할 수가 없는 상황, 본인이 아니고서는 마음에 와 닿지 않는다는 사실을 잘 알고 있습니다. 믿었던 사람들에 대한 배신감. 나 자신에게 대한 무력감. 여러 가지의 분노가 걷잡을 수 없이 일어났던 몇 달동안의 순간 속에 화가 치솟다보면 나중에는 웃음이 나온다는 사실! 교수님의 웃음치료법이라고 나 할까요?

그 당시에 류 교수님의 강의를 들을 수 있었다면 분했던 마음이 많이 진정이 됐을 텐데! 결국에는 사랑하는 아내와 보물보다 귀중하고 소중한 예쁜 딸들이 생각나 마음을 가다듬고 차분히 대처하기를 몇 달 결국에는 그 부분에 대해서 무죄를 받고 공소장이 변경되면서 지금의 형량을 받고 열심히 살아가고 있습니다.』

다음은 웃음을 잃고 교도소에서 살아가는 젊은 K씨(남, 33)의 사례이다.

『아직도 생각만 하면 분노가 일어나는 일은 이 곳에 들어오기 전 이야기입니다. 이곳에 들어오기 전에 같은 학교 애들과 어울려 새벽에 돌아다니며 놀다가 슈퍼 앞에서 이야기를 하다 슈퍼에 들어갔는데 주인아저씨가 주무시고 계셔서 돈을 가지고 나오려다 일단 긴장을 풀기 위해 담배를 한대 피우는데 택시 한대가 슈퍼 앞에 멈춰 섰고 기사 아저씨가 슈퍼 안으로 들어가자 주인아저씨가 잠에서 깨셨습니다. 그러다 같이 있던 친구 한명이 택시 강도를 하자고 해 그에 응했었습니다.

그렇게 한 차례의 범죄를 저지르고 또 다시 택시 강도를 수차례 했었습니다. 그 때 당시 제일 나이가 많음에도 불구하고 동생들과 함께 범죄를 저지른 제 자신에게 화가 나고 분이 가시지 않습니다. 후회는 아무리 해봐야 늦은 거지만 타임머신이 있다면 과거로 돌아가고 싶습니다. 저는 원래 웃음이 많았는데 웃음을 잃어가는 것 같습니다. 이번 웃음치료로 인하여 잃어버린 웃음을 다시 찾고 싶습니다.』

다음은 나사렛대학교 평생교육원에서 교육을 받았던 임상웃음치료전문가과정에 한 수련생인 E씨(여, 38)의 사례이다.

『웃는 동안에 모든 고통이 사라졌다는 사람들이 있습니다. 하도 기가 막혀서 웃어 보신 분계십니까? 저도 그런 경험이 있습니다. 한 해에 어머니가 암으로 세상을 떠나시고, 이를 뒤이어 젊은 남편은 나와 어린자식을 남기고 교통사고로 이별을 해야만 했을 때였습니다!』

다음은 자신과 남편에게 분노의 삶을 웃음으로 정화시킨 R(여, 45)씨의 사례이다.

『처음에는 시간이 많아서인지 걱정을 만들어 하는 편이었다. 아이들의 장래 걱정, 학교 성적 걱정으로 답답해 하다가 우연히 웃음치료와 인연이 되어 이 수업을 시작했는데 의외로 성격에 많은 변화를 가져왔다.

옛날에는 항상 가족이, 남이 문제였던 것이 웃음치료 후에는 모든 것을 내 자신으로 돌려 생각하다보니 긍정적 사고로 전환이 되었다. 특히 우리 남편에 대한 분노가 제일 심했는데 내가 바뀌다 보니 남편이 더 좋은 쪽으로 바뀌며 나를 대하는 태도가 진지해지고 나를 이해해주어 예전에 느꼈던 분노라는 놈이 씨앗도 없이 사라져 버렸다.

우리 가정은 나로 인해 웃음을 되찾고 새 기분, 새 환경, 모든 것이 사랑으로 충만할 수 있게 되었다. 내가 긍정적인 변화를 갖게 해준 하나님과 웃음가족과 교수님께 감사드립니다.』

다음은 웃음치료를 통해 "당신 탓이 내 탓"으로 변한 Y씨(여, 44)사례이다.

『저는 항상 웃고 다니는 사람이었어요. 어떤 분이 그러시던 군요. 저보고 맨날 무슨 그런 좋은 일이 많아서 웃고 다니세요? 저도 몰라요. 타고난 것 같아요. 저의 친정엄마 때문이기도 하구요. 저의 친정엄마는 5남매를 키우시면서 항상 웃고 다정하시며 긍정적이셨어요. 잘한다! 착하다! 애들 하나하나에 따라 특징을 말해가며 칭찬을 하셨어요. 우리 Y는 시집가서 잘 살아갈 거야! 복이 많아서! 그래서 저는 항상 자신감에 차있었어요.

사람들마다 인상이 좋다. 착하다하며 절 좋아하더군요. 그런데 막상 결혼을 하고보니 남편이 매사에 잔소리를 하더군요. 참고로 저는 덜렁덜렁 선머슴이었거든요. 남편은 완벽주의자입니다. 그러니 우리엄마는 항상 잘 한다 최고다 했는데, 반면에 남편은 음식만 해서 내놓으면 맛있다가 아니라 짜다!, 짜다! 이었었다. 김치를 담으려고 배추사오면 김치는 왜 담 거 또 짜게 할 건데 하고 잔소리를 하더군요. 하다못해 빗을 써도 제자리에 한번 쓴 물건은 모두제자리에 쓴 자리에 갖다놔. 지겹게 잔소리를 하던 군요. 그 후부터 전 하지만 전 한번 쓴 물건은 쓴 자리가 제자리였습니다.

그리고 제가 한번 실수하면 한술 더 떠서 한마디로 어른이 애 나무라듯 다그쳤어요. 그러니 저는 그게 너무 힘들었습니다. 견디기 어려웠어요. 너무나 내가 살아온 길하고 틀렸으니까요. 저는 살면서 잘한다! 잘한다! 소리만 듣던 사람이 맨 날 잘못했다고 왜 제자리에 두지 않냐구하는 사람을 만났으니 미치겠더라고요. 조금만 잘못해도 봐주는 게 없이 난리를 치니까 오히려 내 잘못을 잊어버리고 도리어 분노만 생겼어요. 분노가 생겨 쌓이고 쌓이니 내가 우울해지고 신경이 예민해져서 속병까지 생겼어요. 남편이 문 따는 소리만 들어도 반사적으로 벌떡 일어나면서 가슴이 두근두근 하고 오늘은 무엇으로 트집 잡으려나 그런 마음으로 18년을 살았답니다.

그리고 저는 아이 둘을 저의 친정엄마처럼 똑같이 키웠어요. 잘한다! 왜 이리 잘하니 착하다! 생각보다 너무 잘했네! 하면서 키웠죠. 초등학교 때까지는 공부도 썩 잘 하구 너무 만족이었어요! 그런데 현실은 아이들이 중, 고등학교 올라가면서 공부를 썩 잘하지 못하고 보통으로 하는 게 속상했나봅니다. 내가 잘못 키워서 그런가? 왜 이리 못했냐고 왜 이리 욕심이 없냐고 때려가면서 키우지 않아서 애들이 악착같이 욕심을 안 부리나? 내가 애들을 잘못 키웠나하고 죄책감이 들면서 또 우울증이 찾아왔지요. 그래도 워낙 제가 웃고 살았으니까 우울증까지는 가지 않았어요. 저는 공부보다 애들이 더 행복했으면 좋겠다는 마음에 그렇게 키웠는데 막상 공부를 보통으로만 하니 또 그게 아니더군요. 사람마음이 왜 이리 간사한지! 우리 애들도 좀 알았으면 좋겠어요. 지금의 노력이 미래의 행복이란 걸요.

남편을 생각해도 아이들 미래를 생각해도 우울하고 불안해지는 게 생각과 마음이 따로 놀더군요. 그러니 점점 웃음도 잃어가고 애들 얼굴만 봐도 걱정되고 입기도 하고 해서 이게 아니다. 초심으로 돌아가자 사실은 애들 행복이 제일 중요하잖아요. 그래 내가 행복하자 애들한테서 남편한테서 행복을 찾지 말고 내 스스로가 행복하자 마음을 바꾸고 지금이 순간을 위해서 행복하자 하고 돌파구를 찾는 중에 TV에서 웃음치료를 보고 아! 이거다! 했는데, 때마침 나사렛대 평생교육원에서 온 전단지를 보고 신청을 했어요. 그런데 막상해보니 그냥 웃는 거하고 억지로 웃음을 만들어서 모르는 사람끼리 둘러앉아서 웃고 표현을 하는 게 어색해서 처음엔 너무 힘들었어요. 그런데 "우리는 행복해서 웃는 게 아니라 웃어서 행복하다"는 말이 너무나 가슴에 와 닿았어요. 그리고 임상웃음과정을 거치면서 임상실습을 하는데 병원, 복지관, 공무원연수원, 교도소 등을 류 교수님을 따라 다니면서 또 학업동료들과 같이하면서 너무 행복했습니다. 웃음으로 어려운 처지에 있는 분들을 웃음을 선물할 수 있다는 것이!

웃음치료를 하고 집으로 오면 저도 모르게 발걸음도 가볍고 기분이 좋아져서 "당신은 못 말리는 땡벌! 당신은 못 말리는 땡벌"노래가 절로 나옵니다. 그럼 저의 남편은 시익하고 웃는답니다. 일주일에 한번인데도 제 삶이 너무 즐거워졌어요. 웃음치료사 임정남 박사님이 그러시더군요. "수영도 물에 들어가야 수영을 할 수 있듯이 웃음도 소리 내어 웃어야 웃는 거라고!" 지금은 남편이 저한테 참 잘해줘요. 웃음치료 하기 전에는 제가 남편만 원망하고 저한테는 아무 문제가 없는 줄 알고 남편만 바뀌었으면 하고 맨 날 기대했었는데, 웃음치료 후 제가 달라지니까 남편도 달라졌어요. 지금은 남편이 저를 웃깁니다. "~아!, ~하! ~하! ~하! ~하!" 저도 따라서 웃고요. 지금은 우리남편이 저의 든든한 후원자입니다. 비싼 돈을 들여도 아깝지 않데요. 참고로 우리남편은 조금 짠돌이거든요. 그래서 저는 요새 아주행복하답니다.

어떤 단체나 어떤 모임만가도 웃음을 전해주고 싶어서 가슴이 콩닥콩닥 방망이질해요. 왜냐면 웃음치료가 너무 좋거든요. 이세상사람들이 모두 저처럼 행복해졌으면 좋겠습니다.

누가 그러더군요. 이 세상에서 제일아름다운 꽃은 "웃음꽃(Laughter Flower)"이라 구요. "~아!, ~하! ~하! ~하! ~하!" 저의 수기를 읽는 여러분도 저와 함께 웃어 봐요. "~아!, ~하! ~하! ~하! ~하!"』

마지막으로 인생의 험한 파도를 웃음치료로 회피하지 않고 그 고통을 직면(confrontation)한 인생의 역전용사를 소개하고자한다. "터진 가슴 웃음으로 치료"라는 S씨(남, 40)씨의 사례이다.

『웃음치료가 무엇인지 모르던 나에게, 하나님께서 저의 욕망과 시련을 통하여 웃음치료를 알게 하셨다. 웃음치료사 2급 과정이 2007년 9월부터 시작되었는데, 상반기에 투자를 잘 못하여 거의 전 재산을 다 잃는 일이 발생하였다. 그 충격으로 마음의 충격과 우울증이 심해, 가슴이 터질 것 같은 아픈 상처를 갖고 있던 나에게, 우연히 나사렛대학교 평생교육원을 통한 웃음치료사 과정을 알게 되었다.

처음에는 그냥 웃어보자, 마음껏 웃어보자며 시작한 웃음치료사 2급 과정이 지금은 1급 과정을 마무리하는 시점까지 오게 되었다. 거기에다 심리상담가 1급 과정을 하게 되니, 저의 영적성장과 내면아이의 치료로 통한 마음의 평안이 더할 수 없이 좋음을 느끼게 되었다.

웃음치료는 정말 마음의 상처를 가지고 있는 사람에게 좋은 효과가 있으며, 미래의 비전과 꿈을 갖게 하는 것 같다. 웃음치료사 1급 임상과정을 하면서, 많은 것을 배우고 느끼며, 사랑하게 되었다. 웃음치료는 웃음치료사 본인뿐만 아니라 같이 웃는 사람과 같이 치료효과가 있다.

지금은 어떤 역경이 오더라도, 이겨낼 수 있는 자신감과 마음의 담대함, 평안을 가지게 되었고, 세상에 소외되고 힘들어 하는 사람에게 힘과 꿈을 주는 일을 해 보고자 열심히 노력하고, 기도하고 있다.

베스트셀러 "잘되는 나(조엘 오스틴)"의 책에서 인생의 여닫이창이 2중문으로 되어 있는데, 현재 첫 번째 문을 열고 현재의 삶을 살고 있다. 우리는 잘못된 판단, 일, 과정을 과감히 뿌리치지 못하고, 문을 닫지 못한 채, 그 다음 문의 중간에서 고뇌하며 대부분의 삶을 살고 있는 것이 현실이다. 하지만, 과거의 문을 닫고, 미래의 문을 열면, 분명히 새로운, 무한한 가능성이 있는 세계가 나를 기다리고 있는데, 그렇지 못하고 생을 마감하는 것이 우리의 인생인 것 같다. 참 많은 생각을 하게 되었고, 용기와 꿈을 가지고 도전한다면, 현재의 삶이 분명히 새로운 삶으로 변할 수 있다는 희망을 가지게 되었다. 이런 희망을 실천하게 하는 원동력, 열쇠가 웃음치료가 아닐까 생각이 된다.

항상 웃으며, 긍정적으로 생각하며, 자신을 사랑하면서 준비할 때, 새로운 세계는 꼭 열릴 것이다. 하나님께서 시련을 통하여 나를 단련시키셨고, 새로운 희망과 꿈을 주셨다. 이제는 두렵지 않다. 무엇이든지 할 수 있다. 그리고 항상 감사하고 있다. 그리고 항상 열정적으로 가르쳐 주신 류창현 교수님께 감사드리며, 더 많은 과정을 통하여 배우려고 한다.

이 글을 읽고 계시는 역경과 시련의 가슴앓이를 하시는 아픈 모든 분들께 하나님의 사랑과 평강이 함께 하시길 바라며, 두려워하지 말고, 자기 발전을 위해 혼시의 노력을 하시기를 소원합니다. 분명 좋은 일이 준비되어 있다고 믿으시기 바랍니다. 이 세상은 여러분을 위해 준비되어 있습니다. 축복의 한 해가 될 것입니다. "Are you ready?"』

인간은 환경의 동물이다. 즉, 인간은 급격한 사회의 변화에 속에서도 의지적으로 적응할 수 있는 사회적 동물이기도하다. 그 고통과 아픔의 순간에는 아무것도 할 수 없을 것 같지만, 우리는 웃음으로 그 순간들을 회피하지 않고 경험하며, 직면하면서 현신을 받아들이고 한걸음 성숙된 인격체로 전진하게 되는 것이다.

Provine(2000)은 웃음은 우리가 자라면서 음성의 공동체에서 배우는 것이며, 또한 서로의 관계성을 형성해 준다는 것이다. 또한 웃음은 우리의 유전자로 인한 본능적인 행동에 의해서 만들어진다고 진술하고 있다. 웃음은 인간의 본능적인 것이며 이것은 우리 몸 안의 중추신경계(CNS, Central Nervous System)에 의해서 통제를 받는다. 웃음은 유머에 대한 반응보다는 실질적으로 사람과 사람간의 좋은 관계성을 형성하는 데 매우 밀착한 관련성이 이루고 있다는 점이다. 즉, 웃음은 메시지를 다른 사람에게 전달해 주는 역할을 하며, 서로서로의 유대관계를 형성하는 데 돕는다. 화자가 자주 웃으면서 말을 하면 친밀감이 생겨 보다 사적인 대화를 할 수가 있게 된다. 임상실험에 따르면, 남성은 웃고 있는 여성에게 더욱 끌리며, 동시에 여성들은 그들을 잘 웃게 만들어 주는 남성들에게 더욱 호감과 관심을 보인다는 것이다.

Paul Ekman(1984)은 인간은 44가지의 얼굴근육의 움직임을 관찰하여 7000가지의 얼굴표정을 구분해주고 있다. 또한 사람의 특정한 감정 표현을 흉내 내면 몸도 거기에 따른 생리적 유형을 따라 간다. 즉, 억지로라도 웃는 웃음(억지웃음, 비자발적인 웃음(unvoluntary laugh))을 통하여 건강에 도움을 얻게 된다는 것이다. 그는 또한 "웃는 것도 연습이 필요하다 억지로 웃는 연습을 자꾸 하다보면 어느 새 찡그린 표정은 사라진다."고 언급하고 있다.

Wilson(2004)은 보다 실질적인 웃음요법을 대중에게 "Laughter Club"을 통해서 20분 동안 웃기 운동을 범민족 운동으로 보급하고 있다. 즉, "Laughter Club"에서는 고대의 요가실습요법과 현재의 웃음과학요법을 결합시킨 것이다. 이곳에서는 30분 동안 호흡요법, 근육이완요법, 그리고 다양한 종류의 웃음치료요법 실습은 앉아서, 서서, 또는 원을 그리면서 실시했다. 웃음치료요법을 통해서 현대인의 스트레스를 절대 감축시킬 수 있다고 Wilson은 주장하고 있다(Wilson, 1998). Klein(1989)과 Wilson(1998)은 웃음을 통해서 우리는 힘을 얻을 수 있으며, 심리학적인 이점에서는 스트레스를 발산시켜 주며, 긴장을 풀어 주며, 공포, 적개심, 분노, 격분을 해결해 준다고 시사해 주고 있다.

Goodheart(1994)는 뼈아픈 감정과 긴장을 웃음과 눈물을 통해서 정화(Catharsis)시킬 수 있으며, 이로 인해 우리는 보다 명확한 생각과 보다 분별력 있고 적절한 행동을 취할 수 있게 된다고 한다. Grotjahn(1957)은 "유머 감각을 갖는다는 것은 인생의 참 수난과 고통에 관해 진정한 이해심을 갖게 되는 것", "유머는 우리의 연약성과 좌절 의식을 받아들일 수 있는, 하나의 슬픔을 담는 수용체이지만, 반면에 웃음은 진정한 자유를 가져다주는 의미가 있다"라고 유머와 웃음에 대한 중요성을 강조하고 있다.

Wilson(2004)의 "World Laughter Club"에서 사용하는 웃음용어는 세계적 공통 웃음음성용어를 사용한다. 예를 들면, "~하~하(Ha-Ha)", "~호~호(Ho-Ho)", 또는 "~히~히(He-He)"이다. 필자는 이 세계적 공통웃음음성용 플러스; "~흐~흐, ~허~허, ~크~크, ~키~키, ~카~카, ~혜~혜, ~해~해, ~희 ~희, ~야~야, ~여~여, ~어~어, ~예~예, ~애~애, ~으~으, ~오~오, ~요~요, ~우~우, ~꼬~꼬, ~까~까, ~킥~킥, ~킬~킬, ~칼~칼, ~낄 ~낄, ~깔~깔, ~칼~칼, ~캬~캬, ~커~커, ~켜~켜, ~파~파, ~프~프, ~푸~푸, ~피~피, ~티~티, ~트~트, ~치~치, ~즈~즈" 등의 36가지 웃음음성용어를 새롭게 창안했으며, 또한 필자는 우리 정서에 매우 적합한 웃음치료기법을 새롭게 창안하고, 개발하고, 발전시켜 1300개의 복식호흡 웃음치료(Clinical Abdominal Breathing Laughter Therapy) 기법들을 이 책의 "암상웃음치료 매뉴얼(Clinical Laughter Therapy Manual)" 부분에 기술하였다. 이는 지난 7년 동안 임상현장인, 천안소년교도소, 천안보호관찰소, 평택보호관찰소, 안산보호관찰소, 평택보호관찰소, 청송교도소, 의정부교도소, 여주교도소, 여주아가페(민영)교도소, 수원보호관찰소, 청주여자교도소, 대전교도소, 나사렛대학교 평생교육원 웃음치료, 가족치료(분노치료), 심리상담 등과 같은 웃음치료 임상현장에서 실제적으로 소개하고 진행해서 얻은 수확들이다.

결과적으로 기존의 웃음치료사들이 사용하는 웃음치료기법에 비해 더욱 더 장시간(2시간) 동안을 웃을 수 있는 이점을 갖고 있으며, 웃음치료도 분노를 통제할 수 있고 분노감을 감소를 가져다주었다는데 큰 의미를 갖는다. 즉, 많은 학자들 간에 웃음치료를 통해서 분노를 통제하고 감소시킬 수 있다는 가설은 현존하지만, 실질적으로 이를 증명해 줄 수 있는 선행실험연구결과는 아직까지 발표되지 않았다. 미약하지만, 필자의 웃음치료 임상실험연구를 통해서 국·내외 최초로 이를 실험, 분석, 증명을 할 수 있게 되어서 참으로 뜻이 깊고 감사하다.

다음은 웃음의 종류와 웃음이 우리 신체 내부에서 어떻게 작용하는지에 관해 신경세포의 차원에서부터의 신체적, 생리적, 심리적 차원에 이르기까지 다양한 영향을 미치는 이론들을 살펴보고자 한다.

(2) 웃음의 종류(Types of Laughter)

다음은 웃음의 종류를 10가지로 분류하여 기술하고자 한다(동아사전, naver.com).

① 미소(微笑) : 소리를 내지 않고 빙긋이 웃는 웃음

② 실소(失笑) : 알지 못하는 사이에 툭 터져 나오거나 참아야 하는 자리에서 터져 나오는 웃음

③ 홍소(洪笑) : 크게 입을 벌리고 떠들썩하게 웃는 웃음

④ 폭소(爆笑) : 여럿이 폭발하는 갑자기 웃는 웃음

⑤ 냉소(冷笑) : 쌀쌀한 태도로 업신여겨 웃는 웃음

⑥ 고소(苦笑) : 쓴웃음

⑦ 조소(嘲笑) : 조롱하는 태도로 웃는 웃음

⑧ 파안대소(破顔大笑) : 얼굴표정을 한껏 지으며 크게 웃는 웃음

⑨ 가가대소(呵呵大笑) : 껄껄하고 크게 웃는 웃음

⑩ 앙천대소(仰天大笑) : 어이가 없어 고개를 젖히고 하늘을 우러르며 웃는 웃음

⑪ 박장대소(拍掌大笑) : 손뼉을 치며 크게 웃음 ≒ 박소(拍笑).

(3) 웃음치료의 신체적 및 생리적 효과(Physical and Physiological Affects of Laughter)

우리의 호흡기관에서는 웃을 때에 많은 양의 산소를 들이 마시게 된다. 이 산소는 우리의 심장혈관을 팽창시켜주고, 혈액에 풍부한 산소를 공급해 우리가 쓰지 않고 있는 근육(relaxed muscles)에까지도 전달해주는 역할을 해준다. 웃음이 호흡기관에 많은 훈련을 가져다준다는 것은 말할 것도 없다. 또한 웃음을 통해서 우리의 눈의 시야가 더 밝아질 수 있다. 그 이유는 우리가 크게 웃을 때 눈물샘(lachrymal glands)을 자극시켜주기 때문이다. 우리가 크게 몸부림치면서 긴 시간 웃는 동안에 울음보가 터질 수도 있다. 또한 우리가 눈물을 흘리면서 흐느끼는 동안에 우리의 기분(mood)이 정화(catharsis)되어 위안(comfort)을 얻게 될 때가 있다(Goodheart, 1994).

웃음은 삶의 곤경을 극복하고 초월할 수 있는 힘을 갖게 해준다. 두려움, 낙심, 절망 등의 감정들로부터 웃음은 우리를 자유롭게 해주는 마력이 있다. 한 예로, 러시아의 인권운동가인 Natan Sharansky는 소련교도소에서 사형선고를 받고 9년 동안 투옥되었을 때, 16개월 동안 독방에서 지내게 되었다. Natan Sharansky는 소련비밀요원들에게서 계속되는 잔인하고 혹독한 고문 속에서도 가장 크게 그를 힘겹게 괴롭혔던 것은 바로 두려움(fear)과의 싸움 이였다. Natan은 자신의 두려움을 극복하고 자신 스스로를 보호하기 위해서 유머(humor)를 선택했다. 그는 견딜 수도 없고 바꿀 수도 없는 참혹한 역경을 견딜 수 있을 때까지 농담과 익살로 웃음을 자아내면서 견디어냈다. 결국 유머(humor)와 웃음(laughter)은 위기의 상황들과 고통의 순간들을 덜어주도록 돕는 도우미 역할을 한다(Klein, 1987).

우리 몸을 지배하는 신경에는 교감 신경과 부교감 신경이 있다. 놀람, 불안, 초조, 짜증은 교감 신경을 자극시켜서 심장을 상하게 한다. 반면에 웃음, 유머, 폭소는 부교감 신경을 자극시켜 심장을 진정시키고 몸을 안정 시켜준다. 웃음은 긴장을 이완시키며 혈액 순환을 도와주며, 또한 질병에 대한 저항력도 길러주고, 체내에 모르핀과 같은 진통제 역할을 하는 베타 엔도르핀을 생성해준다(Klein, 1987).

Fry(1979)는 박장대소할 때 우리 몸속의 650개 근육 중에 231개의 근육이 움직여 많은 에너지를 소모한다고 시사하고 있다. 박장대소할 때 상체는 물론 위장, 가슴, 근육, 심장까지 움직이게 만들어 상당한 운동 효과가 있다고 주장한다. 사람이 한번 웃으면 에어로빅 5분 동안의 운동량과 같고 1분가 웃으면 10분의 운동 효과를 가져 온다. 또한 20분 동안 웃는 것은 3분 동안 격렬하게 노를 젓는 운동량과 같다고 주장하고 있다.

웃음은 또한 신체의 호흡 기관에도 활발한 작용을 한다. 웃을 때 산소 공급이 두 배가량 증가되며, 폐 속에 남아 있던 나쁜 공기를 신선한 산소로 빠르게 바꾸어 주며, 동시에 복식호흡을 자동적으로 할 수 있는 이점이 있다. 또한 기분 좋게 웃을 때 소화 효소 분비가 촉진되어 음식물의 소화를 촉진시킨다는 것은 지극히 타당한 일이다.

미국 UCLA대학 병원 Dr. Fry(1971, 79, 77)는 웃음은 하나의 행동적 반응인 반면에 유머는 하나의 지각적인 작용이라고 언급했다. 이 행동은 몸 안에서 예측할 수 있는 생리적인 변화를 만들어낸다. 또한 그는 하루에 45분 웃으면 고혈압이나 스트레스 등의 현대인의 질병을 치료가 가능하다고 시사하고 있다.

최근에 Berk, Felten, Tan, Bittman, & Westengard(2001)은 유머와 연관된 유쾌한 웃음을 지을 때에 유스트레스(eustress)가 생성되며, 그 생성되는 기간 동안에 신경면역상의 생리적 지표가 조정되는지를 연구하였다. 52명의 건강한 남자를 피험자로 해서, 코미디 비디오를 1시간 시청하게 하였더니, 시청 전후의 체액을 비교한 결과 암을 일으키는 종양 세포를 공격하고 신체 내에 백혈구를 다양으로 증식하는 자연 살상 세포(Natural Killer Cell)와 우리 몸에 예방적 면역성을 키워주는 면역성글로불린 A, G, M(Immunoglobuline A, G, M)이 각각 면역 지표상에 의미 있는 효과를 가져왔다고 시사하고 있다. 면역성글로불린 A, G, M (Immunoglobuline A, G, M)을 신체적 중요 역할은 다음과 같다(Mosby, 2002).

(a) Immunoglobuline A(IgA)는 신체에서 만들어내는 가장 널리 보급되는 항체 중의 하나이며, 신체의 분비물에서 발견되며, 또한 눈물(tears), 침(saliva), 점액(mucous), 장과 연결되어 있는 점막(mucous membranes)과 기관지(bronchi) 기관에서 가장 중요한 항체 역할을 담당하고 있다. IgA는 점막(mucosa) 안에서 단백질과 합성하고 이질의 박테리아균을 찾아내고 항원-항체(antigen-antibody)의 반응을 촉발시켜 신체의 외부를 보호하는 역할을 담당한다.

(b) Immunoglobuline G(IgG)는 박테리아균, 균류, 바이러스 등의 침입에

반응하여 복위현상(復位現象)을 일으킨다. IgG는 적혈구 항원과 백혈구 항원에 대항하여 태아를 교차하며 태아를 보호하는 역할을 한다.

(c) Immunoglobulin M(IgM)은 신체에서 생성되는 5가지 항체 종류 중에 하나이며 가장 큰 분자 구조를 형성하고 있다. 우리 몸이 공격을 받을 때 항원에서 가장 먼저 면역단백질을 만들어내며, 유동액에서 발견된다. IgM은 면역성글로불린 G(immunoglobulin G)를 생성하는 데 촉매 역할을 하며 효과적인 면역 반응에 필요한 보충 물질을 형성하는 역할을 감당한다. 이는 유머와 관련된 유쾌한 웃음이 예방적 및 치료적인 효과가 있음을 시사하고 있다.

비록 위에 발표된 효과들이 신경 내분비선의 조절이나 신경 면역의 조절에 의해서 조정 될 수도 있겠지만, 구체적인 신경 면역의 매개 변수들은 현재까지도 완전하게 연구되지 않고 있다. 이로 인해 이것을 연구 목적에 바탕을 두고, 정상적인 사람들 사이에 신경 면역의 매개 변수들을 조정할 수 있는 유쾌한 웃음의 효험(效驗)에 관해서 확인해 보는 데 연구목적을 두었다. 연구 설계는 사후 단순 대조 분석(post hoc contrast analysis)과 함께 다변량 반복 측정 설계에 기초를 둔 5가지 독립적인 연구들의 연속적인 설계 형식을 취하고 있다. 실험 장소는 미국의 캘리포니아주 로마린다 의대(Loma Linda University Center)와 로마린다의 보건소에서 피험자 52명의 건강한 남자를 대상으로 선정하였고, 실험조정으로 유머 비디오를 1시간 시청시켰다. 시청하기 10분 전에 췌액을 뽑고, 30분 후 시청도중에 췌액을 뽑고, 30분 후에 시청이 끝날 때 뽑고, 마지막으로 12시간 후에 한 번만 더 실시하였다. 연구 결과 인체에 면역성과 항체를 만들어 주는 면역 단백질 G, A, 그리고 M 세포의 활성도가 매우 높게 측정되었으며, 체내 면역에 작용하는 T세포를 돕는 우리 몸의 항체인 인터페론r과 백혈구 증식시키는 자연 살상 세포(Natural Killer Cell)의 활성화를 가져왔다고 보고하고 있다. 즉, 웃음은 병균을 막아주는 인터페론 감마(ϒ)의 분비를 증가시켜 바이러스에 대한 저항력을 키워주며 세포조직의 증식에 도움을 준다는 주장이다. 연구자들은 또한 사람이 웃을 때는 통증을 못 느끼게 하거나, 또는 고통을 감소시켜 주는 엔도르핀, 엔케팔린과 같은 자연 진통제가 뇌하수체에서 생성된다고 밝히고 있다. 다음 표 1은 자연살상세포(NKC)의 활성화를 도표로 시사해주고 있다.

표1. 자연살상세포(Natural Killer Cell) 활성화

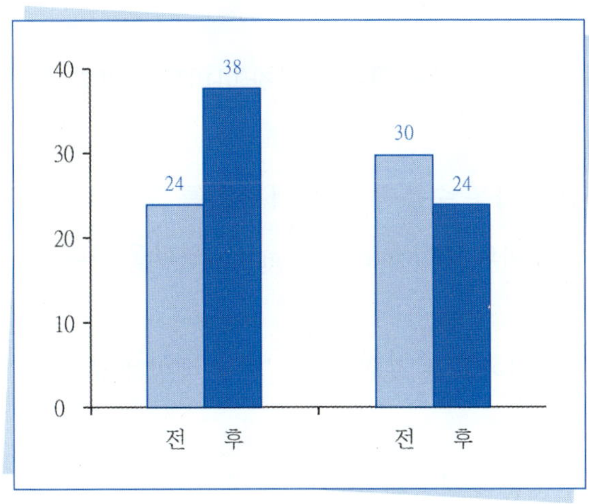

결론적으로 유머와 연관된 유쾌한 웃음을 지을 때에 유스트레스(eustress)가 우리 몸에서 생성되며, 그 생성 기간 동안에 신경 면역의 매개 변수들의 조정은 모든 사람을 완전하게 하고자 하는 의학 치료에 있어서의 호조(互助)반응을 보여 주며, 또한 하나의 보충적 부속물로서 우리 건강에 유익한 효과들을 가져다준다는 점을 시사해주고 있다.

Fry(1971, 1977, 1979), Cousins, N.(1989), Gelpkopk, Kreitler, & Sigal (1993), Wilson(2004)과 그 밖의 많은 웃음에 관한 연구 실적을 보이고 있는 미국의 존스홉킨스 병원, 미국 인디애나 주 볼메모리얼 병원, 미국 현지에서 근무하는 웃음 치료사들은 우리 신체에 관련된 웃음의 생리적 주반응들은 다음과 같다고 주장하고 있다.

1) 뇌하수체에서 엔도르핀, 엔케팔린과 같은 자연 진통제가 생성된다.

2) 부신에서 통증과 신경통과 같은 염증을 낮게 하는 신비한 화학물질을 분비한다.

3) 동맥이 이완되었기 때문에 혈액의 순환과 혈압이 저하된다.

4) 웃음은 신체의 전 기관에 긴장을 완화해 준다.

5) 스트레스, 분노, 긴장의 완화로 심장 마비를 예방할 수 있다.

6) 웃음은 심장 박동 수를 높여 혈액 순화를 도와 심장을 강하게 해주며, 동시에 신체 내의 조깅(internal jogging)역할을 한다.

7) 뇌졸중의 원인이 되는 순환계의 질환을 예방해 준다.

8) 암 환자의 통증을 경감해 준다.

9) 3~4분의 웃음은 맥박을 배로 증가시키고 혈액에 더 많은 산소를 공급해 준다.

10) 가슴, 위장, 어깨 주위의 상체 근육에 운동 효과를 가져다준다.

11) 웃음은 암도 예방하며 물리친다.

12) 하루에 15초 웃으면 이틀을 더 산다(미국 인디애나 주 볼메모리얼 병원).

13) 한 번 웃음은 에어로빅 5분의 효과를 볼 수 있다(미국웃음 치료사의 주장).

14) 우울증을 경감해준다.

15) 적대적 자동적인 사고를 경감해준다.

16) 웃음을 통해서 주의(Attention)와 집중력(Focus)이 강화된다(필자).

17) 웃음은 우리의 부정적인 상황을 보다 긍정적인 관점(positive perspective)으로 변화시켜 준다(필자).

18) 웃음은 좋은 습관(good habit)을 갖게 해준다(필자).

19) "웃음과 용서는 영혼을 치유하는 메커니즘이다!"(필자).

우리 몸의 생리적 반응은 상당한 부분이 신경계의 상태에 의해서 결정된다(Schiraldi & Kerr, 2002). 즉, 우리가 스트레스를 받으면 이에 대한 반응으로 코르티솔(cortisol)이라는 호르몬이 분비된다. 코르티솔(cortisol)은 콩팥의 부신피질에서 분비되는 스트레스 호르몬이다. 코르티솔은 외부의 스트레스와 같은 자극에 맞서 몸이 최대의 에너지를 만들어 낼 수 있도록 하는 과정에서 분비되어 혈압과 포도당 수치를 높이는 것과 같은 역할을 수행한다. 스트레스에 대해 코르티솔이 몸에서 분비된다. 일반적으로 스트레스와 같은 위협 상황이 오면 몸은 그러한 위협에 대항하기 위해 에너지를 생산해 내야 한다. 따라서 신체의 신경계 중 교감신경계가 활동을 시작하고 부신(adrenal gland)에서 에피네프린(epinephrine), 노르에피네프린(norepinephrine), 스테로이드(steroid) 계열의 호르몬이 분비된다. 코르티솔은 부신 피질에서 분비되는 스테로이드 호르몬으로 포도당의 대사에 영향을 주기 때문에 글루코코티코이드(glucocorticoid)라고도 한다. 시상하부의 실방핵(paraventricular nucleus;PVN)이 실질적으로 코르티솔의 분비를 조절한다. 시상하부의 실방핵은 CRF(corticotropin-releasing factor)를 분비하고 이것이 뇌하수체(pituitary gland)를 자극하여 ACTH(adrenocorticotrophic hormone)를 분비시킨다. 이 호르몬은 혈액을 타고 부신피질로 이동하여 코르티솔의 혈액 중으로의 분비를 증가시킨다. 분비된 코르티솔은 스트레스와 같은 외부 자극에 맞서 신체가 대항할 수 있도록 신체 각 기관으로 더 많은 혈액을 방출시킨다. 그 결과 맥박과 호흡이 증가한다. 근육을 긴장시키고 정확하고 신속한 상황 판단을 하도록 하기 위해 정신을 또렷하게 하며 감각 기관을 예민하게 한다. 또한 우리 몸의 에너지원인 포도당이 뇌로 바로 전달될 수 있도록 집중시키는 일도 한다. 그러나 문제는 스트레스를 지나치게 받거나, 만성스트레스가 되면 코르티솔의 혈중농도가 높아지고 그 결과 식욕이 증가하게 되어, 지방의 축적을 가져오며, 혈압이 올라 고혈압의 위험이 증가하며, 근조직의 손상도 야기될 수 있다. 불안과 초조 상태가 이어질 수 있고 체중의 증가와 함께 만성피로, 만성두통, 불면증 등의 증상이 나타날 수 있다. 또한 면역 기능이 약화되어 감기와 같은 바이러스성 질환에 쉽게 노출될 우려도 있다(Davison, Neale, & Kring, 2007).

연구결과에 따르면, 코르티솔(부신피질 호르몬)의 수준이 우울증 환자에게서 높은데, 이것은 아마도 시상하부에서 Thyrotropin(갑상선 자극 호르몬, 하수체 전엽 호르몬의 일종)방출호르몬이 과다하게 분비되기 때문이라고 시사하고 있다. 우울증 환자에게 코르티솔의 과다 분비는 또한 그들의 내분비선의 확장 원인이 된다. 우울증 환자 중 일부는 해마의 비정상적 상태를 드러내기도 한다는 연구결과도 있다(Davison, Neale, & Kring, 2005). 즉, 코르티솔은 해마(hippocampus)에 영향을 준다는 의미이다. 해마에서는 우리의 정서 상태와 함께 기억을 저장하는 역할을 담당하고 있다. 그러므로 습관성 분노와 연결된 격한 분노의 기억은 신경조직상의 과민성을 지속시킨다(Davison, Neale, & Kring, 2007).

결론적으로 복식호흡 웃음치료(Abdominal Breathing Laughter Therapy), 분노조절(Anger Management), 분노치료(Anger Therapy), 용서치료(Forgiveness Therapy), 마음·챙김·명상(MBSR), 자기통제최면, 통합인지행동치료(Integrative Cognitive Behavior Therapy), 사이코드라마(Psychodrama), 변증법적 행동치료(DBT), 독서치료(Biblio Therapy), 규칙적이고 적당한 운동(Regular and Proper Exercise) 등과 같은 다양한 자가치료기법들을 시도하여, 해마로 인한 부적 손상과 영향을 해소시킬 수 있다.

(3) 웃음치료의 심리적 효과(Psychological Affects of Laughter)

Isen(1993)에 따르면, "사람들은 기분(mood)으로 자신들의 진행 중인 정신과정(ongoing mental processes)을 바꿀 수 있다"고 시사해주고 있다. 사람들이 기분이 좋을 때, 보다 높은 학습능력(heuristic thinking : 발견을 돕는 생각 또는 학습을 높일 수 있는 생각)을 갖게 해주며, 동시에 좋은 기분은 사람들의 결정능력을 갖게 하여 보다 신속하고, 효과적으로 내릴 수 있도록 돕는다. 또한 긍정적 기분(positive mood)은 창의력을 촉진시켜주며, 도전적인 문제들에 반응할 수 있도록 만들어 주며, 내구력을 갖도록 동기를 부여해준다. 그러므로 많은 웃음치료 임상실험결과에 의하면, 긍정적인 기분(positive mood)을 비자발적인 웃음(unvoluntary laugh, 억지웃음)을 통해서도 얻을 수 있었다. 다시 말하면, 사람들의 부정적인 마음, 생각, 기분, 정동, 감정, 성격, 기질 등을 억지웃음을 통해서 어느 정도는 긍정적 마음, 생각, 기분, 정동, 감정, 성격, 기질로 전환될 수 있다는 것이다.

사람들이 목적을 추구하는 동안, 긍정적인 감성들은 만족스러운 진행이 이루어지고 있다는 것을 의미하며, 그 만족스러운 진행에 의해서, 사람들은 더욱더 노력에 박차를 가하게 된다. 최근 한 인지실험연구이론에 의하면, 높은 도파민 수준이 보다 긍정적 정동효과들을 중재한다고 제안해주고 있다. 이 견해에 따르면, 긍정적 정동(positive affect)은 더 높은 수준의 도파민 생성을 가져오며, 또한 연속적으로 다른 뇌 영역부분에서도 긍정적 정동효과로 인해 유익한 인지적 효과들을 가져다주어 도파민 수용기의 활동성을 강화시켜주는 역할을 감당한다(Ashby, Isen, & Turken, 1999). 즉, 우리가 보다 긍정적인 마음, 생각, 기분, 정동, 감정, 생각, 기질(특질)들과 자발적 웃음 또는 억지웃음을 갖고 살아간다면 우리인체 내 부신에서 만들어지어 뇌 속의 신경전달 물질인 도파민(dopamine)이 활성화하게 된다는 사실이다.

Berk & Tan(1996)은 우리에게 심리적 영향을 끼치는 두 가지 종류의 스트레스가 존재한다고 한다. "디스트레스(Distress)"와 "유스트레스(Eustress)"이다. 부정적 스트레스(Negative Stress) 또는 디스트레스(Distress)는 우리 몸에 부정적인 심리적 영향을 주어 스트레스 호르몬 분비물을 증가시키는 역할을 한다. 즉, 디스트레스는 우리 신체에 베타엔드르핀(beta-endorphin : 모르핀보다 강력한 진통성을 갖는 하수체(下垂體)엔도르핀), 코티코트로핀(corticortophin), 코티졸(cortisol), 성장 호르몬(growth hormone), 프로락틴(prolactin, 뇌하수체 전엽(前葉)의 성호르몬; 생식 기관, 젖샘 따위의 기능을 증진시킴), 카테콜아민(catecholamines : 신경 전달 작용을 하는 호르몬) 등과 같은 스트레스 호르몬 분비물들을 증가시킨다.

반면에 좋은 스트레스(Good Stress) 또는 유스트레스(Eustress)는 웃음과 유머에 의해 긍정적인 심리적 영향을 받아서 스트레스 호르몬 분비물들과 다소의 신경 내분비 호르몬(neuroendocrine hormones)들을 감소시키고, 질병과 싸워 이길 수 있도록 백혈구를 증식시키고 사전에 예방할 수 있도록 돕는 자연 살상 세포(Natural Killer Cell; NKC)의 활성화를 가져다준다고 시사하고 있다. 특히 웃음(Laughter)으로 활성화된 자연 살상 세포(NKC)는 많은 일생생활의 스트레스에 의해서 과부화 된 뇌의 온도를 낮추어주는 기능을 감당하며, 종양세포를 감소 시켜주고 또한 얼굴근육이 뇌를 자극하여 엔도르핀을 다양생산 한다.

심리 신경 면역학(Psychoneuroimmunology;PNI) : 스트레스나 감정에 대한 복잡한 반응을 조사하는 학문)의 연구결과에 따르면, 뇌와 면역체계(림프 조직의 신경분포와 시상하부-뇌하수체-부신피질 축)를 연결해주고 상호 밀접한 관계를 이루는 관(pathways)들이 존재함을 입증해주고 있다. 유쾌한 웃음(mirthful laughter)과 좋은 스트레스(Eustress)에 의한 효과는 우리의 심리적, 면역학적 변화의 결과로서 우리의 신체에 유익하고 건강한 효과를 가져다주는 경로(pathway)로 안내한다(Berk & Tan, 1996).

우리는 일상에서 스트레스를 받는 사건이나 상황을 만났을 때에 우리 몸 속에서는 어떠한 현상들이 발생하는가? Bruno(2003)와 McEwen(2000)은 우리 몸이 어떻게 정상적인 스트레스에 반응하게 되고 또한 디스트레스(심통(心統))상황에서 어떻게 반응하는지를 다음과 같이 정의 해주고 있다.

- 어떠한 형태의 스트레스든 간에 당신의 몸은 스트레스에 대해서 자동적인 신체반응을 보인다.

- 당신의 뇌와 몸은 스트레스에 의한 손상을 막기 위해서 서로 간에 상호작용을 형성한다.

- 우리 몸의 이상변화, 심장박동변화, 그리고 혈압의 변화가 일어난다.

- 고도의 긴장된 상황에서는, 우리의 몸은 행동을 촉진하게끔 반응하며 때로는 강한 신체적 힘을 동반하게 된다.

- 긴장을 주는 사건이 끝난 후의 정상적인 상황에서는, 당신의 몸은 생체 내의 정상적인 균형을 유지하고, 기능할 수 있는 표준상태로 되돌아간다(homeostasis).

- 스트레스가 계속적으로 받게 되는 디스트레스(고뇌(苦惱)) 상황에서는, 당신의 몸은 휴식을 할 수 있는 기회를 갖지 못하게 된다.

- 디스트레스(Distress)를 경감시키기 위해서 당신의 몸은 자발적으로 노력을 하게 되는데, 그것이 바로 우리 몸 안에서 끊임없이 긴장(tension)을 유지시키는 것이다. 방치된 수도꼭지에서 물이 흘러내리듯이, 디스트레스에 대응하기 위한 화학적인 호르몬반응들이 계속해서 우리 몸 안에서 발생하게 된다.

- 이러한 계속적인 반응들은 심장, 신장, 순환계(혈액이나 림프액을 흐르게 하는), 뼈까지도 상하게 한다.

(4) 웃음치료의 정서적 효과(Emotional Affects of Laughter)

정서, 느낌, 감정, 평가 및 기분에 대한 구분을 해주면 다음과 같다.

- 정동(affect) : 느낌과 감정 전체에 대해 반응. 즐거움(pleasantness)과 각성(arousal)은 실증분석에서 반복해서 나타남.

- 감정(feelings) : 본질적으로 유쾌하거나 불쾌한 주관적인 반응.

- 평가(evaluations) : 느낌에 연관된 좋거나 싫거나하는 타인에 대한 긍정적 또는 부정적 반응.

- 기분(moods) : 단순한 긍정적 또는 부정적인 반응.

- 정서(emotions) : 슬픔, 노여움, 기쁨, 평안과 같은 정서의 복잡한 양상 을 가짐.

정서(emotions)들은 적응(adaptive)할 수가 있는 것이다. 정서들은 행동준비성의 상태를 반영해주기 때문이다. 얼굴표정은 다른 사람에게 의미를 전해주고 정서 상태(emotional states)들을 강화시켜준다. 또한 정서는 높은 주의력과 정서적으로 연관된 사건들에 관한 보다 정확한 부호화(encoding)처리의 저장을 통해서 기억과정(memory process)을 도움을 줄 수가 있다. 긍정적이고 부정적인 정서들은 행동에 대한 안내서 역할을 한다. 또한 정서들은 사람과 사람간의 친밀한 관계성을 회복시켜주고 유지시켜주는 역할을 감당하기도 한다(Gazzaniga & Heatherton, 2006).

우리는 정서를 주관적으로 경험한다. 즉, 당신은 한 정서를 경험하고 있을 때 그것을 느끼기 때문이다. 정서반응의 긴장강도는 다양하다; 몇몇 사람들은 많은 뚜렷한 정서들을 매일 경험하는 반면, 또 다른 사람들은 다만 가끔씩 그리고 보다 적게 정서적 반응들을 경험하는 것으로 보인다. 이러한 정서적 흥분(over-emotional)과 정서적 위축(under-emotional)은 심리적 문제점들을 이야기시키는 경향이 있다. 우울증(depression)과 공황발작(panic attack)과 같은 정동장애를 겪고 있는 사람들은 이와 같은 강렬하고 긴장된 정서들을 경험하게 되며, 이로 인하여 그들의 활동력은 고정시키는 현상을 가져오게 된다(Gazzaniga & Heatherton, 2006).

다른 극단적인 정서반응을 보이는 사람들은 감정표현불능증(alexithymia)을 겪고 있는 사례이다. 이 장애를 갖고 있는 사람은 정서의 주관적 구성요인을 경험할 수가 없게 된다. 즉, 정서들과 결합된 생리적 정보(메시지, 말)들은 정서를 해석해주는 뇌중심부에 전달되지 못하는 현상으로 설명된다. 어떤 뇌부분의 손상으로 인한 것, 특히 전전두엽(prefrontal cortex)부분, 기분(mood)의 주관적 구성요인의 손상과 관련되어있다(Gazzaniga & Heatherton, 2006).

정서의 종류를 구별하는데 있어, 얼마나 많은 정서들을 인간은 경험하며 살아가며 그리고 각각의 정서들 간에 어떠한 관계를 형성하는가?를 살펴보고자한다. 많은 정서학자들은 1차적 정서(primary emotion), 2차적 정서(sencodary emotion), 순환모델(circumplex model) 등으로 정서를 분류해주고 설명하려는 접근을 시도하고 있다. 즉, 1차적 정서(primary emotion)는 발전적으로 적응할 수 있고, 다른 문화권과 공유하며, 특유의 생물학적, 물리적인 상태들과 연합된다. 이것들은 분노(anger), 두려움(fear), 슬픔(sadness), 혐오감(disgust), 행복감(happiness), 놀람(surprise) 그리고 경멸(contempt) 등의 정서들을 포함하고 있다. 2차적 정서(secondary emotion)는 1차적 정서(primary emotion)의 혼합형으로써 양심의 가책(remorse), 죄의식(guilt), 굴복감(submission)과 기대감(anticipation)을 포함시킨다(Gazzaniga & Heatherton, 2006).

정서(emotion)의 경험을 이해할 수 있는 한 가지 접근방법은 원형모델(circumplex model)로 설명할 수 있을 것이다. 이 모델은 정동(affect)의 두 가지 핵심치수의 교차점을 한 원주로 정리하여 표현을 해주고 있다(Russell, 1980). Russel과 Barrett(1999)는 정서들은 그 자체가 지니고 있는 유의(遺意), 기쁨 또는 불쾌감의 정도, 각성의 수준과 에너지의 동원을 할 수 있는 활동력(activation)에 따라서 정서를 도식화(mapped)할 수 있다고 긍정적으로 가정하고, 이와 같은 모형을 발전시켜나갔다. 그러므로 "흥미로운 정서"는 즐거움과 각성을 포함하고 있는 정서 상태(emotional states)를 반영하는 반면에 "우울한 정서"는 낮은 각성상태와 부정적 정서 상태(emotional states)를 반영해주는 것이다.

이러한 원형모델은 사람들의 기분상태를 기본적으로 분류해 줄 수 있는 모형임을 입증되고 있다. 심리과학자인 David Watson, Lee Anna Clark, & Auke Tellegen은 긍정적 활성화(즐거운 정동)와 부정적 활성화(불쾌한 정동)

간에 차이점을 구별할 수 있으며 정서원형모델로 요약할 수 있다. 또한 그들은 긍정적 동정과 부정적 정동을 독자적인 것으로 제안했다. 예를 들면, 사람들은 행복과 슬픔을 동시에 둘 다를 경험할 수가 있다. 아마도 당신은 좋은 친구와 추억을 되살릴 때 또는 얼마 전에 가족의 죽음에 관한 기억에 잠길 때도 같은 경향일 것이다. 한 연구에 따르면, 연구 참여자들은 "Life Is Beautiful"라는 영화를 본 후, 기숙사를 떠나는 것과 대학을 졸업하는 것은 그들에게 있어서 행복감과 슬픔을 동시에 느끼게 되었다고 한다(Larsen, McGraw, & Cacioppo, 2001). 신경화학물질은 긍정적 활성화 상태는 도파민(dopamine : 부신에서 만들어지는 뇌에 필요한 호르몬)을 증가시키는 반면에 부정적 활성화 상태는 노르에피네프린(norepinephrine)을 증폭시킨다는 것을 제시해주고 있으며, 이러한 증명은 긍정적 정동과 부정적 정동이 독립성을 취한다는 견해를 지지해주는 것이다.

게다가 Watson과 그의 동료들은 긍정적 활성화와 부정적 활성화는 적응될 수 있다고 주장하고 있다. 예를 들면, 접근(approach, 해결방법)과 도피

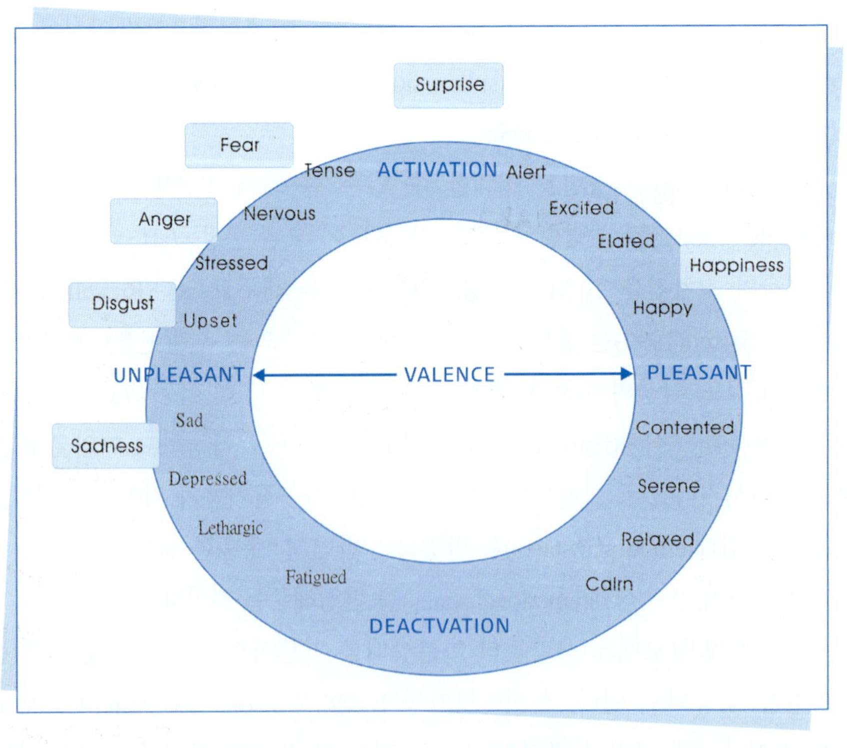

도식 1. James Russell and Lisa Feldman Barrett's Model of Emotion

(avoidance)에 관한 동기부여상태에 정동을 결부시켜 설명하고 있다. 즉, 음식, 섹스와 친교를 추구하는 것은 전형적으로 즐거움(pleasure)과 연합된 동기부여상태인 반면에 위험한 동물을 회피하는 것은 고통(pain)과 관련된 동기부여상태를 대변하는 것이다(Watson, Wiese, Vaidya, & Tellegen, 1999). 위 도식 1. James Russell and Lisa Feldman Barrett's Model of Emotion을 도식화 해주고 있다.

정서들은 한 생리적 구성요소를 가지고 있다. 즉, 꼴사나운 실수는 대부분의 사람들을 당황스럽게 만들고 이는 혈액을 얼굴 쪽으로 맥진시켜 양 볼을 달아오르게 한다. 확실히 정서들은 신체적 변화와 연관되어져있다. 원인이 무엇일까? 우리가 가지고 있는 일반상식으로도 정서는 신체적 변화를 이끌어낸다는 사실을 알고 있다. 그러나 1884년에 William James와 Carl Lange는 이와는 반대의 의견을 주장하였다. 이론적 제안은 1600년대의 Descartes와 유사성을 띄고 있으며, James는 사람들은 주어진 한 상황 안에서의 신체적인 변화를 어떻게 해석하는가에 따라서 어떠한 종류의 정서에 관한 감정을 유도할 수 있다고 주장하였다. 즉, James에 따르면, "우리는 울기 때문에 슬프다!, 우리는 싸우기 때문에 화가 난다!, 우리는 떨기 때문에 두렵나!"이시 "우리가 슬프고, 화나고, 두려운 것 때문에 우리가 울고, 싸우고, 화를 내는 것은 아니다"라고 주장하고 있다. James와 Lange는 신체적 변화는 개별적인 패턴에서 이루어지며 이는 곧바로 하나의 구체적인 정서로 표현된다는 것을 시사해주 있다. James와 Lange의 정서이론은 특정한 자극과 상황에 대한 생리적 반응에 의해서 정서의 경험이 유도된다고 제안하고 있다.

James와 Lange의 이론의 함축성은 "만약 당신이 얼굴근육을 움직여서 하나의 정서 상태를 흉내를 낸다면, 당신은 그 관련된 정서로 활성화될 것이다." Silvan Tomkins의 1963년에 주장했던 얼굴반응가설(facial feedback hypothesis)에 따르면, "얼굴표정은 정서들에 관한 경험을 유도해낸다. 그러나 이와 반대의 반응은 발생하지 않는다." 1974년에 James Laird는 사람들이 연필을 그들의 치아로 또는 입으로 지탱하도록 하여 이를 실험해보았다. 그 결과 미소와 우거지상을 자아냈다(Gazzaniga & Heatherton, 2006).

얼굴표정연구의 권위자인 Paul Ekman과 그의 동료(1983)들은 전문연기자들에게 분노(anger), 고통(distress), 두려움(fear), 혐오감(disgust), 즐거움(joy) 그리고 놀람(surprise)을 묘사하도록 요구했다. 배우들의 여러 가지가 정서를 표정연기를 하는 동안의 생리적 변화기록은 무척 다르게 측정되었다. 즉,

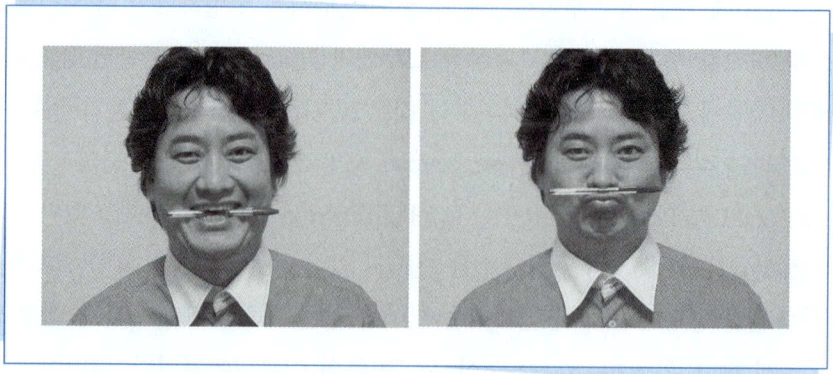

미소 대 우거지상

경악, 즐거움, 혐오감의 표정연기를 하는 동안은 약간의 심장박동의 변화를 보여주었지만, 반면에 분노, 고통, 두려움의 표정연기를 하는 동안은 심장박동이 증가를 보여주었다. 또한 분노는 다른 정서들 보다 더 높은 얼굴피부온도를 유지하였다.

결론적으로 필자는 비자발적(억지) 복식호흡 웃음치료(Unvoluntary Abdominal Breathing Laugh Therapy)를 통해서도 충분히 우리의 부적정동(정서)과 죄의 추동(Sinful Drive)에서 정적정동(정서)과 성격절충화(Personality Neutrality)를 가져다주는데 중요한 역할과 기여를 할 것이라고 확언한다.

(5) 웃음치료의 긍정적 및 부정적 효과(Positive and Negative Affects of Laughter)

웃음요법의 긍정적인 면과 부정적인 면을 살펴보고자 한다. 필자는 웃음치료가 모든 사람에게 그리고 모든 문제점을 해결해 줄 수 있다고는 물론 약속할 수가 없다. 세상에는 만병통치약(Panaceas)이 존재하지 않기 때문이다. 그러나 많은 임상학자들과 의학자들의 논문이 뒷받침해 주듯이, 필자 또한 웃음치료 과정에서 사람들의 놀라운 변화와 효과들을 목격하고 있다. Goodheart (1994), Klein(1987), & Wilson(2004)은 웃음치료는 웃음자체로만 해도 우리의 삶에 강력한 치료적 효과를 가져다준다고 주장하고 있다. 웃음 치료의 긍정적 효과와 부정적인 효과를 다음과 같이 시사하고 있다.

1) 웃음치료의 긍정적 효과(Positive Affects of Laughter)

1. 면역체계를 강화시켜준다.

2. 얼굴근육을 이완시켜준다.

3. 심장혈관의 신축성(cardiovascular flexibility)을 높여준다.

4. 청소년들과 친밀감을 높여준다.

5. 마음의 폭(spirit quotient)을 넓혀준다.

6. 사고력을 보다 명확하게 해준다.

7. 생기 있는 눈빛을 갖게 해준다.

8. 지적인 업무수행능력과 정보 기억력을 증가시켜준다.

9. 당신이 무엇에 관해서 웃었는지를 잊게 해준다.

10. 창의력을 계속해서 제공해준다.

11. 당신의 보수주의적 명성을 없애준다.

12. 판에 박힌 정서(강박증)에서 벗어나게 해준다.

13. 속옷이 축축해지도록 땀을 흘리게 해준다.

14. 정서적 고통으로부터 해방시켜주고 전환시켜준다.

15. 복부의 근육을 단단하게 해준다.

16. 스트레스와 긴장의 화학성분으로부터 재 균형을 유지시켜준다.

17. 스트레스와 긴장을 다른 사람들에게로 전의하여 이완시켜준다.

18. 통찰력을 갖게 해주고 보다 더 큰 자아상을 상기시켜준다.

19. 당신은 왜 그 긴 인생의 여정을 허송세월로 보내어야했는지에 대해서 의아하게 여기게 해준다.

20. 다른 사람들과 깊은 관계성을 형성해준다.

21. 가족과 친구처럼 친근함을 형성해준다.

22. 현실을 직시하도록 이끌어준다.

23. 웃으면서 살고, 웃으면서 죽도록 돕는다. 즉, 웃·생·웃·사!(필자).

(Help yourself live and die with laugher!)

24. 웃음치료사 그룹에 합류한다.

25. 근육을 진동시켜 내부의 안마 역할을 한다.

26. 웃으면서 일을 함께 하는 사람들을 보다 더 잘 일을 수행 해낼 수가 있다.

27. 스트레스, 분노와 죄의식 같은 부정적인 감정들을 경감해 준다.

28. 일에 대한 열정을 향상시켜 준다.

29. 억압된 감정을 경감시켜 주고 자긍심을 높여 준다.

30. 보다 낙천적인 사고방식을 갖게 해 준다.

31. 보다 평화로운 세계를 구축한다.

32. 분노감을 감소시킨다.

33. 콜레스테롤을 감소시킨다.

34. 자연살상세포(Natural Killer Cell)와 면역성 단백질(Immunoglobuline A, G, M)을 증가시킨다.

35. 삶에 행복감과 활력 넘치는 건강을 유지시켜 준다.

36. 공황장애, 우울증, 불안장애에 치료효과를 높여준다(필자).

37. 반추적 사고(Rumination Thoughts)를 경감시켜준다(필자).

38. 분노에 억제에 대한 부정적 사고를 경감시켜준다(필자).

39. 심장혈관계(cardiovascular system)를 팽창시켜준다.

40. 횡격막(diaphragm)을 진동시켜준다 : 우리가 웃을 때, 횡격막은 우리의 양쪽 근육을 끌어당기는 역할을 한다. 또한 횡격막은 우리를 계속적으로 호흡하도록 돕기 때문에 들숨근육(the muscle of inspiration)이라고도 칭하며, 이 들숨은 우리가 계속적으로 웃을 수 있도록 돕는 역할을 담당하고 있다. 상호보완관계로써 웃음은 우리의 횡격막에 충분히 필요한 운동량을 제공해주는 역할을 한다.

41. 눈이 더욱 밝아진다(lachrymal glands : 눈물샘, 누선).

42. 삶의 곤경(predicament)을 극복하고 초월하게 해준다.

43. 모르핀과 같이 진통역할을 하는 베타 엔도르핀을 생성한다.

44. 웃음치료를 1시간 한 후에 찾아오는 정신적, 심리적, 신체적 해방감(release), 유쾌함(exhilaration), 원기회복(refreshment) 등을 제공받을 수가 있다(필자).

2) 웃음치료의 부정적 효과(Negative Affects of Laughter)

필자는 웃음은 신체에 많은 근육을 일시에 영향을 줌으로 무리가 잇따를 수가 있다. 그러므로 다음과 같은 분들은 반드시 주의가 요망된다.

예를 들면,

1. 폐암환자

2. 췌장암환자

3. 조증환자

4. 항암치료를 받고 있는 모든 환자

5. 임신초기 임산부(1～4개월)

(6) 최근 임상웃음치료사례(Current Clinical Laughter Therapy Case)

Lefcourt(1986)는 웃음과 유머는 우리의 급격한 생활 변화에서 끼치는 상황에 대하여 어떻게 지각하고 잘 대응할 수 있도록 대처하는데 영향을 준다고 시사하고 있다. 즉, 웃음과 유머를 통해서 스트레스에 대해 반응하는 우리의 감정적인 반응을 바꿔줄 수 있다고 언급하고 있다. Lefcourt(1990)는 웃음과 유머는 우리의 부정적인 사건들에 관련된 기분장애(mood disturbance)를 경감해 주는 완충 효과 역할을 감당한다. 특히 웃음과 유머는 우리의 문제점을 객관적인 태도로 견지하게 하며, 이로써 문제를 해결할 수 있는 통찰력도 갖도록 해준다. 그러므로 우리는 웃음과 유머를 통해서 우리의 환경으로부터 우리 자신 스스로가 자신을 보호할 수 있는 보호감(a sense of self-protection)과 자신을 통제할 수 있는 통제감(a sense of self-control)을 갖게 해준다.

Gelkopk, Kreitler, & Sigal(1993)은 병원에 입원 중인 정신 분열증 환자를 대상으로 유머의 효과를 실험한 결과, 그들에게 부정적인 결과는 전혀 보이지 않았으며, 21명 피험자 중에서 6명의 피험자는 긍정적인 결과를 가져왔다고 시사하고 있다. 실험 처치 집단에 재미있는 비디오를 한 달 동안 70개의 비디오를 시청하게 한 결과 ; 그들의 건강에는 아무 이상이 없었으며, 그들에게 가장 주요하게 변화한 증상은 그들의 공격적인 행동이 변화를 가져왔다는 점이다. 피험자에게 처치전보다 언어적 공격성과 우울증과 불안 장애와 같은 정신병리학적 증상들이 감소했다는 것이 입증되었다. Gelkopk와 그의 동료들은 정신 분열 환자가 유머를 수용할 수 없는 이유 중 하나는 유머를 평가할 수 있는 인지적 과정(cognitive processes)이 필요하기 때문이라고 주장하고 있다. 정신분열 환자들은 병든 마음(ailing minds)을 갖고 있기 때문에 그들은 유머를 인지할 수 가 없게 된다. 그럼에도 불구하고, 재미있는 비디오를 통한 웃음은 공격적 행동과 우울한 경향을 낮추는 데 도움이 되므로, 웃음치료요법은 아직까지도 미국 정신병동에서 유용하게 사용되고 있다.

Wilson(2004)은 웃으면서 일을 함께 하는 사람들은 보다 더 잘 일을 수행해 낼 수가 있다고 기술하고 있다. 웃음은 우리에게 스트레스를 경감해 주며, 분노와 죄의식 같은 부정적인 감정들을 경감해 준다. 또한 일에 대한 열정을 향상시켜 주며, 우리의 억압된 감정을 경감시켜 주고 자긍심을 높여 주며, 보다 우리의 사고 패턴을 낙천적인 사고방식을 갖게 해 주며, 보다 평화로운 세계를 구축할 수 있으며, 무엇보다도 우리의 분노감을 감소시켜 준다고 언급하고 있다.

불행히도 웃음이 분노를 감소시켜 줄 수 있을 것이라는 가정과 학설은 많이 있지만, 이것을 임상실험연구를 통해서 이룬 학자는 아직까지는 없다. 필자(연구자)는 45명 비행청소년 수감자를 대상으로, 총10회기 동안 매회기마다 2시간 씩, 총 20시간을 웃음치료실시하였다. 그 연구결과 분노억제태도척도에서 분노억제에 대한 부정적 태도($t=3.128$, $p < .05$)와 언어성 분노행동척도에서 반추적 사고($t= 2.441$, $p < .05$)가 통계적으로 유의한 차이가 있는 것으로 나타났다. 즉, 웃음치료 후에 분노 억제에 대한 부정적 태도가 감소하였으며, 언어성 분노행동중 반추적 사고도 감소했음을 시사해주고 있다. 이 임상실험연구결과는 국내외적으로는 최초로 웃음치료를 통한 인간의 분노를 사전에 조절해주고, 분석하고, 통제할 수 있다는 점과 내면의 분노감을 감소시킬 수 있다는 것을 확실히 증거하고 있는 치료연구결과라는 측면에서 연구업적공로를 높게 평가할 수 있을 것이다.

Chapter 04

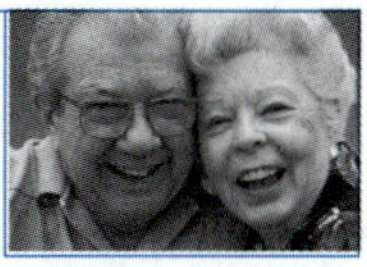

웃음과 성격(Laughter and Personality)

1 웃음치료의 성격기질변화(Personality Traits Change of L.T.)

성격은 어디로부터 왔는가? 당신은 왜 지금 그러한 성격을 갖고 살고 있는가? 과거의 몇 십 년 동안의 연구조사에 따르면, 유전자(genes), 뇌구조(brain structures), 신경화학물질(neurochemistry) 등과 같은 생물학적 요소들은 성격을 결정하는데 지대한 역할을 한다. 프로이드의 심리적성단계이론에서 보면, 유년기시절의 경험에 의해서 성격이 형성된다고 강조하고 있다. 물론 대부분의 사람들이 생각하고 있듯이 부모들이 어떠한 방법으로 그들의 자녀들을 다루느냐에 따라 자녀들의 성격에 막대한 영향을 끼치게 된다는 사실이다. 예를 들면, Rogers가 주장한데로 무조건적 긍정적 관심(unconditional positive concern)이 긍정적 정신건강을 이끌어낸다는 것이다(Gazzaniga & Heatherton, 2006).

Gazzaniga & Heatherton(2006)은 "성격은 적응될 수 있다!"고 시사하고 있다. 자연적 선택(natural selection)은 인간의 성장 진화과정을 통해서 인간의 게놈을 형성한다. 성격이라는 다른 말로 우리는 생존과 재생산에 유용한 작용을 하는 "기질(trait)"이라는 용어를 아마도 생각할 것이다. 사람들이 갖고 있는 경쟁적인 특질은 그들에게 큰 보상을 받도록 이끌어 줄 것이며, 또한 협조적인 기질을 갖고 있는 사람들은 직장에서 그들의 가치성을 높여줄 것이다. 그러나 기질은 또한 한 배우자를 선택할 때 바람직한 자격조건을 갖고 있는지 혹은 그렇지 않은지에 관한 중요한 정보를 제공해 준다. 예를 들면, 배우자가 양심적인 사람인지, 호감을 주는 사람인지, 또는 신경질적인 사람인지에 대한 정보를 얻게 된다. Buss(1990a)는 "The Big Five Personality Traits"에서 성격의

표 1. 5요인 이름, 단면들, 그리고 관찰자가 사용한 형용사들(McCrae & John, 1992;98, pp.298-299의 표 1의 일부; 홍숙기, 2004, p.67에서 재인용)

요인 이름	단면들	형용사들
	따뜻함(Warmth)	Active
	군집성(Gregariousness)	Assertive
외향성(E)	주장성(Assertiveness)	Energetic
(Extraversion)	활동성(Activity)	Enthusiastic
	흥분추구(Excitement Seeking)	Outgoing
	긍정적 정서(Positive Emotion)	Talkative
	신뢰성(Trust)	Appreciative
	솔직성(straightforwardness)	Forgiving
호의성(A)	이타성(Altruism)	Generous
(Agreeableness)	순종성(Compliance)	Kind
	겸손함(Modesty)	Sympathetic
	민감성(Tender-Mindedness)	Trusting
	유능성(Competence)	Efficient
	질서(Order)	Organized
양심성(C)	의무감(Dutifulness)	Planful
(Conscientiousness)	성취욕(Achievement Striving)	Reliable
	자제(Self-Discipline)	Responsible
	숙고(Deliberation)	Thorough
	불안(Anxiety)	Anxious
	적대감(Hostility)	Self-Pitying
	우울(Depression)	Tense
신경증경함(N)	자의식(Self-Consciousness)	Touchy
(Neuroticism)	충동성(Impulsiveness)	Unstable
	취약성(Vulnerability)	Worrying
	공상(Fantasy)	Artistic
	심미안(Aesthetics)	Curious
	감정(Feelings)	Imaginative
개방성(O)	행위(Actions)	Insightful
(Openness)	상상력(Ideas)	Original
	가치(Values)	Wide Interests

근본적인 특질들을 설명해주고 있는데 이 성격의 근본적인 기질유형들이 배우자를 선택하는데 중요한 정보를 제공해 주기 때문이라고 주장한다.

다음은 인간의 성격적인 유형을 Costa와 MaCrae(1992)를 통해서 살펴보고자한다. Pervin, Cervone, & John(2005)는 5요인 모델을 쉽게 기억하기 위해서 "OCEAN"이라는 약어를 사용해서 설명해주고 있다. 즉, O는 개방성(Openness), C는 양심성(Conscientiousness), E는 외향성(Extraversion), A는 호의성(Agreeableness), N은 신경증경향성(Neuroticism) 등으로 표현을 해주고 있다. McCrae & John (19992/98)은 5요인 이름, 단면들, 그리고 관찰자가 사용한 형용사들을 다음 표 1과 같이 시사해주고 있다.

표 2. The Big Five Trait Factors and Illustrative Scales(Source : Costa & MaCrae, 1992, p. 2.)

높은 점수의 성격특성	기질척도(Trait Scales)	낮은 점수의 성격특성
걱정이 많고, 신경성의, 감정적인, 불안한, 미숙한, 우울한 성격특성.	**신경성(Neuroticism(N))** 정서불안정 대 적응을 평가한다. 심리적 고통, 비현실적 사고, 지나친 요구 또는 주장, 그리고 부적응대처반응에 관해 개개인의 경향성을 식별한다.	온화한, 긴장을 푼, 감정에 치우치지 않는, 강건한, 자기만족감 성격특성
사교적, 활동적, 말 많은, 대인관계를 선호, 낙천적, 재미추구, 애정이 많은 성격특성.	**외향성(Extraversion(E))** 대인관계의 상호작용(활동범위, 격려의 필요성, 즐길 수 있는 능력)의 양과 강도를 평가한다.	내성적, 착실한, 비활동적, 냉담한, 일·지향적, 비사교적, 조용한 성격특성.
호기심, 폭넓은 관심, 창의력, 독창적, 상상력, 비전통적인 성격특성.	**개방성(Openness(O))** 순행추구(順行追究, proactive seeking)와 가지고 있는 경험 그 자체에 대한 이해(관용과 미지에 대한 탐구심 등)를 평가한다.	전통적, 현실적, 옹색한, 복수적, 비예술적, 비분석적인 성격특성.
친절한, 호인인, 잘 믿는, 잘 돕는, 용서하는, 속기 쉬운, 정직한 성격특성.	**호의성(Agreeableness(A))** 생각, 감정, 행실에 있어 동정에서 적대감까지의 연속성에 따라 대인관계지향의 속성을 평가한다.	비꼬는, 무례한, 의심이 많은, 비협조적, 복수적, 무자비한, 분노는, 조종하는 성격특성.
조직적, 믿음직한, 근면한, 자기통제적인, 어김없는, 신중한, 정연한, 야심적인 성격특성.	**양심성(Conscientiousness(C))** 목표조절행동 안에서의 조직화, 지속성, 동기부여에 관한 개개인의 정도를 평가한다. 대조적으로는 열의가 없고 되는 대로 사는 의존적이고 까다로운 사람들의 특성을 지닌다.	비조직적, 신뢰할 수 없는, 게으른, 부주의한, 해이한, 태만한, 의지가 약한, 쾌락주의적 성격특성.

신경증경향성(Neuroticism)은 정서적 안정성과 불안, 슬픔, 분노 그리고 신경질적 긴장을 포함한 넓은 범위의 부정적 감정들과는 뚜렷한 차이를 보인다. 새로운 경험에 대한 개방성(Openness)은 개개인의 정신적이고 경험적 삶의 깊이, 그리고 복잡성을 기술한다. 외향성(Extraversion)과 호의성(Agreeableness)은 양쪽 다 대인관계를 중요시하는 기질(trait)을 가진다. 즉, 사람들이 상호간에 그리고 서로에게 어떻게 다루어야 하는 지를 이해 것을 의미한다. 끝으로 양심성(Conscientiousness)은 일, 목표조절행동, 그리고 사회적으로 요구되는 충동조절을 주요하게 묘사한다(Pervin, Cervone, & John, 2005). 다음 표 2는 주요 5가지 기질요인들과 실례척도(The Big Five Trait Factors and Illustrative Scales)이다.

2 내향성 대 외향성 척도(Introversion versus Extraversion)

Goldberg(1992)은 양극성기질(예, 침묵-말 많음)의 설문지를 제시해 주고 있다. 개개인은 자신이 가지고 있는 기질을 주요 5가지 기질요인모델을 사용해서 평가할 수 있습니다. 다음은 축소판설문지로 제작되었습니다. 다음 설명서를 읽고 설문지를 작성 하여 주십시오.

내향성 대 외향성(Introversion Versus Extroversion)										
	매우		중간		둘 다 아님		중간		매우	
말없는	1	2	3	4	5	6	7	8	9	말많음
비주장성	1	2	3	4	5	6	7	8	9	주장성
비모험심	1	2	3	4	5	6	7	8	9	모험심
비활동성	1	2	3	4	5	6	7	8	9	활동성
소심함	1	2	3	4	5	6	7	8	9	담대함
적대감 대 호의성(Antagonism Versus Agreeableness)										
불친절함	1	2	3	4	5	6	7	8	9	친절함
비협조적	1	2	3	4	5	6	7	8	9	협조적
이기적인	1	2	3	4	5	6	7	8	9	자애심
불신하는	1	2	3	4	5	6	7	8	9	신뢰성
인색함	1	2	3	4	5	6	7	8	9	관대함

목표결여 대 양심성(Lack of Direction Versus Conscientiousness)										
비조직화	1	2	3	4	5	6	7	8	9	조직화
무책임성	1	2	3	4	5	6	7	8	9	책임성
비현실성	1	2	3	4	5	6	7	8	9	현실성
부주의함	1	2	3	4	5	6	7	8	9	철저함
게으름	1	2	3	4	5	6	7	8	9	근면함
정서안정 대 신경증경향성(Emotional Stability Versus Neuroticism)										
느슨함	1	2	3	4	5	6	7	8	9	긴장감
편안함	1	2	3	4	5	6	7	8	9	신경성
안정감	1	2	3	4	5	6	7	8	9	불안감
만족감	1	2	3	4	5	6	7	8	9	불만족
확고함	1	2	3	4	5	6	7	8	9	감정적
폐쇄성 대 새 경험에 대한 개방성(Closedness Versus Openness to New Experience)										
비상상력	1	2	3	4	5	6	7	8	9	상상력
비창조성	1	2	3	4	5	6	7	8	9	창조성
비탐구심	1	2	3	4	5	6	7	8	9	탐구심
무분별성	1	2	3	4	5	6	7	8	9	분별성
소박함	1	2	3	4	5	6	7	8	9	세련됨
	매우		중간		둘 다 아님		중간		매우	

당신 자신에 대해서 되도록 정확하게 묘사하도록 시도하세요. 당신 자신을 당신 현재의 시각에서 당신을 묘사하세요. 당신이 원하는 미래의 상으로 부각하여 기술하지는 마세요. 당신이 알고 있는 같은 성을 지니고 있는 다른 사람들과 비교해볼 때, 당신 스스로가 일반적이고 전형적인 자신을 얼마나 잘 나타내는지를 그 정도를 표시에 주시기 바랍니다. 각각의 기질척도는 목록화 되어있고, 각 문항별로 당신을 가장 잘 설명해주고 있는 번호에 "○"표를 하여 주십시오.

'당신은 어떤 점수를 얻었습니까? 당신의 점수가 당신의 올바른 성격을 얼마나 잘 대변해 줄 수 있습니까?' 이 설문지는 공식적인 평가서가 아니라 보다 당신자신을 5가지 요인모델에 익숙해지도록 돕는 하나의 유용한 연습에 지나지 않는다는 사실을 기억해주길 바랍니다. 그럼에도 불구하고, 당신의 전체적인 5가지 요인모델의 점수에 관심이 있다면, 각각의 요인에 대해 응답한 점수를 합계를 냅니다. 다음은 그 합치된 총점수를 5로 나누어줍니다. '어떤 요인에서 당신의 점수가 가장 높게 평가되었는가? 어떤 요인에서 당신의 점수가 가장 낮게 평가되었는가? 당신이 예상한대로 5요인의 평가점수가 일치를 했는가? 또는 당신이 스스로를 일반적으로 평가했던 부분하고 어느 정도 불일치를 이루는가?'

3 절충성격모형(Neutrality Personality Model)

성격기질(personality trait)은 시간이 흘러가도 변화하지 않는다. 우리가 어떻게 성격의 중요한 특성들을 정의하느냐에 따라서 성격이 고착될 것인지 또는 변화하기 쉬운 성격인지에 관한 중요한 영향력을 가지고 있다. 성격기질은 환경이나 시간에 관계없이 연속성을 보이는 극히 선천적인 특성을 가진다는 것으로 정의할 수 있다. 많은 연구에 따르면, 성격기질은 성인기에도 현저하게 영속적인 성향을 가진다(Heatherton & Weinberger, 1994). 예를 들면, "The Big Five Personality Traits"에서 개개인이 가지고 있는 성격특질은 수십 년이 지나도 변화 없이 더욱더 완고해지고 고착된다(McCrae & Costa, 1990). 즉, 외향적인 성향의 성격기질을 갖고 있는 사람들은 외향적인 성격으로 머무르는 경향이 있다; 또한 역시 내향적인 성향의 성격기질을 갖고 있는 사람들은 내향적인 성격의 소유자로 남아 있게 될 것이다. 최근 150개의 연구사례의 메타분석에 따르면, 5만 명의 피험자를 대상으로 적어도 1년 동안 진행된 성격기질에 관한 연구실험결과는 성격의 지속성을 유력한 증거를 시사해주고 있다(Roberts & Friend-DelVecchio, 2000). 그러므로 쉽게 흥분하고 분노를 유발하는 성격의 소유자로 성장한 사람들은 추후에도 별다른 성격의 큰 변화 없이 그 성격기질을 가지고 살게 된다는 것을 시사하고 있다. 우리 속담으로 표현하면, "세살 버릇 여든까지 간다!"라고 대언할 수 있을 것이다.

모든 연령대에서 개개인의 성격기질은 오랜 기간이 지나도 지속성을 유지하게 된다. 그러나 성격기질이 가장 변화하기 쉬운(the lowest stability of personality traits) 때는 유년기 때이고, 성격기질이 변화하기가 가장 어려운(the highest stability of personality traits) 때는 50세를 넘기면서 이다. 도표 1에서보면, 유년기에는 다소 성격기질의 변화를 볼 수 있지만, 중년이 되면서부터 성격이 더욱더 변화하지 않고 완고해짐을 설명해 주고 있다. William James에

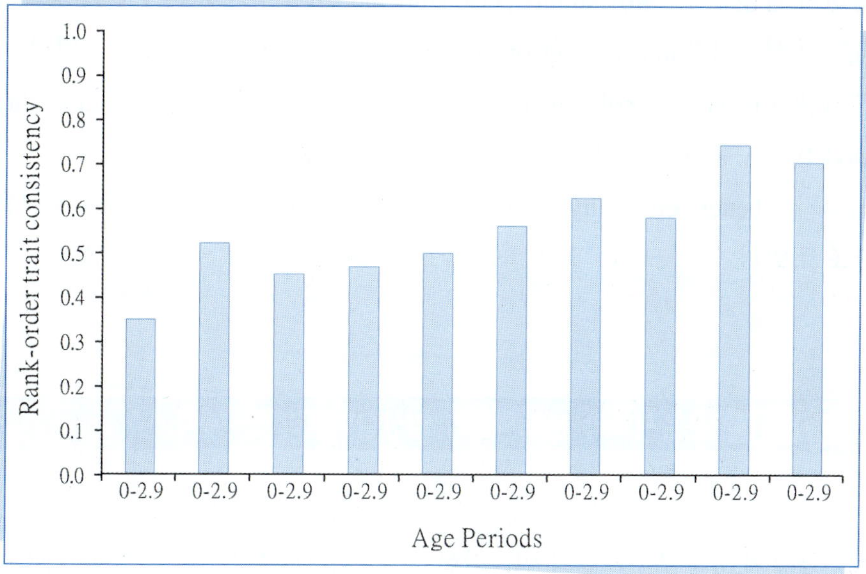

도표 1. The Stability of Personality
(This graph shows consistency across time measures for personality at different ages. Consistency is lowest in childhood and highest after age 50)

의하면, "연령 30세까지 성격은 석고(plaster)처럼 굳어져서 고착(fixed)되며 다시는 결코 부드러워지거나 유순해지지 않는다"고 시사하고 있다(Gazzaniga & Heatherton, 2006).

결론적으로 나이가 들수록 성격기질(personality trait)은 좋은 성격기질로 변화하기가 무척 어려워진다는 것이다. 그러나 필자는 웃음치료와 분노치료(인지행동치료)를 통해서 우리의 부정적이고 완악해져버린 영혼, 정서, 생각, 행동들을 어느 정도는 인지되고, 분석되어서 충분히 교정될 수 있는 효과를 가져다줄 수도 있다고 생각한다.

가장 좋은 성격기질(best personality trait)을 형성하기 위해서는 아니마(Anima)와 아니무스(Animus)의 통합한 절충성격모형(neutrality personality model) 성격기질(personality trait)을 자아(ego)의 의식적인 세계와 자기(self)의 무의식의 세계를 활용하여 절충하는 단계(step)와 준행(practice)이 절실히 필요로 한다. 다른 말로 표현하자면, 과도한 외향성 성격기질(extrovert personality trait)의 경향이 높은 사람들은 내향성 성격기질(introvert personality trait)을 수용하여 절충성격모형(neutrality personality model)을 유지하고, 반면에 영속적 내향성 성격기질(introvert personality trait)의 경향이 높은 사람들은 외향성 성격기질(extrovert personality trait)을 받아들여 절충성격모형(neutrality personality model)을 수용하여 자신의 성격기질(personality trait)을 분석하고 보다 나은 성격기질(better personality trait)로 향상시키기 위해서 혼신의 훈련과 노력을 필요로 한다.

4 웃음치료와 분노치료의 임상실험결과 및 해석

웃음치료와 분노치료의 임상실험결과웃음치료를 통하여 분노를 감소시킬 수 있다는 가설을 이미 많은 학자들이 제창한바있다. 그러나 현실적으로 이를 뒷받침해줄 수 있는 선행임상실험연구는 없다는 것이 못내 아쉬움을 갖게 되었다. 그래서 총 90명 비행청소년수감자들을 대상으로 20주간, 매회기마다 2시간씩, 총 20회기(웃음치료 10회, 분노치료 10회기)를 웃음치료와 분노치료의 임상실험을 실행했다. 웃음치료를 실시 후의 결과는, 분노억제태도척도에서 분노억제에 대한 부정적 태도($t=3.128,\ p < .05$)와 언어성 분노행동척도에서 반추적 사고($t=2.441,\ p < .05$)가 통계적으로 유의한 차이가 있는 것으로 나타났다. 즉, 웃음치료 후에 분노 억제에 대한 부정적 태도가 감소하였으며, 언어성 분노행동중 반추적 사고도 감소했음을 시사해주고 있음을 확증해 주고 있다. 또한 필자는 혼합인지행동치료효과와 웃음치료효과를 비교하고자 45명 비행청소년 수감자를 대상으로 같은 기간과 시간동안 분노치료(CBT)를 실시하였다. 그 결과 많은 분노영역에서 매우 유효한 효과를 보였지만, 웃음치료에서 유효한 효과는 보여주었던 분노 억제에 대한 부정적 태도와 언어성 분노행동중 반추적 사고에서만큼은 유효한 효과를 얻지 못했다. 왜냐하면(Why?) 그것은 치료효과 면에서 웃음치료와 분노치료(CBT)가 줄 수 있는 분노치료영역이 존재한다는 차이점을 입증해주고 있는 것이다.

연구자는 분노를 보다 효과적으로, 효율적으로 치료하기 위해서 반드시 웃음치료도 병행되어져야만 한다고 주장한다. 다시 말하면, 웃음치료도 분노인지행동치료(Anger CBT)의 한 영역을 감당할 수 있다는 점을 언급하고 싶다. 기존의 인지행동치료의 영역에서 감당하지 못했던 분노치료부분을 감당할 수 있다는 명백한 증거로 인해서 웃음치료를 인지행동치료(CBT)에 포함시키고 또한 독자적인 인지행동치료로서도 인정을 해주기를 희망하는 바이다. 다음은 웃음치료와 분노치료의 결과를 보여주고 있다. 다음 표 1은 웃음치료의 임상결과는 45명을 대상으로 웃음치료 전과 후의 태도에 차이가 있는 지를 알아보기 위해 종속 t-검증을 실시한 결과이다.

표 1. 웃음치료의 결과

척도	사전검사	사후검사	t	p
일차적 분노척도	55.94(14.57)	51.13(17.51)	1.688	.100
이차적 분노척도	85.18(24.58)	77.26(32.25)	1.865	.070
분노표현척도(STAXI)				
분노표출	16.13(4.78)	15.36(4.43)	1.137	.263
분노억제	17.02(4.07)	16.35(4.33)	1.000	.324
분노통제	21.41(5.46)	21.16(5.42)	.382	.705
분노표출태도척도	150.45(28.53)	148.48(33.25)	.492	.626
부정적 평가에 대한 두려움	46.60(10.39)	40.40(9.81)	1.693	.100
부정적 대인관계 결과예상	40.55(9.93)	39.41(11.84)	.713	.480
적극적 분노표현 지지	38.37(11.15)	39.48(11.48)	-.683	.499
소극적 분노표현 지지	29.58(6.92)	30.02(8.44)	-.415	.681
분노억제태도척도				
분노억제에 대한 부정적 태도	75.30(17.55)	66.00(21.58)	3.128	.004*
분노억제에 대한 긍정적 태도	26.44(6.15)	25.63(7.03)	.760	.452
Rosenberg 자존감 질문지	32.55(5.37)	34.10(5.76)	-1.97	.056
일반적 태도 및 신념척도(R-GABS)				
합리적 신념	22.97(4.29)	22.21(5.16)	1.120	.270
성취에 대한 집착	19.97(5.06)	19.05(5.40)	1.397	.171
자기 비하	15.97(4.37)	15.66(4.39)	.419	.678
불편감이나 좌절에 대한 인내	16.69(4.05)	16.47(4.80)	.310	.759
무시나 부당대우에 대한 과민성	21.31(4.99)	19.89(4.99)	1.987	.054
호감 및 인정에 대한 집착	12.83(3.91)	12.78(3.79)	.086	.932
특성분노척도	22.86(7.19)	21.60(7.91)	1.337	.189
적대적 자동적 사고척도	67.50(27.84)	58.39(29.91)	1.839	.074
언어성 분노행동 척도(AB-VS)				
건설적 언어표현	28.73(6.92)	28.78(6.79)	-.053	.958
정당화	13.18(3.91)	12.63(3.49)	.909	.369
반추적 사고	9.92(3.29)	8.84(2.85)	2.441	.020*

표 2. 분노치료 결과

척도	사전검사	사후검사	t	p
일차적 분노척도	58.32(13.35)	55.72(16.65)	1.273	.210
이차적 분노척도	87.11(22.89)	85.51(26.25)	.581	.564
분노표현척도(STAXI)				
분노표출	16.95(5.20)	17.30(5.57)	-.428	.671
분노억제	15.76(4.39)	15.90(3.79)	-.222	.826
분노통제	20.32(5.32)	20.90(5.04)	-.820	.417
분노표출태도척도	143.34(36.65)	153.93(32.85)	-2.319	.025*
부정적 평가에 대한 두려움	39.28(12.96)	44.00(12.33)	-3.092	.004*
부정적 대인관계 결과예상	37.64(12.88)	42.11(12.92)	-2.538	.015*
적극적 분노표현 지지	38.73(11.55)	38.47(11.96)	.139	.890
소극적 분노표현 지지	31.66(5.93)	31.04(6.37)	.358	.724
분노억제태도척도				
분노억제에 대한 부정적 태도	76.54(19.80)	75.35(20.13)	.382	.704
분노억제에 대한 긍정적 태도	27.31(6.94)	28.41(6.23)	-.995	.326
Rosenberg 자존감 질문지	34.51(5.62)	37.38(5.18)	-3.869	.000*
일반적 태도 및 신념척도(R-GABS)				
합리적 신념	23.02(3.21)	24.30(4.65)	-1.738	.090
성취에 대한 집착	20.58(5.23)	17.92(6.20)	2.586	.013*
자기 비하	16.53(4.31)	14.02(4.77)	3.283	.002*
불편감이나 좌절에 대한 인내	17.37(5.10)	15.92(4.62)	1.659	.105
무시나 부당대우에 대한 과민성	22.37(5.45)	19.76(6.66)	2.609	.013*
호감 및 인정에 대한 집착	14.21(4.15)	12.26(4.69)	2.395	.021*
특성분노척도	24.23(7.84)	22.74(7.48)	1.852	.071
적대적 자동적 사고척도	78.88(30.67)	68.46(30.71)	2.530	.015*
언어성 분노행동 척도(AB-VS)				
건설적 언어표현	28.00(6.85)	29.90(6.80)	-2.191	.034*
정당화	12.97(4.23)	12.35(4.03)	1.104	.276
반추적 사고	9.46(3.28)	8.74(2.88)	1.333	.190

표 1에 나타나 있는 바와 같이, 웃음치료 전과 후에 분노억제에 대한 부정적 태도($t=3.128$, $p < .05$)와 반추적 사고($t=2.441$, $p < .05$)는 통계적으로 유의한 차이가 있는 것으로 나타났다. 즉 웃음치료 후에 분노 억제에 대한 부정적 태도가 감소하였으며, 언어성 분노행동중 반추적 사고도 감소하는 것으로 나타났다. 표 2는 45명을 대상으로 분노치료 전과 후의 태도에 차이가 있는 지를 알아보기 위해 종속 t-검증을 실시한 표 2는 분노치료의 결과이다.

표 2에 나타나 있는 바와 같이, 분노치료 전과 후에 분노표출태도척도($t=-2.319$, $p < .05$), 및 하위영역인 부정적 평가에 대한 두려움($t= -3.092$, $p < .05$), 부정적 대인관계 결과 예상($t=-2.538$, $p < .05$), 그리고 자존감($t=-3.869$, $p < .05$), 성취에 대한 집착($t=2.586$, $p < .05$), 자기 비하($t=3.283$, $p < .05$), 무시나 부당대우에 대한 과민성($t=2.609$, $p < .05$), 호감 및 인정에 대한 집착($t= 2.395$, $p < .05$), 적대적 자동적 사고 척도($t=2.530$, $p < .05$), 건설적 언어표현($t=-2.191$, $p < .05$)은 통계적으로 유의한 차이가 있는 것으로 나타났다. 즉 분노치료 후에 성취에 대한 집착, 자기비하, 무시나 부당대우에 대한 과민성, 호감 및 인정에 대한 집착, 적대적 자동적 사고 등은 감소하는 것으로 나타난 반면, 분노표출태도와 부정적 평가에 대한 두려움, 부정적 대인관계 결과 예상, 자존감, 건설적 언어표현 등은 증가하는 것으로 나타났다.

위의 두 임상실험연구결과에 따르면, 웃음치료(Laughter Therapy)와 분노치료(통합인지행동치료(ICBT))를 통해서 우리의 분노, 우울, 두려움, 불안, 낮은 자존감, 공격성, 자기비하, 과민성, 반추적 사고, 집착, 적대적 자동적 사고 등과 같은 정서들에 긍정적 영향을 미칠 수 있다고 시사해주고 있다. 향후 이들 결과를 뒷받침해 줄 수 있는 종단적 연구(longitudinal research)와 재범률 측정연구가 계속해서 이루어져야한다는 것이 필자의 바램이다.

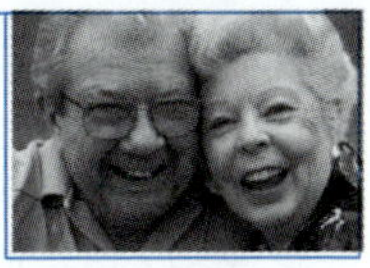

Chapter 05

웃음과 호흡

1 호흡(Respiration)

호흡에는 두 가지로 외호흡과 내호흡으로 분류한다. 즉, 외호흡은 폐와 혈액 사이에서 산소와 이산화탄소를 교환하는 과정을 갖는다. 반면에, 내호흡은 몸의 조직세포 내에서 산소와 이산화탄소의 교환과정을 갖게 된다.

호흡은 생물의 조직세포에서 영양소가 산소와 결합하게 되어 에너지를 생성하는 단계이다.

예를 들면,

호흡 : 영양소 + 산소 → 물 + 이산화탄소 + 에너지생성

생물의 호흡은 영양소(탄수화물, 지방, 단백질)를 분해하여 생물이 살아가는데 필요한 에너지(체온유지, 생명활동)를 얻는 과정을 의미한다.

(1) 호흡기관

호흡기관에는 코, 기관, 기관지, 그리고 폐 등과 같이 분류된다.

1) 코 : 코의 벽에는 모세혈관이 많이 분포하여 공기를 따뜻하게 하는 기능을 담당하며, 코의 점액과 털이 공기 속의 먼지 등과 같은 불순물을 제거하는 역할을 한다.

2) 기관 : 목구멍에서 폐까지 이어지는 관이다.

3) 기관지 : 기관부터 폐의 폐포와 연결되는 모세기관지이다.

4) 폐 : 수많은 폐로로 구성되어 있으며 모세혈관과 가스교환이 이곳에 서 일어난다. 얇은 막으로 횡격막의 운동에 의해 피동적으로 움직인다.

5) 폐포 : 작은 주머니 모양으로 한 층의 세포에 모세혈관이 분포하고 있다. 폐포에서는 기체교환의 역할을 담당한다. 첫째, 산소의 이동이 이루어진다. 즉, 공기 속의 산소가 헤모글로빈과 결합하게 된다. 둘째, 이산화탄소의 이동이 이루어진다. 즉, 혈장 속에 녹아 있던 이산화탄소가 폐로로 방출된다. 폐포에서는 기체교환의 역할원리는 모세혈관과 폐포 사이의 기체 분압차이에 의해 확산된다. 즉, 산소의 이동은 폐포로부터 모세혈관 속에 적혈구의 헤모글로빈과 결합하게 된다. 반면에, 이산화탄소의 이동은 모세혈관의 혈장에서부터 폐포로 이동하게 된다. 따라서 폐포에서의 기체 분압차이에 의한 기체들의 이동이 결정된다.

6) 조직세포에서의 기체교환은 산소이동의 경우, 모세혈관에서부터 조직세포로 이동하게 된다. 반면에, 이산화탄소의 이동은 조직세포에서부터 모세혈관으로 이동하게 된다. 이는 조직세포에서의 기체 분압차이에 의한 기체들의 이동이 결정된다.

(2) 호흡운동(Respiration Excercise)

1) 폐호흡 : 폐는 근육이 없어 스스로 운동을 할 수가 없다. 폐는 늑골과 횡격막의 상하운동에 의해 수축과 팽창을 반복하게 된다.

2) 복식호흡 : 횡격막의 상하운동에 의한 호흡으로 배가 위아래로 움직이는 현상이다.

3) 흉식호흡 : 늑골의 상하운동에 의한 호흡으로 가슴이 위아래로 움직이는 현상이다.

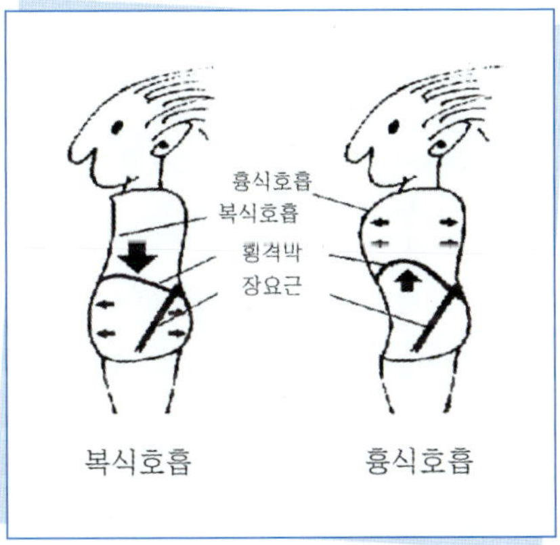

그림1. 웃음과 호흡운동

4) 흡기 : 호흡을 들이쉴 때, 횡격막이 아래로 내려가고 늑골이 위로 올라간다. 또한 흉강의 부피가 커지며, 외부의 공기가 폐 속으로 빨려 들어간다. 들이이것은 마시는 공기로 산소가 많고 이산화탄소가 적다.

5) 호기 : 호흡을 내쉴 때, 횡격막이 위로 올라가고 늑골이 아래로 내려간다. 또한 흉강의 부피가 작아지며, 폐 속의 공기가 밖으로 밀려나 가게 된다. 이것은 내쉬는 공기로 이산화탄소가 많고 산소가 적다.

(3) 호흡운동조절(Respiration Excercise Control)

1) 호흡횟수 : 보통 성인들은 1분에 18회, 아이들은 34-35회를 호흡한다.

2) 호흡조절중추 : 뇌의 교와 연수에서 조절한다. 혈액 속의 이산화탄소의 농도에 따라 호흡 속도를 조절하게 된다.

3) 호흡량 : 한번 호흡을 할 때, 500m*l* 정도를 들이마시게 되며, 폐 속에 1.5*l*은 항상 남아있다.

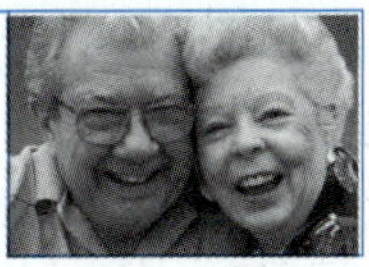

Chapter 06

근육이완과 자기최면

1 호흡조절훈련 및 점진적 근육이완훈련 실시

하버드의대 정신과 의사인 Jacobson 박사는 부교감신경을 강화시키고자 호흡법과 "점진적 근육이완(Progressive Muscle Relaxation)"을 창안하여 의학과 심리학계에 넓이 활용되고 있다. 인간의 2가지 자율신경은 부교감신경과 교감신경을 구성하고 있다. 부교감신경은 우리 몸의 안정을 감지하고 이완하는 기능을 하며, 반면에 교감신경은 우리 몸의 위험성을 감지하고 그에 대처하고자 몸을 긴장시키는 반응을 한다. 그러므로 호흡법과 이완훈련을 하는 주된 목적은 부교감신경을 강화하고자하는 과정에 있다고 할 수 있다.

(1) 호흡조절훈련실시

a. 조용하고 안락한 장소를 배정하고, 준비된 명상음악 또는 클래식 음악과 함께 편안한 자세로 시작한다.

b. 왼손은 가슴에, 오른손은 배꼽위에 자리하고 되도록 배 위의 오른손만 오르내리도록 하면서 복식호흡을 실시한다. 즉, 가슴은 가만히 두고 배로만 복식호흡을 실행하는 것이다.

c. 들이쉬면서 마음속으로 하나, 둘, 셋, 넷, 다섯을 세고 내쉬면서 온 몸에게 "편히 쉬세요!", "수고하셨습니다!", "나는 지금 아주 편안 합니다!", "참! 자유롭다!", "사랑합니다!", "감사합니다!" 등을 마음속으로 잔잔하게 자신에게 암시성(suggestibility)을 제시한다.

d. 몸의 긴장을 풀고 부드럽게 호흡하면서 평소의 정상적인 호흡 횟수와 깊이를 유지한다. 무리한 과다호흡은 금한다.

e. 복식호흡을 하면서 배 위에 놓인 오른손에 주의(attention)를 집중한다.

f. 하루에 두 차례, 한 번에 15～30분 정도 실행한다.

g. 연습결과를 매일 호흡훈련기록지에 기록한다.

(2) 점진적 근육이완훈련(progressive muscle relaxation)

우리 몸의 주요 16개의 근육조직을 긴장시키고 점진적으로 근육이완을 하는 기법으로써 크게 2가지 주요목적을 갖는다. 첫 번째는 긴장·이완 반응은 시계추와 같아서 긴장을 하면 할수록 이완하기가 쉬워진다. 두 번째는 의도적인 긴장은 긴장상태에 의해 야기되는 감각과 이완시의 감각 사이의 차이를 분명히 알 수 있게 해준다. 이러한 차이점을 인지하게 되면, 우리 신체의 긴장반응에 대해 쉽게 알아차리게 될 수 있으며 동시에 근육이완법을 사용할 수 있는 장점이 있다.

필자는 3단계(three steps)로 복식호흡을 실시한다. 첫 번째, 복식호흡을 할 때 호흡소리에 주의(attention)를 기울이면서, 최대한 호흡에 대한 들숨을 한다(Inhaling 1, 2, 3, 4, 5; 5초간 들숨). 두 번째, 호흡을 최대한으로 유지한다(Holding, 5, 4, 3, 2, 1; 5초간 유지). 세 번째, 최대한 천천히(slowly) 자신의 호흡소리에 주의(attention)를 하면서 날숨을 실시한다(Exhaling 5, 4, 3, 2, 1; 5초 날숨).

근육이완훈련을 할 때, 카운트는 다음과 같이 3단계로 실시한다. 최대한 목소리 톤(tone)을 부드럽고 명확하게 그리고 시간간격을 유지하며 카운트를 하는 것이 매우 중요하다.

들이쉬기(Inspiration, 5초간 들숨) : 1, 2, 3, 4, 5.

유지(Holding, 5초간 유지하기)하기 : 5, 4, 3, 2, 1.

내쉬기(Expiration, 5초간 날숨) : 5, 4, 3, 2, 1.

단, 노약자, 임산부, 공황장애, 불안장애, 우울증, 강박증, 편집증의 환자에게는 카운트의 시간을 짧게 끊어서 실시할 수도 있다.

『편안한 자세를 취합니다. 자!, 눈을 감고 숨을 쉬어 봅니다. (약 15초 후) 이제부터 이완 훈련을 실시하겠습니다. 양손 주먹을 꼭 쥐어서 양손 근육을 긴장시켜 봅니다. 팔, 손, 손가락에 차츰 증가하는 긴장감을 느껴 봅니다. (약 15초 후) 이제 긴장을 풀고 손과 팔을 이완시킵니다. 손에서 느껴지는 따뜻하고 묵직해 오는 느낌에 주의를 모아 봅니다. 근육을 긴장시켰을 때와 풀어주었을 때의 느낌을 비교해 보세요. 이완된 손의 느낌을 계속 느껴보세요. (약 15초 후) 양 팔 근육을 긴장시켜 봅니다. 팔을 들어 굽히고(알통을 만들 듯이) 팔에 힘을 주어 보세요. 팔, 어깨, 등으로 긴장감이 차츰 증가하는 것에 주의를 기울입니다. (약 15초 후) 팔의 힘을 빼고 팔이 힘없이 떨어지도록 내버려 두세요. 양쪽 팔 근육을 긴장시켰을 때와 풀어주었을 때의 느낌에 주의를 모아보세요. (약 15초 후) 자! 양손에 긴장을 가하면서 동시에 양팔을 양쪽 엉덩이 뒤쪽으로 쭉 뻗으며 내려주면서, 양어깨, 양팔, 양손을 이완시킵니다(필자). (약 15초 후) 자!, 이제 발과 다리의 근육을 긴장시킬 차례입니다. 양발을 들고 몸의 바깥쪽(혹은 몸 쪽)으로 발끝을 쭉 뻗어봅시다. 양발과 다리의 근육에 힘이 들어가고 긴장된 것을 느껴야 합니다. (약 15초 후) 자!, 이제 편안하게 풀어주시고, 긴장했을 때와 이완했을 때의 차이를 음미해 보세요. (약 15초 후) 이번에는 양 허벅지의 근육을 긴장시켜 봅시다. 두 다리를 모아들고 양손으로 허벅지를 서로 눌러주세요. 근육의 긴장을 느끼세요. (약 15초 후) 네, 이제 편안하게 풀어주시고, 다리가 긴장되었을 때와 이완되었을 때를 비교해 보세요. (약 15초 후) 자!, 이제 아랫배의 근육을 긴장시켜 봅시다. 아랫배를 들여보낸 채 가만히 계십시오. (약 15초 후) 자!, 편안하게 아랫배 근육을 이완시켜 주세요. 긴장되었을 때와 이완되었을 때를 비교해 보세요. 자! 아랫배를 맹꽁이처럼 부풀게 하겠습니다. 복식호흡을 하면서 배를 부풀리세요. (약 15초간; 필자) 자!, 편안하게 아랫배 근육을 이완시켜 주세요. (약 15초 후) 이제 가슴의 근육을 긴장시켜 봅시다. 숨을 들이쉰 다음 가슴을 조금 위로 당기고 멈추세요. (약

15초 후) 자!, 숨을 내쉬면서 편안하게 이완시켜 봅시다. 가슴의 근육이 긴장되었을 때와 이완되었을 때의 차이를 음미해 봅시다. (약 15초 후) 이제 점점 깊어 갑니다. 자신의 호흡을 관찰해 보세요. 아주 규칙적으로 호흡하고 계십니다. 한번 들이쉴 때마다 이완이 깊어 갑니다. 한 번씩 내쉴 때마다 편안하게 이완감이 온몸 구석구석 퍼져 갑니다. 자!, 이번에는 어깨를 긴장시켜 봅시다. 어깨를 귀까지 올려주세요. (약 15초 후) 자!, 이제 어깨 근육을 편안하게 풀어주십시오. 어깨근육을 긴장시켰을 때와 이완되었을 때의 차이점을 음미해 보세요. (약 15초 후) 자!, 목의 근육을 긴장시켜 봅시다. 목 뒤의 침대나 목 받침을 목으로 지그시 누르듯이 목에 힘을 줍니다(양손을 사용해서 앞이마, 양쪽머리, 뒷머리를 이완을 실시한다(필자)). (약 15초 후) 편안하게 힘을 빼시고 목의 근육이 긴장되었을 때와 이완되었을 때를 비교해 보십시오. (약 15초 후) 자!, 눈의 근육을 긴장시켜 봅시다. 눈을 꼭 감고 계세요(콘택트렌즈를 낀 경우는 너무 꼭 감지 않도록 주의). (약 15초 후) 자!, 편안하게 눈의 근육을 풀어주시고, 눈의 근육을 긴장시켰을 때와 이완시켰을 때를 비교해 보세요. (약 15초 후) 이번에는 아래 이마를 긴장시켜 봅시다. 양 눈썹을 모으고 미간을 찌푸려 주세요. (약 15초 후) 자!, 이제 편안하게 이마 근육을 풀어 보세요. 아래 이마를 긴장시켰을 때와 이완시켰을 때를 비교해 보세요. (약 15초 후) 더욱 깊은 이완 상태로 들어가도록 도와드리겠습니다. 다섯부터 하나까지 세겠습니다. 제가 세는 동안 점점 더 깊게 그리고 편안하게 이완되고 풀어져서 아주 고요한 휴식상태로 들어가는 것입니다. 다섯, (약 5초 후) 넷, (약 5초 후) 셋, (약 5초 후) 둘, (약 5초 후) 하나. 아주 깊고 고요한 휴식상태입니다. 편안한 이완상태를 유지하면서 이번에는 호흡에 주의를 기울여 보세요. 조용히 복식호흡을 계속하십시오. (약 20초 후) 복식호흡을 계속 하시면서 한 번 상상해 보세요.

편안한 이완상태를 유지하면서 이번에는 호흡에 주의를 기울여 보십시오. 조용히 복식호흡을 계속하십시오(약 20초 후). 복식호흡을 계속적으로 하시면서 상상해 보겠습니다. 바닷가 모래밭에 따스한 햇살을 받으며 누워 있습니다. 갈매기가 소리 내며 주변을 날아다니고 있습니다. 참 평화롭습니다! 부드럽고 따뜻한 모래도 느껴집니다. 한번 손으로 부드러운 모래한줌을 움켜보겠습니다(20초 후). 자! 이제는 시선을 파도로 돌리겠습니다. 파도가 내 발밑을 치고 빠집니다. 한번 두발로 밀려오는 파도를 느껴보겠습니다(20초 후). 자! 이번에는 양손을 펼쳐서 바닷물을 한번 만져보겠습니다(20초 후). 싱그러운 바다 냄새가 밀려옵니다. 한 번 바다 냄새를 맞아보시겠습니다(20초 후). 자! 이제는 돌아와야 할 시간입니다. 손을 들어 갈매기에게 작별인사를 하겠습니다(10초 후).

자! 이제는 산으로 한번 가보겠습니다. 골짜기에 계곡이보이고, 맑은 물이 흐리고, 아름다운 꽃(단풍, 눈 덮인 산(4계절별로))도 수를 놓고 있고, 새들고 보입니다. 산봉우리에 앉아 바람이 얼굴에 스치는 모습을 한번 주의를 기울여 보겠습니다(20초 후). 자! 오른손을 들어 불어오는 바람을 느껴보겠습니다(20초 후). 이젠 바람을 엄지와 식지손가락을 사용해 잡아보겠습니다(20초 후). 싱그러운 꽃, 나무, 풀, 공기 냄새를 맞아보겠습니다(20초 후). 아주 평화롭고 편안하고 행복합니다.

힘겨웠던 하루의 일과 여정을 마치고 집으로 돌아왔습니다. 집안에 있는 욕조에서 혼자 몸을 담그고 있는 자신을 상상해 보세요. 물은 적당히 따뜻하고, 수증기가 보이고, 향긋한 비누 냄새가 느껴집니다. 목까지 차는 따뜻한 물에 몸을 담그고 있습니다. 팔로 물을 휘저어 보세요. 물결이 일어나면서 간지러움이 내 피부를 통해 전해집니다. 편안하고 느긋하게 그 물결을 느껴봅니다. 느껴봅니다. 계속 이 장면을 그려봅니다. (약 1분 후) 자! 이젠 모두가 깨어나야 할 시간입니다. 이제 깨어날 때는 그늘에 가려진 분노(shadowed anger)도 한도 우울도 불안도 두려움도 없는 아주 편안하고 담대한 상태로 깨어나게 될 것입니다. 급하게 깨어나지 마시고 숫자에 따라 천천히 깨어나겠습니다. 다섯에서 하나까지 세겠습니다. 지금부터 점점 정신이 들게 될 것입니다. 둘에 눈을 떠주시고, 하나에는 평소의 각성상태로 돌아가겠습니다. 하나(5초 후), 둘(5초 후), 셋(5초 후), 넷((5초 후, 자! 모두 눈을 떠주세요), 다섯((5초 후). 아주 상쾌합니다. 편안합니다. 행복합니다. 갑자기 몸을 움직이지 마시고 천천히 움직이시기 바랍니다.』

필자는 점진적 근육이완(progressive muscle relaxation)을 활용하여 과거와 미래의 여행도 진행하여 활용하고 있다.

2 기억이완훈련(Memory Relaxation)

아래의 지시문을 그대로 따를 필요는 없습니다. 여러분의 각자의 가장 이완감을 유도할 수 있는 자신만의 용어로 변형해서 사용해도 됩니다.

『자! 복식호흡을 시도하겠습니다. 복식호흡을 하시면서 몸을 해파리처럼 흐물흐물하게 축 늘어뜨립니다. 몸을 완전히 축 늘어뜨려서 의자에 달라붙도록 합니다. 가장 편안한 자세로 눈을 감고 호흡을 가다듬습니다. 들이쉴 때, 숫자를 세고(1, 2, 3, 4, 5), 호흡을 유지하고(5, 4, 3, 2, 1), 내쉬면서(5, 4, 3, 2, 1) "마음이 편안하다!"고 마음속으로 자신에게 암시(suggestibility)하세요. 코를 통해 맑고 신선한 공기를 들이쉬며(자신의 걱정, 염려, 분노, 스트레스 등을 떠올리고) "1, 2, 3, 4, 5," 호흡을 유지하면서 "5, 4, 3, 2, 1," 입을 통해 공기를 최대한 천천히 내쉬면서 "5, 4, 3, 2, 1," 이때는 "마음이 편안하다!(자신의 걱정, 염려, 분노, 스트레스가 내 몸 밖으로 나간다)"라고 암시를 해준다. 그리고 다시 들이쉬고(5초), 유지하고(5초), 내쉬면서(5초) "마음이 편안하다!" 내쉴 때는 몸에 있던 모든 긴장들도 호흡을 통해 몸 밖으로 쭉 빠져나갑니다. 이와 같이 암시를 반복을 하면서 10회를 실시한다.(1분 후)

자! 이제 기억이완을 시작하겠습니다. 제가 말씀드리는 근육에 마음을 집중하고 이완했을 때의 감각을 느껴보세요. 만약에 잡념이 생기면, 그것을 알아차리시고 생각과 마음에서 내보내기를 하시고 다시 감각에 주의(attention)를 모아주세요.

자! 머리를 가만히 생각해봅니다. 머리 윗부분과 옆머리, 또 뒷머리까지 머리를 채우고 있던 모든 긴장들이 날숨과 함께 몸 밖으로 쭉 빠져나가라고 명령하세요. 머리가 편안하게 이완될 것입니다.

자! 이번에는 얼굴입니다. 이마의 근육을 이완시키고, 눈, 양쪽 뺨, 입술, 이 등 이렇게 내려오면서 얼굴에 있던 모든 긴장들이 날숨과 함께 쭉 빠져나가라고 명령하세요. 이제 얼굴 전체가 편안하게 이완될 것입니다.

자! 이제는 목도 한 번 느껴보겠습니다. 목의 앞쪽, 양옆, 뒤쪽이나 목구멍 깊은 곳에 있던 모든 긴장들이 날숨과 함께 몸 밖으로 쭉 빠져나가라고 명령하세요. 자! 이제는 목 전체가 편안하게 이완될 것입니다. 점점 이완이 깊어갑니다. 목도 점점 편안해지고 마음도 아주 편안하게 가라앉을 것입니다.

자! 이번에는 왼쪽 가슴을 가만히 느껴봅니다. 반대로 오른쪽 가슴도 가만히 느껴봅니다. 양쪽 가슴에 들어있던 긴장, 우울, 불안, 강박이 날숨과 함께 쭉 빠져나가라고 명령하세요. 양쪽 가슴이 아주 편안해 졌습니다.

자! 이젠 윗배와 아랫배 모두를 편안하게 이완시켜 보겠습니다. 양쪽 어깨를 편안하게 이완해 보겠습니다. 양쪽 어깨에 맺혀있는 긴장을 날숨과 함께 쭉 빠져나가라고 명령하세요. 양쪽 어깨가 아주 편안해 졌습니다.

자! 이번에는 등을 가만히 느껴보세요. 등에 있던 긴장들이 날숨과 함께 쭉 빠져나가라고 명령하세요. 이제 뒷목부터 허리까지 몸 뒤쪽 전체로 이완된 느낌이 쭉 퍼집니다.

자! 이번에는 오른팔을 가만히 한 번 느껴 보겠습니다. 오른쪽 어깨, 팔근육, 팔꿈치, 오른쪽 손목과 손등, 손바닥, 손가락 하나하나까지 모두 편안한 이완감이 전해집니다.

자! 이번에는 왼팔을 가만히 한 번 느껴 보겠습니다. 왼쪽 어깨, 팔근육, 팔꿈치, 왼쪽 손목과 손등, 손바닥, 손가락 하나하나까지 모두 편안한 이완감이 전해집니다. 이제 상반신 근육은 모두 이완되었습니다. 이완의 느낌이 편안하고 기분좋게 온 몸을 감싸고 있습니다.

자! 이번에는 오른쪽 다리를 한 번 느껴보겠습니다. 오른쪽 허벅지, 무릎, 정강이, 발목, 발등, 발바닥과 발가락 하나하나까지 날숨과 함께 쭉 빠져나가라고 명령하세요. 이젠 아주 편안하게 이완되었습니다.

자! 이제 엉덩이의 감각을 느껴보겠습니다. 엉덩이에서 긴장을 풀고 날숨과 함께 쭉 빠져나가라고 명령하세요. 엉덩이에서 편안한 이완감을 느껴보세요.

자! 이번에는 왼쪽 다리를 한 번 느껴보겠습니다. 왼쪽 허벅지, 무릎, 정각이, 발목, 발등, 발바닥과 발가락 하나하나까지 긴장이 날숨과 함께 쭉 빠져나가라고 명령하세요. 이젠 아주 편안하게 이완되었습니다.

이완이 점점 깊어갑니다. 자신의 호흡에 주의를 모아보겠습니다. 아주 규칙적으로 호흡하고 계십니다. 한번 들이쉴 때마다 편안한 느낌이 숨을 통해서 들어오고, 한 번 씩 내쉴 때마다 몸에 있던 모든 스트레스가 쭉 빠져나가고, 편안한 이완의 느낌이 온몸에 구석구석 펴져나갑니다.

지금 여러분은 머리에서 발끝까지 모든 근육을 이완시킨 상태입니다. 온몸이 아주 편안해지고 마음도 아주 편안하게 가라앉을 것입니다.

이번에는 밑에서 위로 근육을 하나하나 느껴보겠습니다. 아직 이완되지 않은 근육이 있다면 마저 이완시켜보겠습니다. 자! 왼쪽 발, 다리, 오른쪽 발, 다리, 엉덩이, 배, 가슴, 허리 등으로 편안한 이완감을 느껴보겠습니다. 오른손 마디마디, 팔, 어깨, 왼손 마디마디, 팔, 어깨를 한 번 느껴보겠습니다. 목, 턱, 입술, 코, 눈, 이마, 얼굴전체와 머리까지 편안한 이완감이 퍼집니다.

더욱 깊은 이완상태로 들어가도록 도와 드리겠습니다. 다섯에서 하나까지 세겠습니다. 제가 숫자를 세는 동안 점점 더 깊게 그리고 점점 더 편안하게 이완되어서 아주 고요한 휴식상태로 들어갈 것입니다. 다섯(5초 후), 넷(5초 후), 셋(5초 후), 둘(5초 후), 하나(5초 후). 아주 고요한 휴식상태입니다.

자! 이젠 자신이 가장 행복했던 시간, 기억, 장면을 상상해보세요. 아주 행복합니다! 아주 편안합니다! 아주 감사합니다! (약 1분 후) - 연령퇴행을 시행한다{청년시절(대, 고, 중, 초), 유년시설(3살 때까지), 유아시절(1살 때까지), 태아시절}.

자! 이젠 자신이 가장 불행했던 시간, 기억, 장면을 상상해보세요. 그 생각만 하면 아주 마음이 아픕니다! 아주 머리가 아픕니다! 아주 가슴이 뛰며 슬퍼집니다! 또는 심한 보복심과 분노가 일어납니다! (약 1분 후) - 연령퇴행을 시행한다{청년시절(대, 고, 중, 초), 유년시설(3살 때까지), 유아시절(1살 때까지), 태아시절까지 최면의 깊이에 따라 시연한다}.

자! 이젠 모두가 깨어나야 할 시간입니다. 이제 깨어날 때는 그늘에 가려진 분노(shadowed anger)도 한도 우울도 불안도 두려움도 없는 아주 편안하고 행복하고 할 수 있다는 자신감과 용기와 도전의 의식을 지닌 상태로 깨어나게 될 것입니다. 갑자기 깨어나지 마시고 숫자에 따라 천천히 깨어나겠습니다. 하나에서 다섯까지 세겠습니다. 지금부터 점점 정신이 들게 될 것입니다. 넷에 눈을 떠주시고, 다섯에는 평소의 각성상태로 돌아가겠습니다. 하나(5초 후), 둘(5초 후), 셋(5초 후), 넷((5초 후, 자! 모두 눈을 떠주세요!), 다섯((5초 후). 아주 상쾌합니다! 편안합니다! 행복합니다! 할 수 있다는 자신감과 용기가 생깁니다! 갑자기 몸을 움직이지 마시고 천천히 움직이시기 바랍니다. 대단히 수고하셨습니다!』

3 자기최면(Self-Hypnosis)

자기최면(Self Hypnosis)이란 자신의 잠재의식의 신념에 신념을 심어주는 것을 의미한다. 자신이 가진 자연치유력 또는 무한 능력이 발휘되도록 자신을 유도하고 돕는 과정이다. 이강일(2002)은 자기최면(Self Hypnosis)의 8단계 준비과정을 필자는 수정 보완하였다.

1 편안한 자세로 눕거나 의자에 편하게 앉아서 복식호흡을 하시겠습니다. 호흡을 들이쉴 때는 주위에 있는 평화의 에너지를 듬뿍 들이마신다고 생각하고 내 쉴 때는 몸과 마음속에 있는 불안과 걱정과 염려와 분노와 갈등 등이 모두 내 몸 밖으로 파도처럼 밀려 나간다고 상상하세요. 계속적으로 복식호흡을 하면서 몸과 마음이 더욱 편안해 진다고 상상하세요. 어는 정도 편안해졌다고 생각되시면, 다음 피암시성을 실시하세요.

2 자신이 가장 편안하게 느낄 수 있는 곳으로 가있는 자신을 한번 상상해 보겠습니다. 그곳의 풍경과 그곳에서의 느낌을 가능한 생생하게 상상하고, 자신이 정말 그곳에서 있는 것처럼 충분히 자신을 맡기시고 느껴봅니다. 더욱더 깊은 마음의 안식과 안녕을 느껴보겠습니다. 아주 좋습니다! 아주 잘하고 계십니다! 아주 편안합니다! 아주 행복해 졌습니다!

3 자! 이제는, 자신의 가슴을 압박하고 있는 문제들을 차분히 떠올려 보겠습니다. 떠올린 그 장면들을 마치 한 편의 영화장면(TV화면)을 보듯이 관조자의 입장에서 관찰해 보겠습니다. 그 장면에서의 주인공이 느끼고 있는 상처들, 미분화된 자아, 미해결된 과제, 그늘에 가려진 분노, 갈등, 억압, 저항, 전이, 불안, 우울, 히스테리 등등을 섬세하게 떠올려 보겠습니다. 다만 당신은 그 화면에 빨려 들어가지 말고, 단시 관조자의 입장으로 계속적으로 관찰만 하시면 됩니다. 아주 좋습니다! 아주 잘하고 계십니다! 아주 편안합니다! 아주 행복해 졌습니다!

④ 이제 그만 상처들, 미분화된 자아, 미해결된 과제, 그늘에 가려진 분노, 갈등, 억압, 저항, 전이, 불안, 우울, 히스테리 등등이 생기게 된 원인을 스스로 분석하는 시간을 갖겠습니다. 어느 누구에게도 후 한 점수나 또는 가혹한 점수를 주지 말고, 당신 스스로 훌륭한 재판관이 되어서 있는 그대로 보고 판단만 하시면 됩니다. 아주 좋습니다! 아주 잘하고 계십니다! 아주 편안합니다! 아주 행복해 졌습니다!

⑤ 그 때 조금 더 열린 마음으로 여유를 가지고 합리적으로 상대방의 입장을 이해하려고 노력하면서 그 일을 처리했다면 어떻게 되었겠는지 상상해 보겠습니다. 아주 좋습니다! 아주 잘하고 계십니다! 아주 편안합니다! 아주 행복해 졌습니다!

⑥ 다시 그런 일이 일어난다면 이제 어떻게 하겠는지에 대해서 상상해 보겠습니다. 또한 다시 그러한 일이 일어나지 않도록 하기 위해서는 어떻게 해야 할지를 한번 상상해 보겠습니다. 아주 좋습니다! 아주 잘하고 계십니다! 아주 편안합니다! 아주 행복해 졌습니다!

⑦ 이제 당신의 문제가 모두 해결 되었다고 상상하고, 또는 당신이 바라는 것들이 다 이루어 졌다고 상상하고 그 때의 느낌을 생생하게 느껴 보겠습니다. 당신의 생활이 행복해 졌다고 주위에서 당신에게 전하는 말들을 듣고 있다고 상상해 보겠습니다. 당신 스스로 매우 행복감을 느껴보겠습니다. 당신이 느끼는 이 행복감을 당신 주위에 있는 누군가에게 나누어 주는 모습을 상상해 보겠습니다. 그 사람들도 당신처럼 행복해지는 모습을 상상해 보겠습니다. 그들이 행복해지는 것을 보자 당신도 더욱더 행복감이 밀려옵니다. 아주 좋습니다! 아주 잘하고 계십니다! 아주 편안합니다! 아주 행복해 졌습니다!

⑧ 자! 이젠 그러한 행복감과 자유로움을 간직한 채 다시 현재로 돌아올 시간입니다. 조용히 복식호흡을 하겠습니다. 자! 이젠 모두가 깨어나야 할 시간입니다. 이제 깨어날 때는 그늘에 가려진 분노(shadowed anger)도 한도 우울도 불안도 두려움도 없는 아주 편안하고 행복하고 할 수

있다는 자신감과 용기와 도전의 의식을 지닌 상태로 깨어나게 될 것입니다. 잡자기 깨어나지 마시고 숫자에 따라 천천히 깨어나겠습니다. 하나에서 다섯까지 세겠습니다. 지금부터 점점 정신이 들게 될 것입니다. 넷에 눈을 떠주시고, 다섯에는 평소의 각성상태로 돌아가겠습니다. 하나(5초 후), 둘(5초 후), 셋(5초 후), 넷((5초 후, 자! 모두 눈을 떠주세요!), 다섯((5초 후). 아주 상쾌합니다. 편안합니다! 행복합니다! 할 수 있다는 자신감과 용기가 생깁니다! 갑자기 몸을 움직이지 마시고 천천히 움직이시기 바랍니다. 대단히 수고 하셨습니다!

4 마음통제 자기최면(Mind Control Self Hypnosis)

편안한 자세로 눈을 감습니다. 자신의 주의를 좋은 기분들로 감싸고 있고 그 기분을 느껴보겠습니다. 아주 좋습니다! 아주 잘하고 계십니다! 아주 편안합니다! 아주 행복해 졌습니다! 그런 기분을 느끼면서 이제 복식호흡을 하시겠습니다. 호흡을 들이마실 때는 주의에 있는 우주의 기운을 가슴 가득 들이 마신다고 상상을 하시면 됩니다. 그 기운이 온몸을 지나 발바닥에까지 내려간다고 상상하면서 느껴보겠습니다. 아주 좋습니다! 아주 잘하고 계십니다! 아주 편안합니다! 아주 행복해 졌습니다! 호흡을 내 쉴 때는 빠져나가는 공기와 함께 몸과 마음속에 있는 여러 가지 불안, 강박, 분노, 한, 우울, 긴장, 스트레스, 편집 등등이 모두 몸 밖으로 빠져나간다고 상상해 보겠습니다. 그런 기분을 느끼면서 계속 복식호흡을 하시겠습니다. 들이마시는 호흡은 아랫배를 지나 발바닥까지 내려가는 모습을 마음의 눈으로 관찰해 보시겠습니다. 복식호흡을 할수록 더욱더 편안함을 느낍니다. 아주 좋습니다! 아주 잘하고 계십니다! 아주 편안합니다! 아주 행복해 졌습니다! 아주 평화롭습니다! 자! 이젠 열부터 하나까지 숫자를 세겠습니다. 숫자가 하나씩 줄어들 때마다 마음과 몸이 더욱더 편안해짐을 느껴질 것입니다. 열(편안합니다!) 아홉(아주 편안합니다!) 여덟(더욱더 편안함이 느껴집니다!) 일곱(행복합니다!) 여섯(아주 행복합니다!) 다섯(기분이 좋습니다!) 넷(아주 기분이 좋습니다!) 셋(평화롭습니다!) 둘(아주 평화롭습니다!) 하나(아주 마음과 몸이 편안합니다!)

자! 이젠 자신만의 성소, 어느 누구로부터도 방해 받지 않는 곳에 자신이 그곳에 가있으면서 가장 평화로움을 느끼며, 편안하게 휴식을 취할 수 있는 곳을 떠올려보겠습니다. 그곳에서 아주 평화롭게 휴식을 즐기고 있는 자신을 충분히 상상해보겠습니다.

자! 이젠 자신의 가슴을 쥐어짜고 압박하고 있는 문제들을 차분하게 떠올려 보겠습니다. 그리고 그 장면들은 마치 한 편의 영화를 보듯이 관조자의 입장에서 관찰해 보겠습니다. 그 주인공이 느끼고 있는 불만이나 걱정들을 낱낱이 떠올려 보세요. 다만 자신은 그 화면에 빨려 들어가지 말고, 다만 관조자의 입장에서 계속 관찰만 하시면 되겠습니다.

자! 이젠 그런 불만과 걱정이 생기게 된 원인을 스스로 분석해 보는 시간을 갖겠습니다. 계속해서 관조자의 입장에서 공정하게 그 장면을 평가해 보시기 바랍니다. 그때 조금 마음을 열고, 여유를 가지고 그 일을 처리했다면 어떻게 되었을지, 변화되었을 모습을 한번 떠올려보겠습니다.

만일 다시 그런 일이 앞으로 미래에 일어난다면, 이제는 어떻게 대처할 것인지에 대해서 한번 떠올려보겠습니다. 그리고 다시는 그런 일이 일어나지 않도록 하기 위해서 어떻게 미리 해야 할지도 떠올려 보겠습니다.

자! 이젠 그 문제는 먼 과거의 일이었음을 받아들이겠습니다. 그 문제는 이미 자신의 곁을 떠나간 비행기입니다. 그 문제는 더 이상 자신을 어떻게 할 수도 없음을 받아들이시기 바랍니다. 다시는 그 문제가 자신을 억압하거나 우울하거나 불안하게 짓누르지 않을 것이라고 명령도록 하겠습니다. 자! 이제 자신은 그 문제로부터 벗어났다고 과감하게 선포하시기 바랍니다. 아주 좋습니다! 아주 잘하고 계십니다! 아주 편안합니다! 아주 행복해 졌습니다! 아주 평화롭습니다! 자! 이젠 여러분은 여러분을 억압하고 짓누르는 문제로부터 완전히 벗어났습니다! 완전히 자유롭습니다! 아주 좋습니다! 아주 잘하고 계십니다! 아주 편안합니다! 아주 행복해 졌습니다! 아주 평화롭습니다! 자! 이젠 다섯을 세는 동안, 자신의 몸이 점점 가벼워져서 마치 한 마리의 새가 된 듯이 느껴질 것입니다. 다섯(몸이 점점 가벼워집니다) 넷(점점 더 가벼워집니다) 셋(깃털처럼 아주 가볍습니다) 둘(아주 가볍습니다) 하나. 자! 이젠 자신은 한 마리 새가 되었음을 느껴보겠습니다. 그 새가 더 넓고 더 멀리 더 높은 곳으로 날아가고 있음을 상상해 보겠습니다. 완전히 자유롭습니다! 아주 좋습니다! 아주 잘하고 계십니다! 아주 편안합니다! 아주 행복해 졌습니다! 아주 평화롭습니다!

자! 이젠 그런 행복감과 자유로움을 간직한 채 다시 현재로 돌아올 시간입니다. 조용히 복식호흡을 하시겠습니다. 자! 이젠 모두가 깨어나야 할 시간입니다. 이제 깨어날 때는 그늘에 가려진 분노(shadowed anger)도 한도 우울도 불안도 두려움도 없는, 아주 편안하고 행복하고 할 수 있다는 자신감과 용기와 도전의 의식을 지닌 상태로 깨어나게 될 것입니다. 잡자기 깨어나지 마시고 숫자에 따라 천천히 깨어나겠습니다. 하나에서 다섯까지 세겠습니다. 지금부터 점점 정신이 들게 될 것입니다. 넷에 눈을 떠주시고, 다섯에는 평소의 각성상태로 돌아가겠습니다. 하나(5초 후), 둘(5초 후), 셋(5초 후), 넷((5초 후, 자! 모두 눈을 떠주세요!), 다섯((5초 후). 아주 상쾌합니다. 편안합니다! 행복합니다! 할 수 있다는 자신감과 용기가 생깁니다! 갑자기 몸을 움직이지 마시고 천천히 움직이시기 바랍니다. 대단히 수고하셨습니다!

Chapter 07

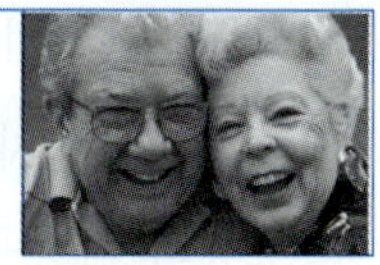

마음 · 챙김 · 명상(MBSR)

1 명상기도치료(Meditation Prayer Therapy)

명상기도치료(Meditation Prayer Therapy)는 자신의 왜곡되고 산만한 생각과 정서를 모와 주님과 성경말씀에 더욱 집중하기 위한 기법이다. 즉, 부정적인 사고, 이상행동, 정신장애, 죄책감, 반추적 사고, 수치심, 그늘에 가려진 분노(the shadowed anger), 한, 사랑결핍, 열등의식으로 인한 미해결된 과제들로 인해 자신의 주의력이 방해를 받을 때, 우리는 자신을 인지하고(알아차리고, 인정하고, 받아들이고), 다시 주님의 말씀과 말씀의 정황을 상상해보고 더욱더 하나님께 집중을 모으는 것이 명상기도치료(Meditation Prayer Therapy)의 주목적이다.

우린 누구나 어린 시절에 부모로부터 받은 학대와 차별, 부모의 반복적 불화와 불안감, 형제자매간의 갈등과 경쟁, 친족 간에 비교와 열등의식, 학업에서의 좌절과 패배의식, 이성간의 상처나 배신감, 육체적 장애나 질병, 직장에서의 좌절, 실직, 열등의식, 직장동료와의 갈등, 사업의 실패와 경제적 파산 등은 현실을 살아가는 우리가 반드시 경험을 하며 넘어야할 산이며 건너가야 할 늪인 것이다. 이러한 부정적이고 왜곡된 받아들이기 싫고 피하고 싶은 사건들은, 필연적으로 직면(confrontation)하고 경험(experience)해야만 하는 삶의 한 부분인 것이다.

사람마다 이러한 부정적 사건과 불행을 경험하는 시기와 불행한 사건의 내용과 정도는 차이가 있지만, 대부분의 사람들은 삶의 과정 속에서 이러한 아픔, 고통과 역경을 겪으며 살아간다. 그럼에도 불구하고 인생의 아픔, 고뇌, 고통, 역경, 위기를 지혜롭게 인내하면 삶의 질을 향상시키며 승리의 잔을 높이 드는 승자가 있는 반면에, 대부분의 사람들은 인생의 상처, 고통과 위기의 늪, 미분화된 자아, 미해결된 분노와 그늘에 가려진 분노(한) 속에서 인생을 허비하고 회피하고 고배의 쓴잔을 마시며 불행한 삶을 영위하는 길 잃은 양들로 살아간다.

이러한 심리적 상처와 갈등과 위기의 삶이 너무 깊이 뿌리를 내리면, 인간은 누구나가 여러 가지 심리적, 정서적, 육체적, 생리적, 행동적 변화를 초래하게 된다. 이러한 왜곡되고 변화된 심리적 장애로 인해 삶의 과정 속에서 겪게 되는 여러 가지 불행과 경험들은, 이상행동과 정신장애를 유발시키는 주요 요인들이다.

이들은 치료할 수 있는 방법은 바로 지저스중심화(Jesus Central)이다. 이를 뒷받침 해줄 수 있는 한 예가 바로 명상기도치료(Meditation Prayer Therapy)라 생각된다.

다음은 명상기도치료법(Meditation Prayer Therapy)을 5가지 단계(5 Steps)로 설명하고자한다.

1. 자신이 선호하는 성경말씀의 장, 절을 먼저 선택한다.

2. 선택한 성경의 장, 절을 작가(writer)의 입장에서 5번을 주의(attention) 해서 눈으로 읽는다.

3. 성경읽기를 할 때의 소리를 장엄하고 엄숙하고, 굵고 크게 10번 읽는 다.

4. 다음은 낮고 부드럽고 다정다감한 속삭이는 음성으로 최대한 작게 10번을 읽는다.

5. 성령을 의지하고 말씀의 내용(content)과 정황(context)을 상상하면서 눈을 감고 묵상기도를 한다.

단, 명상기도치료(Meditation Prayer Therapy)를 하면서 주의력이 흐트러지면 그것을 알아차리고, 다시 하나님 말씀에 집중하여 주의를 모으며 묵상한다.

다음은 시편 1편과 시편 23편을 통해 명상기도치료(Meditation Prayer Therapy)를 30분 동안 실시한다.

※ 시편 1편

『복 있는 사람은 악인들의 꾀를 따르지 아니하며 죄인들의 길에 서지 아니하며 오만한 자들의 자리에 앉지 아니하고 오직 여호와의 율법을 즐거워하여 그의 율법을 주야로 묵상하는도다 그는 시냇가에 심은 나무가 철을 따라 열매를 맺으며 그 잎사귀가 마르지 아니함 같으니 그가 하는 모든 일이 다 형통하리로다 악인들은 그렇지 아니함이여 오직 바람에 나는 겨와 같도다 그러므로 악인들은 심판을 견디지 못하며 죄인들이 의인들의 모임에 들지 못하리로다 무릇 의인들의 길은 여호와께서 인정하시나 악인들의 길은 망하리로다.』

※ 시편 23편

『여호와는 나의 목자시니 내게 부족함이 없으리로다. 그가 나를 푸른 풀밭에 누이시며 쉴 만한 물 가로 인도하시는 도다. 내 영혼을 소생시키시고 자기 이름을 위하여 의의 길로 인도하시는 도다 내가 사망의 음침한 골짜기로 다닐지라도 해를 두려워하지 않을 것은 주께서 나와 함께 하심이라 주의 지팡이와 막대기가 나를 안위하시나이다. 주께서 내 원수의 목전에서 내게 상을 차려 주시고 기름을 내 머리에 부으셨으니 내 잔이 넘치나이다. 내 평생에 선하심과 인자하심이 반드시 나를 따르리니 내가 여호와의 집에 영원히 살리로다.』

마음 챙김 명상을 통한 자가치료를 훈련하고자한다.

1. 호흡연습하기(Kabat-Zinn, 1990; 장현갑 외, 2007, 재인용)

<연습과제 1>

1. 등을 방바닥에 대고 눕거나 의자에 앉아 편안한 자세를 취하라. 만약 앉는 자세를 취했을 경우에는 등을 똑바로 펴고 앉되, 어깨의 힘을 빼라.

2. 눈을 감는 것이 편안하다고 느껴지는 사람은 눈을 감아라.

3. 복부에 주의를 집중하고, 숨을 들이쉴 때 복부가 부드럽게 팽창되는 것을 느끼고, 숨을 내쉴 때 부드럽게 수축됨을 느껴라.

4. 호흡에 의식을 집중하면서, 마치 호흡이라는 말을 탄 것처럼, 숨을 들이쉬는 동안 또는 내쉬는 동안 온통 의식을 호흡에 집중하라.

5. 당신의 마음이 호흡으로부터 벗어나 방황하고 있다는 것을 느끼는 순간 마음이 무언가에 빼앗기고 있다는 점을 알아차리고, 곧 의식을 복부로 조용히 되돌려와 숨이 들고 나는 것을 느끼도록 하라.

6. 비록 마음이 끊임없이 호흡으로부터 벗어나 방황하고 있더라도 호흡으로 주의를 되돌려놓는 것만이 당신이 할 일이라 생각하라. 이때 어떤 일에 생각이 빠져 들어가 있더라도 그때마다 주의를 호흡으로 되돌리도록 하라.

7. 이러한 연습을 매일 편리한 시간을 정하여 15분씩 행하라. 비록 만족하지 못하더라도 일상생활을 하면서 비공식적 명상법을 1주 일간 계속해

보고 어떻게 느껴지는지를 관찰하라. 또한 매일 일정한 시간 동안 아무 것도 하지 않고 오직 호흡에만 집중하는 공식명상을 실천하고, 이에 대해서도 어떻게 느껴지는지를 의식해 보라.

<연습과제 2>

1. 하루 중 몇 번이라도 호흡에 주의를 집중하라. 한 두 번씩 숨을 들이쉬고 내쉴 때마다 복부에 공기가 들어와 아랫배가 부풀거나 줄어드는 것을 느끼도록 하라.

2. 호흡하는 순간순간마다 일어나는 당신의 생각이나 느낌에 주의를 기울여라. 오직 이때 일어나는 생각이나 느낌을 고요히 바라볼 뿐, 이를 평가해서는 안 된다.

3. 동시에 사물을 보는 견해나 당신 자신에 관한 느낌에 어떤 변화가 일어나는지도 조용히 관찰해 보라.

2. 정좌명상(Kabat-Zinn, 1990)

<연습과제 1 : 앉아서 호흡하기>

1. 적어도 하루 한 번 최소 10분간 등을 똑바로 편 채 편안한 기분으로 호흡에 주의를 집중하는 훈련을 계속한다.

2. 당신의 마음이 호흡과 일치해 있지 않다고 느껴질 때마다 마음이 어디에 가 있는가를 살펴보고, 마음을 살며시 내려놓고 의식을 복부나 호흡으로 되돌리도록 한다.

3. 30분 이상 있을 때까지 시간을 조금씩 늘려가라. 그러나 진정 현재 순간과 함께하고 있다면 시간은 문제가 되지 않는다. 당신이 주의집중을 잘하고 있는 순간순간을 놓아버리고 있다면 시간이란 중요하지 않다.

<연습과제 2 : 앉아서 호흡과 신체를 하나로 보기>

1. 어는 정도 이상의 시간을 호흡에 주의 집중하는 데 자신이 생기면, 앉아 있는 당신의 몸과 호흡이 하나가 된다는 감각을 의식 하면서 호흡이나 복부의 주변까지 의식을 넓혀 가라.
2. 앉아서 호흡하는데 의식을 유지하면서, 마음이 방황하고 있을 때 는 호흡하고 있는 쪽으로 되돌리도록 하라.

<연습과제 3 : 소리와 함께 앉아 있기>

1. 명상하는 동안 오직 소리만 듣도록 하라. 이것은 좋은 소리를 선택해서 들으려는 것이 아니라 오직 이 순간 귀에 들어오는 소리를 듣는 것이다. 소리를 들으면서 판단하려고 해서는 안 되며, 생각을 해서도 안 된다. 그냥 순수한 소리로 듣고, 소리와 소리 사이의 정적 또한 들어라.

2. 음악을 들으면서 훈련을 할 수 있다. 들려오는 개개의 음조를 들으면서 음조와 사이의 공백도 듣는다. 호흡과 함께 소리를 몸 안으로 들이키고 호흡과 함께 소리를 몸 밖으로 내보내도록 하라. 당신의 몸은 소리를 받아들이는 데 아무 걸림 없이, 피부의 작은 구멍을 통해서도 소리가 당신의 몸속을 드나들고 있다고 상상해보라.

<연습과제 4 : 생각, 감정과 함께 앉아 있기>

1. 호흡에 대한 주의가 안정을 이루고 있을 때 사고과정 쪽으로 주의를 돌려보라. 호흡에서 떠오르는 생각 쪽으로 주의를 바꾸고, 다음에는 주의 집중의 대상 범위를 넓혀보라.

2. 그러한 생각이나 사고를 마음속의 사건으로 지각하도록 하라.

3. 가능하면 생각의 내용만 살펴볼 뿐 생각의 내용 속으로 끌려 들 어가지 말라. 오직 생각이 떠올라오는 과정만 관찰하라.

4. 하나의 생각이 오래 지속되지 않는다는 것에 주목하라. 이처럼 생각은 일관성이다. 한번 떠올랐다가는 금방 사라진다는 점을 주의 하라.

5. 어떤 생각들은 왜 계속 되돌아오는지를 살펴보라.

6. "나", "나를" 또는 "나의"와 같은 생각들에 주목하라. 이런 생각들에 대해 판단을 하지 말고, 관전자로서의 "당신"이 어떻게 느끼고 있는지에 대해 자세히 살펴보라.

7. 마음속에 당신의 인생이 "잘 되어간다!" 또는 "잘 되어가지 않는다."라는 생각에 빠져있는 "자기 자신"이 있는지를 살펴보라.

8. 과거나 미래에 관한 생각에 주목하라.

9. 욕심내거나, 갈망하거나, 집착하는 생각에 주목하라.

10. 성내거나, 싫어하거나, 미워하거나, 혐오하거나, 거부하는 생각에 주목하라.

11. 마음속에 떠올랐다 사라지는 기분이나 감정에 주목하라.

12. 각기 상이한 생각에 관련되어 일어나는 감정이 어떠한지 주목하라.

13. 이러한 모든 생각이 사라지면 고요히 호흡으로 되돌아가라.

<연습과제 5 : 떠오르는 생각과 함께 앉아 있기>

1. 아무것도 하지 않고 그냥 앉아있다. 의식을 완전히 개방하고, 의식영역에 떠오르는 어떤 것도 모두 받아들이며, 갈 것은 가게 두고 올 것은 오게 둔 채, 고요함 속에서 가만히 바라보고 관찰만 하라.

3. 사티어의 명상기법(Satir's Mediation Therapy)

Satir는 사람들이 스스로를 도울 수 있는 방법론에서 뇌·우반구를 활성화시키고, 자존감을 향상, 집착에서의 자유, 확신, 긍정적 지각, 새로운 가능성, 자기수용, 그리고 긴장에너지를 주의력에너지로 변화시키는데 필요한 기법(therapy)으로써, 명상(mediation)을 장려하고 있다. "내가 명상을 하면서 바라는 나와 당신 그리고 우리 모두가 바로 지금 일어나고 있는 일에 대한 인식을 향상시키기 위해서이다"라고 기술해주고 있다(Satir et., 1991; 정문자, 1992). 사타어의 명상기법은 다음과 같다(정문자, 1992, 재인용).

1. 더 충만한 내가 되기 위하여!

『내가 기억해야겠습니다. 나는 나이며, 그리고 이 세상에 나 같은 사람은 나 하나밖에 없다는 것을 지금 여기서 다시 한 번 상기해 봅시다. 나 자신에게 허락합니다. 사랑하는 마음으로 나를 발견하고 나를 사용할 것을. 나 자신을 보면 이를 충분히 해낼 수 있는 멋진 도구임을 알 수 있습니다. 나는 나 자신을 사랑하고 나 자신에게 감사를 느끼며 그리고 나 자신을 소중하게 여깁니다.』

2. 배움을 준비하라!

『자! 당신의 호흡을 느껴 보세요. 편안한 자세를 취하세요. 마음을 가다듬고, 새로운 정보와 경험을 받아들이는 당신의 그 부분이 편안하게, 그리고 문을 열도록 부탁해 보세요. 당신이보고 듣는 동안 그것들이 들어오게 하세요. 맛을 보고 당신의 마음속에서 '내게 잘 맞는다'라고 하면 삼켜버리십시오. 지금 이 순간 '나의 삶은 꽤 성공적이었다'라고 자신에게 말할 수 있겠습니까? 당신이 이미 가진 것에서 더 보탤 수 있는 길이 열려 있습니다. 이 지구 위에 존재하는 모든 인간들에 대해 우리는 배울 것이 너무 많이 있음을 인정하시겠습니까? 우리는 무엇이 필요하며, 어떻게 하면 행복하고 생산적이며 존경 받는 인간이 되는지에 대해 얼마든지 배울 수 있습니다. 우리가 그렇게 되지 못한 것은 우리에게 능력이 없어서라기보다는 그 능력을 아직 찾지 못하였고, 사용방법도 배우지 못했기 때문입니다. 모든 사람은 가능성을 갖고 있습니다. 당신의 왼쪽 뇌에 사랑의 메시지를 보내세요. 강한 사랑의 메시지를 당신의 왼쪽 뇌는 오른쪽 뇌가 배움에 도움을 줄 것이라는 사실을 아직 모르고 있으니까요. 자, 이제 눈을 뜨고 당신의 신체를 느껴 보세요. 이 멋진 맥박, 이 위대한 기적을, 두발을 바닥에 대고 편안히 앉으세요. 숨을 들이쉬면서 조금이라도 편치 않은 부분이 있으면 숨으로 내보내세요. 그 편치 않은 부분을 찾게 되면 숨을 내쉴 때, 그 긴장도 빠져나가도록 하세요. 당신이 의식하고 있는지 모르겠지만, 숨은 마시고 내쉬는 것이지요. 지금 이 자리에서 새로운 배움을 위해 준비하는 동안 활기 있게 숨을 쉬어 보세요. 이 활기는 당신의 구석구석을 채울 것입니다. 반가운 마음으로 산소를 마실 때마다 이 활기는 당신을 충만하게 하고 양분도 주지요. 당신의 호흡을 느껴 보세요. 그리고 이 호흡으로 당신이 살찌고 있음을 느껴 보세요. 이제 당신의 속 깊숙한 곳에 가서 자신에 대한 감사의 메시지를 전하세요. 이제야 당신은 필요치 않았으면서도 짊어지고 다녔던 것들을 포기할 수 있을 것입니다. 그것들에게 정다운 작별인사를 하고 떠나보내십시오. 그리고 현재의 자신에게 잘 맞는 것들을 생각해 보고 그 필요한 것들을 더 가질 수 있는 마음가짐을 갖추도록 하세요. 당신 자신을 감사히 생각하면서 오늘의 배움을 시작합시다.』

3. 당신은 해냈습니다!

『편안한 자세를 취하십시오. 당신이 어머니의 자궁 밖으로 나온 이후 어떤 '여행'을 해왔든지 간에 당신 자신이 해냈다는 사실을 생각해 보세요. 이 사실을 깨닫고 보면 그 증거들도 볼 수 있지요. 이제부터 당신이 배운 것 중에서 당신에게 도움이 되는 것, 당신에게 방해가 되는 것, 그리고 필요하지만 아직 배우지 못한 것에 대해 생각해 보세요. 두 손을 모으세요. 우리는 모두 똑같은 생명력에서 태어났으며 스스로 충만하게 피어날 수 있는 잠재력이 있음을 깨달아 보세요. 우리는 모두 타인과 연결될 수 있습니다. 그럼으로써 우리의 삶과 타인의 삶이 풍성하게 될 뿐 아니라, 우리가 존재하고 있다는 사실도 영광스러운 것이 되지요. 우리가 갖고 있는 자원을 활용하면, 우리 앞에 닥칠 수 있는 그 무엇에도 대처할 수 있습니다. 떠다니는 생명력을 느껴 보시겠습니다. 결정하는 사람은 바로 당신임을 기억하세요. 당신의 자원을 사용하는 사람은 바로 당신입니다. 그 누구도 아닌 바로 당신이 경험하고 희망하고 바라고 괴롭히고 걱정하고 따뜻이 보살피는 것입니다. 그러므로 그 누구도 당신이 선택해서 사용한 것에 대해 책임질 수는 없습니다. 자! 잠시 당신과 당신의 몸속에 퍼져 있는 생명력과 사귀는 시간을 가져 보세요. 여러 가지 일들이 일어날 수 있도록 새로운 공간을 만들어 보세요. 공간을 만들고 없애는 것은 당신의 뜻에 달려 있음을 아시겠죠? 자! 이제, 아주 천천히 눈을 떠주세요.』

4. 자존감을 유지시키는 상자!

『자! 이제 당신의 자존감을 유지시키는 상자를 하나 드리고자 합니다. 이것을 잘 받아서 사용하시기 바랍니다. 이 상자 안의 첫 번째 물건은 탐정 모자입니다. 당신이 일상생활에서 의문이나 질문이 있을 때 또는 '이것들이 서로 어떤 관계에 있을까?' '모르는 부분을 어떻게 찾아서 알게 할 수 있을까?'라는 생각을 할 때 곧바로 머리에 쓰는 것입니다. 이것은 판단의 반대입니다. 많은 사람들은 탐색하기도 전에 판단해버립니다. 그러나 당신은 이 탐정 모자를 항상 갖고 있다가 의문, 질문, 모르는 부분이 생길 때, 이 모자를 쓰고 탐색 여행을 떠나시기 바랍니다. 상자 안에 있는 두 번째 물건은 목에 걸 수 있는 메달입니다. 이 메달의 한쪽 면에는 아름다운 보석으로 '예'라는 글자가 박혀 있습니다. '예' 밑에는 "저를 알아주셔서 감사합니다. 지금 저에게 요구하신 것은 저에게도 잘 맞으므로 대답은 '예'입니다"라고 쓰여 있습니다. 다른 면에는 마찬가지로 아름다운 보석으로 된 '아니요'라는 글자가 박혀 있습니다. "저를 알아주셔서 감사합니다. 지금 저에게 요구하신 것은 저에게 맞지 않으므로 대답은 '아니요'입니다."라고 쓰여 있습니다. 이 메달은 정직의 열쇠입니다. '예'와 '아니요'는 모두 사랑스러운 단어입니다. '예'라고 말하면서 '아니요'를 느낀다면, 또는 '아니요'라고 말하면서 '예'를 느낀다면, 스스로 정직하지 않은 것이며 자신을 약하게 만드는 것입니다. 그러므로 당신의 의식 속에서 이 메달을 항상 상기하고 참된 '예'와

'아니요'만을 말하며, 당신의 정직이 손상을 입지 않으며 강한 사람이 되게 하십시오. 다음 물건은 힘을 주는 요술봉, 용기를 주는 막대기, 소원을 비는 요술봉의 이름으로도 불리는 막대기지요. 어떤 방향으로 가고자 하는 소망으로 욕구가 생길 때, 이 막대기를 손에 쥐고 그 방향으로 나아가십시오. 두려움을 뒤에 두고 말입니다. 두려움이 다 사라질 때까지 기다린다면 아무것도 할 수 없을 것입니다. 이 힘을 주는 요술봉을 손에 쥐고 앞으로 나가면 대개의 경우 목적지에 다다를 무렵 두려움은 이미 사라지고 말 것입니다. 그리고 자신에게 힘을 주기 위해 이 요술봉을 사용하라는 것은 '이것이 나에게 적합한가?' '나는 어디로 가고 싶은가?'를 질문하면서 자신을 하나의 참고자료로 사용하라는 뜻입니다. 비전을 가진 사람은 바로 당신입니다. 다른 사람들은 당신의 비전을 볼 수 없기 때문에 당신을 알거나 이해하지 못해서 당신이 하려 하는 일을 하지 못하도록 설득시키려 할 것입니다. 많은 사람들이 미지의 세계로 들어가는 것을 불신하지만, 당신은 당신을 이끌어 주는 비전과 희망을 있기에 그곳으로 갈 수 있습니다. 우리의 대부분은 혼자 가야 합니다. 만약 혼자가 아니라면 자신의 두려움 때문에 가지 말자고 하는 주변 사람들에게 당신이 설득당할 수 있기 때문입니다. 우리의 내적 성장은 강하므로 계속 새롭게 표현되고 싶어 합니다. 그러므로 당신이 자신의 비전, 꿈, 희망, 소망을 향하여 움직이도록 허용하는 것은 곧 자신을 더 성장하게 만드는 것입니다. 다음 물건은 황금 열쇠입니다. 이 황금 열쇠로는 어떤 문이나 열 수 있고, 어떤 질문도 할 수 있으며, 말할 수 없는 것을 말하게 하고, 할 수 없는 것을 해 보게 하고, 가능성을 열고, 모든 틈새로 들여다보며, 아주 작은 움직임까지 알아차리게 합니다. 이것이 당신의 황금 열쇠입니다. 다음은 지혜의 상자입니다. 지혜의 상자는 당신이 세상에 태어나면서 물려받은 유산의 일부입니다. 나의 경우 배꼽에서 5센티미터 정도 들어가서 심장으로 올라가는 길 중간쯤에서 이 지혜를 찾았습니다. 지혜의 상자는 우주의 모든 지혜, 즉 과거의 모든 지혜와 당신 안에 숨어 있는 지혜와 연결되어 있습니다. 가끔 방향을 지시해 주는 것처럼 느껴지는 부분으로 '조용하고 작은 소리'라고도 불리지요. 깊숙한 곳에 위치하며, 미리 알고 방향을 제시해 주려하는 바로 그 부분입니다. 그러나 생각이나 감정처럼 이 지혜의 상자를 수술대 위에서 찾아볼 수는 없습니다. 비록 수술대 위에서 찾을 수는 없으나, 그 존재에 대해 의심해 본 적은 없습니다. 우리가 자기방어와 두려움에서 완전히 벗어날 때 이것은 우리의 것이 되며, 우리는 성장하고 지혜를 갖게 됩니다. 우리 인생에서 가장 중요한 일은 아마도 우리와 우리의 지혜 사이를 가로막고 있는 것들을 치우는 것입니다. 그리하여 모든 사람들이 지혜의 상자를 갖고 있다는 것과 그것을 두드리기만 하면 된다는 것을 아는 겁니다. 당신의 자존감을 유지시키는 상자를 다시 한 번 보십시오. 탐색을 위한 탐정 모자, 정직을 위한 메달, 비전 쪽으로 가게 하는 힘을 주는 막대기, 당신의 몸은 우주와 우주가 소유하고 있는 모든 것을 그대로 부어 주고 있습니다. 다시 당신의 호흡에 주의를 기울이십시오. 만약 이 도구들이 손닿는 곳에 없거나 한 번도 사용해 본 적이 없다면 자신에게 맞는지 알아보고 자신의 것으로 만들어 보면 어떨까요? 지혜의 상자와 다른 도구들을 사용해 가면서 당신의 심리적 옷장 안에 채우면 어떨까요? 지혜의 상자와 다른 도구들을 사용해 가면서 당신의 심리적 옷장 안에 무엇이 있으며 지금 자신에게 필요한 것이 무엇인지를 살펴보십시오. 그 속에는 '아니요'를 느끼면서 '예'라고 대답했기 때문에 생긴 분노, 노여움, 거부와 "너는 나쁜 짓을 했기 때문에 잘 될 수 없어."라고 당신이 과거에 들었던 말들을 찾을 수도 있습니다. 그러나 이제 당신은 이것들을 있는 그대로 볼 수 있습니다. 이것들은 바로 당신 자신에 대한 오해입니다. 이런 것들은 가려내고 알아차리고 버림으로써, 다시 말하면 자신을 새롭게 보는 결과로, 새로운 물건을 둘 수 있는 자리가 생기게 됩니다. 새로운 비전을 가지면 거기에 도달할 수 있는 기회는 당신이 지구의 중심과 연결됨으로써 많아집니다. 지구는 힘을 위로 끌어 올려서 당신의 발과 다리에게 에너지를 주어 단단히 서게 하는데, 이는 곧 생각하고 알고 지식을 모으며 합리적이 되는 능력입니다. 당신은 천상으로부터도 에너지가 만나, 제3의 에너지가 됩니다. 이 제3의 에너지는 우리 내면의 에너지를 외면으로 옮기게 하는데, 우리의 눈, 귀, 팔, 피부, 그리고 사고는 외면의 에너지와 연결된 준비를 하고 열려 있습니다. 만약 아직 제3의 에너지를 만날 준비가 되진 않았으나 준비 중이라면, 이를 알아차려 사랑해 주면서 서로 만날 수 있게 하십시오. 오늘 아침, 하루를 시작하면서 당신은 단단한 땅 위에 굳건히 서 있으며 이 우주에 사는 아름답고 멋진 존재라는 것과 이 모든 것의 장엄함에 대해 배울 수 있도록 하십시오. 지금 당신을 포함해서 이 세상에 그 누구라도 당신에게서 힘을 받아야 하거나, 또는 당신이 힘을 보내주고 싶은 사람이 있다면 지금 바로 힘을 보내 주십시오. "당신이 사용할 수 있는 대로 이 힘을 사용하십시오."라는 사랑의 메시지와 함께 말입니다. 자, 이제 부드럽게 당신의 주의를 완전히 이곳으로 돌아오게 하고 천천히 아름다운 눈을 뜨고 편안하게 주위를 둘러보십시오. 만약 어떤 행동을 하거나 소리를 내고 싶다면 그렇게 하십시오.』

Chapter 08

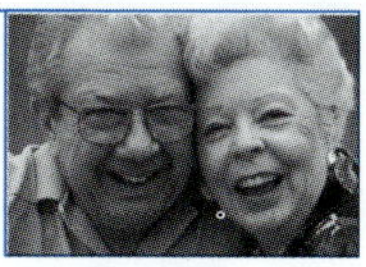

DBT 고통감내웃음치료

Linehan(1993)은 DBT(Dialectical Behavior Therapy) 고통감내기법으로써 웃음(미소 짓기)을 소개하고 있다. 즉, 현실의 아픔과 고통을 수용하면서, 미소 짓기(웃음)를 통해서 극복하고 실생활에 적용하면서 살아가는 지혜의 마인드를 기술해주고 있다.

몸으로 현실을 받아들이십시오. 얼굴, 목, 어깨, 근육을 이완시키십시오(근육을 수축했다가 이완하는방식을 사용하거나, 모든 긴장을 몸에서 흩어 버리십시오). 긴장하고 있는 상태에서 웃는 웃음은 찡그린 웃음입니다. 이러한 웃음은 실제로 무언가를 숨기거나 덮으려는 의도가 있는 것처럼 보입니다. 살짝 미소는 얼굴 근육이 이완된 상태로 입술이 살짝 위쪽으로 올라간 상태입니다. 잔잔한 미소를 짓는 편안한 얼굴 표정을 연습해 보십시오. 몸은 항상 마음과 소통한다는 사실을 기억하십시오.

1 아침에 눈을 뜨자마자 살짝 미소 짓기

아침에 눈을 뜨자마자 '미소' 라는 단어를 볼 수 있도록 천장의 벽 혹은 잘 보이는 곳에 붙여 놓거나 표식을 매달아 두어서 바로 볼 수 있게 하십시오. 이 표식은 미소 짓는 것을 잊지 않도록 도와줄 것입니다. 잠자리에서 일어나 숨을 쉬기 전 이 순간을 잘 활용하십시오. 살짝 미소를 지은 상태에서 3번 정도 천천히 숨을 들이쉬고 내쉬도록 하십시오. 호흡을 따르십시오.

2 잠깐의 휴식시간에 살짝 미소 짓기

잠시라도 앉아 있거나 서 있어야 할 때는 살짝 미소를 지어 보십시오. 아이들을 바라보거나 낙엽, 벽에 있는 그림, 또는 고정되어 있는 것을 보면서 미소를 지어 보십시오. 숨을 세 번 정도 조용히 내쉽시오.

3 음악을 들으면서 살짝 미소 짓기

2~3분 정도 음악을 들으십시오. 음악의 가사와 리듬, 그 음악이 정해 주는 감상에 집중해 보십시오. 음악에만 집중해야 합니다. 다른 일상과 관련된 생각이나 공상을 하지 않도록 하십시오. 들숨과 날숨을 관찰하면서 살짝 미소를 지어 보십시오.

4 짜증이 날 때 살짝 미소 짓기

'짜증이 난다'는 것을 깨달았을 때 즉시 살짝 미소를 지으십시오. 숨을 조용히 세 번 정도 쉬면서 살짝 미소를 지어 보십시오.

5 누운 상태에서 살짝 미소 짓기

평평한 바닥에 누워 양팔을 자연스럽게 펴고 다리를 약간 벌린 후 쭉 펴십시오. 살짝 미소를 지으면서 숨을 천천히 들이마시고 내쉽니다. 숨에 주의를 집중하십시오. 몸에 있는 근육의 긴장을 푸십시오. 각 근육이 마치 마룻바닥에 붙어 있는 것을 상상하거나, 각 근육을 좋은 봄날 산들바람에 부드러운 비단이 걸려 있는 것처럼 상상해 보십시오. 모든 긴장을 풀고 호흡과 살짝 미소 짓기에 주의를 집중하십시오. 따뜻한 햇살 아래 나른하게 누워있는 고양이나 강아지처럼 몸 근육에 있는 모든 저항을 풀어 버리십시오. 15회 정도 호흡을 하면서 계속하십시오.

6 앉은 상태로 살짝 미소 짓기

허리를 바로 세우고 바닥에 앉거나, 발바닥을 바닥에 붙인 채로 의자에 앉으십시오. 살짝 미소를 지은 상태로 숨을 들이쉬고 내쉬도록 하십시오.

7 증오하거나 경멸하는 사람을 명심하면서 살짝 미소 짓기

조용히 앉아 숨을 쉬면서 살짝 미소를 지으십시오. 심한 고통을 준 사람의 이미지를 생각하십시오. 그 사람에게서 찾을 수 있는 가장 혐오스럽고 경멸스러운 것을 찾아보십시오. 그 사람을 행복하게 하는 것은 무엇일까? 그 사람이 일상에서 어떤 고통을 받을까를 생각해 보십시오. 그 사람의 인식을 생각해 보십시오. 그 사람이 어떠한 생각 양식을 따르는지 그 사람의 시각에서 살펴보십시오. 무엇이 그 사람에게 활력을 주고 희망을 줄까 생각해 보십시오. 그 사람의 의식 상태를 생각해 보십시오. 그 사람의 관점이 열려 있는지, 자유로운지, 그리고 그 사람이 어떠한 편견이나 좁은 마음, 증오나 화의 영향을 받는지 살펴보십시오. 당신의 마음속에 동정심이 맑은 물에서 차오르는 것처럼 느껴질 때까지, 화나는 마음과 적개심이 사라질 때까지 계속하십시오. 동일한 사람을 놓고 몇 회에 걸쳐 같은 연습을 하십시오.

8 "감사해요!" 라고 감사표현을 하면서 살짝 미소 짓기(필자)

마음으로부터 감사함을 담고 상대방에게 살짝 미소를 지으면서 표현을 해준다.

9 "사랑해요!" 라고 사랑표현하면서 살짝 미소 짓기(필자)

마음으로부터 사랑을 담고 상대방에게 살짝 미소를 지으면서 표현을 해준다.

Chapter 09

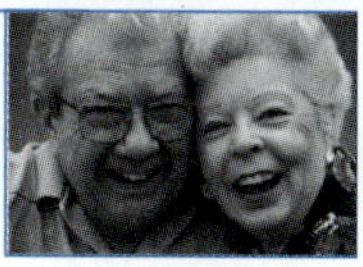

근육이완 웃음치료

근육이완 웃음치료를 할 때, 카운트는 다음과 같이 3단계로 실시한다. 최대한 목소리 톤(tone)을 부드럽고 명확하게 그리고 시간간격을 유지하며 카운트를 하는 것이 매우 중요하다.

들이쉬기(Inspiration, 5초간 들숨) : 1, 2, 3, 4, 5.

유지(Holding, 5초간 유지하기)하기 : 5, 4, 3, 2, 1.

내쉬기(Expiration, 5초간 날숨) : 5, 4, 3, 2, 1.(내쉬면서 얼굴에 웃음 짓기)

단, 노약자, 임산부, 공황장애, 불안장애, 우울증, 강박증, 편집증의 환자에게는 카운트의 시간을 짧게 끊어서 실시할 수도 있다.

자! 몸을 정좌를 취하고, 편안한 마음으로 총 18개의 근육이완 웃음치료를 실시하겠습니다.

1. 자! 양손을 이마 위에 대고서 이마와 양손에 모두 긴장을 주면서 들이쉬고, 긴장을 풀어주면서 내쉬기를 하면서 웃는다.

2. 자! 오른손을 왼쪽머리 위에 대고서 긴장을 주고, 다시 풀어주며 내쉬기를 하면서 웃는다.

3. 자! 왼손을 오른쪽머리 위에 대고서 긴장을 주고, 다시 풀어주며 내쉬기를 하면서 웃는다.

4. 자! 양손을 깍지를 끼고서 뒷머리 쪽에 대고서 긴장을 주고, 다시 풀어주며 내쉬기를 하면서 웃는다.

5. 자! 미간에 긴장을 주고, 다시 풀어주며 내쉬기를 하면서 웃는다.

6. 자! 양쪽 눈에 긴장을 주고, 다시 풀어주며 내쉬기를 하면서 웃는다.

7. 자! 양쪽 어깨를 귀까지 올리며 긴장을 주고, 다시 풀어주며 내쉬기를 하면서 웃는다.

8. 자! 양손을 올리며 알통을 만들면서 긴장을 주고, 다시 풀어주며 내쉬기를 하면서 웃는다.

9. 자! 양손을 어깨 위에 올리고 180°정도를 머리 뒤쪽으로 양팔을 뻗으면서 긴장을 주고, 다시 풀어주며 내쉬기를 하면서 웃는다.

10. 자! 양손을 히프 뒤로 쭉 뻗고 고개를 위로(하늘로) 쳐들면서 긴장 을 주고, 다시 풀어주며 내쉬기를 하면서 웃는다.

11. 자! 가슴을 들어 올리며 배를 넣으며 흉식호흡을 하면서, 양쪽가슴에 긴장을 주고, 다시 풀어주며 내쉬기를 하면서 웃는다.

12. 자! 양손에 긴장을 주고, 다시 풀어주며 내쉬기를 하면서 웃는다.

13. 자! 배를 맹꽁이처럼 복식호흡을 하면서 부풀리면서 긴장을 주고, 다시 풀어주며 내쉬기를 하면서 웃는다.

14. 자! 배를 깊이 넣으면서 흉식호흡을 하면서 긴장을 주고, 다시 풀어주며 내쉬기를 하면서 웃는다.

15. 자! 양쪽 무릎 위에 양손을 올리고 발을 들고, 양손을 밑으로 누르면서 긴장을 주고, 다시 풀어주며 내쉬기를 하면서 웃는다.

16. 자! 양발을 쭉 펴고서 발끝을 안쪽으로 긴장을 주고, 다시 풀어주며 내쉬기를 하면서 웃는다.

17. 자! 양발을 쭉 펴고서 발끝을 바깥쪽으로 긴장을 주고, 다시 풀어주며 내쉬기를 하면서 웃는다.

18. 자! 허리를 굽히어 양손으로 양발을 잡으며 긴장을 주고, 다시 풀어주며 내쉬기를 하면서 웃는다.

Chapter 10

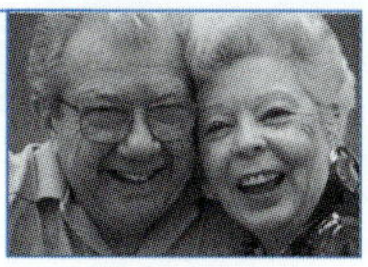

임상웃음치료사례

다음은 웃음치료임상과정(Laughter Therapy Clinical Process)에서 실제적으로 다루었던 많은 웃음치료, 가족치료, 분노치료, 심리치료과정에서 얻은 경험 수기 사례들 바탕으로 사이코드라마 역할극 실습(Psychodrama Role-Play Practice)에 접목하여 활용할 수 있는 사례들을 예로 들어 소개하고자한다.

본 웃음치료임상과정(Laughter Therapy Clinical Process)은 나사렛대학교 평생교육원 분노치료, 웃음치료, 가족치료, 심리상담 과정과 천안소년교도, 의정부교도소, 대전교도소, 여주민영교도소, 청송교도소, 수원보호관찰소, 천안보호관찰소, 정신병원에서 실시한 전인격치유세미나(The Whole Personality Healing Seminar) 과정에서 수확한 자료들을 수집하고 정리한 것이다.

돌이켜 보건대 회기를 진행하면서 많은 도움과 치료의 역사가 일어난 분들도 계시고, 반대로 회기 진행 중에 분노가 폭발해서 중도하차하신 분들도 있었다. 많은 시행착오를 거쳐 필자는 6년 동안의 자료를 수집하여, 그 중에서도 누구나 다 같이 공유할 수 있고 생각해볼 수 있는 사례들로 구성해보았다.

구성된 사례들은 일반적, 전형적인 사례들로서, 우리 가정, 사회, 학교, 직장과 그 밖의 공동체에서 겪을 수 있는 공통적인 정황들이다. 간혹 몇몇 사례들은 이해할 수가 없고 자신에게 새로운 간접적인 경험으로서 때로는 혼란을 가져다 줄 수도 있을 것이다. 그럼에도 불구하고 이 귀중한 사례들을 통해서 분노치료 임상학습과 발전을 위해서 공헌해주신 여러분의 사려 깊은 관심과 사랑에 감사함을 표명합니다.

사례 1 잃어버린 웃음! (L씨, 남, 30)

아직도 생각만 하면 분노가 일어나는 일은 이 곳에 들어오기 전 이야기입니다. 이곳에 들어오기 전에 같은 학교 애들과 어울려 새벽에 돌아다니며 놀다가 슈퍼 앞에서 이야기를 하다 그곳에 들어가게 되었는데 주인아저씨가 주무시고 계셔서 돈을 가지고 나오려다 일단 긴장을 풀기 위해 담배를 한대 피우고 있는데 택시 한대가 슈퍼 앞에 멈춰서 기사 아저씨가 슈퍼 안으로 들어가자 주인아저씨가 잠에서 깨셨습니다. 그러다 같이 있던 친구 한명이 택시 강도를 하자고 해 그에 응했었습니다.

그렇게 한 차례의 범죄를 저지르고 또 다시 택시 강도를 수차례 했었습니다. 그 때 당시 제일 나아가 많음에도 불구하고 동생들과 함께 범죄를 저지른 제 자신에서 화가 나고 분이 가시지 않습니다. 후회는 아무리 해봐야 늦은 거지만 타임머신이 있다면 과거로 돌아가고 싶습니다. 저는 원래 웃음이 많았는데 웃음을 잃어 가는 것 같습니다. 이번 웃음 치료로 인하여 잃어버린 웃음을 다시 찾고 싶습니다.

사례 2 웃음치료 선교의 길! (C씨, 남, 55)

개인적인 필요성에 의하여 웃음치료를 시작하였으나 수업을 하면서 대중화, 웃음치료 부흥회, 웃음치료선교회 등을 생각하게 되었습니다. 때로는 어색한 분위기로 시작한 적도 있지만, 웃다보니 실제로 웃음을 즐기고 그와 함께 기분이 좋아지는 것을 경험 했습니다. 웃는 흉내라도 내면 인체가 좋아하여 엔도르핀을 분비 한다는 사실은 창조주 하나님이 어떠한 분인지를 다시금 생각하게 하는 단서가 되었습니다.

웃음의 대가이신 하나님, 인간의 슬픔과 고난을 웃음으로 승화시키시는 하나님, 웃음으로 축복을 주시는 주님의 모습, 웃음이나 미소를 아름답게 보는 인간의 본성적 욕구 등을 떠올리면서 웃음의 의미와 역할을 재고해 보는 기회가 되어서 참 좋았습니다.

임상 실습을 위하여 보호 관찰소를 방문하고, 공무원 교육장을 방문하고, 복지관을 찾았고, 서울의 수정교회에서 웃음치료 부흥회를 하는 경험을 하면서 웃음치료를 통한 대 부흥회의 불길을 지필 수 있고, 또 그렇게 되도록 해야 한다는 확신을 갖게 되었습니다.

1920년대의 눈물과 회개의 대 각성 운동이 이제는 박장대소하는 웃음으로 한국의 기독교는 새로워져야하고 변화된 한국의 기독교가 세계를 천국화하는 중심역할을 해야 할 것을 생각하면서 앞으로 웃음 치료야 말로 천국 건설에 있어 선구자적 역할을 할 것을 확신했습니다. 여러 가지로 많은 것을 느끼고 깨닫고 결심할 수 있는 기회가 주어져서 참 좋았습니다. 교수님께 감사드리고, 주님께 영광을 돌려 드립니다.

사례 3 웃음치료 노인선교! (C씨, 여, 53)

웃음치료사과정을 통해 내 자신에게 많은 변화가 생겼다. 먼저 자신이 행복해졌고, 가족도 행복하게 만들려고 노력했으며, 학원 아이들과 주변 사람들에게 웃음의 필요성, 중요성을 인식 시키게 되었다. 웃음 치료의 효과로 만나는 사람들이 요즘에 더 예뻐졌다는 이야기를 했고, 본인은 자신감과 담대함이 더 생겼음을 실감했다. 실습기관인 아우네 복지관에서 어르신들과의 상호작용은 평소에 익숙해져 있었기 때문에 그리 걱정은 하지 않았지만 '실습이다.' '웃음치료의 선을 보이는 것이다.' 생각하니 부담감과 걱정이 많았는데 실전에서 준비한 것보다 더 자신감 있게 진행한 것에 스스로에게 놀랐다. 또한 실습을 통해 나름대로 재미와 사명감을 느끼게 되었다.

어린아이들과 같이 해맑게 웃으시는 어르신들의 표정을 보며, 과연 그들의 남은여생에 무엇을 값지게 드릴 수 있을까? 그래! 내가 더 멋지고 유능한 웃음치료사가 되어 그들이 행복하게 웃으며 살다가 웃으며 주님 품으로 갈 수 있도록 하는 것이 하나님이 주신 달란트가 아닌가? 그래서 하나님 계획대로 사회복지를 준비시키지 않았나? 하는 사명감을 갖는 계기가 되었다. 짧은 실습기간 동안 체계적이고 전문적인 기술을 발휘하지는 못했지만 앞으로 많은 기회가 주어진다면 봉사 정신으로 달려갈 것이다. 교수님께 웃음치료에 대한 열정과 배움을 얻을 수 있게 된 것에 대해 진심으로 감사드리며 하나님께 영광을 돌립니다.

사례 4 웃음은 나의 분노 치료제! (R씨, 여, 45)

처음에는 시간이 많아서인지 걱정을 만들어 하는 편이었다. 아이들의 장래 걱정, 학교 성적 걱정으로 답답해 하다가 우연히 웃음치료와 인연이 되어 이 수업을 시작했는데 의외로 성격에 많은 변화를 가져왔다.

옛날에는 항상 가족이, 남이 문제였던 것이 웃음치료 후에는 모든 것을 내 자신으로 돌려 생각하다보니 긍정적 사고로 전환이 되었다. 특히 우리 남편에 대한 분노가 제일 심했는데 내가 바뀌다 보니 남편이 더 좋은 쪽으로 바뀌며 나를 대하는 태도가 진지해지고 나를 이해해주어 예전에 느꼈던 분노라는 놈이 씨앗도 없이 사라져 버렸다.

우리 가정은 나로 인해 웃음을 되찾고 새 기분, 새 환경, 모든 것이 사랑으로 충만할 수 있게 되었다. 내가 긍정적인 변화를 갖게 해준 웃음 가족과 교수님께 감사드립니다.

사례 5 고뇌 속의 웃음! (C씨, 남, 45)

『시간은 약이다. 마음에 와 닿는 이야기 인 것 같다. 물론 시간이 흐른다면 어떠한 분노의 마음도 자연스레 수그러진다는 사실. 그러나 그 시간이 흐르기까지의 분하고 분했던 마음들 지금 교수님의 웃음치료법을 하였다면 어떻게 되었을 까? 오늘 참으로 박수도 많이 치고 소리치며 웃는 내 마음이 얼마나 기분이 상쾌했던지 오래간만에 그렇게 박수치고 소리를 질러보기는 처음인 것 같았습니다. 그동안의 스트레스가 많이 아주 많이 풀려서 인성교육 첫 시간이 끝나고 돌아가는 발걸음이 무척이나 가벼웠고 기분이 뿌듯한 게 정말 좋은 시간이었던 것 같았습니다.

물론 처음에는 인성교육이 이상스레 흘러가는 것 같아서 조금은 어색하고 낯선 느낌도 들었지만 시간이 지날수록 내가 그 상황에 빠져서 교육을 받다보니 예전의 내가 화가 나고 분노가 끓던 생각에 이런 교육을 접목시켰더라면 하고 가만히 웃음을 지어봅니다.

2005년 1월 구속이 되고 난 뒤의 과정에서 있었던 일이 몹시 화가 났던 일이 생각나 잠시 이야기를 해볼까 합니다. 참고로 저는 부동산을 하면서 직원들이 많이 있었던 관계로 부동산에 관한 일이라면 무엇이든 하였습니다. 제가 알고 있는 상태의 고소건이 아닌 나하고는 상관이 없는 일로인하여 직원들이 회사에서 고객 분들을 유치해서 계약을 하고 뜻대로 되지 않자 제가 시킨 것 인양 공소장에 하나둘씩 포함시키고 있었다는 것을 알게 되었습니다. 나중에 그 사실을 알고 난 뒤 짧은 시간 접견장에서의 대화로는 무고함을 알릴 수 없었던 상황에 미칠 것만 같은 내 심정. 속수무책으로 당할 수밖에 없었던 배신감의 분노글로서는 다 표현을 할 수가 없는 상황, 본인이 아니고서는 마음에 와 닿지 않는다는 사실을 잘 알고 있습니다. 믿었던 사람들에 대한 배신감. 나 자신에게 대한 무력감. 여러 가지의 분노가 걷잡을 수 없이 일어났던 몇 달동안의 순간 속에 화가 치솟다보면 나중에는 웃음이 나온다는 사실! 교수님의 웃음치료법이라고 나 할까요?

그 당시에 류 교수님의 강의를 들을 수 이었다면 분했던 마음을 많이 진정이 됐을 텐데! 결국에는 사랑하는 아내와 보물보다 귀중하고 소중한 예쁜 딸들이 생각나 마음을 가다듬고 차분히 대처하기를 몇 달 결국에는 그 부분에 대해서는 무죄를 받고 공소장이 변경되면서 지금의 형량을 받고 열심히 살아가고 있습니다.』

사례 6 내 웃음 어디에! (Y씨, 여, 44)

『저는 항상 웃고 다니는 사람이었어요. 어떤 분이 그러시던 군요. 저보고 맨 날 무슨 그런 좋은 일이 많아서 웃고 다니세요? 저도 몰라요. 타고난 것 같아요. 저의 친정엄마 때문이기도 하구요. 저의친정엄마는 5남매를 키우시면서 항상 웃고 다정하시며 긍정적이셨어요. 잘한다! 착하다! 애들 하나하나에 따라 특징을 말해가며 칭찬을 하셨어요. 우리 Y는 시집가서 잘 살아갈 거야! 복이 많아서! 그래서 저는 항상 자신감에 차있었어요. 사람들마다 인상이 좋다. 착하다하며 절 좋아하더군요. 그런데 막상 결혼을 하고보니 남편이 매사에 잔소리를 하더군요. 참고로 저는 덜렁덜렁 선머슴이었거든요. 남편은 완벽주의자입니다. 그러니 우리엄마는 항상 잘한다 최고다 했는데, 반면에 남편은 음식만 해서 내놓으면 맛있다가 아니라 짜다, 짜다였다. 김치를 담으려고 배추사오면 김치는 왜 담 거 또 짜게 할 건데 하고 잔소리를 하더군요. 하다못해 빗을 써도 제자리에 한번 쓴 물건은 모두제자리에 쓴 자리에 갖다놔. 지겹게 잔소리를 하던 군요. 그 후부터 전 하지만 전 한번 쓴 물건은 쓴 자리가 제자리였습니다.

그리고 제가 한번 실수하면 한술 더 떠서 한마디로 어른이 애 나무라듯 다 그쳤어요. 그러니 저는 그게 너무 힘들었습니다. 견디기 어려웠어요. 너무나 내가 살아온 길하고 틀렸으니까요. 저는 살면서 잘한다! 잘한다! 소리만 듣던 사람이 맨 날 잘못했다고 왜 제자리에 두지 않냐구하는 사람을 만났으니 미치겠더라고요. 조금만 잘못해도 봐주는 게 없이 난리를 치니까 오히려 내 잘못을 잊어버리고 도리어 분노만 생겼어요. 분노가 생겨 쌓이고 쌓이니 내가 우울해지고 신경이 예민해져서 속병까지 생겼어요. 남편이 문 따는 소리만 들어도 반사적으로 벌떡 일어나면서 가슴이 두근두근 하구오늘은 무엇으로 트집 잡으려나 그런 마음으로 18년을 살았답니다.

그리고 저는 아이 둘을 저의 친정엄마처럼 똑같이 키웠어요. 잘한다! 왜 이리 잘하니 착하다! 생각보다 너무 잘했네! 하면서 키웠죠. 초등학교 때까지는 공부도 썩 잘 하구 너무 만족이었어요! 그런데 현실은 아이들이 중, 고등학교 올라가면서 공부를 썩 잘하지 못하고 보통으로 하는 게 속상했나봅니다. 내가 잘못 키워서 그런가? 왜 이리 못했냐고 왜 이리 욕심이 없냐고 때려가면서 키우지 않아서 애들이 악착같이 욕심을 안 부리나? 내가 애들을 잘못 키웠나 하고 죄책감이 들면서 또 우울증이 찾아왔지요. 그래도 워낙 제가 웃고 살았으니까 우울증까지는 가지 않았지요. 저는 공부보다 애들이 더 행복했으면 좋겠다는 마음에 그렇게 키웠는데 막상 공부를 보통으로만 하니 또 그게 아니더군요. 사람마음이 왜 이리 간사한지! 우리 애들도 좀 알았으면 좋겠어요. 지금의 노력이 미래의 행복이란 걸요.

남편을 생각해도 아이들 미래를 생각해도 우울하고 불안해지는 게 생각과 마음이 따로 놀더군요. 그러니 점점 웃음도 잃어가고 애들 얼굴만 봐도 걱정되고 밉기도 하고 해서 이게 아니다. 초심으로 돌아가자 사실은 애들 행복이 제일 중요하잖아요. 그래 내가 행복하자 애들한테서 남편한테서 행복을 찾지 말고 내 스스로가 행복하자 마음을 바꾸고 지금이 순간을 위해서 행복하자 하고 돌파구를 찾는 중에 TV에서 웃음치료를 보고 아이거다 했는데, 때마침 나사렛대 평생교육원에서 온 전단지를 보고 신청을 했어요. 그런데 막상해보니 그냥 웃는 거하고 억지로 웃음을 만들어서 모르는 사람끼리 둘러앉아서 웃고 표현을 하는 게 어색해서 처음엔 너무 힘들었어요. 그런데 "우리는 행복해서 웃는 게 아니라 웃어서 행복하다"는 말이 너무나 가슴에 와 닿았어요. 그리고 임상웃음과정을 거치면서 임상실습을 하는데 병원, 복지관, 공무원연수원, 교도소 등을 류 교수님을 따라 다니면서 또 학업동료들과 같이하면서 너무 행복했습니다. 웃음으로 어려운 처지에 있는 분들을 웃음을 선물할 수 있다는 것이!

웃음치료를 하고 집으로 오면 저도 모르게 발걸음도 가볍고 기분이 좋아져서 "당신은 못 말리는 땡벌! 당신은 못 말리는 땡벌"노래가 절로 나옵니다. 그럼 저의 남편은 씨익하고 웃는답니다. 일주일에 한번인데도 제 삶이 너무 즐거워졌어요. 웃음치료사 임정남 박사님이 그러시더군요. "수영도 물에 들어가야 수영을 할 수 있듯이 웃음도 소리 내어 웃어야 웃는 거라고!" 지금은 남편이 저한테 참 잘해줘요. 웃음치료 하기 전에는 제가 남편만 원망하고 저한테는 아무 문제가 없는 줄 알고 남편만 바뀌었으면 하고 맨 날 기대했었는데, 웃음치료 후 제가 달라지니까 남편도 달 라 졌어요. 지금은 남편이 저를 웃깁니다. "～아!, ～하! ～하! ～하! ～하!" 저도 따라서 웃고요. 지금은 우리남편이 저의 든든한 후원자입니다. 비싼 돈을 들여도 아깝지 않데요. 참고로 우리남편은 조금 짠돌이거든요. 그래서 저는 요새 아주행복하답니다.

어떤 단체나 어떤 모임만가도 웃음을 전해주고 싶어서 가슴이 콩닥콩닥 방망이질해요. 왜냐면 웃음치료가 너무 좋거든요. 이세상사람들이 모두 저처럼 행복해졌으면 좋겠습니다. 누군가 그러시데요. 이 세상에서 제일아름다운 꽃은 "웃음꽃(Laughter Flower)"이라 구요. "～아!, ～하! ～하! ～하! ～하!" 저의 수기를 읽는 여러분도 저와 함께 웃어 봐요. "～아!, ～하! ～하! ～하! ～하!"』

사례 7 터진 가슴 웃음으로 치료 (S씨, 남, 40)

웃음치료가 무엇인지 모르던 나에게, 하나님께서 저의 욕망과 시련을 통하여 웃음치료를 알게 하셨다. 웃음치료사 2급 과정이 2007년 9월부터 시작되었는데, 상반기에 투자를 잘 못하여 거의 전 재산을 다 잃는 일이 발생하였다. 그 충격으로 마음의 충격과 우울증이 심해, 가슴이 터질 것 같은 아픈 상처를 갖고 있던 나에게, 우연히 나사렛대학교 평생교육원을 통한 웃음치료사 과정을 알게 되었다.

처음에는 그냥 웃어보자, 마음껏 웃어보자며 시작한 웃음치료사 2급 과정이 지금은 1급 과정을 마무리하는 시점까지 오게 되었다. 거기에다 심리상담가 1급 과정을 하게 되니, 나의 영적성장과 내면아이의 치료로 통한 마음의 평안이 더할 수 없이 좋음을 느끼게 되었다.

웃음치료는 정말 마음의 상처를 가지고 있는 사람에게 좋은 효과가 있으며, 미래의 비전과 꿈을 갖게 하는 것 같다. 웃음치료사 1급 임상과정을 하면서, 많은 것을 배우고 느끼며, 사랑하게 되었다. 웃음치료는 웃음치료사 본인뿐만 아니라 같이 웃는 사람과 같이 치료효과가 있다.

지금은 어떤 역경이 오더라도, 이겨낼 수 있는 자신감과 마음의 담대함, 평안을 가지게 되었고, 세상에 소외되고 힘들어 하는 사람에게 힘과 꿈을 주는 일을 해 보고자 열심히 노력하고, 기도하고 있다.

베스트셀러 "잘되는 나(조엘 오스틴)"의 책에서 인생의 여닫이창이 2중문으로 되어 있는데, 현재 첫 번째 문을 열고 현재의 삶을 살고 있다. 우리는 잘못된 판단, 일, 과정을 과감히 뿌리치지 못하고, 문을 닫지 못한 채, 그 다음 문의 중간에서 고뇌하며 대부분의 삶을 살고 있는 것이 현실이다. 하지만, 과거의 문을 닫고, 미래의 문을 열면, 분명히 새로운, 무한한 가능성이 있는 세계가 나를 기다리고 있는데, 그렇지 못하고 생을 마감하는 것이 우리의 인생인 것 같다. 참 많은 생각을 하게 되었고, 용기와 꿈을 가지고 도전한다면, 현재의 삶이 분명히 새로운 삶으로 변할 수 있을 것이라는 희망을 가지게 되었다. 이런 희망을 실천하게 하는 원동력, 열쇠가 웃음치료가 아닐까 생각이 된다.

항상 웃으며, 긍정적으로 생각하며, 자신을 사랑하면서 준비할 때, 새로운 세계는 꼭 열릴 것이다. 하나님께서 시련을 통하여 나를 단련시키셨고, 새로운 희망과 꿈을 주셨다. 이제는 두렵지 않다. 무엇이든지 할 수 있다. 그리고 항상 감사하고 있다. 그리고 항상 열정적으로 가르쳐 주신 류창현 교수님께 감사드리며, 더 많은 과정을 통하여 배우려고 한다.

이 글을 읽고 계시는 역경과 시련의 가슴앓이를 하시는 아픈 모든 분들께 하나님의 사랑과 평강이 함께 하시길 바라며, 두려워하지 말고, 자기 발전을 위해 혼시의 노력을 하시기를 소원합니다. 분명 좋은 일이 준비되어 있다고 믿으시기 바랍니다. 이 세상은 여러분을 위해 준비되어 있습니다. 축복의 한 해가 될 것입니다. “Are you ready?”

Chapter 11 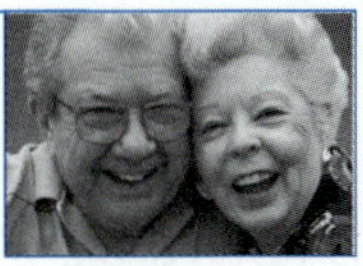

임상웃음치료 집단프로그램 절차

비자발적(unvoluntary Laugh)인 웃음을 통해서 우리 몸의 면역성과 항체를 만들어주는 면역단백질 G, A, 그리고 M 세포의 활성도가 매우 높게 측정되었으며, 체내면역 작용하는 T세포를 돕는 우리 몸의 항체인 인터페론 r(interferon : 바이러스 증식 억제 물질; cytokine(시토킨) : 혈액 속에 있는 면역 단백(蛋白)의 하나)의 증가와 백혈구증식을 가져왔다고 보고하고 있다 (Berk, Felten, Tan, Bittman, & Westengard, 2001).

선행된 연구로서는 최근에 Berk, Felten, Tan, Bittman, & Westengard (2001)은 유머와 연관된 유쾌한 웃음을 지을 때(즉, 좋은 스트레스(eustress)가 생기는 기간에), 신경면역상의 생리적 지표가 조정되는지를 연구하였다. 52명의 건강한 남자를 피험자로 해서, 유머 비디오를 1시간 시청하게 하였더니, 시청 전후의 체액을 비교한 결과 암을 일으키는 종양세포를 공격하는 자연살상세포(Natural Killer Cell)와 면역단백질 G, A, 그리고 M이 각각 면역지표상에 의미 있는 효과를 가져왔다. 그러므로 이 웃음치료 프로그램을 통해서 타인에 의해서 웃는 웃음이 아닌 나 자신에 의해서 웃는 비자발적인 웃음요법 (Unvoluntary Laughter Therapy)을 새로운 분노조절요법으로 소개하고 학습해서 분노감, 콜레스테롤, 스트레스, 혈압을 감소시키고, 면역성을 증폭시키며, 행복감과 건강을 유지시키는데 주목적을 둔다.

웃음요법 프로그램은 총 10주 동안에 걸쳐 매주 1일(목) 매회 2시간씩, 총

10회를 실시하였다. 프로그램의 내용과 구성을 간략하게 소개하면 다음과 같다. 본 프로그램의 출처는 Steve Wilson의 The World Laughter Tour, Inc. DVD(Wilson, 2004), Super Humor Power(Wilson, 1992), The Art of Mixing Work and Play (Wilson, 1992), Chill : 271 Tips, Practice & Secrets for Staying Healthy, Happy & Sane Under Pressure(Wilson, 1998), Laughter Therapy (Goodheart, 1994)와 The Healing Power of Humor(Klein, 1987) 등을 참조하여 활용했다. 또한 우리 정서에 잘 맞는 웃음치료 프로그램을 만들기 위해서 본 연구자가 의도적으로 임상현장에서도 실제적으로 접목하여 활용할 수 있는 임상 웃음치료 회기를 설계하여 개입시켰다.

※제1회기 : 프로그램 소개 및 구조화

- 프로그램소개
- 집단규칙 주지시키기
- 집단원 소개하기
- 집단 참여 동기 및 집단에 대한 기대 나누기

※제2회기 : DVD 시청하고 웃음요법연습

A. 5분간 DVD 내용 강의

a. 400 World Laughter Clubs, 200 American Laughter Clubs.

b. Point 웃음요법

c. Hi-Five 웃음요법

d. Lion 웃음요법

e. 하루에 어른 15-17번 웃고, 어린이들은 300-400번을 웃는다.

B. 회기진행과정

도리도리웃음요법(Do-Ri Do-Ri Laugh), 포인트웃음요법(Point Laugh), 하이파이브웃음요법(Hi-Five Laugh), 사자웃음요법(Lion Laugh), 마무리웃음요법(The Closing Laugh)등 새로운 웃음 법을 소개하고 실시한다.

※제3회기 : DVD 시청하고 웃음요법연습

A. 5분간 DVD 내용 강의 : Laughter Convention

a. New Energy를 회복시켜 준다.

b. 스트레스(Anti-stressed)를 막아 준다.

c. Laughter is the best medicine!

B. 회기진행과정

침팬지웃음요법(Chimpanzee Laugh), 치킨웃음요법(Double Chicken Laugh), 칵테일웃음요법(Cocktail Laugh), 러브샷웃음요법(Love Shot Laugh), 천상러브샷웃음요법(Heavenly Love Shot Laugh), 정전기웃음요법(Static Electric Laugh), 포옹웃음요법(Hug Laugh), 마무리 웃음요법(The Closing Laugh) 등 새로운 웃음요법을 소개하고 실시한다.

※제4회기 : DVD 시청하고 웃음요법연습

A. 5분간 DVD 내용 강의

Indian Nursing Home : 시제 노인들과 함께 웃음요법을 활용.

B. 회기진행과정

군중지하철웃음요법(Crowded Subway Laugh), 세계평화웃음요법(The World Peace Laugh), 롤러코스트웃음요법(Roller Coaster Laugh), 예수웃음요법(Jesus Laugh), 로댕웃음요법(Rodin Laugh), 마무리웃음요법(The Closing Laugh)등 새로운 웃음요법을 소개하고 실시한다.

※제5회기 : DVD 시청하고 웃음요법 연습

A. 5분간 DVD 내용 강의

Orville Laughter Club-웃음으로 스트레스를 떨쳐버릴 수 있고, 면역성을 증폭시켜 주고, 무념(無念)의 세계로 들어간다(잡념(雜念)을 없애준다).

B. 회기진행과정

개다리 춤 웃음요법(Dog Leg Lance Laugh), 펭귄웃음요법(Penguin Laugh), 제트기이륙웃음요법(Jet Take-Off Laugh), 제트기착륙웃음요법(Jet Landing Laugh), 마무리웃음요법(The Closing Laugh)등 새로운 웃음요법을 소개하고 실시한다.

※제6회기 : DVD 시청하고 웃음요법연습

A. 5분간 DVD내용 강의

UCLA전문의들을 humor를 painkiller로 간주하고 있다.

B. 회기진행과정

개다리 춤 웃음요법(Dog Leg Lance Laugh), 제트기 이륙웃음요법(Jet Take-Off Laugh), 제트기착륙웃음요법(Jet Landing Laugh), 토끼웃음요법(Rabbit), 봉산탈춤웃음요법(Bong- San Mask Laugh), "예" 웃음요법(Yeah Laugh), 책상두드리기웃음요법(Desk Tapping Laugh), 마무리웃음요법(Closing Laugh) 등을 복습하고 새로운 웃음요법을 소개하고 실시한다.

※제7회기 : DVD 시청하고 웃음요법 연습

A. 5분간 DVD 내용 강의

What do Laughter Clubs do?

웃음요법이 어떤 점들이 당신에게 유익을 주는가?

a) 엔도르핀을 생성하며, 몸의 자발성 진통제(Voluntary Painkiller) 역할을 한다.

b) 근육을 진동(Vibration)시켜 내부의 안마 역할을 한다.

c) 건강한 심장 혈관 유지에 영향을 준다.

d) 웃으면서 일을 하는 사람들은 더 나은 일을 함께 해낼 수가 있다.

e) 스트레스를 경감해 준다.

f) 분노와 죄의식 같은 부정적인 감정들을 경감해 준다.

g) 일에 대한 열정을 향상시켜 준다.

h) 억압된 감정을 경감시켜주고 자긍심을 높여 준다.

i) 보다 낙천적인 사고방식을 갖게 해 준다.

j) 웃음전도자, 웃음치료자의 역할로 인해, 보다 평화로운 세계를 구축한다.

B. 회기진행과정

수상스키웃음요법(Water Ski Laugh), 스키웃음요법(Ski Laugh), 침묵웃음요법(Silent Laugh), 토끼웃음요법(Rabbit Laugh), 봉산탈춤웃음요법(Bong-San Mask Laugh), "예" 웃음요법(Yeah Laugh), 오페라웃음요법(Opera Laugh), 마무리웃음요법(The Closing Laugh) 등을 복습하고 새로운 웃음요법을 실시한다.

※제8회기 : DVD 시청하고 웃음요법 연습

A. 5분간 DVD 내용 강의 : News Channel 5특보

a) 엔도르핀을 생성하며, 몸의 자발적 진통제(painkiller) 역할을 한다.

b) 근육을 진동시켜 내부의 안마 역할을 한다.

c) 건강한 심장혈관의 유지에 영향을 준다.

d) 웃으면서 일을 하는 사람들은 더 나은 업무성과를 함께 향상시킬 수 있다.

e) 스트레스를 감해 준다.

f) 분노감을 감소시킨다.

g) 콜레스테롤을 감소시킨다.

h) 혈압을 감소시킨다.

i) 면역성세포(NKC), 면역성 단백질(A,G,M)을 증폭시켜 준다.

k) 삶에 행복감과 활력 넘치는 건강을 유지시켜 준다.

B. 회기진행과정

수상스키웃음요법(Water Ski Laugh), 스키웃음요법(Ski Laugh), 침묵웃음요법(Silent Laugh), 맘보춤웃음요법(Mom-Bo Dance Laugh), 봉산탈춤웃음요법(Bong-San Mask Laugh), 오-노 웃음요법(Oh-No! Laugh), 마무리웃음요법(The Closing Laugh) 등을 복습하고 새로운 웃음요법을 실시한다.

※제9회기 : DVD 시청하고 웃음요법 연습

A. 5분간 DVD 내용 강의(5분간) : Rx Laughter

- 하루를 웃으며 살면 질병에서 멀어질 수 있을까?
- UCLA 전문의들은 유머를 하나의 진통제(painkiller)로 여기고 있다.
- Rx Laughter는 병에 걸린 아이들에 대한 긍정적 감정의 효과를 연구한 첫 번째 연구 설계이다.
- Rx Laughter의 목적은 전 미국지역에 치료를 받고 있는 환자의 모든 병실에 Comedy System을 이행하는 것이다.

B. 회기진행과정

축복 웃음요법(Blessing Laugh), 하이웃음요법(Hi-Laugh), 심형래 바보 웃음요법(Sim's Foolish Laugh), 간지럼웃음요법(Tickling Laugh), 맘보춤웃음요법(Mom-Bo Dance Laugh), 오!-서프라이즈웃음요법(Oh!-Surprise Laugh), 마무리웃음요법(The Closing Laugh)등을 복습하고 새로운 웃음요법을 실시한다.

※제10 회기 : 마무리

- 프로그램 참여의 성과 나누기
- 프로그램에 대한 정리 및 평가
- 격려와 파티시간(party time) 갖기

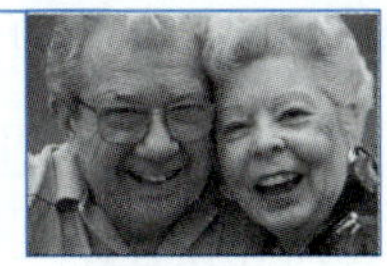

Chapter 12

임상웃음치료 집단프로그램

임상웃음치료 집단프로그램(Clinical Laughter Therapy Group Program)은 총 10주 동안에 걸쳐 매주 1일(목) 매회 2시간씩, 총 10회를 실시한다. 프로그램의 내용과 구성을 간략하게 소개하면 다음과 같다. 본 프로그램의 출처는 Steve Wilson의 The World Laughter Tour, Inc. DVD(Wilson, 2004), Super Humor Power(슈퍼유머파워) (Wilson, 1992), The Art of Mixing Work and Play(일과 놀이를 혼합한 예술)(Wilson, 1992), Chill : 271 Tips, Practice & Secrets for Staying Healthy, Happy & Sane Under Pressure와 Annette Goodheart(1994)의 Laughter Therapy(웃음치료)를 참조하여 활용했다.

Wilson(2004)의 "World Laughter Club"에서 현재 세계적으로 공통웃음 음성용어를 다음과 같이 사용하고 있다 : "~하~하(Ha-Ha)", "~호~호(Ho-Ho)", 또는 "~히~히(He-He)" 등을 웃음치료에 활용하고 있다. 반면에 필자는 새로운 웃음음성용어를 세계적으로 보강하고자 새롭게 창안하여 임상웃음실습에 적극사용하고 있다. 즉, "~흐~흐, ~허~허, ~크~크, ~키~키, ~카~카, ~헤~헤, ~해~해, ~희~희, ~야~야, ~여~여, ~어~어, ~예~예, ~얘~얘, ~으 ~으, ~오~오, ~요~요, ~우~우, ~꼬~꼬, ~까~까, ~킥~킥, ~킬~킬, ~칼 ~칼, ~낄~낄, ~깔~깔, ~칼~칼, ~캬~캬, ~커~커, ~켜~켜, ~파 ~파, ~프~프, ~푸~푸, ~피~피, ~티~티, ~트~트, ~치~치, ~즈~즈" 등의 36가지 새로운 세계적인 웃음음성용어를 새롭게 창안하였으며, 또한 필자는 우리 정서에 잘 맞는 프로그램을 새롭게 창안하고자 고심(苦心)하고 고심(苦心)한 끝에 현재 1300개의 웃음치료요법을 총정리해서 임상웃음치료연구(Clinical Laughter Therapy Research)에 실제적으로 소개하고 진행하고 있다.

필자는 향후 복식호흡 웃음치료(Abdominal Breathing Laughter Therapy) 기법들을 미국, 인도, 중국, 일본과 아시아, 유럽 등의 세계로 역수출하고자하는 비전(Vision)을 가지고 있다. "웃·생·웃·사!" 즉, "웃으며 살고 웃으며 죽자!"가 바로 필자의 지론(持論)이다. 저와 이 책으로 공부하고 웃음을 실천하는 모든 웃음의 전도자에게 하나님의 임종권이 저와 여러분에게 임하시길 축복합니다!

– 제1회기 –

임상웃음치료 집단프로그램 실시방법

A) 목적

- 집단 구조화
- 웃음치료프로그램에 대한 개괄적인 소개 및 이론적 이해

B) 회기 진행 과정

1. 소개(5분) : 진행자 및 구성원의 자기소개하기
2. 프로그램 소개
   - 프로그램 운영 : 주 1회, 1시간씩 10회
   - 웃음요법 프로그램의 목적 및 내용
3. 집단 규칙 주지시키기
4. 집단 참여 동기 및 집단에 대한 기대 나누기 : 내가 매일 15분에서 20분정도 박장대소하면 나의 분노감정을 얼마나 극복할 수 있을까?
5. Steve Wilson's DVD 시청하고 임상웃음치료 연습. 5분간DVD를 시청하기
6. 웃음치료 준비운동실시하기(Laughter Therapy Warming Up Exercise)
   - 손과 발과 목을 풀어주기/호흡법 익히기.

- 온몸에 경맥을 풀어 주기 웃음요법. 왼손, 오른손, 가슴, 배, 다리, 등 의 경맥을 풀어준다(3분간).

"~하~하~하~하~하~하~하~하~하~하~하~하~하~하,
~호~호~호~호~호~호~호~호~호~호~호~호~호~호,
~히~히~히~히~히~히~히~히~히~히~히~히~히~히,
~흐~흐~흐~흐~흐~흐~흐~흐~흐~흐~흐~흐~흐~흐,
~허~허~허~허~허~허~허~허~허~허~허~허~허~허,
~크~크~크~크~크~크~크~크~크~크~크~크~크~크,
~키~키~키~키~키~키~키~키~키~키~키~키~키~키,
~카~카~카~카~카~카~카~카~카~카~카~카~카~카."

- 웃으면서 상대방 어깨를 가볍게 안마해주기 I

"~하~하~하~하~하~하~하~하~하~하~하~하~하~하,
~호~호~호~호~호~호~호~호~호~호~호~호~호~호,
~히~히~히~히~히~히~히~히~히~히~히~히~히~히,
~흐~흐~흐~흐~흐~흐~흐~흐~흐~흐~흐~흐~흐~흐,
~허~허~허~허~허~허~허~허~허~허~허~허~허~허,
~크~크~크~크~크~크~크~크~크~크~크~크~크~크,
~키~키~키~키~키~키~키~키~키~키~키~키~키~키,
~카~카~카~카~카~카~카~카~카~카~카~카~카~카,
~혜~혜~혜~혜~혜~혜~혜~혜~혜~혜~혜~혜~혜~혜,
~해~해~해~해~해~해~해~해~해~해~해~해~해~해,
~야~야~야~야~야~야~야~야~야~야~야~야~야~야,
~여~여~여~여~여~여~여~여~여~여~여~여~여~여,
~어~어~어~어~어~어~어~어~어~어~어~어~어~어,
~예~예~예~예~예~예~예~예~예~예~예~예~예~예,
~애~애~애~애~애~애~애~애~애~애~애~애~애~애,
~으~으~으~으~으~으~으~으~으~으~으~으~으~으,
~오~오~오~오~오~오~오~오~오~오~오~오~오~오,
~요~요~요~요~요~요~요~요~요~요~요~요~요~요,
~우~우~우~우~우~우~우~우~우~우~우~우~우~우,
~꼬~꼬~꼬~꼬~꼬~꼬~꼬~꼬~꼬~꼬~꼬~꼬~꼬~꼬,
~까~까~까~까~까~까~까~까~까~까~까~까~까~까,

~킬~킬~킬~킬~낄~킬~킬~킬~킬~킬~킬~킬~킬~킬,
~칼~칼~칼~칼~칼~칼~칼~칼~칼~칼~칼~칼~칼~칼,
~낄~낄~낄~낄~낄~낄~낄~낄~낄~낄~낄~낄~낄~낄,
~깔~깔~깔~깔~깔~깔~깔~깔~깔~깔~깔~깔~깔~깔,
~캬~캬~캬~캬~캬~캬~캬~캬~캬~캬~캬~카~캬~캬,
~커~커~커~커~커~커~커~커~커~커~커~커~커~커,
~켜~켜~켜~켜~켜~켜~켜~켜~켜~켜~켜~켜~켜~켜,
~파~파~파~파~파~파~파~파~파~파~파~파~파~파,
~프~프~프~프~프~프~프~프~프~프~프~프~프~프."

• 웃으면서 상대방 어깨를 가볍게 안마해주기 II(2박자)

"~하~하, ~호~호, ~히~히, ~흐~흐, ~허~허, ~크~크, ~키~키, ~카~카, ~혜~혜, ~해~해, ~야~야, ~여~여, ~어~어, ~예~예, ~얘~얘, ~으~으, ~오~오, ~요~요, ~우~우, ~꼬~꼬, ~까~까, ~킬~킬, ~칼~칼, ~낄~낄, ~깔~깔, ~캬~캬, ~커~커, ~켜~켜, ~파~파, ~프~프."

• 웃으면서 상대방 어깨를 가볍게 두드려주기 III(2/3박자)

"~하~하, ~하~하~하, ~호~호, ~호~호~호, ~히~히, ~히~히~히, ~흐~흐, ~흐~흐~흐, ~허~허, ~허~허~허, ~크~크, ~크~크~크, ~키~키, ~키~키~키, ~카~카, ~카~카~카, ~혜~혜, ~혜~혜~혜, ~해~해, ~해~해~해, ~야~야, ~야~야~야, ~여~여, ~여~여~여, ~어~어, ~어~어~어, ~예~예, ~예~예~예, ~얘~얘, ~얘~얘~얘, ~으~으, ~으~으~으, ~오~오, ~오~오~오, ~요~요, ~요~요~요, ~우~우, ~우~우~우, ~꼬~꼬, ~꼬~꼬~꼬, ~까~까, ~까~까~까, ~킬~킬, ~킬~킬~킬, ~칼~칼, ~칼~칼~칼, ~낄~낄, ~낄~낄~낄, ~깔~깔, ~깔~깔~깔, ~캬~캬, ~캬~캬~캬, ~커~커, ~커~커~커, ~켜~켜, ~켜~켜~켜, ~파~파, ~파~파~파, ~프~프, ~프~프~프."

7. 스타팅웃음요법실시 I

- 웃으면서 손뼉을 치면서 원을 그리면서 큰소리로 웃기(2박자). 이때 복식호흡을 하며 웃는 것이 중요하다.

"~하~하, ~호~호, ~히~히, ~흐~흐, ~허~허, ~크~크,
~키~키, ~카~카, ~헤~헤, ~해~해, ~야~야, ~여~여,
~어~어, ~예~예, ~얘~얘, ~으~으, ~오~오, ~요~요,
~우~우, ~꼬~꼬, ~까~까, ~킬~킬, ~칼~칼, ~낄~낄,
~깔~깔, ~캬~캬, ~커~커, ~켜~켜, ~파~파, ~프~프."

- 웃으면서 손뼉을 치면서 원을 그리면서 큰소리로 웃기(2/3박자). 이때 복식호흡을 하며 웃는 것이 중요하다.

"~하~하, ~하~하~하, ~호~호, ~호~호~호, ~히~히,
~히~히~히, ~흐~흐, ~흐~흐~흐, ~허~허, ~허~허~허,
~크~크, ~크~크~크, ~키~키, ~키~키~키, ~카~카,
~카~카~카, ~헤~헤, ~헤~헤~헤, ~해~해, ~해~해~해,
~야~야, ~야~야~야, ~여~여, ~여~여~여, ~어~어,
~어~어~어, ~예~예, ~예~예~예, ~으~으, ~으~으~으,
~오~오, ~오~오~오, ~꼬~꼬, ~꼬~꼬~꼬, ~까~까,
~까~까~까, ~킬~킬, ~킬~킬~낄, ~낄~낄, ~낄~낄~낄,
~캬~캬, ~캬~캬~캬, ~커~커, ~커~커~커, ~켜~켜,
~켜~켜~켜, ~파~파, ~파~파~파, ~프~프, ~프~프~프,
~푸~푸, ~푸~푸~푸, ~피~피, ~피~피~피, ~티~티,
~티~티~티, ~트~트, ~트~트~트."

8. 스타팅웃음요법실시 II

- 필요한 제스처를 취하면서 복식호흡을 조절하며 크게 웃어보기.

"~하~하~하~하~하~하~하~하~하~하~하~하~하~하,
~호~호~호~호~호~호~호~호~호~호~호~호~호~호,
~히~히~히~히~히~히~히~히~히~히~히~히~히~히,
~흐~흐~흐~흐~흐~흐~흐~흐~흐~흐~흐~흐~흐~흐,
~허~허~허~허~허~허~허~허~허~허~허~허~허~허,
~크~크~크~크~크~크~크~크~크~크~크~크~크~크,

~키~키~키~키~키~키~키~키~키~키~키~키~키~키,
~카~카~카~카~카~카~카~카~카~카~카~카~카~카,
~혜~혜~혜~혜~혜~혜~혜~혜~혜~혜~혜~혜~혜~혜,
~해~해~해~해~해~해~해~해~해~해~해~해~해~해,
~야~야~야~야~야~야~야~야~야~야~야~야~야~야,
~여~여~여~여~여~여~여~여~여~여~여~여~여~여,
~어~어~어~어~어~어~어~어~어~어~어~어~어~어,
~예~예~예~예~예~예~예~예~예~예~예~예~예~예,
~애~애~애~애~애~애~애~애~애~애~애~애~애~애,
~으~으~으~으~으~으~으~으~으~으~으~으~으~으,
~오~오~오~오~오~오~오~오~오~오~오~오~오~오,
~요~요~요~요~요~요~요~요~요~요~요~요~요~요,
~우~우~우~우~우~우~우~우~우~우~우~우~우~우,
~꼬~꼬~꼬~꼬~꼬~꼬~꼬~꼬~꼬~꼬~꼬~꼬~꼬~꼬,
~까~까~까~까~까~까~까~까~까~까~까~까~까~까,
~킬~킬~킬~킬~낄~킬~킬~킬~킬~킬~킬~킬~킬~킬.”

9. 스타팅웃음요법실시 III : 추임새를 활용한다.

- 필요한 제스처를 취하면서 호흡을 조절하며 크게 웃어보기.

“~하! ~하~하~하~하~하~하~하~하~하” “~하~하”
“~호! ~호~호~호~호~호~호~호~호~호” “~호~호”
“~히! ~히~히~히~히~히~히~히~히~히” “~히~히”
“~흐! ~흐~흐~흐~흐~흐~흐~흐~흐~흐” “~흐~흐”
“~허! ~허~허~허~허~허~허~허~허~허” “~허~허”
“~크! ~크~크~크~크~크~크~크~크~크” “~크~크”
“~키! ~키~키~키~키~키~키~키~키~키” “~키~키”
“~카! ~카~카~카~카~카~카~카~카~카” “~카~카”
“~혜! ~혜~혜~혜~혜~혜~혜~혜~혜~혜” “~혜~혜”
“~해! ~해~해~해~해~해~해~해~해~해” “~해~해”
“~야! ~야~야~야~야~야~야~야~야~야” “~야~야”
“~여! ~여~여~여~여~여~여~여~여~여” “~여~여”
“~어! ~어~어~어~어~어~어~어~어~어” “~어~어”
“~예! ~예~예~예~예~예~예~예~예~예” “~예~예”
“~애! ~애~애~애~애~애~애~애~애~애” “~애~애”
“~으! ~으~으~으~으~으~으~으~으~으” “~으~으”

"~오! ~오~오~오~오~오~오~오~오~오" "~오~오"
"~요! ~요~요~요~요~요~요~요~요~요" "~요~요"
"~우! ~우~우~우~우~우~우~우~우~우" "~우~우"
"~꼬! ~꼬~꼬~꼬~꼬~꼬~꼬~꼬~꼬~꼬" "~꼬~꼬"
"~까! ~까~까~까~까~까~까~까~까~까" "~까~까"
"~킬! ~킬~킬~킬~낄~킬~킬~킬~킬~낄" "~킬~킬"
"~칼! ~칼~칼~칼~칼~칼~칼~칼~칼~칼" "~칼~칼"
"~낄! ~낄~낄~낄~낄~낄~낄~낄~낄~낄" "~낄~낄"
"~깔! ~깔~깔~깔~깔~깔~깔~깔~깔~깔" "~깔~깔"
"~캬! ~캬~캬~캬~캬~캬~캬~캬~캬~캬" "~캬~캬"
"~커! ~커~커~커~커~커~커~커~커~커" "~커~커"
"~켜! ~켜~켜~켜~켜~켜~켜~켜~켜~켜" "~켜~켜"
"~파! ~파~파~파~파~파~파~파~파~파" "~파~파"
"~프! ~프~프~프~프~프~프~프~프~프" "~프~프."

10. 마무리웃음요법(The Closing Laugh) : 웃으면서 손뼉을 치면서 (~짝 ~짝, ~짝~짝 또는 ~짝~짝, ~짝~짝~짝) 원을 그리면서 큰소리로 웃는 웃음요법. 이때 복식호흡조절을 하면서 웃는 방법이 매우 중요하다(20분).

"~하~하, ~하~하~하, ~호~호, ~호~호~호, ~히~히,
~히~히~히, ~흐~흐, ~흐~흐~흐, ~허~허, ~허~허~허,
~크~크, ~크~크~크, ~키~키, ~키~키~키, ~카~카,
~카~카~카, ~혜~혜, ~혜~혜~혜, ~해~해, ~해~해~해,
~야~야, ~야~야~야, ~여~여, ~여~여~여, ~어~어,
~어~어~어, ~예~예, ~예~예~예, ~으~으, ~으~으~으,
~오~오, ~오~오~오, ~꼬~꼬, ~꼬~꼬~꼬, ~까~까,
~까~까~까, ~킬~킬, ~킬~킬~낄, ~낄~낄, ~낄~낄~낄,
~캬~캬, ~캬~캬~캬, ~커~커, ~커~커~커, ~켜~켜,
~켜~켜~켜, ~파~파, ~파~파~파, ~프~프, ~프~프~프,
~푸~푸, ~푸~푸~푸, ~피~피, ~피~피~피, ~티~티,
~티~티~티, ~트~트, ~트~트~트."

11. 과제소개 : 웃음치료에 관한 유머, 제스처, 방법 등을 개발한 웃음 창안일지 1부씩 작성하기.

– 제2회기 –

임상웃음치료 집단프로그램 실시방법

A) 목적

- 웃음요법을 통해서 분노감, 콜레스테롤, 스트레스, 혈압을 감소시켜 주고, 면역성을 증폭시켜 주며, 행복감과 건강을 유지시켜 준다.

B) 회기 진행 과정

- 과제 확인 및 피드백 주기

C) 프로그램 안내

1. 5분간 DVD를 시청하기 : 5분간 DVD 내용 강의
   a. 400 World Laughter Clubs, 200 American Laughter Clubs
   b. Point 웃음요법
   c. Hi-Five 웃음요법
   d. Lion 웃음요법
   e. 하루에 어른 15-17번 웃고, 어린이들은 300-400번을 웃는다.
2. 손과 발과 목을 풀어주기/호흡법 익히기(2분간).
3. 상대방 어깨를 가볍게 안마해주기(2분간).
4. 행복반가웃음요법 I(Happy Greeting Laugh I) : 20년 만에 만난 친구를 한눈에 알아 봤을 때, 너무 기뻐 상대의 양손을 붙잡고 뛰면서 웃는 웃음요법.

"~하~하~하~하~하~하~하~하~하~하~하~하~하~하,
~호~호~호~호~호~호~호~호~호~호~호~호~호~호,
~히~히~히~히~히~히~히~히~히~히~히~히~히~히,
~흐~흐~흐~흐~흐~흐~흐~흐~흐~흐~흐~흐~흐~흐,
~허~허~허~허~허~허~허~허~허~허~허~허~허~허,
~크~크~크~크~크~크~크~크~크~크~크~크~크~크,
~키~키~키~키~키~키~키~키~키~키~키~키~키~키,

~카~카~카~카~카~카~카~카~카~카~카~카~카~카,
~혜~혜~혜~혜~혜~혜~혜~혜~혜~혜~혜~혜~혜~혜,
~해~해~해~해~해~해~해~해~해~해~해~해~해~해,
~야~야~야~야~야~야~야~야~야~야~야~야~야~야,
~여~여~여~여~여~여~여~여~여~여~여~여~여~여,
~어~어~어~어~어~어~어~어~어~어~어~어~어~어,
~예~예~예~예~예~예~예~예~예~예~예~예~예~예,
~얘~얘~얘~얘~얘~얘~얘~얘~얘~얘~얘~얘~얘~얘,
~으~으~으~으~으~으~으~으~으~으~으~으~으~으,
~오~오~오~오~오~오~오~오~오~오~오~오~오~오,
~요~요~요~요~요~요~요~요~요~요~요~요~요~요,
~우~우~우~우~우~우~우~우~우~우~우~우~우~우,
~꼬~꼬~꼬~꼬~꼬~꼬~꼬~꼬~꼬~꼬~꼬~꼬~꼬~꼬,
~까~까~까~까~까~까~까~까~까~까~까~까~까~까,
~킬~킬~킬~킬~낄~킬~킬~킬~킬~킬~킬~킬~킬~킬,
~칼~칼~칼~칼~칼~칼~칼~칼~칼~칼~칼~칼~칼~칼,
~낄~낄~낄~낄~낄~낄~낄~낄~낄~낄~낄~낄~낄~낄,
~깔~깔~깔~깔~깔~깔~깔~깔~깔~깔~깔~깔~깔~깔,
~캬~캬~캬~캬~캬~캬~캬~캬~캬~캬~캬~캬~캬~캬,
~커~커~커~커~커~커~커~커~커~커~커~커~커~커,
~켜~켜~켜~켜~켜~켜~켜~켜~켜~켜~켜~켜~켜~켜,
~파~파~파~파~파~파~파~파~파~파~파~파~파~파,
~프~프~프~프~프~프~프~프~프~프~프~프~프~프."

5. 행복반가웃음요법 II(Happy Greeting Laugh II) : 20년 만에 만난 친구를 한눈에 알아 봤을 때, 너무 기뻐 상대의 양손을 붙잡고 뛰면서, 제자리를 돌면서 웃는 웃음요법.

"~하~하~하~하~하~하~하~하~하~하~하~하~하~하,
~호~호~호~호~호~호~호~호~호~호~호~호~호~호,
~히~히~히~히~히~히~히~히~히~히~히~히~히~히,
~흐~흐~흐~흐~흐~흐~흐~흐~흐~흐~흐~흐~흐~흐,
~허~허~허~허~허~허~허~허~허~허~허~허~허~허,
~크~크~크~크~크~크~크~크~크~크~크~크~크~크,
~키~키~키~키~키~키~키~키~키~키~키~키~키~키,
~카~카~카~카~카~카~카~카~카~카~카~카~카~카,

~혜~혜~혜~혜~혜~혜~혜~혜~혜~혜~혜~혜~혜~혜,
~해~해~해~해~해~해~해~해~해~해~해~해~해~해,
~야~야~야~야~야~야~야~야~야~야~야~야~야~야,
~여~여~여~여~여~여~여~여~여~여~여~여~여~여,
~어~어~어~어~어~어~어~어~어~어~어~어~어~어,
~예~예~예~예~예~예~예~예~예~예~예~예~예~예,
~애~애~애~애~애~애~애~애~애~애~애~애~애~애,
~으~으~으~으~으~으~으~으~으~으~으~으~으~으,
~오~오~오~오~오~오~오~오~오~오~오~오~오~오,
~요~요~요~요~요~요~요~요~요~요~요~요~요~요,
~우~우~우~우~우~우~우~우~우~우~우~우~우~우."

6. 행복반가웃음요법 III(Happy Greeting Laugh III) : 상대방과 서로 마주보면서 양손을 잡고 원(circle), 사과(apple), 또는 하트(heart)를 그리면서 웃는 웃음요법.

"~하~하~하~하~하~하~하~하~하~하~하~하~하~하,
~호~호~호~호~호~호~호~호~호~호~호~호~호~호,
~히~히~히~히~히~히~히~히~히~히~히~히~히~히,
~흐~흐~흐~흐~흐~흐~흐~흐~흐~흐~흐~흐~흐~흐,
~허~허~허~허~허~허~허~허~허~허~허~허~허~허,
~크~크~크~크~크~크~크~크~크~크~크~크~크~크,
~키~키~키~키~키~키~키~키~키~키~키~키~키~키,
~카~카~카~카~카~카~카~카~카~카~카~카~카~카,
~혜~혜~혜~혜~혜~혜~혜~혜~혜~혜~혜~혜~혜~혜,
~해~해~해~해~해~해~해~해~해~해~해~해~해~해,
~야~야~야~야~야~야~야~야~야~야~야~야~야~야,
~여~여~여~여~여~여~여~여~여~여~여~여~여~여,
~어~어~어~어~어~어~어~어~어~어~어~어~어~어,
~예~예~예~예~예~예~예~예~예~예~예~예~예~예,
~애~애~애~애~애~애~애~애~애~애~애~애~애~애,
~으~으~으~으~으~으~으~으~으~으~으~으~으~으,
~오~오~오~오~오~오~오~오~오~오~오~오~오~오,
~요~요~요~요~요~요~요~요~요~요~요~요~요~요,
~우~우~우~우~우~우~우~우~우~우~우~우~우~우,

~꼬~꼬~꼬~꼬~꼬~꼬~꼬~꼬~꼬~꼬~꼬~꼬~꼬~꼬,
~까~까~까~까~까~까~까~까~까~까~까~까~까~까,
~킬~킬~킬~킬~낄~킬~킬~킬~킬~킬~킬~킬~킬~킬."

7. 행복반가웃음요법 IV(Happy Greeting Laugh IV) : 상대방과 양손을 대고 가볍게 밀고, 당기면서 웃는 웃음요법.

"~하~하~하~하~하~하~하~하~하~하~하~하~하~하,
~호~호~호~호~호~호~호~호~호~호~호~호~호~호,
~히~히~히~히~히~히~히~히~히~히~히~히~히~히,
~흐~흐~흐~흐~흐~흐~흐~흐~흐~흐~흐~흐~흐~흐,
~허~허~허~허~허~허~허~허~허~허~허~허~허~허,
~크~크~크~크~크~크~크~크~크~크~크~크~크~크,
~키~키~키~키~키~키~키~키~키~키~키~키~키~키,
~카~카~카~카~카~카~카~카~카~카~카~카~카~카,
~헤~헤~헤~헤~헤~헤~헤~헤~헤~헤~헤~헤~헤~헤,
~해~해~해~해~해~해~해~해~해~해~해~해~해~해,
~야~야~야~야~야~야~야~야~야~야~야~야~야~야,
~여~여~여~여~여~여~여~여~여~여~여~여~여~여,
~어~어~어~어~어~어~어~어~어~어~어~어~어~어,
~예~예~예~예~예~예~예~예~예~예~예~예~예~예,
~얘~얘~얘~얘~얘~얘~얘~얘~얘~얘~얘~얘~얘~얘,
~으~으~으~으~으~으~으~으~으~으~으~으~으~으,
~오~오~오~오~오~오~오~오~오~오~오~오~오~오,
~요~요~요~요~요~요~요~요~요~요~요~요~요~요,
~우~우~우~우~우~우~우~우~우~우~우~우~우~우,
~꼬~꼬~꼬~꼬~꼬~꼬~꼬~꼬~꼬~꼬~꼬~꼬~꼬~꼬."

8. 행복반가웃음요법 V(Happy Greeting Laugh V) : 둘씩 또는 모두 손을 잡고 원을 만들면서 웃는 웃음요법.

"~하~하~하~하~하~하~하~하~하~하~하~하~하~하,
~호~호~호~호~호~호~호~호~호~호~호~호~호~호,
~히~히~히~히~히~히~히~히~히~히~히~히~히~히,
~흐~흐~흐~흐~흐~흐~흐~흐~흐~흐~흐~흐~흐~흐,

~허~허~허~허~허~허~허~허~허~허~허~허~허~허,
~크~크~크~크~크~크~크~크~크~크~크~크~크~크,
~키~키~키~키~키~키~키~키~키~키~키~키~키~키,
~카~카~카~카~카~카~카~카~카~카~카~카~카~카,
~혜~혜~혜~혜~혜~혜~혜~혜~혜~혜~혜~혜~혜~혜,
~해~해~해~해~해~해~해~해~해~해~해~해~해~해,
~야~야~야~야~야~야~야~야~야~야~야~야~야~야,
~여~여~여~여~여~여~여~여~여~여~여~여~여~여,
~어~어~어~어~어~어~어~어~어~어~어~어~어~어,
~예~예~예~예~예~예~예~예~예~예~예~예~예~예,
~얘~얘~얘~얘~얘~얘~얘~얘~얘~얘~얘~얘~얘~얘."

9. 행복반가웃음요법 VI(Happy Greeting Laugh VI) : 상대방과 서로 마주 보면서 양손을 똑같이 치면서 웃는 웃음요법(임정남). 응용 동작으로 는, 앉았다 일어나면서, 돌면서, 뛰면서, 엇갈리게 박수(crossing crapping)를 치면서 웃는 웃음요법(류창현).

"~하~하~하~하~하~하~하~하~하~하~하~하~하~하,
~호~호~호~호~호~호~호~호~호~호~호~호~호~호,
~히~히~히~히~히~히~히~히~히~히~히~히~히~히,
~흐~흐~흐~흐~흐~흐~흐~흐~흐~흐~흐~흐~흐~흐,
~허~허~허~허~허~허~허~허~허~허~허~허~허~허,
~크~크~크~크~크~크~크~크~크~크~크~크~크~크,
~키~키~키~키~키~키~키~키~키~키~키~키~키~키,
~카~카~카~카~카~카~카~카~카~카~카~카~카~카,
~혜~혜~혜~혜~혜~혜~혜~혜~혜~혜~혜~혜~혜~혜,
~해~해~해~해~해~해~해~해~해~해~해~해~해~해,
~야~야~야~야~야~야~야~야~야~야~야~야~야~야,
~여~여~여~여~여~여~여~여~여~여~여~여~여~여,
~어~어~어~어~어~어~어~어~어~어~어~어~어~어,
~예~예~예~예~예~예~예~예~예~예~예~예~예~예,
~애~애~애~애~애~애~애~애~애~애~애~애~애~애,
~으~으~으~으~으~으~으~으~으~으~으~으~으~으,
~오~오~오~오~오~오~오~오~오~오~오~오~오~오,
~요~요~요~요~요~요~요~요~요~요~요~요~요~요,
~우~우~우~우~우~우~우~우~우~우~우~우~우~우,
~꼬~꼬~꼬~꼬~꼬~꼬~꼬~꼬~꼬~꼬~꼬~꼬~꼬~꼬,
~까~까~까~까~까~까~까~까~까~까~까~까~까~까."

10. 행복반가웃음요법 VII(Happy Greeting Laugh VII) : 상대방과 양손을 잡고 지그재그로 흔들면서 앉았다 일어나면서 웃는 웃음요법.

"~하~하~하~하~하~하~하~하~하~하~하~하~하~하,
~호~호~호~호~호~호~호~호~호~호~호~호~호~호,
~히~히~히~히~히~히~히~히~히~히~히~히~히~히,
~흐~흐~흐~흐~흐~흐~흐~흐~흐~흐~흐~흐~흐~흐,
~허~허~허~허~허~허~허~허~허~허~허~허~허~허,
~크~크~크~크~크~크~크~크~크~크~크~크~크~크,
~키~키~키~키~키~키~키~키~키~키~키~키~키~키."

11. 왈츠웃음요법(Waltz Laugh) : 먼저 상대방에게 정중하고 우화하게 인사를 하고, "Shall We Dance?" 제안을 하면서, 상대방의 두 손을 잡고, 앞, 뒤, 좌, 우로 두 스텝(two steps)을 밟으면서 왈츠를 추면서 웃는 웃음요법.

"~하~하, ~하~하~하, ~호~호, ~호~호~호, ~히~히, ~히~히
~히, ~흐~흐, ~흐~흐~흐, ~허~허, ~허~허~허, ~크~크,
~크 ~크~크, ~키~키, ~키~키~키, ~카~카, ~카~카~카,
~혜~혜, ~혜~혜~혜, ~해~해, ~해~해~해, ~야~야, ~야 ~야
~야, ~여 ~여, ~여~여~여, ~어~어, ~어~어~어, ~예 ~예,
~예~예~예, ~애~애, ~애~애~애, ~으~으, ~으~으~으, ~오
~오, ~오 ~오~오, ~요~요, ~요~요~요, ~우~우, ~우 ~우~우."

12. 핸-인-핸-웃음요법(Hand In Hand Laugh) : 큰 그룹에서 서로서로 손을 잡고서 크게 원을 그리면서 돌면서 웃는 웃음요법(강강술래).

"~하~하~하~하~하~하~하~하~하~하~하~하~하~하,
~호~호~호~호~호~호~호~호~호~호~호~호~호~호,
~히~히~히~히~히~히~히~히~히~히~히~히~히~히,
~흐~흐~흐~흐~흐~흐~흐~흐~흐~흐~흐~흐~흐~흐,
~허~허~허~허~허~허~허~허~허~허~허~허~허~허,
~크~크~크~크~크~크~크~크~크~크~크~크~크~크,
~키~키~키~키~키~키~키~키~키~키~키~키~키~키,
~카~카~카~카~카~카~카~카~카~카~카~카~카~카,
~혜~혜~혜~혜~혜~혜~혜~혜~혜~혜~혜~혜~혜~혜,

~해~해~해~해~해~해~해~해~해~해~해~해~해~해,
~야~야~야~야~야~야~야~야~야~야~야~야~야~야,
~여~여~여~여~여~여~여~여~여~여~여~여~여~여,
~어~어~어~어~어~어~어~어~어~어~어~어~어~어,
~예~예~예~예~예~예~예~예~예~예~예~예~예~예,
~얘~얘~얘~얘~얘~얘~얘~얘~얘~얘~얘~얘~얘~얘,
~으~으~으~으~으~으~으~으~으~으~으~으~으~으,
~오~오~오~오~오~오~오~오~오~오~오~오~오~오,
~요~요~요~요~요~요~요~요~요~요~요~요~요~요,
~우~우~우~우~우~우~우~우~우~우~우~우~우~우,
~꼬~꼬~꼬~꼬~꼬~꼬~꼬~꼬~꼬~꼬~꼬~꼬~꼬~꼬,
~까~까~까~까~까~까~까~까~까~까~까~까~까~까,
~킬~킬~킬~킬~낄~킬~킬~킬~킬~킬~킬~킬~킬~킬,
~칼~칼~칼~칼~칼~칼~칼~칼~칼~칼~칼~칼~칼~칼,
~낄~낄~낄~낄~낄~낄~낄~낄~낄~낄~낄~낄~낄~낄,
~깔~깔~깔~깔~깔~깔~깔~깔~깔~깔~깔~깔~깔~깔,
~캬~캬~캬~캬~캬~캬~캬~캬~캬~캬~캬~캬~캬~캬,
~커~커~커~커~커~커~커~커~커~커~커~커~커~커,
~켜~켜~켜~켜~켜~켜~켜~켜~켜~켜~켜~켜~켜~켜,
~파~파~파~파~파~파~파~파~파~파~파~파~파~파,
~프~프~프~프~프~프~프~프~프~프~프~프~프~프."

13. 도리도리웃음요법 I(Do-Ri Do-Ri Laugh I) : 고개를 가볍게 좌우로 흔들고 동시에 양팔을 가볍게 위아래로 흔들면서 원을 그리면서 웃는 웃음요법.

"~하~하~하~하~하~하~하~하~하~하~하~하~하~하,
~호~호~호~호~호~호~호~호~호~호~호~호~호~호,
~히~히~히~히~히~히~히~히~히~히~히~히~히~히,
~흐~흐~흐~흐~흐~흐~흐~흐~흐~흐~흐~흐~흐~흐,
~허~허~허~허~허~허~허~허~허~허~허~허~허~허,
~크~크~크~크~크~크~크~크~크~크~크~크~크~크,
~키~키~키~키~키~키~키~키~키~키~키~키~키~키,
~카~카~카~카~카~카~카~카~카~카~카~카~카~카,
~혜~혜~혜~혜~혜~혜~혜~혜~혜~혜~혜~혜~혜~혜,
~해~해~해~해~해~해~해~해~해~해~해~해~해~해,
~야~야~야~야~야~야~야~야~야~야~야~야~야~야,

~여~여~여~여~여~여~여~여~여~여~여~여~여~여,
~어~어~어~어~어~어~어~어~어~어~어~어~어~어,
~예~예~예~예~예~예~예~예~예~예~예~예~예~예,
~얘~얘~얘~얘~얘~얘~얘~얘~얘~얘~얘~얘~얘~얘,
~으~으~으~으~으~으~으~으~으~으~으~으~으~으,
~오~오~오~오~오~오~오~오~오~오~오~오~오~오,
~요~요~요~요~요~요~요~요~요~요~요~요~요~요,
~우~우~우~우~우~우~우~우~우~우~우~우~우~우,
~꼬~꼬~꼬~꼬~꼬~꼬~꼬~꼬~꼬~꼬~꼬~꼬~꼬~꼬,
~까~까~까~까~까~까~까~까~까~까~까~까~까~까,
~킬~킬~킬~킬~낄~킬~킬~킬~킬~킬~킬~킬~킬~킬,
~칼~칼~칼~칼~칼~칼~칼~칼~칼~칼~칼~칼~칼~칼,
~낄~낄~낄~낄~낄~낄~낄~낄~낄~낄~낄~낄~낄~낄,
~깔~깔~깔~깔~깔~깔~깔~깔~깔~깔~깔~깔~깔~깔,
~캬~캬~캬~캬~캬~캬~캬~캬~캬~캬~캬~캬~캬~캬,
~커~커~커~커~커~커~커~커~커~커~커~커~커~커,
~켜~켜~켜~켜~켜~켜~켜~켜~켜~켜~켜~켜~켜~켜,
~퐈~퐈~파~파~파~파~파~파~파~파~파~파~파~파,
~프~프~프~프~프~프~프~프~프~프~프~프~프~프."

14. 도리도리웃음요법 II(Do-Ri Do Ri Laugh II) : 둘씩 짝을 이루어 (role play) 고개를 가볍게 좌우로 흔들고 동시에 양팔을 가볍게 위아래로 흔들면서 웃는 웃음요법.

"~하~하~하~하~하~하~하~하~하~하~하~하~하~하,
~호~호~호~호~호~호~호~호~호~호~호~호~호~호,
~히~히~히~히~히~히~히~히~히~히~히~히~히~히,
~흐~흐~흐~흐~흐~흐~흐~흐~흐~흐~흐~흐~흐~흐,
~허~허~허~허~허~허~허~허~허~허~허~허~허~허,
~크~크~크~크~크~크~크~크~크~크~크~크~크~크,
~키~키~키~키~키~키~키~키~키~키~키~키~키~키,
~카~카~카~카~카~카~카~카~카~카~카~카~카~카,
~혜~혜~혜~혜~혜~혜~혜~혜~혜~혜~혜~혜~혜~혜,
~해~해~해~해~해~해~해~해~해~해~해~해~해~해,
~야~야~야~야~야~야~야~야~야~야~야~야~야~야,
~여~여~여~여~여~여~여~여~여~여~여~여~여~여,
~어~어~어~어~어~어~어~어~어~어~어~어~어~어,

~예~예~예~예~예~예~예~예~예~예~예~예~예~예,
~애~애~애~애~애~애~애~애~애~애~애~애~애~애,
~으~으~으~으~으~으~으~으~으~으~으~으~으~으,
~오~오~오~오~오~오~오~오~오~오~오~오~오~오,
~요~요~요~요~요~요~요~요~요~요~요~요~요~요,
~우~우~우~우~우~우~우~우~우~우~우~우~우~우,
~꼬~꼬~꼬~꼬~꼬~꼬~꼬~꼬~꼬~꼬~꼬~꼬~꼬~꼬,
~까~까~까~까~까~까~까~까~까~까~까~까~까~까,
~킬~킬~킬~킬~낄~킬~킬~킬~킬~킬~킬~킬~킬~킬,
~칼~칼~칼~칼~칼~칼~칼~칼~칼~칼~칼~칼~칼~칼,
~낄~낄~낄~낄~낄~낄~낄~낄~낄~낄~낄~낄~낄~낄,
~깔~깔~깔~깔~깔~깔~깔~깔~깔~깔~깔~깔~깔~깔,
~캬~캬~캬~캬~캬~캬~캬~캬~캬~캬~캬~캬~캬~캬,
~커~커~커~커~커~커~커~커~커~커~커~커~커~커,
~켜~켜~켜~켜~켜~켜~켜~켜~켜~켜~켜~켜~켜~켜,
~파~파~파~파~파~파~파~파~파~파~파~파~파~파,
~프~프~프~프~프~프~프~프~프~프~프~프~프~프."

15. 포인트 웃음요법 I(Point Laugh I) : 한 손 또는 양손을 사용하여 서로 서로 상대방을 집게손가락으로 가르치면서(point) 웃는 웃음요법.

"~하~하~하~하~하~하~하~하~하~하~하~하~하~하,
~호~호~호~호~호~호~호~호~호~호~호~호~호~호,
~히~히~히~히~히~히~히~히~히~히~히~히~히~히,
~흐~흐~흐~흐~흐~흐~흐~흐~흐~흐~흐~흐~흐~흐,
~허~허~허~허~허~허~허~허~허~허~허~허~허~허,
~크~크~크~크~크~크~크~크~크~크~크~크~크~크,
~키~키~키~키~키~키~키~키~키~키~키~키~키~키,
~카~카~카~카~카~카~카~카~카~카~카~카~카~카,
~혜~혜~혜~혜~혜~혜~혜~혜~혜~혜~혜~혜~혜~혜,
~해~해~해~해~해~해~해~해~해~해~해~해~해~해,
~야~야~야~야~야~야~야~야~야~야~야~야~야~야,
~여~여~여~여~여~여~여~여~여~여~여~여~여~여,
~어~어~어~어~어~어~어~어~어~어~어~어~어~어,
~예~예~예~예~예~예~예~예~예~예~예~예~예~예,
~애~애~애~애~애~애~애~애~애~애~애~애~애~애,
~으~으~으~으~으~으~으~으~으~으~으~으~으~으,

~오~오~오~오~오~오~오~오~오~오~오~오~오~오,
~요~요~요~요~요~요~요~요~요~요~요~요~요~요,
~우~우~우~우~우~우~우~우~우~우~우~우~우~우,
~꼬~꼬~꼬~꼬~꼬~꼬~꼬~꼬~꼬~꼬~꼬~꼬~꼬~꼬,
~까~까~까~까~까~까~까~까~까~까~까~까~까~까,
~킬~킬~킬~킬~낄~킬~킬~킬~킬~킬~킬~킬~킬~킬,
~칼~칼~칼~칼~칼~칼~칼~칼~칼~칼~칼~칼~칼~칼,
~낄~낄~낄~낄~낄~낄~낄~낄~낄~낄~낄~낄~낄~낄,
~깔~깔~깔~깔~깔~깔~깔~깔~깔~깔~깔~깔~깔~깔,
~캬~캬~캬~캬~캬~캬~캬~캬~캬~캬~캬~캬~캬~캬,
~커~커~커~커~커~커~커~커~커~커~커~커~커~커,
~켜~켜~켜~켜~켜~켜~켜~켜~켜~켜~켜~켜~켜~켜,
~파~파~파~파~파~파~파~파~파~파~파~파~파~파."

16. 포인트 웃음요법 II(Point Laugh II) : 치매를 사전에 체크할 수 있는 간략한 측정요법으로써, 지남력손상테스트(disorientation test)를 할 수 있도록 보안한 웃음요법이다. 집게손가락으로 상대방과 함께 접촉(Contact)하면서, 오른쪽(R), 왼쪽(L), 교차(R. L. Cross), 양손(Both), 양손크로스(Both-Cross)를 실시하면서 웃는 웃음요법.

"~하~하~하~하~하~하~하~하~하~하~하~하~하~하,
~호~호~호~호~호~호~호~호~호~호~호~호~호~호,
~히~히~히~히~히~히~히~히~히~히~히~히~히~히,
~흐~흐~흐~흐~흐~흐~흐~흐~흐~흐~흐~흐~흐~흐,
~허~허~허~허~허~허~허~허~허~허~허~허~허~허,
~헤~헤~헤~헤~헤~헤~헤~헤~헤~헤~헤~헤~헤~헤."

17. 포인트 웃음요법 III(Point Laugh III) : 모두가 원을 그리고 서서 오른쪽(왼쪽) 집게손가락을 펴서 다 같이 중심점(Center)으로 모아 높이 들면서 웃는 웃음요법.

"~하! ~하~하~하~하~하~하~하~하~하" "~하~하"
"~호! ~호~호~호~호~호~호~호~호~호" "~호~호"
"~히! ~히~히~히~히~히~히~히~히~히" "~히~히"
"~흐! ~흐~흐~흐~흐~흐~흐~흐~흐~흐" "~흐~흐"

"~허! ~허~허~허~허~허~허~허~허~허" "~허~허"
"~크! ~크~크~크~크~크~크~크~크~크" "~크~크"
"~키! ~키~키~키~키~키~키~키~키~키" "~키~키"
"~카! ~카~카~카~카~카~카~카~카~카" "~카~카"
"~혜! ~혜~혜~혜~혜~혜~혜~혜~혜~혜" "~혜~혜"
"~해! ~해~해~해~해~해~해~해~해~해" "~해~해"
"~야! ~야~야~야~야~야~야~야~야~야" "~야~야"
"~여! ~여~여~여~여~여~여~여~여~여" "~여~여"
"~어! ~어~어~어~어~어~어~어~어~어" "~어~어"
"~예! ~예~예~예~예~예~예~예~예~예" "~예~예"
"~얘! ~얘~얘~얘~얘~얘~얘~얘~얘~얘" "~얘~얘"
"~으! ~으~으~으~으~으~으~으~으~으" "~으~으"
"~오! ~오~오~오~오~오~오~오~오~오" "~오~오"
"~요! ~요~요~요~요~요~요~요~요~요" "~요~요"
"~우! ~우~우~우~우~우~우~우~우~우" "~우~우"
"~꼬! ~꼬~꼬~꼬~꼬~꼬~꼬~꼬~꼬~꼬" "~꼬~꼬"
"~까! ~까~까~까~까~까~까~까~까~까" "~까~까"
"~킬! ~킬~킬~킬~낄~킬~킬~킬~킬~낄" "~킬~킬"
"~칼! ~칼~칼~칼~칼~칼~칼~칼~칼~칼" "~칼~칼"
"~낄! ~낄~낄~낄~낄~낄~낄~낄~낄~낄" "~낄~낄"
"~깔! ~깔~깔~깔~깔~깔~깔~깔~깔~깔" "~깔~깔"
"~캬! ~캬~캬~캬~캬~캬~캬~캬~캬~캬" "~캬~캬"
"~커! ~커~커~커~커~커~커~커~커~커" "~커~커"
"~켜! ~켜~켜~켜~켜~켜~켜~켜~켜~켜" "~켜~켜"
"~파! ~파~파~파~파~파~파~파~파~파" "~파~파."

18. 포인트 웃음요법 IV(Point Laugh IV) : 모두가 원을 그리고 서서 양쪽집게손가락을 펴서 좌우 상대방과 포인트를 맞추면서 높이 들면서 웃는 웃음요법.

"~하! ~하~하~하~하~하~하~하~하~하" "~하~하"
"~호! ~호~호~호~호~호~호~호~호~호" "~호~호"
"~히! ~히~히~히~히~히~히~히~히~히" "~히~히"
"~흐! ~흐~흐~흐~흐~흐~흐~흐~흐~흐" "~흐~흐"
"~허! ~허~허~허~허~허~허~허~허~허" "~허~허"

“~크! ~크~크~크~크~크~크~크~크~크” “~크~크”

“~키! ~키~키~키~키~키~키~키~키~키” “~키~키”

“~카! ~카~카~카~카~카~카~카~카~카” “~카~카”

“~혜! ~혜~혜~혜~혜~혜~혜~혜~혜~혜” “~혜~혜”

“~해! ~해~해~해~해~해~해~해~해~해” “~해~해”

“~야! ~야~야~야~야~야~야~야~야~야” “~야~야”

“~여! ~여~여~여~여~여~여~여~여~여” “~여~여”

“~어! ~어~어~어~어~어~어~어~어~어” “~어~어”

“~예! ~예~예~예~예~예~예~예~예~예” “~예~예”

“~애! ~애~애~애~애~애~애~애~애~애” “~애~애”

“~으! ~으~으~으~으~으~으~으~으~으” “~으~으”

“~오! ~오~오~오~오~오~오~오~오~오” “~오~오”

“~요! ~요~요~요~요~요~요~요~요~요” “~요~요”

“~우! ~우~우~우~우~우~우~우~우~우” “~우~우”

“~꼬! ~꼬~꼬~꼬~꼬~꼬~꼬~꼬~꼬~꼬” “~꼬~꼬”

“~까! ~까~까~까~까~까~까~까~까~까” “~까~까”

“~킬! ~킬~킬~킬~낄~킬~킬~킬~킬~낄” “~킬~킬”

“~칼! ~칼~칼~칼~칼~칼~칼~칼~칼~칼” “~칼~칼”

“~낄! ~낄~낄~낄~낄~낄~낄~낄~낄~낄” “~낄~낄”

“~깔! ~깔~깔~깔~깔~깔~깔~깔~깔~깔” “~낄~낄”

“~캬! ~캬~캬~캬~캬~캬~캬~캬~캬~캬” “~캬~캬.”

19. 하이파이브웃음요법 I(Hi-Five Laugh I) : 상대방과 **“Hi-Five”**를 하며 인사하면서 웃는 웃음요법.

“~하~하~하~하~하~하~하~하~하~하~하~하~하~하,
~호~호~호~호~호~호~호~호~호~호~호~호~호~호,
~히~히~히~히~히~히~히~히~히~히~히~히~히~히,
~흐~흐~흐~흐~흐~흐~흐~흐~흐~흐~흐~흐~흐~흐,
~허~허~허~허~허~허~허~허~허~허~허~허~허~허,
~크~크~크~크~크~크~크~크~크~크~크~크~크~크,
~키~키~키~키~키~키~키~키~키~키~키~키~키~키,
~카~카~카~카~카~카~카~카~카~카~카~카~카~카.”

20. 하이파이브웃음요법 II(Hi-Five Laugh II) : 상대방과 "Hi-Five"를 하며 인사를 하면서 웃는 웃음요법. 단, 추임새를 사용한다.

"~하! ~하~하~하~하~하~하~하~하~하" "~하~하"
"~호! ~호~호~호~호~호~호~호~호~호" "~호~호"
"~히! ~히~히~히~히~히~히~히~히~히" "~히~히"
"~흐! ~흐~흐~흐~흐~흐~흐~흐~흐~흐" "~흐~흐"
"~허! ~허~허~허~허~허~허~허~허~허" "~허~허"
"~크! ~크~크~크~크~크~크~크~크~크" "~크~크."

21. 하이파이브웃음요법 III(Hi-Five Laugh III) : 상대방과 함께 제스처를 취하면서 인사하며 웃는 웃음요법.

"~하! ~하~하~하~하~하~하~하~하~하" "~하~하"(Right)
"~호! ~호~호~호~호~호~호~호~호~호" "~호~호"(Left)
"~히! ~히~히~히~히~히~히~히~히~히" "~히~히"(Both, D.)
"~흐! ~흐~흐~흐~흐~흐~흐~흐~흐~흐" "~흐~흐"(Both, up)
"~허! ~허~허~허~허~허~허~허~허~허" "~허~허"(Clapping)
"~크!! ~크~크~크~크~크~크~크~크~크" "~크~크"(Big Hug)

22. 사자웃음요법 I(Lion Laugh I) : 사자처럼 웃기 "~으~와~하~앙" 무릎을 45°도 각도로 굽히고 낮은 자세를 취하고, 혀를 밖으로 내놓고, 양팔을 어깨 위로 들고 양손을 Lion의 손 모양을 취하며 웃는 웃음요법.

"~으~와~하~앙" "~으~와~하~앙" "~으~와~왕~앙"
"~으~와~하~앙" "~으~와~하~앙" "~으~와~왕~앙"
"~으~와~하~앙" "~으~와~하~앙" "~으~와~왕~앙"
"~으~와~하~앙" "~으~와~하~앙" "~으~와~왕~앙"
"~으~와~하~앙" "~으~와~하~앙" "~으~와~왕~앙"
"~으~와~하~앙" "~으~와~하~앙" "~으~와~왕~앙"

23. 사자웃음요법 II(Lion Laugh II) : 사자처럼 웃으면서 상대방과 가볍게 기싸움(power fighting)을 하면서 웃는 웃음요법(역할극웃음요법).

"~으~와~하~앙" "~으~와~하~앙" "~으~와~왕~앙"
"~으~와~하~앙" "~으~와~하~앙" "~으~와~왕~앙"
"~으~와~하~앙" "~으~와~하~앙" "~으~와~왕~앙"
"~으~와~하~앙" "~으~와~하~앙" "~으~와~왕~앙"
"~으~와~하~앙" "~으~와~하~앙" "~으~와~왕~앙"
"~으~와~하~앙" "~으~와~하~앙" "~으~와~왕~앙"

24. 사자웃음요법 III(Lion Laugh III) : 사자처럼 웃으면서 상대방과 가볍게 양손을 대고 밀면서 서로 기싸움(power fighting)을 하며 웃는 웃음요법(역할극웃음요법).

"~으~와~하~앙" "~으~와~하~앙" "~으~와~왕~앙"
"~으~와~하~앙" "~으~와~하~앙" "~으~와~왕~앙"
"~으~와~하~앙" "~으~와~하~앙" "~으~와~왕~앙"
"~으~와~하~앙" "~으~와~하~앙" "~으~와~왕~앙"

25. 사자웃음요법 IV(Lion Laugh IV) : 사자처럼 웃으면서 상대방과 가볍게 양손을 잡고 밀고 당기면서 기싸움(power fighting)을 하며 웃는 웃음요법(역할극웃음요법).

"~으~와~하~앙" "~으~와~하~앙" "~으~와~왕~앙"
"~으~와~하~앙" "~으~와~하~앙" "~으~와~왕~앙"
"~으~와~하~앙" "~으~와~하~앙" "~으~와~왕~앙"
"~으~와~하~앙" "~으~와~하~앙" "~으~와~왕~앙"
"~으~와~하~앙" "~으~와~하~앙" "~으~와~왕~앙"
"~으~와~하~앙" "~으~와~하~앙" "~으~와~왕~앙"
"~으~와~하~앙" "~으~와~하~앙" "~으~와~왕~앙"
"~으~와~하~앙" "~으~와~하~앙" "~으~와~왕~앙"
"~으~와~하~앙" "~으~와~하~앙" "~으~와~왕~앙"

26. 마무리웃음요법(The Closing Laugh) : 웃으면서 손뼉을 치면서 (~짝 ~짝, ~짝~짝 또는 ~짝~짝, ~짝~짝~짝) 원을 그리면서 큰소리로 웃는 웃음요법. 이때 복식호흡을 하면서 웃는 방법이 매우 중요하다(20분).

"~하~하, ~하~하~하, ~호~호, ~호~호~호, ~히~히,
~히~히~히, ~흐~흐, ~흐~흐~흐, ~허~허, ~허~허~허,
~크~크, ~크~크~크, ~키~키, ~키~키~키, ~카~카,
~카~카~카, ~혜~혜, ~혜~혜~혜, ~해~해, ~해~해~해,
~야~야, ~야~야~야, ~여~여, ~여~여~여, ~어~어,
~어~어~어, ~예~예, ~예~예~예, ~으~으, ~으~으~으,
~오~오, ~오~오~오, ~꼬~꼬, ~꼬~꼬~꼬, ~까~까,
~까~까~까, ~킬~킬, ~킬~킬~낄, ~낄~낄, ~낄~낄~낄,
~캬~캬, ~캬~캬~캬, ~커~커, ~커~커~커, ~켜~켜,
~켜~켜~켜, ~파~파, ~파~파~파, ~프~프, ~프~프~프,
~푸~푸, ~푸~푸~푸, ~피~피, ~피~피~피, ~티~티,
~티~티~티, ~트~트, ~트~트~트."

27. 과제소개 : 웃음치료에 관한 유머, 제스처, 방법 등을 개발한 웃음 창안일지 1부씩 작성하기.

– 제3회기 –

임상웃음치료 그룹프로그램 실시방법

A) 목적

- 웃음요법을 통해서 분노감, 콜레스테롤, 스트레스, 혈압을 감소시켜 주고, 면역성을 증폭시켜주며, 행복감과 건강을 유지 시켜준다.

B) 회기 진행 과정

- 과제확인 및 피드백 주기

C) 프로그램안내

1. 4분간 DVD를 하고 5분간 DVD 내용 상의(Laughter Convention)
   - New Energy를 충전시켜 준다.
   - 스트레스(Anti-stressed)를 막아준다.
   - Laughter is the best medicine!
2. 손과 발과 목을 풀어주기/호흡법 익히기.(2분간)
3. 상대방 어깨를 가볍게 안마해 주기.(2분간)
4. 침팬지웃음요법 I(Chimpanzee Laugh I) : 침팬지처럼 몸을 약간 굽히고, 다리를 좌우로 흔들어주면서, 양팔을 높이 머리 위로 올리고, 또는 자신의 겨드랑이 부분을 가볍게 간지럼을 태우면서 웃는 웃음요법.

"~크! ~크~크~크~크~크~크~크~크~크" "~크~크"
"~키! ~키~키~키~키~키~키~키~키~키" "~키~키"
"~카! ~카~카~카~카~카~카~카~카~카" "~카~카"
"~헤! ~헤~헤~헤~헤~헤~헤~헤~헤~헤" "~헤~헤"
"~해! ~해~해~해~해~해~해~해~해~해" "~해~해"
"~킬! ~킬~킬~킬~낄~킬~킬~킬~킬~낄" "~킬~킬"
"~낄! ~낄~낄~낄~낄~낄~낄~낄~낄~낄" "~낄~낄"
"~캬! ~캬~캬~캬~캬~캬~캬~캬~캬~캬" "~캬~캬."

5. 침팬지웃음요법 II(Chimpanzee Laugh II) : 침팬지처럼 몸을 약간 굽히고, 양손을 깍지를 끼고 뒷머리 쪽에 대고 웃거나 또는 양손을 흔들어 주면서 동시에 다리를 좌우로 흔들어 주면서 웃는 웃음요법.

"~크! ~크~크~크~크~크~크~크~크~크" "~크~크"
"~키! ~키~키~키~키~키~키~키~키~키" "~키~키"
"~카! ~카~카~카~카~카~카~카~카~카" "~카~카"
"~혜! ~혜~혜~혜~혜~혜~혜~혜~혜~혜" "~혜~혜"
"~해! ~해~해~해~해~해~해~해~해~해" "~해~해"
"~킬! ~킬~킬~킬~낄~킬~킬~킬~킬~낄" "~킬~킬"
"~낄! ~낄~낄~낄~낄~낄~낄~낄~낄~낄" "~낄~낄"
"~캬! ~캬~캬~캬~캬~캬~캬~캬~캬~캬" "~캬~캬"
"~커! ~커~커~커~커~커~커~커~커~커" "~커~커"
"~켜! ~켜~켜~켜~켜~켜~켜~켜~켜~켜" "~켜~켜"
"~파! ~파~파~파~파~파~파~파~파~파" "~파~파"
"~프! ~프~프~프~프~프~프~프~프~프" "~프~프."

6. 침팬지웃음요법 III(Chimpanzee Laugh III) : 두 명씩 짝(role play)을 지어서, 먼저 자신에게 있는 이(lice)를 잡아서 먹으면서 웃고 난 후, 상대방의 이를 서로 잡아먹으면서 웃는 웃음요법.

"~크! ~크~크~크~크~크~크~크~크~크" "~크~크"
"~키! ~키~키~키~키~키~키~키~키~키" "~키~키"
"~카! ~카~카~카~카~카~카~카~카~카" "~카~카"
"~혜! ~혜~혜~혜~혜~혜~혜~혜~혜~혜" "~혜~혜"
"~해! ~해~해~해~해~해~해~해~해~해" "~해~해"
"~킬! ~킬~킬~킬~낄~킬~킬~킬~킬~낄" "~킬~킬"
"~낄! ~낄~낄~낄~낄~낄~낄~낄~낄~낄" "~낄~낄"
"~캬! ~캬~캬~캬~캬~캬~캬~캬~캬~캬" "~캬~캬"
"~커! ~커~커~커~커~커~커~커~커~커" "~커~커"
"~켜! ~켜~켜~켜~켜~켜~켜~켜~켜~켜" "~켜~켜"
"~파! ~파~파~파~파~파~파~파~파~파" "~파~파"
"~프! ~프~프~프~프~프~프~프~프~프" "~프~프."

7. 더블치킨웃음요법 I(Double Chicken Laugh I) : 둘씩 짝을 지어(role play) 양손을 닭 볏처럼 제스처를 취하고, 서로의 몸에 가볍게 쪼아 대면서, 또는 더블키스(Double Kiss)를 하면서 웃는 웃음요법.

"~꼬~꼬~꼬~꼬~꼬~꼬~꼬~꼬~꼬~꼬~꼬~꼬~꼬~꼬"
"꼭!(peck)" "꼬끼오" "~꼬~꼬(Double Kiss)."
"~꼬~꼬~꼬~꼬~꼬~꼬~꼬~꼬~꼬~꼬~꼬~꼬~꼬~꼬"
"꼭!(peck)" "꼬끼오" "~꼬~꼬(Double Kiss)."

8. 더블치킨러브웃음요법 II(Double Chicken Love Laugh II) : 둘씩 짝을 지어(role play) 양손을 닭 볏처럼 제스처를 취하고, 서로의 손과 몸에 사랑스럽게 비벼 되면서, 또는 더블 키스(Double Kiss)를 하면서 웃는 웃음요법. 응용동작으로는, 한 목음의 물을 마시고 하늘을 바라보면서 행복한 표정으로 웃기, 또는 알을 낳고 난 후에 와서 가져가 달라고 역할극으로 표현하면서 웃는 웃음요법(역할극웃음요법).

"~꼬~오~옥, ~꼬~꼬~꼬, ~꼬~오~옥, ~꼬~꼬~꼬, ~꼬 ~오~옥, ~꼬~꼬~꼬, "꼭!(peck)" "꼬끼오" "~꼬~꼬(Double Kiss)."
"~꼬~오~옥, ~꼬~꼬~꼬, ~꼬~오~옥, ~꼬~꼬~꼬, ~꼬 ~오~옥, ~꼬~꼬~꼬, "꼭!(peck)" "꼬끼오" "~꼬~꼬(Double Kiss)."

9. 칵테일웃음요법 I(Cocktail Laugh I) : 왼손은 칵테일 잔을 들고 있는 것처럼 제스처를 취하고, 오른손으로는 한 잔의 칵테일을 따라서 마시면서 하는 웃음요법. 마신 후에 세상을 다 얻은 기분으로 양손을 하늘 높이 쳐들고 크게 웃는 웃음요법(역할극웃음요법).(5분간)

"~하~하~하~하~하~하~하~하~하~하~하~하~하~하~하,"
"~호~호~호~호~호~호~호~호~호~호~호~호~호~호~호,"
"~히~히~히~히~히~히~히~히~히~히~히~히~히~히~히,"
"~으! ~하~하~하~하~하~하~하~하~하~하~하, ~하~하."

10. 러브샷웃음요법 II(Love Shot Laugh II) : 둘씩 짝(role play)을 이루고, 칵테일을 상대에게 축하하면서 따라주고 마시면서 웃는 웃음요법(역할극웃음요법). 박수웃음적용하기(Clapping Laugh)

"~하~하~하~하~하~하~하~하~하~하~하~하~하~하~하,"
"~호~호~호~호~호~호~호~호~호~호~호~호~호~호~호,"
"~히~히~히~히~히~히~히~히~히~히~히~히~히~히~히,"
"~으! ~하~하~하~하~하~하~하~하~하~하~하, ~하~하."

11. 천상러브샷웃음요법 lll(Heavenly Love Shot Laugh lll) : 둘씩 짝(role play)을 이루고, 칵테일을 상대에게 축하하면서 따라주고 공손하게 두 손으로 마시게 하면서 웃는 웃음요법(역할극웃음요법).

"~하~하~하~하~하~하~하~하~하~하~하~하~하~하~하,"
"~호~호~호~호~호~호~호~호~호~호~호~호~호~호~호,"
"~히~히~히~히~히~히~히~히~히~히~히~히~히~히~히,"
"~으! ~하~하~하~하~하~하~하~하~하~하~하, ~하~하."

12. 전기충격웃음요법 I(Electric Shock Laugh I) : 집게손가락으로 상대방을 향해서 가볍게 찌른다. 상대방은 마치 온몸이 200V의 전압에 감전된 것처럼 온몸을 흔들어 대면서 웃는 웃음요법. 이때, 두 발작 뒷걸음을 한다(역할극웃음요법).

"~찌~릇~찌~릇~찌~릇~찌~릇, ~찟!, ~아~앗! ~아~앗!"
"~찌~릇~찌~릇~찌~릇~찌~릇, ~찟!, ~아~앗! ~아~앗!"
"~찌~릇~찌~릇~찌~릇~찌~릇, ~찟!, ~아~앗! ~아~앗!"
"~찌~릇~찌~릇~찌~릇~찌~릇, ~찟!, ~아~앗! ~아~앗!"
"~찌~릇~찌~릇~찌~릇~찌~릇, ~찟!, ~아~앗! ~아~앗!"
"~찌~릇~찌~릇~찌~릇~찌~릇, ~찟!, ~아~앗! ~아~앗!"
"~찌~릇~찌~릇~찌~릇~찌~릇, ~찟!, ~아~앗! ~아~앗!"
"~찌~릇~찌~릇~찌~릇~찌~릇, ~찟!, ~아~앗! ~아~앗!"
"~찌~릇~찌~릇~찌~릇~찌~릇, ~찟!, ~아~앗! ~아~앗!"

13. 전기충격웃음요법 II(Electric Shock Laugh II) : 집게손가락으로 상대방을 향해서 가볍게 찌른다. 상대방은 마치 1000V의 전압에 감전된 것처럼 온몸을 흔들어대면서 웃기. 이때, 두 발작 뒷걸음을 하면서 동시에 혀를 밖으로 빼고, 양손과 오른발을 앞으로 내밀고 떨면서 웃는 웃음요법(역할극웃음요법).

"~찌~릇~찌~릇~찌~릇~찌~릇, ~찟!, ~아~앗! ~아~앗!"
"~찌~릇~찌~릇~찌~릇~찌~릇, ~찟!, ~아~앗! ~아~앗!"
"~찌~릇~찌~릇~찌~릇~찌~릇, ~찟!, ~아~앗! ~아~앗!"

14. 전기충격웃음요법 III(Electric Shock Laugh III) : 집게손가락으로 상대방을 향해서 가볍게 찌른다. 상대방은 마치 온몸이 10,000V의 전압에 감전된 것처럼 온몸을 흔들어대면서 웃기. 이때, 양팔과 양발을 V자로 형으로 만들고 동시에 혀를 밖으로 빼면서 온몸을 흔들면서 웃는 웃음요법(역할극웃음요법).

"~찌~릇~찌~릇~찌~릇~찌~릇, ~찟!, ~아~앗! ~아~앗!
"~찌~릇~찌~릇~찌~릇~찌~릇, ~찟!, ~아~앗! ~아~앗!
"~찌~릇~찌~릇~찌~릇~찌~릇, ~찟!, ~아~앗! ~아~앗!
"~찌~릇~찌~릇~찌~릇~찌~릇, ~찟!, ~아~앗! ~아~앗!
"~찌~릇~찌~릇~찌~릇~찌~릇, ~찟!, ~아~앗! ~아~앗!

15. 포옹웃음요법 I(Hug Laugh I) : 상대방의 이름 "웨슬리"라고 부르면서 서로 포옹하면서 웃는 웃음요법.

"~하~하~하~하~하~하~하~하~하~하~하~하~하~하,
~호~호~호~호~호~호~호~호~호~호~호~호~호~호,
~히~히~히~히~히~히~히~히~히~히~히~히~히~히,
~흐~흐~흐~흐~흐~흐~흐~흐~흐~흐~흐~흐~흐~흐,
~허~허~허~허~허~허~허~허~허~허~허~허~허~허,
~크~크~크~크~크~크~크~크~크~크~크~크~크~크,
~키~키~키~키~키~키~키~키~키~키~키~키~키~키."

16. 포옹웃음요법 II(Hug Laugh II) : 상대방의 이름 "웨슬리"라고 부르면서 서로 포옹하면서 웃는 웃음요법. 단, 여기서는 추임새를 사용하여 등을 두 번 가볍게 두드려준다(역할극웃음요법).

"~하! ~하~하~하~하~하~하~하~하~하" "~하~하"
"~호! ~호~호~호~호~호~호~호~호~호" "~호~호"
"~히! ~히~히~히~히~히~히~히~히~히" "~히~히"
"~흐! ~흐~흐~흐~흐~흐~흐~흐~흐~흐" "~흐~흐"
"~허! ~허~허~허~허~허~허~허~허~허" "~허~허"
"~크! ~크~크~크~크~크~크~크~크~크" "~크~크"
"~키! ~키~키~키~키~키~키~키~키~키" "~키~키"
"~카! ~카~카~카~카~카~카~카~카~카" "~카~카"
"~혜! ~혜~혜~혜~혜~혜~혜~혜~혜~혜" "~혜~혜"
"~해! ~해~해~해~해~해~해~해~해~해" "~해~해"
"~야! ~야~야~야~야~야~야~야~야~야" "~야~야"
"~여! ~여~여~여~여~여~여~여~여~여" "~여~여"
"~어! ~어~어~어~어~어~어~어~어~어" "~어~어"
"~예! ~예~예~예~예~예~예~예~예~예" "~예~예"
"~얘! ~얘~얘~얘~얘~얘~얘~얘~얘~얘" "~얘~얘"
"~으! ~으~으~으~으~으~으~으~으~으" "~으~으"
"~오! ~오~오~오~오~오~오~오~오~오" "~오~오"
"~요! ~요~요~요~요~요~요~요~요~요" "~요~요"
"~우! ~우~우~우~우~우~우~우~우~우" "~우~우."

17. 자유형웃음요법(Free Type Swimming Laugh) : 수영할 때의 자유형의 모션을 취하면서 웃는 웃음요법(역할극웃음요법).

"~하~하~하~하~하~하~하~하~하~하~하~하~하~하,
~호~호~호~호~호~호~호~호~호~호~호~호~호~호,
~히~히~히~히~히~히~히~히~히~히~히~히~히~히,
~흐~흐~흐~흐~흐~흐~흐~흐~흐~흐~흐~흐~흐~흐,
~허~허~허~허~허~허~허~허~허~허~허~허~허~허,
~크~크~크~크~크~크~크~크~크~크~크~크~크~크."

18. 배영웃음요법(Back Way Swimming Laugh) : 수영할 때의 배영의 모션을 취하면서 웃는 웃음요법(역할극웃음요법).

"~하~하~하~하~하~하~하~하~하~하~하~하~하~하,
~호~호~호~호~호~호~호~호~호~호~호~호~호~호,
~히~히~히~히~히~히~히~히~히~히~히~히~히~히,
~흐~흐~흐~흐~흐~흐~흐~흐~흐~흐~흐~흐~흐~흐,
~허~허~허~허~허~허~허~허~허~허~허~허~허~허,
~크~크~크~크~크~크~크~크~크~크~크~크~크~크,
~키~키~키~키~키~키~키~키~키~키~키~키~키~키,
~카~카~카~카~카~카~카~카~카~카~카~카~카~카,
~혜~혜~혜~혜~혜~혜~혜~혜~혜~혜~혜~혜~혜~혜,
~해~해~해~해~해~해~해~해~해~해~해~해~해~해,
~야~야~야~야~야~야~야~야~야~야~야~야~야~야,
~여~여~여~여~여~여~여~여~여~여~여~여~여~여,
~어~어~어~어~어~어~어~어~어~어~어~어~어~어,
~예~예~예~예~예~예~예~예~예~예~예~예~예~예,
~얘~얘~얘~얘~얘~얘~얘~얘~얘~얘~얘~얘~얘~얘,
~으~으~으~으~으~으~으~으~으~으~으~으~으~으."

19. 슬로모션웃음요법 I(Slow Motion Laugh I) : 사랑하는 사람들 아내, 남편, 아들, 딸, 친구 등을 부르면서, 아주 느리게 움직이면서(마치 무중력상태를 연상하면서), 사랑하는 사람을 향해서 달려가면서 웃는 웃음요법(역할극웃음요법).

"~다~윘~아!" "~하!~하~하~하~하~하~하~하~하~하"
"~하~하~하~하~하~하~하~하~하~하~하~하~하~하,
~호~호~호~호~호~호~호~호~호~호~호~호~호~호,
~히~히~히~히~히~히~히~히~히~히~히~히~히~히,
~흐~흐~흐~흐~흐~흐~흐~흐~흐~흐~흐~흐~흐~흐,
~허~허~허~허~허~허~허~허~허~허~허~허~허~허,
~크~크~크~크~크~크~크~크~크~크~크~크~크~크,
~키~키~키~키~키~키~키~키~키~키~키~키~키~키,
~카~카~카~카~카~카~카~카~카~카~카~카~카~카,

~혜~혜~혜~혜~혜~혜~혜~혜~혜~혜~혜~혜~혜~혜,
~해~해~해~해~해~해~해~해~해~해~해~해~해~해,
~야~야~야~야~야~야~야~야~야~야~야~야~야~야,
~여~여~여~여~여~여~여~여~여~여~여~여~여~여,
~어~어~어~어~어~어~어~어~어~어~어~어~어~어,
~예~예~예~예~예~예~예~예~예~예~예~예~예~예,
~얘~얘~얘~얘~얘~얘~얘~얘~얘~얘~얘~얘~얘~얘,
~으~으~으~으~으~으~으~으~으~으~으~으~으~으,
~오~오~오~오~오~오~오~오~오~오~오~오~오~오,
~요~요~요~요~요~요~요~요~요~요~요~요~요~요,
~우~우~우~우~우~우~우~우~우~우~우~우~우~우."

20. 슬로모션웃음요법 II(Slow Motion Laugh II) : 사랑하는 사람들 아내, 남편, 아들, 딸, 친구 등을 부르면서, 아주 느리게 움직이면서 (마치무중력상태를 연상하면서), 사랑하는 사람을 향해서 달려가면서 웃는 웃음요법. 단, 추임새를 상용한다(역할극웃음요법).

"~창~현~아!" "~하! ~하~하~하~하~하" "~하~하"
"~하! ~하~하~하~하~하~하~하~하~하" "~하~하"
"~호! ~호~호~호~호~호~호~호~호~호" "~호~호"
"~히! ~히~히~히~히~히~히~히~히~히" "~히~히"
"~흐! ~흐~흐~흐~흐~흐~흐~흐~흐~흐" "~흐~흐"
"~허! ~허~허~허~허~허~허~허~허~허" "~허~허"
"~크! ~크~크~크~크~크~크~크~크~크" "~크~크"
"~키! ~키~키~키~키~키~키~키~키~키" "~키~키"
"~카! ~카~카~카~카~카~카~카~카~카" "~카~카"
"~혜! ~혜~혜~혜~혜~혜~혜~혜~혜~혜" "~혜~혜"
"~해! ~해~해~해~해~해~해~해~해~해" "~해~해"
"~야! ~야~야~야~야~야~야~야~야~야" "~야~야"
"~여! ~여~여~여~여~여~여~여~여~여" "~여~여"
"~어! ~어~어~어~어~어~어~어~어~어" "~어~어"
"~예! ~예~예~예~예~예~예~예~예~예" "~예~예"
"~얘! ~얘~얘~얘~얘~얘~얘~얘~얘~얘" "~얘~얘"

21. 오페라웃음요법 I(Opera Laugh I) : 오페라 가수를 연상하면서 제스처를 사용하면서 웃는 웃음요법. 가볍게 손을 올리면서 시작한다. 이 때, 호흡조절이 가장 중요하다(역할극웃음요법).

"~아! ~아~아~아~아~아~아~아~아~아~아~아~아~아~아,
~하! ~하~하~하~하~하~하~하~하~하~하~하~하~하~하,
~호! ~호~호~호~호~호~호~호~호~호~호~호~호~호~호,
~히! ~히~히~히~히~히~히~히~히~히~히~히~히~히~히,
~흐! ~흐~흐~흐~흐~흐~흐~흐~흐~흐~흐~흐~흐~흐~흐,
~허! ~허~허~허~허~허~허~허~허~허~허~허~허~허~허,
~혜! ~혜~혜~혜~혜~혜~혜~혜~혜~혜~혜~혜~혜~혜~혜,
~해! ~해~해~해~해~해~해~해~해~해~해~해~해~해~해,
~야! ~야~야~야~야~야~야~야~야~야~야~야~야~야~야,
~여! ~여~여~여~여~여~여~여~여~여~여~여~여~여~여,
~어! ~어~어~어~어~어~어~어~어~어~어~어~어~어~어,
~예! ~예~예~예~예~예~예~예~예~예~예~예~예~예~예,
~으! ~으~으~으~으~으~으~으~으~으~으~으~으~으~으,
~오! ~오~오~오~오~오~오~오~오~오~오~오~오~오~오."

22. 오페라순환웃음요법 II(Opera Circulation Laugh II) : 오페라 가수를 연상하면서 돌림노래로 웃기. 가볍게 손을 올리면서 시작한다. 이때, 호흡조절이 가장 중요하다(역할극웃음요법).

"~아! ~아~아~아~아~아~아~아~아~아~아~아~아~아~아,
~하! ~하~하~하~하~하~하~하~하~하~하~하~하~하~하,
~호! ~호~호~호~호~호~호~호~호~호~호~호~호~호~호,
~히! ~히~히~히~히~히~히~히~히~히~히~히~히~히~히,
~흐! ~흐~흐~흐~흐~흐~흐~흐~흐~흐~흐~흐~흐~흐~흐,
~허! ~허~허~허~허~허~허~허~허~허~허~허~허~허~허,
~혜! ~혜~혜~혜~혜~혜~혜~혜~혜~혜~혜~혜~혜~혜~혜,
~해! ~해~해~해~해~해~해~해~해~해~해~해~해~해~해,
~야! ~야~야~야~야~야~야~야~야~야~야~야~야~야~야,
~여! ~여~여~여~여~여~여~여~여~여~여~여~여~여~여."

23. 랩·웃음요법(Rap Laugh) : Rapper처럼 흉내를 내면서 하는 웃음요법.

"Hey! What's up?" "What's going on?"

"~해~해, ~해~해~해, ~예~예, ~예~예~예, ~아~아, ~아~아~아,
~오~오, ~오~오~오, ~요~요, ~요~요~요, ~하~하,"~하~하~하,
~호~호, ~호~호~호, ~야~야, ~야~야~야, ~히~히, ~히~히~히,
~흐~흐, ~흐~흐~흐, ~키~키, ~키~키~키, ~카~카, ~카~카~카."

24. 머리감기웃음요법(Hair Washing Laugh) : 즐거운 마음으로 양손으로 머리를 감으면서 웃는 웃음요법. 마지막엔 가볍게 머리를 좌우로 털면서 추임새를 사용한다.

"~하! ~하~하~하~하~하~하~하~하~하" "~하~하"
"~호! ~호~호~호~호~호~호~호~호~호" "~호~호"
"~히! ~히~히~히~히~히~히~히~히~히" "~히~히"
"~흐! ~흐~흐~흐~흐~흐~흐~흐~흐~흐" "~흐~흐"
"~허! ~허~허~허~허~허~허~허~허~허" "~허~허"
"~크! ~크~크~크~크~크~크~크~크~크" "~크~크"
"~키! ~키~키~키~키~키~키~키~키~키" "~키~키"
"~카! ~카~카~카~카~카~카~카~카~카" "~카~카"
"~혜! ~혜~혜~혜~혜~혜~혜~혜~혜~혜" "~혜~혜"
"~해! ~해~해~해~해~해~해~해~해~해" "~해~해"
"~야! ~야~야~야~야~야~야~야~야~야" "~야~야"
"~여! ~여~여~여~여~여~여~여~여~여" "~여~여"
"~어! ~어~어~어~어~어~어~어~어~어" "~어~어"
"~예! ~예~예~예~예~예~예~예~예~예" "~예~예"
"~얘! ~얘~얘~얘~얘~얘~얘~얘~얘~얘" "~얘~얘"
"~으! ~으~으~으~으~으~으~으~으~으" "~으~으"
"~오! ~오~오~오~오~오~오~오~오~오" "~오~오"
"~요! ~요~요~요~요~요~요~요~요~요" "~요~요"
"~우! ~우~우~우~우~우~우~우~우~우" "~우~우"

25. 샤워웃음요법(Shower Laugh) : 즐거운 마음으로 샤워를 하면서 웃는 웃음요법. 응용동작으로는, 몸을 흔들어 물을 털면서 웃는다.

“~하~하~하~하~하~하~하~하~하~하~하~하~하~하,
~호~호~호~호~호~호~호~호~호~호~호~호~호~호,
~히~히~히~히~히~히~히~히~히~히~히~히~히~히,
~흐~흐~흐~흐~흐~흐~흐~흐~흐~흐~흐~흐~흐~흐,
~허~허~허~허~허~허~허~허~허~허~허~허~허~허,
~혜~혜~혜~혜~혜~혜~혜~혜~혜~혜~혜~혜~혜~혜,
~해~해~해~해~해~해~해~해~해~해~해~해~해~해,
~야~야~야~야~야~야~야~야~야~야~야~야~야~야,
~여~여~여~여~여~여~여~여~여~여~여~여~여~여,
~어~어~어~어~어~어~어~어~어~어~어~어~어~어,
~예~예~예~예~예~예~예~예~예~예~예~예~예~예,
~으~으~으~으~으~으~으~으~으~으~으~으~으~으,
~오~오~오~오~오~오~오~오~오~오~오~오~오~오.”

26. 새댁웃음요법 I(New Bride Laugh I) : 한손으로 입을 대고 양발을 구르면서, 최대한 방정맞게 웃는 웃음요법(역할극웃음요법).

“~하~하~하~하~하~하~하~하~하~하~하~하~하~하,
~호~호~호~호~호~호~호~호~호~호~호~호~호~호,
~히~히~히~히~히~히~히~히~히~히~히~히~히~히,
~흐~흐~흐~흐~흐~흐~흐~흐~흐~흐~흐~흐~흐~흐,
~허~허~허~허~허~허~허~허~허~허~허~허~허~허,
~크~크~크~크~크~크~크~크~크~크~크~크~크~크,
~키~키~키~키~키~키~키~키~키~키~키~키~키~키,
~카~카~카~카~카~카~카~카~카~카~카~카~카~카,
~혜~혜~혜~혜~혜~혜~혜~혜~혜~혜~혜~혜~혜~혜,
~해~해~해~해~해~해~해~해~해~해~해~해~해~해,
~야~야~야~야~야~야~야~야~야~야~야~야~야~야,
~여~여~여~여~여~여~여~여~여~여~여~여~여~여,
~어~어~어~어~어~어~어~어~어~어~어~어~어~어,
~예~예~예~예~예~예~예~예~예~예~예~예~예~예.”

27. 새댁웃음요법 II(New Bride Laugh II) : 한 손으로 입을 대고 다른 손은 상대방을 가볍게 때리면서, 최대한 방정맞게 웃는 웃음요법(역할극웃음요법). 상대방과 횡·박수적용하기(Crossing Laugh)

"~하~하~하~하~하~하~하~하~하~하~하~하~하~하,
~호~호~호~호~호~호~호~호~호~호~호~호~호~호,
~히~히~히~히~히~히~히~히~히~히~히~히~히~히,
~흐~흐~흐~흐~흐~흐~흐~흐~흐~흐~흐~흐~흐~흐,
~허~허~허~허~허~허~허~허~허~허~허~허~허~허,
~크~크~크~크~크~크~크~크~크~크~크~크~크~크,
~키~키~키~키~키~키~키~키~키~키~키~키~키~키,
~카~카~카~카~카~카~카~카~카~카~카~카~카~카,
~혜~혜~혜~혜~혜~혜~혜~혜~혜~혜~혜~혜~혜~혜,
~해~해~해~해~해~해~해~해~해~해~해~해~해~해,
~야~야~야~야~야~야~야~야~야~야~야~야~야~야,
~여~여~여~여~여~여~여~여~여~여~여~여~여~여,
~어~어~어~어~어~어~어~어~어~어~어~어~어~어,
~예~예~예~예~예~예~예~예~예~예~예~예~예~예,
~얘~얘~얘~얘~얘~얘~얘~얘~얘~얘~얘~얘~얘~얘,
~으~으~으~으~으~으~으~으~으~으~으~으~으~으,
~오~오~오~오~오~오~오~오~오~오~오~오~오~오,
~요~요~요~요~요~요~요~요~요~요~요~요~요~요."

28. 새댁웃음요법 III(New Bride Laugh III) : 양손으로 상대방을 가볍게 흔들면서, 또는 돌면서 최대한 방정맞게 웃는 웃음요법(역할극웃음요법).

"~하~하~하~하~하~하~하~하~하~하~하~하~하~하,
~호~호~호~호~호~호~호~호~호~호~호~호~호~호,
~히~히~히~히~히~히~히~히~히~히~히~히~히~히,
~흐~흐~흐~흐~흐~흐~흐~흐~흐~흐~흐~흐~흐~흐,
~허~허~허~허~허~허~허~허~허~허~허~허~허~허,
~크~크~크~크~크~크~크~크~크~크~크~크~크~크,
~키~키~키~키~키~키~키~키~키~키~키~키~키~키,
~카~카~카~카~카~카~카~카~카~카~카~카~카~카."

29. 새댁웃음요법 IV(New Bride Laugh IV) : 상대의 어깨 위에 지긋이 양손을 올리고, 서로의 고개를 돌려서 왼쪽, 오른쪽, 그리고 정면으로 서로서로 대면하면서 약간의 고개를 흔들어주어 도리도리를 하면서 웃는 웃음요법(역할극웃음요법).

"~하~하~하~하~하~하~하~하~하~하~하~하~하~하,
~호~호~호~호~호~호~호~호~호~호~호~호~호~호,
~히~히~히~히~히~히~히~히~히~히~히~히~히~히,
~흐~흐~흐~흐~흐~흐~흐~흐~흐~흐~흐~흐~흐~흐,
~허~허~허~허~허~허~허~허~허~허~허~허~허~허,
~크~크~크~크~크~크~크~크~크~크~크~크~크~크,
~키~키~키~키~키~키~키~키~키~키~키~키~키~키,
~카~카~카~카~카~카~카~카~카~카~카~카~카~카,
~헤~헤~헤~헤~헤~헤~헤~헤~헤~헤~헤~헤~헤~헤,
~해~해~해~해~해~해~해~해~해~해~해~해~해~해,
~야~야~야~야~야~야~야~야~야~야~야~야~야~야,
~여~여~여~여~여~여~여~여~여~여~여~여~여~여,
~어~어~어~어~어~어~어~어~어~어~어~어~어~어."

30. 만세웃음요법(Hurrah Laugh) : 세상에서 가장 행복한 일이 나에게 일어났다고 생각하면서 "~만~세! ~만~세! ~만~만~세!"라고 힘차게 외치며 점프하면서 웃는 웃음요법. 양손을 90°, 135°, 180°각도로 올리고 만세 3창을 한 후엔 양팔을 가볍게 돌리면서 뛰면서 웃기적용.

"~만~세! ~만~세! ~만~만~세! ~하~하~하~하~하~하~하,
~만~세 !~만~세! ~만~만~세! ~호~호~호~호~호~호~호,
~만~세! ~만~세! ~만~만~세! ~히~히~히~히~히~히~히,
~만~세! ~만~세! ~만~만~세! ~흐~흐~흐~흐~흐~흐~흐,
~만~세! ~만~세! ~만~만~세! ~허~허~허~허~허~허~허,
~만~세! ~만~세! ~만~만~세! ~크~크~크~크~크~크~크,
~만~세! ~만~세! ~만~만~세! ~키~키~키~키~키~키~키,
~만~세! ~만~세! ~만~만~세! ~카~카~카~카~카~카~카."

31. 기립박수웃음요법 I(Standing Ovation Laugh I) : 두 손을 높이 들고, 상대방을 축하해주고, 마음으로 축복하면서 웃는 웃음요법.

"~하~하~하~하~하~하~하~하~하~하~하~하~하~하,
~호~호~호~호~호~호~호~호~호~호~호~호~호~호,
~히~히~히~히~히~히~히~히~히~히~히~히~히~히,
~흐~흐~흐~흐~흐~흐~흐~흐~흐~흐~흐~흐~흐~흐,
~허~허~허~허~허~허~허~허~허~허~허~허~허~허,
~크~크~크~크~크~크~크~크~크~크~크~크~크~크,
~키~키~키~키~키~키~키~키~키~키~키~키~키~키,
~카~카~카~카~카~카~카~카~카~카~카~카~카~카,
~헤~헤~헤~헤~헤~헤~헤~헤~헤~헤~헤~헤~헤~헤,
~해~해~해~해~해~해~해~해~해~해~해~해~해~해."

32. 침묵기립박수웃음요법 II(Silent Standing Ovation Laugh II) : 두 손을 높이 들고, 상대방을 축하해주고, 마음으로 축복하면서 침묵으로 웃는 웃음요법.

"~하~하~하~하~하~하~하~하~하~하~하~하~하~하,
~호~호~호~호~호~호~호~호~호~호~호~호~호~호,
~히~히~히~히~히~히~히~히~히~히~히~히~히~히,
~흐~흐~흐~흐~흐~흐~흐~흐~흐~흐~흐~흐~흐~흐,
~허~허~허~허~허~허~허~허~허~허~허~허~허~허,
~크~크~크~크~크~크~크~크~크~크~크~크~크~크,
~키~키~키~키~키~키~키~키~키~키~키~키~키~키,
~카~카~카~카~카~카~카~카~카~카~카~카~카~카,
~헤~헤~헤~헤~헤~헤~헤~헤~헤~헤~헤~헤~헤~헤,
~해~해~해~해~해~해~해~해~해~해~해~해~해~해,
~야~야~야~야~야~야~야~야~야~야~야~야~야~야,
~여~여~여~여~여~여~여~여~여~여~여~여~여~여,
~어~어~어~어~어~어~어~어~어~어~어~어~어~어,
~예~예~예~예~예~예~예~예~예~예~예~예~예~예,
~애~애~애~애~애~애~애~애~애~애~애~애~애~애,
~으~으~으~으~으~으~으~으~으~으~으~으~으~으."

33. 마무리웃음요법(The Closing Laugh) : 웃으면서 손뼉을 치면서(~짝 ~짝, ~짝~짝 또는 ~짝~짝, ~짝~짝~짝) 원을 그리면서 큰소리로 웃는 웃음요법. 이때 복식호흡을 하면서 웃는 방법이 매우 중요하다(20분).

"~하~하, ~하~하~하, ~호~호, ~호~호~호, ~히~히,
~히~히~히, ~흐~흐, ~흐~흐~흐, ~허~허, ~허~허~허,
~크~크, ~크~크~크, ~키~키, ~키~키~키, ~카~카,
~카~카~카, ~헤~헤, ~헤~헤~헤, ~해~해, ~해~해~해,
~야~야, ~야~야~야, ~여~여, ~여~여~여, ~어~어,
~어~어~어, ~예~예, ~예~예~예, ~으~으, ~으~으~으,
~오~오, ~오~오~오, ~꼬~꼬, ~꼬~꼬~꼬, ~까~까,
~까~까~까, ~킬~킬, ~킬~킬~낄, ~낄~낄, ~낄~낄~낄,
~캬~캬, ~캬~캬~캬, ~커~커, ~커~커~커, ~켜~켜,
~켜~켜~켜, ~파~파, ~파~파~파, ~프~프, ~프~프~프,
~푸~푸, ~푸~푸~푸, ~피~피, ~피~피~피, ~티~티,
~티~티~티, ~트~트, ~트~트~트."

34. 과제소개 : 웃음치료에 관한 유머, 제스처, 방법 등을 개발한 웃음 창안일지 1부씩 작성하기.

– 제4회기 –

임상웃음치료 그룹프로그램 실시방법

A) 목적

- 웃음요법을 통해서 분노감, 콜레스테롤, 스트레스, 혈압을 감소시켜 주고, 면역성을 증폭시켜주며, 행복감과 건강을 유지시켜준다.

B) 회기 진행 과정

- 과제확인 및 피드백 주기

C) 프로그램안내

1. 4분간 DVD를 시청하기 : 5분간 DVD 내용 강의(Indian Nursing Home-지체노인들과 함께 웃음요법을 활용함)
2. 손과 발과 목을 풀어주기/호흡법 익히기.(2분간)
3. 상대방 어깨를 가볍게 안마해 주기.(5분간)
4. 군중지하철웃음요법 I(Crowded Subway Laugh I) : 한 손을 위로 치켜들 고, 양다리는 어깨너비만큼 벌리고 약간씩 앞, 뒤, 좌, 우로 흔들고 기울이면서 웃는 웃음요법(역할극웃음요법).

"~하~하~하~하~하~하~하~하~하~하~하~하~하~하,
~호~호~호~호~호~호~호~호~호~호~호~호~호~호,
~히~히~히~히~히~히~히~히~히~히~히~히~히~히,
~호~호~호~호~호~호~호~호~호~호~호~호~호~호,
~허~허~허~허~허~허~허~허~허~허~허~허~허~허,
~크~크~크~크~크~크~크~크~크~크~크~크~크~크,
~키~키~키~키~키~키~키~키~키~키~키~키~키~키,
~카~카~카~카~카~카~카~카~카~카~카~카~카~카,
~혜~혜~혜~혜~혜~혜~혜~혜~혜~혜~혜~혜~혜~혜,
~해~해~해~해~해~해~해~해~해~해~해~해~해~해,
~야~야~야~야~야~야~야~야~야~야~야~야~야~야."

5. 군중지하철웃음요법 II(Crowded Subway Laugh II) : 양손을 위로 치켜들고, 양다리는 어깨너비만큼 벌리고 약간씩 앞, 뒤, 좌, 우로 흔들고 기울이면서 웃기. 단, 급정거(急停車)할 때에는 몸을 완전히 굽혔다가 다시 일어나면서 웃는 웃음요법(역할극웃음요법).

"~하~하~하~하~하~하~하~하~하~하~하~하~하~하,
~호~호~호~호~호~호~호~호~호~호~호~호~호~호,
~히~히~히~히~히~히~히~히~히~히~히~히~히~히,
~흐~흐~흐~흐~흐~흐~흐~흐~흐~흐~흐~흐~흐~흐,
~허~허~허~허~허~허~허~허~허~허~허~허~허~허,
~크~크~크~크~크~크~크~크~크~크~크~크~크~크,
~키~키~키~키~키~키~키~키~키~키~키~키~키~키,
~카~카~카~카~카~카~카~카~카~카~카~카~카~카,
~혜~혜~혜~혜~혜~혜~혜~혜~혜~혜~혜~혜~혜~혜,
~해~해~해~해~해~해~해~해~해~해~해~해~해~해,
~야~야~야~야~야~야~야~야~야~야~야~야~야~야,
~여~여~여~여~여~여~여~여~여~여~여~여~여~여,
~어~어~어~어~어~어~어~어~어~어~어~어~어~어,
~예~예~예~예~예~예~예~예~예~예~예~예~예~예."

6. 세계평화웃음요법(The World Peace Laugh) : 상대방과 "평화"(Peace be with you!)라고 하면서 정중하게 서로 인사하면서 오른손을 서로잡고, "Peace"라고 하면서 정중하게 서로 인사하면서 왼손을 서로잡고, 오른쪽 어깨로 터치하고, 왼쪽 어깨로 터치하고, 상대방을 한 바퀴 먼저 돌려주면서 자신도 따라 돌면서 웃기실시. 남북통일을 염원(念願)하면서 웃는 웃음요법(역할극웃음요법).

"~하~하~하~하~하, ~호~호~호~호~호, ~히~히~히~히~히,
~흐~흐~흐~흐~흐, ~허~허~허~허~허, ~크~크~크~크~크,
~키~키~키~키~키, ~카~카~카~카~카."

"우리 함께 평화통일 합시다! ~으~와~하~하~하~하~하."

7. 롤러코스터웃음요법(Roller Coaster Laugh) : 롤러코스터를 탈 때를 연상하면서 자세를 취한다. 안전대를 착용하고, 두 손은 손잡이를 잡고, 인생의 생로병사(生老病死)를 심리체험(心理體驗)하면서 웃는 웃음요법(역할극웃음요법).

"~하~하~하~하~하, ~호~호~호~호~호, ~히~히~히~히~히, ~흐~흐~흐~흐~흐, ~허~허~허~허~허, ~크~크~크~크~크, ~키~키~키~키~키, ~카~카~카~카~카." "얍!"

8. 오리웃음요법 I(Duck Laguh I) : 오리처럼 히프를 들고 양손은 허리 위에 대고 지그재그 걸음을 하면서 웃는 웃음요법. 응용동작으로는, 키스(kiss)하기, 미운오리 새끼 사랑해주기, 미꾸라지를 잡아먹으면서 웃는다(역할극웃음요법).

"~꽥~꽥, ~꽥~꽥, ~꽥~꽥, ~꽥~꽥, ~꽥~꽥, ~꽥~꽥, ~꽥~꽥, ~꽥~꽥, ~꽥~꽥, ~꽥~꽥, ~꽥~꽥, ~꽥~꽥, ~꽥~꽥, ~꽥 ~꽥,~꽥~꽥, ~꽥~꽥, ~꽥~꽥, ~꽥~꽥."

9. 오리웃음요법 II(Duck Laguh II) : 오리처럼 히프를 들고 양손은 허리 위에 대고 지그재그 걸음을 하면서 웃는 웃음요법(2/3박).

"~꽥~꽥, ~꽥~꽥~꽥, ~꽥~꽥, ~꽥~꽥~꽥, ~꽥~꽥, ~꽥~꽥~꽥, ~꽥~꽥, ~꽥~꽥~꽥, ~꽥~꽥, ~꽥~꽥~꽥, ~꽥~꽥, ~꽥~꽥~꽥."

10. 오-노! 웃음요법(Oh-No! Laugh) : 상대방에게 가벼운 웃음을 지으면서 공손하게 사양할 때 사용하는 웃음요법(역할극웃음요법).

"Oh! No!, ~흐~흐~흐, Oh! No!, ~허~허~허, Oh! No!, ~어~어~어, Oh! No!, ~헤~헤~헤, Oh! No!, ~키~키~키, Oh! No!, ~하~하~하"
"Oh! No!, ~흐~흐~흐, Oh! No!, ~허~허~허, Oh! No!, ~어~어~어, Oh! No!, ~헤~헤~헤, Oh! No!, ~키~키~키, Oh! No!, ~하~하~하"

11. 오! 서프라이즈·웃음요법(Oh-Surprise Laugh) : 상대방이 주는 큰 선물을 받고 감탄하는 웃음표현법. 참! 고맙고 놀라와! 하면서, 고개를 좌우로 가볍게 흔들면서 얼굴에 기쁨과 감사의 표정을 지으면서 웃는 웃음요법(역할극웃음요법).

"Oh! What a surprise!"

"오!, ~하~하~하, 오!, ~호~호~호, 오!, ~히~히~히, 오!, ~야~야~야, 오!, ~해~해~해, Oh! Thank you! Thanks a lot for your kindness!"
"오!, ~하~하~하, 오!, ~호~호~호, 오!, ~히~히~히, 오!, ~야~야~야, 오!, ~해~해~해, Oh! Thank you! Thanks a lot for your kindness!"

12. 오페라웃음요법 I(Opera Laugh I) : 오페라 가수를 연상하면서 가볍게 양손을 올리며 복식호흡을 하면서 웃는 웃음요법(역할극웃음요법).

"~아! ~아~아~아~아~아~아~아~아~아~아~아~아~아~아."

13. 오페라웃음요법 I(Opera Laugh I)

"~하! ~하~하~하~하~하~하~하~하~하~하~하~하~하~하."

14. 오페라웃음요법 I(Opera Laugh I)

"~호! ~호~호~호~호~호~호~호~호~호~호~호~호~호~호."

15. 오페라웃음요법 I(Opera Laugh I)

"~히! ~히~히~히~히~히~히~히~히~히~히~히~히~히~히."

16. 오페라웃음요법 I(Opera Laugh I)

"~흐! ~흐~흐~흐~흐~흐~흐~흐~흐~흐~흐~흐~흐~흐~흐."

17. 오페라웃음요법 I(Opera Laugh I)

"~허! ~허~허~허~허~허~허~허~허~허~허~허~허~허~허."

18. 오페라웃음요법 I(Opera Laugh I)

"~혜! ~혜~혜~혜~혜~혜~혜~혜~혜~혜~혜~혜~혜~혜~혜."

19. 오페라웃음요법 I(Opera Laugh I)

"~해! ~해~해~해~해~해~해~해~해~해~해~해~해~해~해."

20. 오페라웃음요법 I(Opera Laugh I)

"~야! ~야~야~야~야~야~야~야~야~야~야~야~야~야~야."

21. 오페라웃음요법 I(Opera Laugh I)

"~여! ~여~여~여~여~여~여~여~여~여~여~여~여~여~여."

22. 오페라웃음요법 I(Opera Laugh I)

"~어! ~어~어~어~어~어~어~어~어~어~어~어~어~어~어."

23. 오페라웃음요법 I(Opera Laugh I)

"~예! ~예~예~예~예~예~예~예~예~예~예~예~예~예~예."

24. 오페라웃음요법 I(Opera Laugh I)

"~으! ~으~으~으~으~으~으~으~으~으~으~으~으~으~으."

25. 오페라웃음요법 I(Opera Laugh I)

"~오! ~오~오~오~오~오~오~오~오~오~오~오~오~오~오."

26. 오페라순환웃음요법 II(Opera Circulation Laugh II) : 오페라 가수를 연상하면서 돌림노래로 웃는 웃음요법. 가볍게 손을 올리면서 시작한다. 이때, 호흡조절이 가장 중요하다.

"~아! ~아~아~아~아~아~아~아~아~아~아~아~아~아~아,
~하! ~하~하~하~하~하~하~하~하~하~하~하~하~하~하,
~호! ~호~호~호~호~호~호~호~호~호~호~호~호~호~호,
~히! ~히~히~히~히~히~히~히~히~히~히~히~히~히~히,
~흐! ~흐~흐~흐~흐~흐~흐~흐~흐~흐~흐~흐~흐~흐~흐,
~허! ~허~허~허~허~허~허~허~허~허~허~허~허~허~허,
~헤! ~헤~헤~헤~헤~헤~헤~헤~헤~헤~헤~헤~헤~헤~헤."

27. 마무리웃음요법(The Closing Laugh) : 웃으면서 손뼉을 치면서 (~짝 ~짝, ~짝~짝 또는 ~짝~짝, ~짝~짝~짝) 원을 그리면서, 큰소리로 웃는 웃음요법. 이때 복식호흡을 하면서 웃는 방법이 매우 중요하다(20분).

"~하~하, ~하~하~하, ~호~호, ~호~호~호, ~히~히,
~히~히~히, ~흐~흐, ~흐~흐~흐, ~허~허, ~허~허~허,
~크~크, ~크~크~크, ~키~키, ~키~키~키, ~카~카,
~카~카~카, ~혜~혜, ~혜~혜~혜, ~해~해, ~해~해~해,
~야~야, ~야~야~야, ~여~여, ~여~여~여, ~어~어,
~어~어~어, ~예~예, ~예~예~예, ~으~으, ~으~으~으,
~오~오, ~오~오~오, ~꼬~꼬, ~꼬~꼬~꼬, ~까~까,
~까~까~까, ~킬~킬, ~킬~킬~낄, ~낄~낄, ~낄~낄~낄,
~캬~캬, ~캬~캬~캬, ~커~커, ~커~커~커, ~켜~켜,
~켜~켜~켜, ~파~파, ~파~파~파, ~프~프, ~프~프~프,
~푸~푸, ~푸~푸~푸, ~피~피, ~피~피~피, ~티~티,
~티~티~티, ~트~트, ~트~트~트."

28. 과제소개 : 웃음치료에 관한 유머, 제스처, 방법 등을 개발한 웃음 창안일지 1부씩 작성하기.

– 제5회기 –

임상웃음치료 그룹프로그램 실시방법

A) 목적

- 웃음요법을 통해서 분노감, 콜레스테롤, 스트레스, 혈압을 감소시켜 주고, 면역성을 증폭시켜주며, 행복감과 건강을 유지시켜준다.

B) 회기 진행 과정

- 과제확인 및 피드백 주기

C) 프로그램 안내

1. 4분간 DVD를 시청하기 : 5분간 DVD 내용 강의(Orville Laughter Club) : 웃음으로 스트레스를 떨쳐버릴 수 있고, 면역성을 증폭시켜주고, 무념의 세계로 들어간다(잡념을 없애준다).

2. 손과 발과 목을 풀어주기/호흡법 익히기.

3. 상대방 어깨를 가볍게 안마해주기.

4. 펭귄웃음요법(Penguin Laugh) : 양손을 펭귄 모양을 취하고, 양발의 스텝을 천천히 종종걸음을 취하면서, "기우뚱, 기우뚱" 펭귄 걸음처럼 좌우로 "기우뚱, 기우뚱" 원을 돌면서 웃는 웃음요법. 응용동작으로는, 제자리를 돌면서 웃는다(역할극웃음요법).

"~하~하~하~하~하~하~하~하~하~하~하~하~하~하,
~호~호~호~호~호~호~호~호~호~호~호~호~호~호,
~히~히~히~히~히~히~히~히~히~히~히~히~히~히,
~흐~흐~흐~흐~흐~흐~흐~흐~흐~흐~흐~흐~흐~흐,
~허~허~허~허~허~허~허~허~허~허~허~허~허~허,

~크~크~크~크~크~크~크~크~크~크~크~크~크~크,
~키~키~키~키~키~키~키~키~키~키~키~키~키~키,
~카~카~카~카~카~카~카~카~카~카~카~카~카~카,
~혜~혜~혜~혜~혜~혜~혜~혜~혜~혜~혜~혜~혜~혜,
~해~해~해~해~해~해~해~해~해~해~해~해~해~해,
~야~야~야~야~야~야~야~야~야~야~야~야~야~야,
~여~여~여~여~여~여~여~여~여~여~여~여~여~여,
~어~어~어~어~어~어~어~어~어~어~어~어~어~어,
~예~예~예~예~예~예~예~예~예~예~예~예~예~예,
~애~애~애~애~애~애~애~애~애~애~애~애~애~애,
~으~으~으~으~으~으~으~으~으~으~으~으~으~으,
~오~오~오~오~오~오~오~오~오~오~오~오~오~오,
~요~요~요~요~요~요~요~요~요~요~요~요~요~요,
~우~우~우~우~우~우~우~우~우~우~우~우~우~우,
~꼬~꼬~꼬~꼬~꼬~꼬~꼬~꼬~꼬~꼬~꼬~꼬~꼬~꼬,
~까~까~까~까~까~까~까~까~까~까~까~까~까~까,
~킬~킬~킬~킬~낄~킬~킬~킬~킬~킬~킬~킬~킬~킬,
~칼~칼~칼~칼~칼~칼~칼~칼~칼~칼~칼~칼~칼~칼,
~낄~낄~낄~낄~낄~낄~낄~낄~낄~낄~낄~낄~낄~낄,
~깔~깔~깔~깔~깔~깔~깔~깔~깔~깔~깔~깔~깔~깔,
~캬~캬~캬~캬~캬~캬~캬~캬~캬~캬~캬~캬~캬~캬."

5. 제트기이륙웃음요법(Jet Take-Off Laugh) 비행기가 이륙을 할 때를 연상하면서, 먼저 무릎을 굽혀서 낮은 자세를 취한다. 두 손을 양쪽으로 수평이 되게 활짝 펴고, 서서히 무릎을 펴면서, 활주로를 나아(runway taxing)가면서 힘차게 웃는 웃음요법. 응용동작으로는, 45° Bank 또는 60° Bank로 회전하면서 웃는다.

"~키~키~키~키~키, ~카~카~카~카~카, ~호~호~호~호~호,
~하~하~하~하~하, ~호~호~호~호~호, ~히~히~히~히~히,
~흐~흐~흐~흐~흐, ~허~허~허~허~허, ~크~크~크~크~크,
~키~키~키~키~키, ~카~카~카~카~카, ~즈~즈~즈~즈~즈."

6. 제트기착륙웃음요법(Jet Landing Laugh) : 비행기가 착륙 할 때를 연상하면서, 양팔을 어깨넓이로 활짝 벌리고 활주로를 향해서 착륙하면서 웃는 웃음요법.

"~키~키~키~키~키, ~카~카~카~카~카, ~흐~흐~흐~흐~흐,
~하~하~하~하~하, ~호~호~호~호~호, ~히~히~히~히~히,
~흐~흐~흐~흐~흐, ~허~허~허~허~허, ~크~크~크~크~크,
~키~키~키~키~키, ~카~카~카~카~카, ~즈~즈~즈~즈~즈."

7. 골프웃음요법(Golf Laugh) : 공을 놓고 골프를 치는 자세를 취하고 클럽으로 공을 조정하면서 웃는 웃음요법(역할극웃음요법).

"~하! ~하~하~하~하~하~하~하~하~하~하~하~하~하~하"
"~호! ~호~호~호~호~호~호~호~호~호~호~호~호~호~호"
"~히! ~히~히~히~히~히~히~히~히~히~히~히~히~히~히"
"~파! ~파~파~파~파~파~파~파~파~파~파~파~파" "~파~파"

공을 친 후 박수를 치면서,
"Nice Shot! Nice Shot! Nice Shot! Hole in One!"

8. 궁(弓)웃음요법(Arrow Laugh) : 활을 쏘는 자세를 취하고 화살을 활에 장전하면서 웃는 웃음요법(역할극웃음요법).

"~하! ~하~하~하~하~하~하~하~하~하~하~하~하~하~하"
"~호! ~호~호~호~호~호~호~호~호~호~호~호~호~호~호"
"~히! ~히~히~히~히~히~히~히~히~히~히~히~히~히~히"
"~카! ~카~카~카~카~카~카~카~카~카~카~카~카" "~카~카"

활을 쏘고 난 후, 박수를 치면서, "명중!" "Hit the BULL'S-EYE."

"경사 났네! 경사 났어! 우리 모두 경사 났어! ~아~하~하~하~하"

9. 마무리웃음요법(The Closing Laugh) : 웃으면서 손뼉을 치면서 (~짝 ~짝, ~짝~짝 또는 ~짝~짝, ~짝~짝~짝) 원을 그리면서, 큰소리로 웃는 웃음요법. 이때 복식호흡을 하면서 웃는 방법이 매우 중요하다(20분).

"~하~하, ~하~하~하, ~호~호, ~호~호~호, ~히~히,
~히~히~히, ~흐~흐, ~흐~흐~흐, ~허~허, ~허~허~허,
~크~크, ~크~크~크, ~키~키, ~키~키~키, ~카~카,
~카~카~카, ~헤~헤, ~헤~헤~헤, ~해~해, ~해~해~해,
~야~야, ~야~야~야, ~여~여, ~여~여~여, ~어~어,
~어~어~어, ~예~예, ~예~예~예, ~으~으, ~으~으~으,
~오~오, ~오~오~오, ~꼬~꼬, ~꼬~꼬~꼬, ~까~까,
~까~까~까, ~낄~낄, ~낄~낄~낄, ~낄~낄, ~낄~낄~낄,
~캬~캬, ~캬~캬~캬, ~커~커, ~커~커~커, ~켜~켜,
~켜~켜~켜, ~파~파, ~파~파~파, ~프~프, ~프~프~프,
~푸~푸, ~푸~푸~푸, ~피~피, ~피~피~피, ~티~티,
~티~티~티, ~트~트, ~트~트~트."

10. 과제소개 : 웃음치료에 관한 유머, 제스처, 방법 등을 개발한 웃음 창안일지 1부씩 작성하기.

– 제6회기 –

임상웃음치료 그룹프로그램 실시방법

A) 목적

• 웃음요법을 통해서 분노감, 콜레스테롤, 스트레스, 혈압을 감소시켜 주고, 면역성을 증폭시켜주며, 행복감과 건강을 유지시켜 준다.

B) 회기 진행 과정

• 과제확인 및 피드백 주기

C) 프로그램안내

1. DVD를 시청하기 : DVD 내용 강의(UCLA전문의들은 Humor를 Painkiller로 간주하고 있다).(5분간)

2. 손과 발과 목을 풀어주기/호흡법 익히기.(2분간)

3. 상대방 어깨를 가볍게 안마해 주기.(3분간)

4. 개다리춤·웃음요법 I(Dog Leg Dance Laugh I) : 개다리 춤을 추면서, 한손은 머리를 감싸 올리면서, 양다리는 개다리처럼 굽히면서 약간씩 좌우로 흔들면서 웃는 웃음요법. 응용동작으로는, 오줌으로 자기영역을 표시하면서 웃는다(역할극웃음요법).

"~하~하~하~하~하~하~하~하~하~하~하~하~하~하,
~호~호~호~호~호~호~호~호~호~호~호~호~호~호,
~히~히~히~히~히~히~히~히~히~히~히~히~히~히,
~흐~흐~흐~흐~흐~흐~흐~흐~흐~흐~흐~흐~흐~흐,
~허~허~허~허~허~허~허~허~허~허~허~허~허~허,
~키~키~키~키~키~키~키~키~키~키~키~키~키~키,

~카~카~카~카~카~카~카~카~카~카~카~카~카~카,
~헤~헤~헤~헤~헤~헤~헤~헤~헤~헤~헤~헤~헤~헤,
~해~해~해~해~해~해~해~해~해~해~해~해~해~해,
~야~야~야~야~야~야~야~야~야~야~야~야~야~야,
~여~여~여~여~여~여~여~여~여~여~여~여~여~여,
~어~어~어~어~어~어~어~어~어~어~어~어~어~어,
~예~예~예~예~예~예~예~예~예~예~예~예~예~예,
~얘~얘~얘~얘~얘~얘~얘~얘~얘~얘~얘~얘~얘~얘,
~으~으~으~으~으~으~으~으~으~으~으~으~으~으,
~오~오~오~오~오~오~오~오~오~오~오~오~오~오,
~요~요~요~요~요~요~요~요~요~요~요~요~요~요,
~우~우~우~우~우~우~우~우~우~우~우~우~우~우,
~꼬~꼬~꼬~꼬~꼬~꼬~꼬~꼬~꼬~꼬~꼬~꼬~꼬~꼬,
~까~까~까~까~까~까~까~까~까~까~까~까~까~까,
~킬~킬~킬~킬~낄~킬~킬~킬~킬~킬~킬~킬~킬~킬,
~칼~칼~칼~칼~칼~칼~칼~칼~칼~칼~칼~칼~칼~칼,
~낄~낄~낄~낄~낄~낄~낄~낄~낄~낄~낄~낄~낄~낄,
~깔~깔~깔~깔~깔~깔~깔~깔~깔~깔~깔~깔~깔~깔,
~캬~캬~캬~캬~캬~캬~캬~캬~캬~캬~캬~캬~캬~캬,
~커~커~커~커~커~커~커~커~커~커~커~커~커~커,
~켜~켜~켜~켜~켜~켜~켜~켜~켜~켜~켜~켜~켜~켜,
~파~파~파~파~파~파~파~파~파~파~파~파~파~파,
~프~프~프~프~프~프~프~프~프~프~프~프~프~프."

5. 개다리춤·웃음요법 II(Dog Leg Dance Laugh II) : 러시아개다리 춤을 추면서, 양손과 양발을 엇갈리게 흔들어 주면서 웃는 웃음요법.

"~하~하~하~하~하~하~하~하~하~하~하~하~하~하,
~호~호~호~호~호~호~호~호~호~호~호~호~호~호,
~히~히~히~히~히~히~히~히~히~히~히~히~히~히,
~흐~흐~흐~흐~흐~흐~흐~흐~흐~흐~흐~흐~흐~흐,
~허~허~허~허~허~허~허~허~허~허~허~허~허~허,
~키~키~키~키~키~키~키~키~키~키~키~키~키~키,
~카~카~카~카~카~카~카~카~카~카~카~카~카~카,

~혜~혜~혜~혜~혜~혜~혜~혜~혜~혜~혜~혜~혜~혜,
~해~해~해~해~해~해~해~해~해~해~해~해~해~해,
~야~야~야~야~야~야~야~야~야~야~야~야~야~야,
~여~여~여~여~여~여~여~여~여~여~여~여~여~여,
~어~어~어~어~어~어~어~어~어~어~어~어~어~어,
~예~예~예~예~예~예~예~예~예~예~예~예~예~예,
~애~애~애~애~애~애~애~애~애~애~애~애~애~애,
~으~으~으~으~으~으~으~으~으~으~으~으~으~으,
~오~오~오~오~오~오~오~오~오~오~오~오~오~오,
~요~요~요~요~요~요~요~요~요~요~요~요~요~요,
~우~우~우~우~우~우~우~우~우~우~우~우~우~우,
~꼬~꼬~꼬~꼬~꼬~꼬~꼬~꼬~꼬~꼬~꼬~꼬~꼬~꼬,
~까~까~까~까~까~까~까~까~까~까~까~까~까~까,
~킬~킬~킬~킬~낄~킬~킬~킬~킬~킬~킬~킬~킬~킬,
~칼~칼~칼~칼~칼~칼~칼~칼~칼~칼~칼~칼~칼~칼,
~낄~낄~낄~낄~낄~낄~낄~낄~낄~낄~낄~낄~낄~낄,
~깔~깔~깔~깔~깔~깔~깔~깔~깔~깔~깔~깔~깔~깔,
~캬~캬~캬~캬~캬~캬~캬~캬~캬~캬~캬~캬~캬~캬,
~커~커~커~커~커~커~커~커~커~커~커~커~커~커,
~켜~켜~켜~켜~켜~켜~켜~켜~켜~켜~켜~켜~켜~켜,
~파~파~파~파~파~파~파~파~파~파~파~파~파~파,
~프~프~프~프~프~프~프~프~프~프~프~프~프~프."

6. 제트기이륙웃음요법(Jet Take-Off Laugh) : 비행기가 이륙을 할 때를 연상하면서, 먼저 무릎을 굽혀서 낮은 자세를 취한다. 두 손을 양쪽으로 수평이 되게 활짝 펴고, 서서히 무릎을 펴면서, 활주로를 나아(runway taxing)가면서 힘차게 웃는 웃음요법. 응용동작으로는, 45° Bank 또는 60° Bank로 회전하면서 웃는다.

"~키~키~키~키~키, ~카~카~카~카~카, ~호~호~호~호~호,
~하~하~하~하~하, ~호~호~호~호~호, ~히~히~히~히~히,
~호~호~호~호~호, ~허~허~허~허~허, ~크~크~크~크~크,
~키~키~키~키~키, ~카~카~카~카~카."(2분간)

7. 제트기착륙웃음요법(Jet Landing Laugh) : 비행기가 착륙 할 때를 연상하면서, 양팔을 어깨넓이로 활짝 벌리고 활주로를 향해서 착륙하면서 웃는 웃음요법. 응용동작으로는, 45° Bank 또는 60° Bank로 회전하면서 웃는다.

"~키~키~키~키~키, ~카~카~카~카~카, ~흐~흐~흐~흐~흐, ~하~하~하~하~하, ~호~호~호~호~호, ~히~히~히~히~히, ~흐~흐~흐~흐~흐, ~허~허~허~허~허, ~크~크~크~크~크, ~키~키~키~키~키, ~카~카~카~카~카."(2분간)

8. 토끼웃음요법(Rabbit Laugh) : 양손을 머리 위에 토끼 귀 모양 같이 올려놓고 산토끼 노래를 부르면서 웃는 웃음요법(역할극웃음요법).

"~하~하~하, ~하~하~하, ~호~호~호, ~호~호~호, ~히~히~히(jump), ~히~히~히(jump), ~흐~흐~흐, ~흐~흐~흐."
"~하~하~하, ~하~하~하, ~호~호~호, ~호~호~호, ~히~히~히(jump), ~히~히~히(jump), ~흐~흐~흐, ~흐~흐~흐."

9. 봉산탈춤웃음요법(Bong-San Mask Laugh) : 봉산탈춤을 추면서 웃는 웃음요법(역할극웃음요법).

"~나비야!~ 나비야! ~천국가자! ~호랑나비야! ~너도 가자!"
"~얼~수~얼~수, ~하~하~하, ~절~수~절~수, ~하~하~하,
~얼~수~얼~수, ~호~호~호, ~절~수~절~수, ~호~호~호,
~얼~수~얼~수, ~히~히~히, ~절~수~절~수, ~히~히~히,
~얼~수~얼~수, ~크~크~크, ~절~수~절~수, ~크~크~크,
~얼~수~얼~수, ~키~키~키, ~절~수~절~수, ~키~키~키,
~얼~수~얼~수, ~카~카~카, ~절~수~절~수, ~카~카~카,
~얼~수~얼~수, ~혜~혜~혜, ~절~수~절~수, ~혜~혜~혜,
~얼~수~얼~수, ~해~해~해, ~절~수~절~수, ~해~해~해,
~얼~수~얼~수, ~야~야~야, ~절~수~절~수, ~야~야~야,
~얼~수~얼~수, ~여~여~여, ~절~수~절~수, ~여~여~여,
~얼~수~얼~수, ~어~어~어, ~절~수~절~수, ~어~어~어."

10. "예" 웃음요법(Yeah Laugh) : 모두 손을 잡고 원을 그리고 서서, 한사람씩 돌아가면서 서로를 향해서 축복, 기원, 덕담의 메시지를 전해면서, 화답은 "～예!"라고 맞장구치면서 두 손을 위로 높이 들고 좌우로 흔들면서 동시에 한발을 구르면서 웃는 웃음요법.

"웃어야 산다!" "～예!"
"～하! ～하～하～하～하～하～하～하～하～하" "～하～하"

11. "예" 웃음요법(Yeah Laugh)

"범국민 1분 웃기운동을 합시다!" "～예!"
"～호! ～호～호～호～호～호～호～호～호～호" "～호～호"

12. "예" 웃음요법(Yeah Laugh)

"____________________!" "～예!"
"～히! ～히～히～히～히～히～히～히～히～히" "～히～히"

13. "예" 웃음요법(Yeah Laugh)

"____________________!" "～예!"
"～흐! ～흐～흐～흐～흐～흐～흐～흐～흐～흐" "～흐～흐"

14. "예" 웃음요법(Yeah Laugh)

"____________________!" "～예!"
"～허! ～허～허～허～허～허～허～허～허～허" "～허～허"

15. "예" 웃음요법(Yeah Laugh)

"____________________!" "～예!"
"～크! ～크～크～크～크～크～크～크～크～크" "～크～크"

16. “예” 웃음요법(Yeah Laugh)

“____________________ ! ” “～예!”
“～키! ～키～키～키～키～키～키～키～키～키” “～키～키”

17. “예” 웃음요법(Yeah Laugh)

“____________________ ! ” “～예!”
“～카! ～카～카～카～카～카～카～카～카～카” “～카～카”

18. “예” 웃음요법(Yeah Laugh)

“____________________ ! ” “～예!”
“～혜! ～혜～혜～혜～혜～혜～혜～혜～혜～혜” “～혜～혜”

19. “예” 웃음요법(Yeah Laugh)

“____________________ ! ” “～예!”
“～해! ～해～해～해～해～해～해～해～해～해” “～해～해”

20. “예” 웃음요법(Yeah Laugh)

“____________________ ! ” “～예!”
“～야! ～야～야～야～야～야～야～야～야～야” “～야～야”

21. “예” 웃음요법(Yeah Laugh)

“____________________ ! ” “～예!”
“～여! ～여～여～여～여～여～여～여～여～여” “～여～여”

22. “예” 웃음요법(Yeah Laugh)

“____________________ ! ” “～예!”
“～어! ～어～어～어～어～어～어～어～어～어” “～어～어”

23. "예" 웃음요법(Yeah Laugh)

"____________________! " "~예!"

"~예! ~예~예~예~예~예~예~예~예~예" "~예~예"

24. "예" 웃음요법(Yeah Laugh)

"____________________! " "~예!"

"~으! ~으~으~으~으~으~으~으~으~으" "~으~으"

25. "예" 웃음요법(Yeah Laugh)

"____________________! " "~예!"

"~오! ~오~오~오~오~오~오~오~오~오" "~오~오"

26. "예" 웃음요법(Yeah Laugh)

"____________________! " "~예!"

"~꼬! ~꼬~꼬~꼬~꼬~꼬~꼬~꼬~꼬~꼬" "~꼬~꼬"

27. "예" 웃음요법(Yeah Laugh)

"____________________! " "~예!"

"~까! ~까~까~까~까~까~까~까~까~까" "~까~까"

28. "예" 웃음요법(Yeah Laugh)

"____________________! " "~예!"

"~킬! ~킬~킬~킬~낄~킬~킬~킬~킬~낄" "~킬~낄"

29. "예" 웃음요법(Yeah Laugh)

"____________________! " "~예!"

"~낄! ~낄~낄~낄~낄~낄~낄~낄~낄~낄" "~낄~낄"

30. "예" 웃음요법(Yeah Laugh)

"________________________!" "~예!"
"~캬! ~캬~캬~캬~캬~캬~캬~캬~캬~캬" "~캬~캬"

31. "예" 웃음요법(Yeah Laugh)

"________________________!" "~예!"
"~커! ~커~커~커~커~커~커~커~커~커" "~커~커"

32. "예" 웃음요법(Yeah Laugh)

"________________________!" "~예!"
"~켜! ~켜~켜~켜~켜~켜~켜~켜~켜~켜" "~켜~켜"

33. "예" 웃음요법(Yeah Laugh)

"________________________!" "~예!"
"~파! ~파~파~파~파~파~파~파~파~파" "~파~파"

34. "예" 웃음요법(Yeah Laugh)

"________________________!" "~예!"
"~프! ~프~프~프~프~프~프~프~프~프" "~프~프."

35. 책상두드리기웃음요법 I(Desk Tapping Laugh I) : 양손을 책상 위에 펴고 마치 드럼을 치듯이 치면서 웃는 웃음요법(2박자).

"~하~하, ~호~호, ~히~히, ~흐~흐, ~허~허, ~크~크,
~키~키, ~카~카, ~혜~혜, ~해~해, ~야~야, ~여~여,
~어~어, ~예~예, ~애~애, ~으~으, ~오~오, ~요~요,
~우~우, ~꼬~꼬, ~까~까, ~킬~킬, ~칼~칼, ~낄~낄,
~깔~깔, ~캬~캬, ~커~커, ~켜~켜, ~파~파, ~프~프."

36. 책상두드리기웃음요법 II(Desk Tapping Laugh II) : 양손을 책상 위에 펴고 마치 드럼을 치듯이 치면서 웃는 웃음요법(2/3박자). 응용 동작으로는, 원(circle), 사과(apple), 하트(heart)를 만들면서 웃는다.

"~하~하, ~하~하~하, ~호~호, ~호~호~호, ~히~히, ~히~히~히, ~흐~흐, ~흐~흐~흐, ~허~허, ~허~허~허, ~크~크, ~크~크~크, ~키~키, ~키~키~키, ~카~카, ~카~카~카, ~헤~헤, ~헤~헤~헤, ~해~해, ~해~해~해, ~야~야, ~야 ~야~야, ~여~여, ~여~여~여, ~어~어, ~어~어~어, ~예~예, ~예~예~예, ~얘~얘, ~얘~얘~얘, ~으~으, ~으~으~으, ~오~오, ~오~오~오, ~요~요, ~요~요~요, ~우~우, ~우~우~우, ~꼬~꼬, ~꼬~꼬~꼬, ~까~까, ~까~까~까, ~킬~킬, ~킬~킬~킬, ~칼~칼, ~칼~칼~칼, ~낄~낄, ~낄~낄~낄, ~깔~깔, ~깔~깔~깔, ~캬~캬, ~캬~캬~캬, ~커~커, ~커~커~커, ~켜~켜, ~켜~켜~켜, ~파~파, ~파~파~파, ~프~프, ~프~프~프."

37. 베이비웃음요법 I(Baby Laugh I) : 양손을 들고 볼을 가볍게 비비면서 아기처럼 해맑게 웃는 웃음요법.

"~으~응~응, ~하~하~하~하, ~으~응~응, ~하~하~하~하."
"~으~응~응, ~해~해~해~해, ~으~응~응, ~해~해~해~해."
"~으~응~응, ~아~아~아~아, ~으~응~응, ~아~아~아~아."
"~으~응~응, ~하~하~하~하, ~으~응~응, ~하~하~하~하."
"~으~응~응, ~해~해~해~해, ~으~응~응, ~해~해~해~해."
"~으~응~응, ~아~아~아~아, ~으~응~응, ~아~아~아~아."

38. 베이비웃음요법 II(Baby Laugh II) : 자리에 눕고, 양손과 양발을 흔들면서 아기처럼 웃는 웃음요법.

"~으~응~응, ~하~하~하~하, ~으~응~응, ~하~하~하~하."
"~으~응~응, ~해~해~해~해, ~으~응~응, ~해~해~해~해."
"~으~응~응, ~아~아~아~아, ~으~응~응, ~아~아~아~아."
"~으~응~응, ~하~하~하~하, ~으~응~응, ~하~하~하~하."

39. 마무리웃음요법(The Closing Laugh) : 웃으면서 손뼉을 치면서 (~짝 ~짝, ~짝~짝 또는 ~짝~짝, ~짝~짝~짝) 원을 그리면서 큰소리로 웃는 웃음요법. 이때 복식호흡을 하면서 웃는 방법이 매우 중요하다(20분).

"~하~하, ~하~하~하, ~호~호, ~호~호~호, ~히~히, ~히~히~히, ~흐~흐, ~흐~흐~흐, ~허~허, ~허~허~허, ~크~크, ~크~크~크, ~키~키, ~키~키~키, ~카~카, ~카~카~카, ~헤~헤, ~헤~헤~헤, ~해~해, ~해~해~해, ~야~야, ~야~야~야, ~여~여, ~여~여~여, ~어~어, ~어~어~어, ~예~예, ~예~예~예, ~으~으, ~으~으~으, ~오~오, ~오~오~오, ~꼬~꼬, ~꼬~꼬~꼬, ~까~까, ~까~까~까, ~킬~킬, ~킬~킬~낄, ~낄~낄, ~낄~낄~낄, ~캬~캬, ~캬~캬~캬, ~커~커, ~커~커~커, ~켜~켜, ~켜~켜~켜, ~파~파, ~파~파~파, ~프~프, ~프~프~프, ~푸~푸, ~푸~푸~퓨, ~픠~픠, ~픠~픠~픠, ~티~티, ~티~티~티, ~트~트, ~트~트~트."

40. 과제소개 : 웃음치료에 관한 유머, 세스처, 방법 등을 개발한 웃음 창안일지 1부씩 작성하기.

– 제7회기 –

임상웃음치료 그룹프로그램 실시방법

A) 목적

- 웃음치료를 통해서 분노감, 콜레스테롤, 스트레스, 혈압을 감소시켜주고, 면역성을 증폭시켜주며, 행복감과 건강을 유지시켜준다.

B) 회기 진행 과정

- 과제확인 및 피드백 주기

C) 프로그램 안내

1. DVD를 시청하기: DVD 내용 5분간강의(What do Laughter Clubs do?)

   웃음치료는 어떠한 유익을 가져다주는가?

   a) 엔도르핀을 생성한다(자발적 진통제(painkiller) 역할).
   b) 근육을 진동시켜 내부의 안마 역할을 한다.
   c) 건강한 심장혈관의 유지에 영향을 준다.
   d) 웃으면서 일을 함께 하는 사람들은 보다 더 잘 일을 수행해낼 수가 있다.
   e) 스트레스를 경감해 준다.
   f) 분노와 죄의식 같은 부정적인 감정들을 경감해 준다.
   g) 일에 대한 열정을 향상시켜 준다.
   h) 억압된 감정을 경감시켜 주고 자긍심을 높여 준다.
   i) 보다 낙천적인 사고방식을 갖게 해 준다.
   j) 보다 평화로운 세계를 구축한다.

2. 손과 발과 목을 풀어주기/호흡법 익히기.(2분간)

3. 상대방 어깨를 가볍게 안마해주기.(3분간)

4. 수상스키웃음요법(Water Ski Laugh) : 수상스키를 탈 때처럼 자세를 취하고 좌우로 흔들면서 발을 앞뒤로 자유자재로 움직이면서 웃는 웃음요법(역할극웃음요법).

“~하~하~하~하~하~하~하~하~하~하~하~하~하~하,
~호~호~호~호~호~호~호~호~호~호~호~호~호~호,
~히~히~히~히~히~히~히~히~히~히~히~히~히~히,
~흐~흐~흐~흐~흐~흐~흐~흐~흐~흐~흐~흐~흐~흐,
~허~허~허~허~허~허~허~허~허~허~허~허~허~허,
~크~크~크~크~크~크~크~크~크~크~크~크~크~크,
~키~키~키~키~키~키~키~키~키~키~키~키~키~키,
~카~카~카~카~카~카~카~카~카~카~카~카~카~카,
~혜~혜~혜~혜~혜~혜~혜~혜~혜~혜~혜~혜~혜~혜,
~해~해~해~해~해~해~해~해~해~해~해~해~해~해,
~야~야~야~야~야~야~야~야~야~야~야~야~야~야,
~여~여~여~여~여~여~여~여~여~여~여~여~여~여,
~어~어~어~어~어~어~어~어~어~어~어~어~어~어,
~예~예~예~예~예~예~예~예~예~예~예~예~예~예,
~얘~얘~얘~얘~얘~얘~얘~얘~얘~얘~얘~얘~얘~얘,
~으~으~으~으~으~으~으~으~으~으~으~으~으~으,
~오~오~오~오~오~오~오~오~오~오~오~오~오~오,
~요~요~요~요~요~요~요~요~요~요~요~요~요~요,
~우~우~우~우~우~우~우~우~우~우~우~우~우~우,
~꼬~꼬~꼬~꼬~꼬~꼬~꼬~꼬~꼬~꼬~꼬~꼬~꼬~꼬,
~까~까~까~까~까~까~까~까~까~까~까~까~까~까,
~킬~킬~킬~킬~낄~킬~킬~킬~킬~킬~킬~킬~킬~킬,
~칼~칼~칼~칼~칼~칼~칼~칼~칼~칼~칼~칼~칼~칼,
~낄~낄~낄~낄~낄~낄~낄~낄~낄~낄~낄~낄~낄~낄,
~깔~깔~깔~깔~깔~깔~깔~깔~깔~깔~깔~깔~깔~깔,
~캬~캬~캬~캬~캬~캬~캬~캬~캬~캬~캬~캬~캬~캬,
~커~커~커~커~커~커~커~커~커~커~커~커~커~커,
~켜~켜~켜~켜~켜~켜~켜~켜~켜~켜~켜~켜~켜~켜.”

5. 스노스키웃음요법(Snow Ski Laugh) : 스노스키 탈 때의 자세를 취하고 좌우로 무릎을 약간 굽히고 두 손을 어깨에 붙이고 웃는 웃음요법(역할극웃음요법).

"~하~하~하~하~하~하~하~하~하~하~하~하~하~하,
~호~호~호~호~호~호~호~호~호~호~호~호~호~호,
~히~히~히~히~히~히~히~히~히~히~히~히~히~히,
~흐~흐~흐~흐~흐~흐~흐~흐~흐~흐~흐~흐~흐~흐,
~허~허~허~허~허~허~허~허~허~허~허~허~허~허,
~크~크~크~크~크~크~크~크~크~크~크~크~크~크,
~키~키~키~키~키~키~키~키~키~키~키~키~키~키,
~카~카~카~카~카~카~카~카~카~카~카~카~카~카,
~혜~혜~혜~혜~혜~혜~혜~혜~혜~혜~혜~혜~혜~혜,
~해~해~해~해~해~해~해~해~해~해~해~해~해~해,
~야~야~야~야~야~야~야~야~야~야~야~야~야~야,
~여~여~여~여~여~여~여~여~여~여~여~여~여~여,
~어~어~어~어~어~어~어~어~어~어~어~어~어~어,
~예~예~예~예~예~예~예~예~예~예~예~예~예~예,
~얘~얘~얘~얘~얘~얘~얘~얘~얘~얘~얘~얘~얘~얘,
~으~으~으~으~으~으~으~으~으~으~으~으~으~으,
~오~오~오~오~오~오~오~오~오~오~오~오~오~오,
~요~요~요~요~요~요~요~요~요~요~요~요~요~요,
~우~우~우~우~우~우~우~우~우~우~우~우~우~우,
~꼬~꼬~꼬~꼬~꼬~꼬~꼬~꼬~꼬~꼬~꼬~꼬~꼬~꼬,
~까~까~까~까~까~까~까~까~까~까~까~까~까~까,
~킬~킬~킬~킬~낄~킬~킬~킬~킬~킬~킬~킬~킬~킬,
~칼~칼~칼~칼~칼~칼~칼~칼~칼~칼~칼~칼~칼~칼,
~낄~낄~낄~낄~낄~낄~낄~낄~낄~낄~낄~낄~낄~낄,
~깔~깔~깔~깔~깔~깔~깔~깔~깔~깔~깔~깔~깔~깔,
~캬~캬~캬~캬~캬~캬~캬~캬~캬~캬~캬~캬~캬~캬,
~커~커~커~커~커~커~커~커~커~커~커~커~커~커,
~켜~켜~켜~켜~켜~켜~켜~켜~켜~켜~켜~켜~켜~켜,
~파~파~파~파~파~파~파~파~파~파~파~파~파~파,
~프~프~프~프~프~프~프~프~프~프~프~프~프~프."

6. 침묵웃음요법(Silent Laugh) : 웃음소리를 내지 않고 웃는 표정만 하면 서 웃는 웃음요법(역할극웃음요법).

“~하~하~하~하~하~하~하~하~하~하~하~하~하~하,
~호~호~호~호~호~호~호~호~호~호~호~호~호~호,
~히~히~히~히~히~히~히~히~히~히~히~히~히~히,
~흐~흐~흐~흐~흐~흐~흐~흐~흐~흐~흐~흐~흐~흐,
~허~허~허~허~허~허~허~허~허~허~허~허~허~허,
~크~크~크~크~크~크~크~크~크~크~크~크~크~크,
~키~키~키~키~키~키~키~키~키~키~키~키~키~키,
~카~카~카~카~카~카~카~카~카~카~카~카~카~카,
~혜~혜~혜~혜~혜~혜~혜~혜~혜~혜~혜~혜~혜~혜,
~해~해~해~해~해~해~해~해~해~해~해~해~해~해,
~야~야~야~야~야~야~야~야~야~야~야~야~야~야,
~여~여~여~여~여~여~여~여~여~여~여~여~여~여,
~어~어~어~어~어~어~어~어~어~어~어~어~어~어,
~예~예~예~예~예~예~예~예~예~예~예~예~예~예,
~얘~얘~얘~얘~얘~얘~얘~얘~얘~얘~얘~얘~얘~얘,
~으~으~으~으~으~으~으~으~으~으~으~으~으~으,
~오~오~오~오~오~오~오~오~오~오~오~오~오~오,
~요~요~요~요~요~요~요~요~요~요~요~요~요~요,
~우~우~우~우~우~우~우~우~우~우~우~우~우~우,
~꼬~꼬~꼬~꼬~꼬~꼬~꼬~꼬~꼬~꼬~꼬~꼬~꼬~꼬,
~까~까~까~까~까~까~까~까~까~까~까~까~까~까,
~킬~킬~킬~킬~낄~킬~킬~킬~킬~킬~킬~킬~킬~킬,
~칼~칼~칼~칼~칼~칼~칼~칼~칼~칼~칼~칼~칼~칼,
~낄~낄~낄~낄~낄~낄~낄~낄~낄~낄~낄~낄~낄~낄,
~깔~깔~깔~깔~깔~깔~깔~깔~깔~깔~깔~깔~깔~깔,
~캬~캬~캬~캬~캬~캬~캬~캬~캬~캬~캬~캬~캬~캬,
~커~커~커~커~커~커~커~커~커~커~커~커~커~커,
~켜~켜~켜~켜~켜~켜~켜~켜~켜~켜~켜~켜~켜~켜,
~파~파~파~파~파~파~파~파~파~파~파~파~파~파,
~프~프~프~프~프~프~프~프~프~프~프~프~프~프.”

7. 토끼웃음요법(Rabbit Laugh) : 양손을 머리위에 토끼 귀 모양 같이 올려놓고 산토끼 노래를 부르면서 웃는 웃음요법(역할극웃음요법).

"~하~하~하, ~하~하~하, ~호~호~호, ~호~호~호, ~히~히~히(jump), ~히~히~히(jump), ~흐~흐~흐, ~흐~흐~흐."
"~하~하~하, ~하~하~하, ~호~호~호, ~호~호~호, ~히~히~히(jump), ~히~히~히(jump), ~흐~흐~흐, ~흐~흐~흐."
"~하~하~하, ~하~하~하, ~호~호~호, ~호~호~호, ~히~히~히(jump), ~히~히~히(jump), ~흐~흐~흐, ~흐~흐~흐."

8. 봉산탈춤웃음요법(Bong-San Mask Laugh) : 봉산탈춤을 추면서, "~나비야! ~나비야! ~천국가자! ~호랑나비야! ~너도 가자!"(역할극웃음요법).

"~얼~수~얼~수, ~하~하~하, ~절~수~절~수, ~하~하~하,
~얼~수~얼~수, ~호~호~호, ~절~수~절~수, ~호~호~호,
~얼~수~얼~수, ~히~히~히, ~절~수~절~수, ~히~히~히,
~얼~수~얼~수, ~크~크~크, ~절~수~절~수, ~크~크~크,
~얼~수~얼~수, ~키~키~키, ~절~수~절~수, ~키~키~키,
~얼~수~얼~수, ~카~카~카, ~절~수~절~수, ~카~카~카,
~얼~수~얼~수, ~혜~혜~혜, ~절~수~절~수, ~혜~혜~혜,
~얼~수~얼~수, ~해~해~해, ~절~수~절~수, ~해~해~해,
~얼~수~얼~수, ~야~야~야, ~절~수~절~수, ~야~야~야,
~얼~수~얼~수, ~여~여~여, ~절~수~절~수, ~여~여~여,
~얼~수~얼~수, ~어~어~어, ~절~수~절~수, ~어~어~어,
~얼~수~얼~수, ~예~예~예, ~절~수~절~수, ~예~예~예."

9. 책상두드리기웃음요법 I(Desk Tapping Laugh I) : 양손을 책상 위에 펴고 마치 드럼을 치듯이 치면서면서 웃는 웃음요법(2박자).

"~하~하, ~호~호, ~히~히, ~흐~흐, ~허~허, ~크~크,
~키~키, ~카~카, ~혜~혜, ~해~해, ~야~야, ~여~여,
~어~어, ~예~예, ~애~애, ~으~으, ~오~오, ~요~요,
~우~우, ~꼬~꼬, ~까~까, ~킬~킬, ~칼~칼, ~낄~낄."

10. 책상두드리기웃음요법 II(Desk Tapping Laugh II) : 양손을 책상 위에 펴고 마치 드럼을 치듯이 치면서면서 웃는 웃음요법(2/3박자).

"~하~하, ~하~하~하, ~호~호, ~호~호~호, ~히~히, ~히~히~히, ~흐~흐, ~흐~흐~흐, ~허~허, ~허~허~허, ~크~크, ~크~크~크, ~키~키, ~키~키~키, ~카~카, ~카~카~카, ~헤~헤, ~헤~헤~헤, ~해~해, ~해~해~해, ~야~야, ~야~야~야, ~여~여, ~여~여~여, ~어~어, ~어~어~어, ~예~예, ~예~예~예, ~애~애, ~애~애~애, ~으~으, ~으~으~으, ~오~오, ~오~오~오, ~요~요, ~요~요~요, ~우~우, ~우~우~우, ~꼬~꼬, ~꼬~꼬~꼬, ~까~까, ~까~까~까, ~킬~킬, ~킬~킬~킬, ~칼~칼, ~칼~칼~칼, ~낄~낄, ~낄~낄~낄, ~깔~깔, ~깔~깔~깔, ~캬~캬, ~캬~캬~캬."

11. 마무리웃음요법(The Closing Laugh) : 웃으면서 손뼉을 치면서(~짝 ~짝, ~짝~짝 또는 ~짝~짝, ~짝~짝~짝) 원을 그리면서, 큰소리로 웃는 웃음요법. 이때 복식호흡을 하면서 웃는 방법이 매우 중요하다(20분).

"~하~하, ~하~하~하, ~호~호, ~호~호~호, ~히~히, ~히~히~히, ~흐~흐, ~흐~흐~흐, ~허~허, ~허~허~허, ~크~크, ~크~크~크, ~키~키, ~키~키~키, ~카~카, ~카~카~카, ~헤~헤, ~헤~헤~헤, ~해~해, ~해~해~해, ~야~야, ~야~야~야, ~여~여, ~여~여~여, ~어~어, ~어~어~어, ~예~예, ~예~예~예, ~으~으, ~으~으~으, ~오~오, ~오~오~오, ~꼬~꼬, ~꼬~꼬~꼬, ~까~까, ~까~까~까, ~킬~킬, ~킬~킬~낄, ~낄~낄, ~낄~낄~낄, ~캬~캬, ~캬~캬~캬, ~커~커, ~커~커~커, ~켜~켜, ~켜~켜~켜, ~파~파, ~파~파~파, ~프~프, ~프~프~프, ~푸~푸, ~푸~푸~푸, ~피~피, ~피~피~피, ~티~티, ~티~티~티, ~트~트, ~트~트~트."

12. 과제소개 : 웃음치료에 관한 유머, 제스처, 방법 등을 개발한 웃음 창안일지 1부씩 작성하기.

– 제8회기 –

임상웃음치료 그룹프로그램 실시방법

A) 목적

- 웃음요법을 통해서 분노감, 콜레스테롤, 스트레스, 혈압을 감소시켜 주고, 면역성을 증폭시켜 주며, 행복감과 건강을 유지시켜 준다.

B) 회기 진행 과정

- 과제확인 및 피드백 주기

C) 프로그램안내

1. DVD를 시청하기 : DVD 내용 강의(5분간)(News Channel 5특보)
   a) 엔도르핀을 생성하며, 몸의 자발적 진통제(painkiller) 역할을 한다.
   b) 근육을 진동시켜 내부의 안마역할을 한다.
   c) 건강한 심장혈관의 유지에 영향을 준다.
   d) 웃으면서 일을 함께 하는 사람들은 더 나은 일을 함께 해낼 수가 있다.
   e) 스트레스를 경감해준다.
2. 손과 발과 목을 풀어주기/호흡법 익히기.(2분간)
3. 상대방 어깨를 가볍게 안마해주기.(3분간)
4. 수상스키웃음요법(Water Ski Laugh) : 수상스키를 탈 때처럼 자세를 취하고 좌우로 흔들면서 발을 앞뒤로 자유자재로 움직이면서 웃는 웃음요법(역할극웃음요법).

"～하～하～하～하～하～하～하～하～하～하～하～하～하～하,
～호～호～호～호～호～호～호～호～호～호～호～호～호～호,
～히～히～히～히～히～히～히～히～히～히～히～히～히～히,
～흐～흐～흐～흐～흐～흐～흐～흐～흐～흐～흐～흐～흐～흐,
～허～허～허～허～허～허～허～허～허～허～허～허～허～허,
～크～크～크～크～크～크～크～크～크～크～크～크～크～크,

~키~키~키~키~키~키~키~키~키~키~키~키~키~키,
~카~카~카~카~카~카~카~카~카~카~카~카~카~카,
~혜~혜~혜~혜~혜~혜~혜~혜~혜~혜~혜~혜~혜~혜,
~해~해~해~해~해~해~해~해~해~해~해~해~해~해,
~야~야~야~야~야~야~야~야~야~야~야~야~야~야,
~여~여~여~여~여~여~여~여~여~여~여~여~여~여,
~어~어~어~어~어~어~어~어~어~어~어~어~어~어,
~예~예~예~예~예~예~예~예~예~예~예~예~예~예,
~얘~얘~얘~얘~얘~얘~얘~얘~얘~얘~얘~얘~얘~얘,
~으~으~으~으~으~으~으~으~으~으~으~으~으~으,
~오~오~오~오~오~오~오~오~오~오~오~오~오~오,
~요~요~요~요~요~요~요~요~요~요~요~요~요~요,
~우~우~우~우~우~우~우~우~우~우~우~우~우~우,
~꼬~꼬~꼬~꼬~꼬~꼬~꼬~꼬~꼬~꼬~꼬~꼬~꼬~꼬,
~까~꺄~까~까~까~까~까~까~까~까~까~까~까~까,
~킬~킬~킬~킬~낄~킬~킬~킬~킬~킬~킬~킬~킬~킬,
~칼~칼~칼~칼~칼~칼~칼~칼~칼~칼~칼~칼~칼~칼,
~낄~낄~낄~낄~낄~낄~낄~낄~낄~낄~낄~낄~낄~낄,
~깔~깔~깔~깔~깔~깔~깔~깔~깔~깔~깔~깔~깔~깔,
~캬~캬~캬~캬~캬~캬~캬~캬~캬~캬~캬~캬~캬~캬,
~커~커~커~커~커~커~커~커~커~커~커~커~커~커."

5. 스노스키웃음요법(Snow Ski Laugh) : 스노스키 탈 때의 자세를 취하고 좌우로 무릎을 약간 굽히고 두 손을 어깨에 붙이고 웃는 웃음요법(역할극웃음요법).

"~하~하~하~하~하~하~하~하~하~하~하~하~하~하,
~호~호~호~호~호~호~호~호~호~호~호~호~호~호,
~히~히~히~히~히~히~히~히~히~히~히~히~히~히,
~흐~흐~흐~흐~흐~흐~흐~흐~흐~흐~흐~흐~흐~흐,
~허~허~허~허~허~허~허~허~허~허~허~허~허~허,
~크~크~크~크~크~크~크~크~크~크~크~크~크~크,
~키~키~키~키~키~키~키~키~키~키~키~키~키~키,
~카~카~카~카~카~카~카~카~카~카~카~카~카~카,
~혜~혜~혜~혜~혜~혜~혜~혜~혜~혜~혜~혜~혜~혜,
~해~해~해~해~해~해~해~해~해~해~해~해~해~해,
~야~야~야~야~야~야~야~야~야~야~야~야~야~야,

~여~여~여~여~여~여~여~여~여~여~여~여~여~여,
~어~어~어~어~어~어~어~어~어~어~어~어~어~어,
~예~예~예~예~예~예~예~예~예~예~예~예~예~예,
~얘~얘~얘~얘~얘~얘~얘~얘~얘~얘~얘~얘~얘~얘,
~으~으~으~으~으~으~으~으~으~으~으~으~으~으,
~오~오~오~오~오~오~오~오~오~오~오~오~오~오,
~요~요~요~요~요~요~요~요~요~요~요~요~요~요,
~우~우~우~우~우~우~우~우~우~우~우~우~우~우,
~꼬~꼬~꼬~꼬~꼬~꼬~꼬~꼬~꼬~꼬~꼬~꼬~꼬~꼬,
~까~까~까~까~까~까~까~까~까~까~까~까~까~까,
~킬~킬~킬~킬~낄~킬~킬~킬~킬~킬~킬~킬~킬~킬."

6. 침묵웃음요법(Silent Laugh) : 웃음소리를 내지 않고 웃는 표정만 하면서 웃는 웃음요법(역할극웃음요법).

"~하~하~하~하~하~하~하~하~하~하~하~하~하~하,
~호~호~호~호~호~호~호~호~호~호~호~호~호~호,
~히~히~히~히~히~히~히~히~히~히~히~히~히~히,
~흐~흐~흐~흐~흐~흐~흐~흐~흐~흐~흐~흐~흐~흐,
~허~허~허~허~허~허~허~허~허~허~허~허~허~허,
~크~크~크~크~크~크~크~크~크~크~크~크~크~크,
~키~키~키~키~키~키~키~키~키~키~키~키~키~키,
~카~카~카~카~카~카~카~카~카~카~카~카~카~카,
~혜~혜~혜~혜~혜~혜~혜~혜~혜~혜~혜~혜~혜~혜,
~해~해~해~해~해~해~해~해~해~해~해~해~해~해,
~야~야~야~야~야~야~야~야~야~야~야~야~야~야,
~여~여~여~여~여~여~여~여~여~여~여~여~여~여,
~어~어~어~어~어~어~어~어~어~어~어~어~어~어,
~예~예~예~예~예~예~예~예~예~예~예~예~예~예,
~얘~얘~얘~얘~얘~얘~얘~얘~얘~얘~얘~얘~얘~얘,
~으~으~으~으~으~으~으~으~으~으~으~으~으~으,
~오~오~오~오~오~오~오~오~오~오~오~오~오~오,
~요~요~요~요~요~요~요~요~요~요~요~요~요~요,
~우~우~우~우~우~우~우~우~우~우~우~우~우~우,
~꼬~꼬~꼬~꼬~꼬~꼬~꼬~꼬~꼬~꼬~꼬~꼬~꼬~꼬,
~까~까~까~까~까~까~까~까~까~까~까~까~까~까,
~킬~킬~킬~킬~낄~킬~킬~킬~킬~킬~킬~킬~킬~킬,

~칼~칼~칼~칼~칼~칼~칼~칼~칼~칼~칼~칼~칼~칼,
~낄~낄~낄~낄~낄~낄~낄~낄~낄~낄~낄~낄~낄~낄,
~깔~깔~깔~깔~깔~깔~깔~깔~깔~깔~깔~깔~깔~깔,
~캬~캬~캬~캬~캬~캬~캬~캬~캬~캬~캬~캬~캬~캬,
~커~커~커~커~커~커~커~커~커~커~커~커~커~커,
~켜~켜~켜~켜~켜~켜~켜~켜~켜~켜~켜~켜~켜~켜,
~파~파~파~파~파~파~파~파~파~파~파~파~파~파,
~프~프~프~프~프~프~프~프~프~프~프~프~프~프."

7. 침묵웃음요법 II(Silent Laugh II) : 웃음소리를 내지 않고 웃는 표정만 하면서 웃는 웃음요법. 단, 추임새를 사용한다(역할극웃음요법).

"~하! ~하~하~하~하~하~하~하~하~하" "~하~하"
"~호! ~호~호~호~호~호~호~호~호~호" "~호~호"
"~히! ~히~히~히~히~히~히~히~히~히" "~히~히"
"~흐! ~흐~흐~흐~흐~흐~흐~흐~흐~흐" "~흐~흐"
"~허! ~허~허~허~허~허~허~허~허~허" "~허~허"
"~크! ~크~크~크~크~크~크~크~크~크" "~크~크"
"~키! ~키~키~키~키~키~키~키~키~키" "~키~키"
"~카! ~카~카~카~카~카~카~카~카~카" "~카~카"
"~혜! ~혜~혜~혜~혜~혜~혜~혜~혜~혜" "~혜~혜"
"~해! ~해~해~해~해~해~해~해~해~해" "~해~해"
"~야! ~야~야~야~야~야~야~야~야~야" "~야~야"
"~여! ~여~여~여~여~여~여~여~여~여" "~여~여"
"~어! ~어~어~어~어~어~어~어~어~어" "~어~어"
"~예! ~예~예~예~예~예~예~예~예~예" "~예~예"
"~얘! ~얘~얘~얘~얘~얘~얘~얘~얘~얘" "~얘~얘"
"~으! ~으~으~으~으~으~으~으~으~으" "~으~으"
"~오! ~오~오~오~오~오~오~오~오~오" "~오~오"
"~요! ~요~요~요~요~요~요~요~요~요" "~요~요"
"~우! ~우~우~우~우~우~우~우~우~우" "~우~우"
"~꼬! ~꼬~꼬~꼬~꼬~꼬~꼬~꼬~꼬~꼬" "~꼬~꼬"
"~까! ~까~까~까~까~까~까~까~까~까" "~까~까"
"~킬! ~킬~킬~킬~낄~킬~킬~킬~킬~낄" "~킬~킬"
"~칼! ~칼~칼~칼~칼~칼~칼~칼~칼~칼" "~칼~칼"
"~낄! ~낄~낄~낄~낄~낄~낄~낄~낄~낄" "~낄~낄"
"~깔! ~깔~깔~깔~깔~깔~깔~깔~깔~깔" "~깔~깔"

"~캬! ~캬~캬~캬~캬~캬~캬~캬~캬~캬" "~캬~캬"
"~커! ~커~커~커~커~커~커~커~커~커" "~커~커"
"~켜! ~켜~켜~켜~켜~켜~켜~켜~켜~켜" "~켜~켜"
"~파! ~파~파~파~파~파~파~파~파~파" "~파~파"
"~프! ~프~프~프~프~프~프~프~프~프" "~프~프."

8. 맘보춤웃음요법 I(Mom-Bo Dance Laugh I) : 다함께 가벼운 마음으로 맘보춤을 추면서, 양다리를 자유자재로 뒤틀면서 웃는 웃음요법(역할극웃음요법).

"~닐~닐~리, ~닐~닐~리, ~닐~닐~리, ~맘~보, ~하~하,
~닐~닐~리, ~닐~닐~리, ~닐~닐~리, ~맘~보, ~호~호,
~닐~닐~리, ~닐~닐~리, ~닐~닐~리, ~맘~보, ~히~히,
~닐~닐~리, ~닐~닐~리, ~닐~닐~리, ~맘~보, ~흐~흐,
~닐~닐~리, ~닐~닐~리, ~닐~닐~리, ~맘~보, ~허~허,
~닐~닐~리, ~닐~닐~리, ~닐~닐~리, ~맘~보, ~크~크,
~닐~닐~리, ~닐~닐~리, ~닐~닐~리, ~맘~보, ~키~키,
~닐~닐~리, ~닐~닐~리, ~닐~닐~리, ~맘~보, ~아~아,
~닐~닐~리, ~닐~닐~리, ~닐~닐~리, ~맘~보, ~예~예."

"아빠가 안아줘도, ~닐~닐~리" "엄마가 안아줘도, ~닐~닐~리"
"아빠가 뽀뽀해도, ~닐~닐~리" "엄마가 뽀뽀해도, ~닐~닐~리"
"우리는 모두가다, ~닐~닐~리" "우리는 행복가족, ~닐~닐~리"

9. 맘보춤웃음요법 II(Mom-Bo Dance Laugh II) : 두 사람씩 짝(role play)을 이루어 다함께 가벼운 마음으로 맘보춤을 추면서, 양다리를 자유자재로 뒤틀면서 웃는 웃음요법(역할극웃음요법).

"~닐~닐~리, ~닐~닐~리, ~닐~닐~리, ~맘~보, ~하~하,
~닐~닐~리, ~닐~닐~리, ~닐~닐~리, ~맘~보, ~호~호,
~닐~닐~리, ~닐~닐~리, ~닐~닐~리, ~맘~보, ~히~히,
~닐~닐~리, ~닐~닐~리, ~닐~닐~리, ~맘~보, ~흐~흐,
~닐~닐~리, ~닐~닐~리, ~닐~닐~리, ~맘~보, ~허~허,
~닐~닐~리, ~닐~닐~리, ~닐~닐~리, ~맘~보, ~크~크,
~닐~닐~리, ~닐~닐~리, ~닐~닐~리, ~맘~보, ~키~키,
~닐~닐~리, ~닐~닐~리, ~닐~닐~리, ~맘~보, ~카~카,
~닐~닐~리, ~닐~닐~리, ~닐~닐~리, ~맘~보, ~헤~헤,

~닐~닐~리, ~닐~닐~리, ~닐~닐~리, ~맘~보, ~해~해,
~닐~닐~리, ~닐~닐~리, ~닐~닐~리, ~맘~보, ~아~아,
~닐~닐~리, ~닐~닐~리, ~닐~닐~리, ~맘~보, ~예~예."

"아빠가 안아줘도, ~닐~닐~리" "엄마가 안아줘도, ~닐~닐~리"
"아빠가 뽀뽀해도, ~닐~닐~리" "엄마가 뽀뽀해도, ~닐~닐~리"
"우리는 모두가다, ~닐~닐~리" "우리는 행복가족, ~닐~닐~리"

10. 봉산탈춤웃음요법(Bong-San Mask Laugh) : 봉산탈춤을 추면서 웃는 웃음요법(역할극웃음요법).

"~나비야!~ 나비야! ~천국가자! ~호랑나비야! ~너도 가자!"

"~얼~수~얼~수, ~하~하~하, ~절~수~절~수, ~하~하~하,
~얼~수~얼~수, ~호~호~호, ~절~수~절~수, ~호~호~호,
~얼~수~얼~수, ~히~히~히, ~절~수~절~수, ~히~히~히,
~얼~수~얼~수, ~크~크~크, ~절~수~절~수, ~크~크~크,
~얼~수~얼~수, ~키~키~키, ~절~수~절~수, ~키~키~키,
~얼~수~얼~수, ~카~카~카, ~절~수~절~수, ~카~카~카,
~얼~수~얼~수, ~헤~헤~헤, ~절~수~절~수, ~헤~헤~헤,
~얼~수~얼~수, ~해~해~해, ~절~수~절~수, ~해~해~해."

11. 심형래 바보웃음요법(Sim's Foolish Laugh) : 심형래의 바보웃음을 따라 하면서 웃는 웃음요법.

"안녕하세요? 참! ~반가워요! 전 개그맨 심형래라고 해요!
(웃음치료사 "웨슬리"라고 해요! 자기이름 사용하기)"

"잘 부탁드려요!"

"~띠~리~리~리~리~리, ~띠~리~리~리~리~리,
~띠~리~리~리~리~리, ~띠~리~리~리~리~리,
~띨!~띨!~띨!~띨!~띨!~띨!~띨!~띨!~띨!~띨!~띨!"

12. 자신간지럼웃음요법 I(Tickling Myself Laugh I) : 자신의 간지러운 부분을 간지럼을 태우면서 웃기.

"~하~하~하~하~하~하~하~하~하~하~하~하~하~하,

~호~호~호~호~호~호~호~호~호~호~호~호~호~호,
~히~히~히~히~히~히~히~히~히~히~히~히~히~히,
~흐~흐~흐~흐~흐~흐~흐~흐~흐~흐~흐~흐~흐~흐,
~허~허~허~허~허~허~허~허~허~허~허~허~허~허,
~키~키~키~키~키~키~키~키~키~키~키~키~키~키,
~카~카~카~카~카~카~카~카~카~카~카~카~카~카,
~혜~혜~혜~혜~혜~혜~혜~혜~혜~혜~혜~혜~혜~혜,
~해~해~해~해~해~해~해~해~해~해~해~해~해~해,
~야~야~야~야~야~야~야~야~야~야~야~야~야~야,
~여~여~여~여~여~여~여~여~여~여~여~여~여~여,
~어~어~어~어~어~어~어~어~어~어~어~어~어~어,
~예~예~예~예~예~예~예~예~예~예~예~예~예~예,
~얘~얘~얘~얘~얘~얘~얘~얘~얘~얘~얘~얘~얘~얘,
~으~으~으~으~으~으~으~으~으~으~으~으~으~으,
~오~오~오~오~오~오~오~오~오~오~오~오~오~오,
~요~요~요~요~요~요~요~요~요~요~요~요~요~요,
~우~우~우~우~우~우~우~우~우~우~우~우~우~우,
~꼬~꼬~꼬~꼬~꼬~꼬~꼬~꼬~꼬~꼬~꼬~꼬~꼬~꼬."

13. 타인간지럼웃음요법 II(Tickling Others Laugh II) : 상대방을 간지럼을 태우면서 웃기. 단, 이곳에서는 추임새를 사용한다.

"~하! ~하~하~하~하~하~하~하~하~하" "~하~하"
"~호! ~호~호~호~호~호~호~호~호~호" "~호~호"
"~히! ~히~히~히~히~히~히~히~히~히" "~히~히"
"~흐! ~흐~흐~흐~흐~흐~흐~흐~흐~흐" "~흐~흐"
"~허! ~허~허~허~허~허~허~허~허~허" "~허~허"
"~크! ~크~크~크~크~크~크~크~크~크" "~크~크"
"~키! ~키~키~키~키~키~키~키~키~키" "~키~키"
"~카! ~카~카~카~카~카~카~카~카~카" "~카~카"
"~혜! ~혜~혜~혜~혜~혜~혜~혜~혜~혜" "~혜~혜"
"~해! ~해~해~해~해~해~해~해~해~해" "~해~해"
"~야! ~야~야~야~야~야~야~야~야~야" "~야~야"
"~여! ~여~여~여~여~여~여~여~여~여" "~여~여"
"~어! ~어~어~어~어~어~어~어~어~어" "~어~어"
"~예! ~예~예~예~예~예~예~예~예~예" "~예~예"
"~얘! ~얘~얘~얘~얘~얘~얘~얘~얘~얘" "~얘~얘"

"~으! ~으~으~으~으~으~으~으~으~으" "~으~으"
"~오! ~오~오~오~오~오~오~오~오~오" "~오~오"
"~요! ~요~요~요~요~요~요~요~요~요" "~요~요"
"~우! ~우~우~우~우~우~우~우~우~우" "~우~우"
"~꼬! ~꼬~꼬~꼬~꼬~꼬~꼬~꼬~꼬~꼬" "~꼬~꼬"
"~까! ~까~까~까~까~까~까~까~까~까" "~까~까"
"~킬! ~킬~킬~킬~낄~킬~킬~킬~킬~낄" "~킬~킬"
"~칼! ~칼~칼~칼~칼~칼~칼~칼~칼~칼" "~칼~칼"
"~낄! ~낄~낄~낄~낄~낄~낄~낄~낄~낄" "~낄~낄"
"~깔! ~깔~깔~깔~깔~깔~깔~깔~깔~깔" "~깔~깔"
"~캬! ~캬~캬~캬~캬~캬~캬~캬~캬~캬" "~캬~캬"
"~커! ~커~커~커~커~커~커~커~커~커" "~커~커"
"~켜! ~켜~켜~켜~켜~켜~켜~켜~켜~켜" "~켜~켜"
"~파! ~파~파~파~파~파~파~파~파~파" "~파~파"
"~프! ~프~프~프~프~프~프~프~프~프" "~프~프."

14. 타인간지럼웃음요법 III(Tickling Others Laugh III) : 한 사람을 집중표적(concentration target)을 삼아서 간지럼을 태우면서 웃는 웃음요법. 단, 추임새를 사용한다.

"~하! ~하~하~하~하~하~하~하~하~하" "~하~하"
"~호! ~호~호~호~호~호~호~호~호~호" "~호~호"
"~히! ~히~히~히~히~히~히~히~히~히" "~히~히"
"~흐! ~흐~흐~흐~흐~흐~흐~흐~흐~흐" "~흐~흐"
"~허! ~허~허~허~허~허~허~허~허~허" "~허~허"
"~크! ~크~크~크~크~크~크~크~크~크" "~크~크"
"~키! ~키~키~키~키~키~키~키~키~키" "~키~키"
"~카! ~카~카~카~카~카~카~카~카~카" "~카~카"
"~혜! ~혜~혜~혜~혜~혜~혜~혜~혜~혜" "~혜~혜"
"~해! ~해~해~해~해~해~해~해~해~해" "~해~해"
"~야! ~야~야~야~야~야~야~야~야~야" "~야~야"
"~여! ~여~여~여~여~여~여~여~여~여" "~여~여"
"~어! ~어~어~어~어~어~어~어~어~어" "~어~어"
"~예! ~예~예~예~예~예~예~예~예~예" "~예~예"
"~애! ~애~애~애~애~애~애~애~애~애" "~애~애"
"~으! ~으~으~으~으~으~으~으~으~으" "~으~으"
"~오! ~오~오~오~오~오~오~오~오~오" "~오~오"

"~요! ~요~요~요~요~요~요~요~요~요" "~요~요"
"~우! ~우~우~우~우~우~우~우~우~우" "~우~우"
"~꼬! ~꼬~꼬~꼬~꼬~꼬~꼬~꼬~꼬~꼬" "~꼬~꼬"
"~까! ~까~까~까~까~까~까~까~까~까" "~까~까"
"~킬! ~킬~킬~킬~낄~킬~킬~킬~킬~낄" "~킬~킬"
"~칼! ~칼~칼~칼~칼~칼~칼~칼~칼~칼" "~칼~칼"
"~낄! ~낄~낄~낄~낄~낄~낄~낄~낄~낄" "~낄~낄"
"~깔! ~깔~깔~깔~깔~깔~깔~깔~깔~깔" "~깔~깔"
"~캬! ~캬~캬~캬~캬~캬~캬~캬~캬~캬" "~캬~캬"
"~커! ~커~커~커~커~커~커~커~커~커" "~커~커"
"~켜! ~켜~켜~켜~켜~켜~켜~켜~켜~켜" "~켜~켜"
"~파! ~파~파~파~파~파~파~파~파~파" "~파~파"
"~프! ~프~프~프~프~프~프~프~프~프" "~프~프."

15. 마무리웃음요법(The Closing Laugh) : 웃으면서 손뼉을 치면서 (~짝 ~짝, ~짝~짝 또는 ~짝~짝, ~짝~짝~짝) 원을 그리면서, 큰소리로 웃는 웃음요법. 이때 복식호흡을 하면서 웃는 방법이 매우 중요하다(20분).

"~하~하, ~하~하~하, ~호~호, ~호~호~호, ~히~히,
~히~히~히, ~흐~흐, ~흐~흐~흐, ~허~허, ~허~허~허,
~크~크, ~크~크~크, ~키~키, ~키~키~키, ~카~카,
~카~카~카, ~헤~헤, ~헤~헤~헤, ~해~해, ~해~해~해,
~야~야, ~야~야~야, ~여~여, ~여~여~여, ~어~어,
~어~어~어, ~예~예, ~예~예~예, ~으~으, ~으~으~으,
~오~오, ~오~오~오, ~꼬~꼬, ~꼬~꼬~꼬, ~까~까,
~까~까~까, ~킬~킬, ~킬~킬~낄, ~낄~낄, ~낄~낄~낄,
~캬~캬, ~캬~캬~캬, ~커~커, ~커~커~커, ~켜~켜,
~켜~켜~켜, ~파~파, ~파~파~파, ~프~프, ~프~프~프,
~푸~푸, ~푸~푸~푸, ~피~피, ~피~피~피, ~티~티,
~티~티~티, ~트~트, ~트~트~트."

16. 과제소개 : 웃음치료에 관한 유머, 제스처, 방법 등을 개발한 웃음 창안일지 1부씩 작성하기.

– 제9회기 –

임상웃음치료 그룹프로그램 실시방법

A) 목적

- 웃음요법을 통해서 분노감, 콜레스테롤, 스트레스, 혈압을 감소시켜 주고, 면역성을 증폭시켜 주며, 행복감과 건강을 유지시켜 준다.

B) 회기 진행 과정

- 과제확인 및 피드백 주기

C) 프로그램안내

1. DVD를 시청하기 : DVD 내용 강의(5분간)(Rx Laughter)
   - 하루를 웃으면서 살면 질병에서 멀어질 수 있을까?
   - UCLA 전문의들은 유머를 하나의 진통제로 여기고 있다.
   - Rx Laughter는 병에 걸린 아이들에 대한 긍정적 감정의 효과를 연구한 첫 번째 연구 설계이다.
   - Rx Laughter의 목적은 전 미국지역에 치료를 받고 있는 환자의 모든 병실에 Comedy System을 이행하는 것이다.
2. 손과 발과 목을 풀어주기/호흡법 익히기.

3. 상대방 어깨를 가볍게 안마해주기.

4. 축복웃음요법(Blessing Laugh) : 멜로디는 축복· 송(Blessing Song)을 노래하면서 양손을 상대방에게 향하면서 웃기. 이때, 진심어린 마음으로 상대방을 마음껏 축복하면서 웃는 웃음요법(역할극 웃음요법).

"~아~하~아~하, ~아~하~아~하, ~아~하~아~하, ~아~하~아~하,
~아~하~아~하, ~아~하~아~하, ~아~하~아~하, ~아~하~아~하,
~아~하~아~하, ~아~하~아~하, ~아~하~아~하, ~아~하~아~하,
~아~하~아~하, ~아~하~아~하, ~아~하~아~하, ~아~하~아~하."

5. 심형래 바보웃음요법(Sim's Foolish Laugh) : 심형래의 바보웃음을 따라 하면서 웃는 웃음요법.

"안녕하세요? 참! ~반가워요! 전 개그맨 심형래라고 해요!
(웃음치료사 "웨슬리"라고 해요! 자기이름 사용하기)"

"잘 부탁드려요!"

"~띠~리~리~리~리~리, ~띠~리~리~리~리~리,
~띠~리~리~리~리~리, ~띠~리~리~리~리~리,
~띨!~띨!~띨!~띨!~띨!~띨!~띨!~띨!~띨!~띨!~띨!"

6. 자신간지럼웃음요법 I(Tickling Myself Laugh I) : 자신의 간지러운 부분을 간지럼을 태우면서 웃기.

"~하~하~하~하~하~하~하~하~하~하~하~하~하~하,
~호~호~호~호~호~호~호~호~호~호~호~호~호~호,
~히~히~히~히~히~히~히~히~히~히~히~히~히~히,
~흐~흐~흐~흐~흐~흐~흐~흐~흐~흐~흐~흐~흐~흐,
~허~허~허~허~허~허~허~허~허~허~허~허~허~허,
~크~크~크~크~크~크~크~크~크~크~크~크~크~크,
~키~키~키~키~키~키~키~키~키~키~키~키~키~키,
~카~카~카~카~카~카~카~카~카~카~카~카~카~카,
~헤~헤~헤~헤~헤~헤~헤~헤~헤~헤~헤~헤~헤~헤,
~해~해~해~해~해~해~해~해~해~해~해~해~해~해,
~야~야~야~야~야~야~야~야~야~야~야~야~야~야,
~여~여~여~여~여~여~여~여~여~여~여~여~여~여,
~어~어~어~어~어~어~어~어~어~어~어~어~어~어,
~예~예~예~예~예~예~예~예~예~예~예~예~예~예,
~얘~얘~얘~얘~얘~얘~얘~얘~얘~얘~얘~얘~얘~얘,
~으~으~으~으~으~으~으~으~으~으~으~으~으~으,
~오~오~오~오~오~오~오~오~오~오~오~오~오~오,
~요~요~요~요~요~요~요~요~요~요~요~요~요~요,
~우~우~우~우~우~우~우~우~우~우~우~우~우~우."

7. 타인간지럼웃음요법 II(Tickling Others Laugh II) : 상대방을 간지럼을 태우면서 웃기. 단, 이곳에서는 추임새를 사용한다.

"~하! ~하~하~하~하~하~하~하~하~하" "~하~하"
"~호! ~호~호~호~호~호~호~호~호~호" "~호~호"
"~히! ~히~히~히~히~히~히~히~히~히" "~히~히"
"~흐! ~흐~흐~흐~흐~흐~흐~흐~흐~흐" "~흐~흐"
"~허! ~허~허~허~허~허~허~허~허~허" "~허~허"
"~크! ~크~크~크~크~크~크~크~크~크" "~크~크"
"~키! ~키~키~키~키~키~키~키~키~키" "~키~키"
"~카! ~카~카~카~카~카~카~카~카~카" "~카~카"
"~헤! ~헤~헤~헤~헤~헤~헤~헤~헤~헤" "~헤~헤"
"~해! ~해~해~해~해~해~해~해~해~해" "~해~해"
"~야! ~야~야~야~야~야~야~야~야~야" "~야~야"
"~여! ~여~여~여~여~여~여~여~여~여" "~여~여"
"~어! ~어~어~어~어~어~어~어~어~어" "~어~어"
"~예! ~예~예~예~예~예~예~예~예~예" "~예~예"
"~얘! ~얘~얘~얘~얘~얘~얘~얘~얘~얘" "~얘~얘"
"~으! ~으~으~으~으~으~으~으~으~으" "~으~으"
"~오! ~오~오~오~오~오~오~오~오~오" "~오~오"
"~요! ~요~요~요~요~요~요~요~요~요" "~요~요"
"~우! ~우~우~우~우~우~우~우~우~우" "~우~우"
"~꼬! ~꼬~꼬~꼬~꼬~꼬~꼬~꼬~꼬~꼬" "~꼬~꼬"
"~까! ~까~까~까~까~까~까~까~까~까" "~까~까"
"~킬! ~킬~킬~킬~낄~킬~킬~킬~킬~낄" "~킬~킬"
"~칼! ~칼~칼~칼~칼~칼~칼~칼~칼~칼" "~칼~칼"
"~낄! ~낄~낄~낄~낄~낄~낄~낄~낄~낄" "~낄~낄"
"~깔! ~깔~깔~깔~깔~깔~깔~깔~깔~깔" "~깔~깔"
"~캬! ~캬~캬~캬~캬~캬~캬~캬~캬~캬" "~캬~캬"
"~커! ~커~커~커~커~커~커~커~커~커" "~커~커"
"~켜! ~켜~켜~켜~켜~켜~켜~켜~켜~켜" "~켜~켜"
"~파! ~파~파~파~파~파~파~파~파~파" "~파~파"
"~프! ~프~프~프~프~프~프~프~프~프" "~프~프."

8. 타인간지럼웃음요법 III(Tickling Others Laugh III) : 한 사람을 집중표적(concentration target)을 삼아서 간지럼을 태우면서 웃는 웃음요법. 단, 추임새를 사용한다.

"~하! ~하~하~하~하~하~하~하~하~하" "~하~하"

"~호! ~호~호~호~호~호~호~호~호~호" "~호~호"

"~히! ~히~히~히~히~히~히~히~히~히" "~히~히"

"~흐! ~흐~흐~흐~흐~흐~흐~흐~흐~흐" "~흐~흐"

"~허! ~허~허~허~허~허~허~허~허~허" "~허~허"

"~크! ~크~크~크~크~크~크~크~크~크" "~크~크"

"~키! ~키~키~키~키~키~키~키~키~키" "~키~키"

"~카! ~카~카~카~카~카~카~카~카~카" "~카~카"

"~혜! ~혜~혜~혜~혜~혜~혜~혜~혜~혜" "~혜~혜"

"~해! ~해~해~해~해~해~해~해~해~해" "~해~해"

"~야! ~야~야~야~야~야~야~야~야~야" "~야~야"

"~여! ~여~여~여~여~여~여~여~여~여" "~여~여"

"~어! ~어~어~어~어~어~어~어~어~어" "~어~어"

"~예! ~예~예~예~예~예~예~예~예~예" "~예~예"

"~애! ~애~애~애~애~애~애~애~애~애" "~애~애"

"~으! ~으~으~으~으~으~으~으~으~으" "~으~으"

"~오! ~오~오~오~오~오~오~오~오~오" "~오~오"

"~요! ~요~요~요~요~요~요~요~요~요" "~요~요"

"~우! ~우~우~우~우~우~우~우~우~우" "~우~우"

"~꼬! ~꼬~꼬~꼬~꼬~꼬~꼬~꼬~꼬~꼬" "~꼬~꼬"

"~까! ~까~까~까~까~까~까~까~까~까" "~까~까"

"~킬! ~킬~킬~킬~낄~킬~킬~킬~킬~낄" "~킬~킬"

"~칼! ~칼~칼~칼~칼~칼~칼~칼~칼~칼" "~칼~칼"

"~낄! ~낄~낄~낄~낄~낄~낄~낄~낄~낄" "~낄~낄"

"~깔! ~깔~깔~깔~깔~깔~깔~깔~깔~깔" "~깔~깔"

"~캬! ~캬~캬~캬~캬~캬~캬~캬~캬~캬" "~캬~캬"

"~커! ~커~커~커~커~커~커~커~커~커" "~커~커"

"~켜! ~켜~켜~켜~켜~켜~켜~켜~켜~켜" "~켜~켜"

"~파! ~파~파~파~파~파~파~파~파~파" "~파~파"

"~프! ~프~프~프~프~프~프~프~프~프" "~프~프."

9. 맘보춤웃음요법 I(Mom-Bo Dance Laugh I) : 다함께 가벼운 마음으로 맘보춤을 추면서, 양다리를 자유자재로 뒤틀면서 웃는 웃음요법.

"~닐~닐~리, ~닐~닐~리, ~닐~닐~리, ~맘~보, ~하~하,
~닐~닐~리, ~닐~닐~리, ~닐~닐~리, ~맘~보, ~호~호,
~닐~닐~리, ~닐~닐~리, ~닐~닐~리, ~맘~보, ~히~히,
~닐~닐~리, ~닐~닐~리, ~닐~닐~리, ~맘~보, ~흐~흐,
~닐~닐~리, ~닐~닐~리, ~닐~닐~리, ~맘~보, ~허~허,
~닐~닐~리, ~닐~닐~리, ~닐~닐~리, ~맘~보, ~크~크,
~닐~닐~리, ~닐~닐~리, ~닐~닐~리, ~맘~보, ~키~키,
~닐~닐~리, ~닐~닐~리, ~닐~닐~리, ~맘~보, ~카~카,
~닐~닐~리, ~닐~닐~리, ~닐~닐~리, ~맘~보, ~헤~헤,
~닐~닐~리, ~닐~닐~리, ~닐~닐~리, ~맘~보, ~해~해,
~닐~닐~리, ~닐~닐~리, ~닐~닐~리, ~맘~보, ~아~아,
~닐~닐~리, ~닐~닐~리, ~닐~닐~리, ~맘~보, ~예~예."

"아빠가 안아줘도, ~닐~닐~리" "엄마가 안아줘도, ~닐~닐~리"
"아빠가 뽀뽀해도, ~닐~닐~리" "엄마가 뽀뽀해도, ~닐~닐~리"
"우리는 모두가다, ~닐~닐~리" "우리는 행복가족, ~닐~닐~리"

10. 맘보춤웃음요법 II(Mom-Bo Dance Laugh II) : 두 사람씩 짝(role play)을 이루어 다함께 가벼운 마음으로 맘보춤을 추면서, 양다리를 자유자재로 뒤틀면서 웃는 웃음요법(역할극웃음요법).

"~닐~닐~리, ~닐~닐~리, ~닐~닐~리, ~맘~보, ~하~하,
~닐~닐~리, ~닐~닐~리, ~닐~닐~리, ~맘~보, ~호~호,
~닐~닐~리, ~닐~닐~리, ~닐~닐~리, ~맘~보, ~히~히,
~닐~닐~리, ~닐~닐~리, ~닐~닐~리, ~맘~보, ~흐~흐,
~닐~닐~리, ~닐~닐~리, ~닐~닐~리, ~맘~보, ~허~허,
~닐~닐~리, ~닐~닐~리, ~닐~닐~리, ~맘~보, ~크~크,
~닐~닐~리, ~닐~닐~리, ~닐~닐~리, ~맘~보, ~키~키,
~닐~닐~리, ~닐~닐~리, ~닐~닐~리, ~맘~보, ~카~카,
~닐~닐~리, ~닐~닐~리, ~닐~닐~리, ~맘~보, ~헤~헤,
~닐~닐~리, ~닐~닐~리, ~닐~닐~리, ~맘~보, ~해~해"

11. 봉산탈춤웃음요법(Bong-San Mask Laugh) : 봉산탈춤을 추면서 웃는 웃음요법(역할극웃음요법).

"~나비야!~ 나비야! ~천국가자! ~호랑나비야! ~너도 가자!"

"~얼~수~얼~수, ~하~하~하, ~절~수~절~수, ~하~하~하,
~얼~수~얼~수, ~호~호~호, ~절~수~절~수, ~호~호~호,
~얼~수~얼~수, ~히~히~히, ~절~수~절~수, ~히~히~히,
~얼~수~얼~수, ~크~크~크, ~절~수~절~수, ~크~크~크,
~얼~수~얼~수, ~키~키~키, ~절~수~절~수, ~키~키~키,
~얼~수~얼~수, ~카~카~카, ~절~수~절~수, ~카~카~카,
~얼~수~얼~수, ~헤~헤~헤, ~절~수~절~수, ~헤~헤~헤,
~얼~수~얼~수, ~해~해~해, ~절~수~절~수, ~해~해~해,
~얼~수~얼~수, ~야~야~야, ~절~수~절~수, ~야~야~야,
~얼~수~얼~수, ~여~여~여, ~절~수~절~수, ~여~여~여,
~얼~수~얼~수, ~어~어~어, ~절~수~절~수, ~어~어~어."

12. 오-노! 웃음요법(Oh-No! Laugh) : 상대방에게 가벼운 웃음을 지으면서 공손하게 사양할 때 사용하는 웃음요법.

"Oh! No!, ~흐~흐~흐, Oh! No, ~허~허~허, Oh! No!, ~어 ~어~어,
Oh! No!, ~헤~헤~헤, Oh! No!, ~키~키~키, Oh! No!, ~하~하~하"

13. 오! 서프라이즈·웃음요법(Oh-Surprise Laugh) : 상대방이 주는 큰 선물을 받고 감탄하는 웃음표현법. 참! 고맙고 놀라와! 하면서, 고개를 좌우로 가볍게 흔들면서 얼굴에 기쁨과 감사의 표정을 지으면서 웃는 웃음요법.

Oh! What a surprise!

"오!, ~하~하~하, 오!, ~호~호~호, 오!, ~히~히~히, 오!, ~야~야 ~야,
오!, ~해 ~해 ~해, Oh! Thank you! Thanks a lot for your kindness!"

14. 마무리웃음요법(The Closing Laugh) : 웃으면서 손뼉을 치면서 (~짝 ~짝, ~짝~짝 또는 ~짝~짝, ~짝~짝~짝) 원을 그리면서, 큰소리로 웃는 웃음요법. 이때 복식호흡을 하면서 웃는 방법이 매우 중요하다(20분).

"~하~하, ~하~하~하, ~호~호, ~호~호~호, ~히~히,
~히~히~히, ~흐~흐, ~흐~흐~흐, ~허~허, ~허~허~허,
~크~크, ~크~크~크, ~키~키, ~키~키~키, ~카~카,
~카~카~카, ~헤~헤, ~헤~헤~헤, ~해~해, ~해~해~해,
~야~야, ~야~야~야, ~여~여, ~여~여~여, ~어~어,
~어~어~어, ~예~예, ~예~예~예, ~으~으, ~으~으~으,
~오~오, ~오~오~오, ~꼬~꼬, ~꼬~꼬~꼬, ~까~까,
~까~까~까, ~킬~킬, ~킬~킬~낄, ~낄~낄, ~낄~낄~낄,
~캬~캬, ~캬~캬~캬, ~커~커, ~커~커~커, ~켜~켜,
~켜~켜~켜, ~파~파, ~파~파~파, ~프~프, ~프~프~프,
~푸~푸, ~푸~푸~푸, ~피~피, ~피~피~피, ~티~티,
~티~티~티, ~트~트, ~트~트~트."

15. 과제소개 : 웃음치료에 관한 유머, 제스처, 방법 등을 개발한 웃음 창안일지 1부씩 작성하기.

– 제10회기 –

임상웃음치료 그룹프로그램 실시방법

A. 목적

1. 프로그램 전체를 돌이켜 보고 집단 참여 전과 비교해서 자신의 달라진 부분과 앞으로 개선되어야 하는 부분에 대해서 얘기를 나눠본다.
2. 앞으로 부딪힐 실제 분노 유발 상황에서 어떻게 웃음요법으로 대처할지에 대해서 최종적으로 다음과 같은 방법들을 다시 한 번 숙지시켜 준다.
3. 전체적인 웃음요법들을 실시해본다.
4. 프로그램에 대한 평가를 한다. : 사전과 동일하게 설문지를 실시한다.

B. 회기진행과정

1. 과제확인 및 피드백 주기
2. 마지막 회기 인사말
3. 집단 참여성과 평가
   - 웃음요법프로그램에 참여하면서 달라진 자신의 모습에 대해서 얘기를 나눠 본다.
   - 프로그램을 마치면서 앞으로 걱정되는 부분에 대해서 얘기를 나눠 본다.
4. 프로그램 내용에 대한 정리 및 평가/ 파티

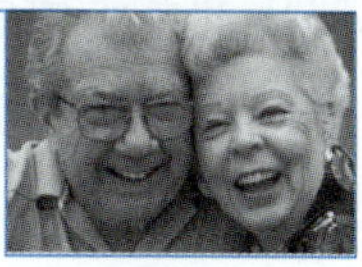

Chapter 13

임상웃음치료 매뉴얼

임상웃음치료 매뉴얼(Clinical Laughter Therapy Manual)의 출처는 Steve Wilson의 The World Laughter Tour, Inc. DVD(Wilson, 2004), Super Humor Power(슈퍼유머파워) (Wilson, 1992), The Art of Mixing Work and Play(일과 놀이를 혼합한 예술)(Wilson, 1992), Chill : 271 Tips, Practice & Secrets for Staying Healthy, Happy & Sane Under Pressure와 Annette Goodheart(1994)의 Laughter Therapy(웃음치료)를 참조하여 활용했다.

Wilson(2004)의 "World Laughter Club"에서 현재 세계적으로 공통웃음 음성용어를 다음과 같이 사용하고 있다 : "~하~하(Ha-Ha)", "~호~호(Ho-Ho)", 또는 "~히~히(He-He)" 등을 웃음치료에 활용하고 있다. 반면에 필자는 새로운 웃음음성용어를 세계적으로 보강하고자 새롭게 창안하여 임상웃음실습에 적극사용하고 있다. 즉, "~흐~흐, ~허~허, ~크~크, ~키~키, ~카~카, ~혜~혜, ~해~해, ~희~희, ~야~야, ~여~여, ~어~어, ~예~예, ~얘~얘, ~으 ~으, ~오~오, ~요~요, ~우~우, ~꼬~꼬, ~까~까, ~킥~킥, ~킬~킬, ~칼~칼, ~낄~낄, ~깔~깔, ~칼~칼, ~캬~캬, ~커~커, ~켜~켜, ~파 ~파, ~프~프, ~푸~푸, ~피~피, ~티~티, ~트~트, ~치~치, ~즈~즈" 등의 36가지 새로운 세계적인 웃음음성용어를 새롭게 창안하였으며, 또한 필자는 우리 정서에 잘 맞는 프로그램을 새롭게 창안하고자 고심(苦心)하고 고심(苦心)한 끝에 현재 1228개의 웃음치료요법을 매뉴얼로 임상웃음치료연구(Clinical Laughter Therapy Research)에 실제적으로 소개하고 진행하고 있다.

필자는 향후 임상웃음치료(Clinical Laughter Therapy)요법을 미국, 인도, 중국, 일본과 아시아, 유럽 등의 세계로 역수출하고자하는 비전(Vision)을 가지고 있다. "웃생웃사!" 즉, "웃으며 살고 웃으며 죽자!"가 바로 필자의 지론(持論)이다. 저와 이 책으로 공부하고 웃음을 실천하는 모든 웃음의 전도자로 살아가길 소망한다.

※워밍업웃음요법(Warming-Up Laugh) : 웃음요법을 실시하기 전 몸과 마음을 집중하기 위해서 실시한다.

1. 스타팅웃음요법(The Starting Laugh)
   - 손, 다리, 목, 머리 등을 가볍게 풀어주기/호흡법 익히기.
   - 온몸에 경맥을 풀어 주기 웃음요법. 왼손, 오른손, 가슴, 배, 다리, 등의 경맥을 풀어준다.

"~하~하~하~하~하~하~하~하~하~하~하~하~하~하,
"~호~호~호~호~호~호~호~호~호~호~호~호~호~호,
"~히~히~히~히~히~히~히~히~히~히~히~히~히~히,
"~흐~흐~흐~흐~흐~흐~흐~흐~흐~흐~흐~흐~흐~흐,
"~허~허~허~허~허~허~허~허~허~허~허~허~허~허,
"~키~키~키~키~키~키~키~키~키~키~키~키~키~키,
"~카~카~카~카~카~카~카~카~카~카~카~카~카~카."

2. 웃으면서 상대방 어깨를 가볍게 안마해주기 I.

"~하~하~하~하~하~하~하~하~하~하~하~하~하~하,
~호~호~호~호~호~호~호~호~호~호~호~호~호~호,
~히~히~히~히~히~히~히~히~히~히~히~히~히~히,
~흐~흐~흐~흐~흐~흐~흐~흐~흐~흐~흐~흐~흐~흐,
~허~허~허~허~허~허~허~허~허~허~허~허~허~허,

~키~키~키~키~키~키~키~키~키~키~키~키~키~키,
~카~카~카~카~카~카~카~카~카~카~카~카~카~카,
~혜~혜~혜~혜~혜~혜~혜~혜~혜~혜~혜~혜~혜~혜,
~해~해~해~해~해~해~해~해~해~해~해~해~해~해,
~야~야~야~야~야~야~야~야~야~야~야~야~야~야,
~여~여~여~여~여~여~여~여~여~여~여~여~여~여,
~어~어~어~어~어~어~어~어~어~어~어~어~어~어,
~예~예~예~예~예~예~예~예~예~예~예~예~예~예,
~얘~얘~얘~얘~얘~얘~얘~얘~얘~얘~얘~얘~얘~얘,
~으~으~으~으~으~으~으~으~으~으~으~으~으~으,
~오~오~오~오~오~오~오~오~오~오~오~오~오~오,
~요~요~요~요~요~요~요~요~요~요~요~요~요~요,
~우~우~우~우~우~우~우~우~우~우~우~우~우~우,
~꼬~꼬~꼬~꼬~꼬~꼬~꼬~꼬~꼬~꼬~꼬~꼬~꼬~꼬,
~까~까~까~까~까~까~까~까~까~까~까~까~까~까,
~킬~킬~킬~킬~낄~킬~킬~킬~킬~킬~킬~킬~킬~킬,
~칼~칼~칼~칼~칼~칼~칼~칼~칼~칼~칼~칼~칼~칼,
~낄~낄~낄~낄~낄~낄~낄~낄~낄~낄~낄~낄~낄~낄,
~깔~깍~깔~깐~깥~깐 깐 깔~낄~깔~깔~살~깔~깔,
~캬~캬~캬~캬~캬~캬~캬~캬~캬~캬~캬~캬~캬~캬,
~커~커~커~커~커~커~커~커~커~커~커~커~커~커,
~켜~켜~켜~켜~켜~켜~켜~켜~켜~켜~켜~켜~켜~켜,
~파~파~파~파~파~파~파~파~파~파~파~파~파~파,
~프~프~프~프~프~프~프~프~프~프~프~프~프~프."

3. 웃으면서 상대방 어깨를 가볍게 안마해주기 II.(2박자)

"~하~하, ~호~호, ~히~히, ~흐~흐, ~허~허, ~크~크,
~키~키, ~카~카, ~혜~혜, ~해~해, ~야~야, ~여~여,
~어~어, ~예~예, ~얘~얘, ~으~으, ~오~오, ~요~요,
~우~우, ~꼬~꼬, ~까~까, ~킬~킬, ~칼~칼, ~낄~낄,
~깔~깔, ~캬~캬, ~커~커, ~켜~켜, ~파~파, ~프~프."

4 웃으면서 상대방 어깨를 가볍게 두드려주기 III.(2/3박자)

"~하~하, ~하~하~하, ~호~호, ~호~호~호, ~히~히, ~히

~히~히, ~흐~흐, ~흐~흐~흐, ~허~허, ~허~허~허, ~크~크, ~크~크~크, ~키~키, ~키~키~키, ~카~카, ~카~카~카, ~혜~혜, ~혜~혜~혜, ~해~해, ~해~해~해, ~야~야, ~야~야~야, ~여~여, ~여~여~여, ~어~어, ~어~어~어, ~예~예, ~예~예~예, ~얘~얘, ~얘~얘~얘, ~으~으, ~으~으~으, ~오~오, ~오~오~오, ~요~요, ~요~요~요, ~우~우, ~우~우~우, ~꼬~꼬, ~꼬~꼬~꼬, ~까~까, ~까~까~까, ~킬~킬, ~킬~킬~킬, ~칼~칼, ~칼~칼~칼, ~낄~낄, ~낄~낄~낄, ~깔~깔, ~깔~깔~깔, ~캬~캬, ~캬~캬~캬, ~커~커, ~커~커~커, ~켜~켜, ~켜~켜~켜, ~파~파, ~파~파~파, ~프~프, ~프~프~프."

5. 웃으면서 손뼉을 치면서 원을 그리면서 큰소리로 웃기.(2박자) 이때 호흡조절이 중요하다.(5분간)

"~하~하, ~호~호, ~히~히, ~흐~흐, ~허~허, ~크~크, ~키~키, ~카~카, ~혜~혜, ~해~해, ~야~야, ~여~여, ~어~어, ~예~예, ~얘~얘, ~으~으, ~오~오, ~요~요, ~우~우, ~꼬~꼬, ~까~까, ~킬~킬, ~칼~칼, ~낄~낄, ~깔~깔, ~캬~캬, ~커~커, ~켜~켜, ~파~파, ~프~프."

6. 웃으면서 손뼉을 치면서 원을 그리면서 큰소리로 웃기.(2/3박자) 이때 호흡조절이 중요하다.(3분간)

"~하~하, ~하~하~하, ~호~호, ~호~호~호, ~히~히, ~히~히~히, ~흐~흐, ~흐~흐~흐, ~허~허, ~허~허~허, ~크~크, ~크~크~크, ~키~키, ~키~키~키, ~카~카, ~카~카~카, ~혜~혜, ~혜~혜~혜, ~해~해, ~해~해~해, ~야~야, ~야 ~야~야, ~여~여, ~여~여~여, ~어~어, ~어~어~어, ~예~예, ~예~예~예, ~얘~얘, ~얘~얘~얘, ~으~으, ~으~으~으, ~오~오, ~오~오~오, ~요~요, ~요~요~요, ~우~우, ~우~우~우, ~꼬~꼬, ~꼬~꼬~꼬, ~까~까, ~까~까~까, ~킬~킬, ~킬~킬~킬, ~칼~칼, ~칼~칼~칼, ~낄~낄, ~낄~낄~낄, ~깔~깔, ~깔~깔~깔, ~캬~캬, ~캬~캬~캬, ~커~커, ~커~커~커, ~켜~켜, ~켜~켜~켜, ~파~파, ~파~파~파, ~프~프, ~프~프~프."

※발성웃음요법 I(Utterance Laugh I) : 필요한 제스처를 취하면서 호흡을 조절하며 크게 웃음요법으로 발성연습을 실시한다.

7. "~하! ~하~하~하~하~하~하~하~하~하~하~하~하~하"

8. "~호! ~호~호~호~호~호~호~호~호~호~호~호~호~호"

9. "~히! ~히~히~히~히~히~히~히~히~히~히~히~히~히"

10. "~흐! ~흐~흐~흐~흐~흐~흐~흐~흐~흐~흐~흐~흐~흐"

11. "~허! ~허~허~허~허~허~허~허~허~허~허~허~허~허"

12. "~크! ~크~크~크~크~크~크~크~크~크~크~크~크~크"

13. "~키! ~키~키~키~키~키~키~키~키~키~키~키~키~키"

14. "~카! ~카~카~카~카~카~카~카~카~카~카~카~카~카"

15. "~헤! ~헤~헤~헤~헤~헤~헤~헤~헤~헤~헤~헤~헤~헤"

16. "~해! ~해~해~해~해~해~해~해~해~해~해~해~해~해"

17. "~야! ~야~야~야~야~야~야~야~야~야~야~야~야~야"

18. "~여! ~여~여~여~여~여~여~여~여~여~여~여~여~여"

19. "~어! ~어~어~어~어~어~어~어~어~어~어~어~어~어"

20. "~예! ~예~예~예~예~예~예~예~예~예~예~예~예~예"

21. "~애! ~애~애~애~애~애~애~애~애~애~애~애~애~애"

22. "~으! ~으~으~으~으~으~으~으~으~으~으~으~으~으"

23. "~오! ~오~오~오~오~오~오~오~오~오~오~오~오~오"

24. "~요! ~요~요~요~요~요~요~요~요~요~요~요~요~요"

25. "~우! ~우~우~우~우~우~우~우~우~우~우~우~우~우"

26. "~꼬! ~꼬~꼬~꼬~꼬~꼬~꼬~꼬~꼬~꼬~꼬~꼬~꼬~꼬"

27. "~까! ~까~까~까~까~까~까~까~까~까~까~까~까~까"

28. "~킬! ~킬~킬~킬~낄~킬~킬~킬~킬~킬~킬~킬~킬~킬"

29. "~칼! ~칼~칼~칼~칼~칼~칼~칼~칼~칼~칼~칼~칼~칼"

30. "~낄! ~낄~낄~낄~낄~낄~낄~낄~낄~낄~낄~낄~낄~낄"

31. "~깔! ~깔~깔~깔~깔~깔~깔~깔~깔~깔~깔~깔~깔~깔"

32. "~캬! ~캬~캬~캬~캬~캬~캬~캬~캬~캬~캬~캬~캬~캬"

33. "~커! ~커~커~커~커~커~커~커~커~커~커~커~커~커"

34. "~켜! ~켜~켜~켜~켜~켜~켜~켜~켜~켜~켜~켜~켜~켜"

35. "~파! ~파~파~파~파~파~파~파~파~파~파~파~파~파"

36. "~프! ~프~프~프~프~프~프~프~프~프~프~프~프~프"

37. "~푸! ~푸~푸~푸~푸~푸~푸~푸~푸~푸~푸~푸~푸~푸"

38. "~피! ~피~피~피~피~피~피~피~피~피~피~피~피~피"

39. "~티! ~티~티~티~티~티~티~티~티~티~티~티~티~티"

40. "~트! ~트~트~트~트~트~트~트~트~트~트~트~트~트"

※발성웃음요법 II(Utterance Laugh II) : 필요한 제스처를 취하면서 호흡을 조절하며 크게 웃음요법으로 발성연습을 실시한다. 단, 이 부분에서는 추임새를 사용한다.

41. "~하! ~하~하~하~하~하~하~하~하~하" "~하~하"

42. "~호! ~호~호~호~호~호~호~호~호~호" "~호~호"

43. "~히! ~히~히~히~히~히~히~히~히~히" "~히~히"

44. "~흐! ~흐~흐~흐~흐~흐~흐~흐~흐~흐" "~흐~흐"

45. "~허! ~허~허~허~허~허~허~허~허~허" "~허~허"

46. "~크! ~크~크~크~크~크~크~크~크~크" "~크~크"

47. "~키! ~키~키~키~키~키~키~키~키~키" "~키~키"

48. "~카! ~카~카~카~카~카~카~카~카~카" "~카~카"

49. "~혜! ~혜~혜~혜~혜~혜~혜~혜~혜~혜" "~혜~혜"

50. "~해! ~해~해~해~해~해~해~해~해~해" "~해~해"

51. "~야! ~야~야~야~야~야~야~야~야~야" "~야~야"

52. "~여! ~여~여~여~여~여~여~여~여~여" "~여~여"

53. "~어! ~어~어~어~어~어~어~어~어~어" "~어~어"

54. "~예! ~예~예~예~예~예~예~예~예~예" "~예~예"

55. "~얘! ~얘~얘~얘~얘~얘~얘~얘~얘~얘" "~얘~얘"

56. "~으! ~으~으~으~으~으~으~으~으~으" "~으~으"

57. "~오! ~오~오~오~오~오~오~오~오~오" "~오~오"

58. "~요! ~요~요~요~요~요~요~요~요~요" "~요~요"

59. "~우! ~우~우~우~우~우~우~우~우~우" "~우~우"

60. "~꼬! ~꼬~꼬~꼬~꼬~꼬~꼬~꼬~꼬~꼬" "~꼬~꼬"

61. "~까! ~까~까~까~까~까~까~까~까~까" "~까~까"

62. "~킬! ~킬~킬~킬~낄~킬~킬~킬~킬~낄" "~킬~킬"

63. "~칼! ~칼~칼~칼~칼~칼~칼~칼~칼~칼" "~칼~칼"

64. "~낄! ~낄~낄~낄~낄~낄~낄~낄~낄~낄" "~낄~낄"

65. "~깔! ~깔~깔~깔~깔~깔~깔~깔~깔~깔" "~깔~깔"

66. "~캬! ~캬~캬~캬~캬~캬~캬~캬~캬~캬" "~캬~캬"

67. "~커! ~커~커~커~커~커~커~커~커~커" "~커~커"

68. "~켜! ~켜~켜~켜~켜~켜~켜~켜~켜~켜" "~켜~켜"

69. "~파! ~파~파~파~파~파~파~파~파~파" "~파~파"

70. "~프! ~프~프~프~프~프~프~프~프~프" "~프~프"

77. "~푸! ~푸~푸~푸~푸~푸~푸~푸~푸~푸" "~푸~푸"

72. "~피! ~피~피~피~피~피~피~피~피~피" "~피~피"

73. "~티! ~티~티~티~티~티~티~티~티~티" "~티~티"

74. "~트! ~트~트~트~트~트~트~트~트~트" "~트~트"

※공감대형성(Rapport formation) 웃음요법(10대~50대까지).

75. 전기충격웃음요법 I(Electric Shock Laugh I) : 집게손가락으로 상대방을 향해서 가볍게 찌른다. 상대방은 마치 온몸이 200V의 전압에 감전된 것처럼 온몸을 흔들어 대면서하는 웃는 웃음요법. 이때, 두 발작 뒷걸음을 한다.

"~찌~릇~찌~릇~찌~릇~찌~릇, ~찟!, ~아~앗! ~아~앗!"
"~찌~릇~찌~릇~찌~릇~찌~릇, ~찟!, ~아~앗! ~아~앗!"

76. 전기충격웃음요법 II(Electric Shock Laugh II) : 집게손가락으로 상대방을 향해서 가볍게 찌른다. 상대방은 마치 1,000V의 전압에 감전된 것처럼 온몸을 흔들어대면서 웃기. 이때, 두 발작 뒷걸음을 하면서 동시에 혀를 밖으로 빼고, 양손과 오른발을 앞으로 내밀고 떨면서 웃는 웃음요법.

"~찌~릇~찌~릇~찌~릇~찌~릇, ~찢!, ~아~앗! ~아~앗!"
"~찌~릇~찌~릇~찌~릇~찌~릇, ~찢!, ~아~앗! ~아~앗!"

77. 전기충격웃음요법 III(Electric Shock Laugh III) : 집게손가락으로 상대방을 향해서 가볍게 찌른다. 상대방은 마치 온몸이 10,000V의 전압에 감전된 것처럼 온몸을 흔들어대면서 웃기. 이때, 양팔과 양발을 V자형으로 만들고 동시에 혀를 밖으로 빼면서 온몸을 흔들면서 웃는 웃음요법.

"~찌~릇~찌~릇~찌~릇~찌~릇, ~찢!, ~아~앗! ~아~앗!"
"~찌~릇~찌~릇~찌~릇~찌~릇, ~찢!, ~아~앗! ~아~앗!"

78. 포옹웃음요법 I(Hug Laugh I) : 상대방의 이름 "웨슬리"라고 부르면서 서로 포옹하면서 웃는 웃음요법.

"~하~하~하~하~하~하~하~하~하~하~하~하~하~하,
~호~호~호~호~호~호~호~호~호~호~호~호~호~호,
~히~히~히~히~히~히~히~히~히~히~히~히~히~히."

79. 포옹웃음요법 II(Hug Laugh II) : 상대방의 이름 "웨슬리"라고 부르면서 서로 포옹하면서 웃는 웃음요법. 단, 여기서는 추임새를 사용하여 등을 두 번 가볍게 두드려준다.

"~하! ~하~하~하~하~하~하~하~하~하" "~하~하"
"~호! ~호~호~호~호~호~호~호~호~호" "~호~호"
"~히! ~히~히~히~히~히~히~히~히~히" "~히~히"
"~흐! ~흐~흐~흐~흐~흐~흐~흐~흐~흐" "~흐~흐"
"~허! ~허~허~허~허~허~허~허~허~허" "~허~허"
"~크! ~크~크~크~크~크~크~크~크~크" "~크~크"
"~키! ~키~키~키~키~키~키~키~키~키" "~키~키"
"~카! ~카~카~카~카~카~카~카~카~카" "~카~카"
"~혜! ~혜~혜~혜~혜~혜~혜~혜~혜~혜" "~혜~혜"
"~해! ~해~해~해~해~해~해~해~해~해" "~해~해"

80. 군중지하철웃음요법 I(Crowded Subway Laugh I) : 한손을 위로 치켜들고, 양다리는 약간씩 앞, 뒤, 좌, 우로 흔들고 기울이면서 웃는 웃음요법.

"~하~하~하~하~하~하~하~하~하~하~하~하~하~하,
~호~호~호~호~호~호~호~호~호~호~호~호~호~호,
~히~히~히~히~히~히~히~히~히~히~히~히~히~히,
~흐~흐~흐~흐~흐~흐~흐~흐~흐~흐~흐~흐~흐~흐,
~허~허~허~허~허~허~허~허~허~허~허~허~허~허,
~크~크~크~크~크~크~크~크~크~크~크~크~크~크,
~키~키~키~키~키~키~키~키~키~키~키~키~키~키,
~카~카~카~카~카~카~카~카~카~카~카~카~카~카,
~혜~혜~혜~혜~혜~혜~혜~혜~혜~혜~혜~혜~혜~혜,
~해~해~해~해~해~해~해~해~해~해~해~해~해~해,
~야~야~야~야~야~야~야~야~야~야~야~야~야~야,
~여~여~여~여~여~여~여~여~여~여~여~여~여~여,
~어~어~어~어~어~어~어~어~어~어~어~어~어~어,
~예~예~예~예~예~예~예~예~예~예~예~예~예~예,
~얘~얘~얘~얘~얘~얘~얘~얘~얘~얘~얘~얘~얘~얘,
~으~으~으~으~으~으~으~으~으~으~으~으~으~으."

81. 군중지하철웃음요법 II(Crowded Subway Laugh II) : 양손을 위로 치켜들고, 양다리는 약간씩 앞, 뒤, 좌, 우로 흔들고 기울이면서 웃기. 단, 급정거(急停車)할 때에는 몸을 완전히 굽혔다가 다시 일어나면서 웃는 웃음요법.

"~하! ~하~하~하~하~하~하~하~하~하" "~하~하"
"~호! ~호~호~호~호~호~호~호~호~호" "~호~호"
"~히! ~히~히~히~히~히~히~히~히~히" "~히~히"
"~흐! ~흐~흐~흐~흐~흐~흐~흐~흐~흐" "~흐~흐"
"~허! ~허~허~허~허~허~허~허~허~허" "~허~허"
"~크! ~크~크~크~크~크~크~크~크~크" "~크~크"
"~키! ~키~키~키~키~키~키~키~키~키" "~키~키"
"~카! ~카~카~카~카~카~카~카~카~카" "~카~카"
"~혜! ~혜~혜~혜~혜~혜~혜~혜~혜~혜" "~혜~혜"
"~해! ~해~해~해~해~해~해~해~해~해" "~해~해"
"~야! ~야~야~야~야~야~야~야~야~야" "~야~야"

82. 세계평화웃음요법(The World Peace Laugh) : 상대방과 "평화"(Peace be with you!)라고 하면서 정중하게 서로 인사하면서 오른손을 서로잡고, "Peace"라고 하면서 정중하게 서로 인사하면서 왼손을 서로잡고, 오른쪽 어깨로 터치하고, 왼쪽 어깨로 터치하고, 상대방을 한 바퀴 먼저 돌려주면서 자신도 따라 돌면서 웃는 웃음요법. 남북통일을 염원(念願)하면서 만들었다.

"~하~하~하~하~하, ~호~호~호~호~호, ~히~히~히~히~히,
~흐~흐~흐~흐~흐, ~허~허~허~허~허, ~크~크~크~크~크,
~키~키~키~키~키, ~카~카~카~카~카."(2분간)

83. 롤러코스터웃음요법(Roller Coaster Laugh) : 롤러코스터를 탈 때를 연상하면서 자세를 취한다. 안전대를 착용하고, 두 손은 손잡이를 잡고, 인생의 생로병사(生老病死)를 심리체험(心理體驗)하면서 웃는 웃음요법.

"~하~하~하~하~하, ~호~호~호~호~호, ~히~히~히~히~히,
~흐~흐~흐~흐~흐, ~허~허~허~허~허, ~크~크~크~크~크,
~키~키~키~키~키, ~카~카~카~카~카." "얍!"(2분간)

84. 개다리춤웃음요법 I(Dog Leg Dance Laugh I) : 개다리 춤을 추면서, 한손은 머리를 감싸 올리면서, 양다리는 개다리처럼 굽히면서 약간씩 좌우로 흔들면서 웃는 웃음요법.

"~하~하~하~하~하~하~하~하~하~하~하~하~하~하,
~호~호~호~호~호~호~호~호~호~호~호~호~호~호,
~히~히~히~히~히~히~히~히~히~히~히~히~히~히,
~흐~흐~흐~흐~흐~흐~흐~흐~흐~흐~흐~흐~흐~흐,
~허~허~허~허~허~허~허~허~허~허~허~허~허~허,
~크~크~크~크~크~크~크~크~크~크~크~크~크~크,
~키~키~키~키~키~키~키~키~키~키~키~키~키~키,
~카~카~카~카~카~카~카~카~카~카~카~카~카~카,
~헤~헤~헤~헤~헤~헤~헤~헤~헤~헤~헤~헤~헤~헤,
~해~해~해~해~해~해~해~해~해~해~해~해~해~해,
~예~예~예~예~예~예~예~예~예~예~예~예~예~예,
~애~애~애~애~애~애~애~애~애~애~애~애~애~애,
~으~으~으~으~으~으~으~으~으~으~으~으~으~으,
~오~오~오~오~오~오~오~오~오~오~오~오~오~오,
~요~요~요~요~요~요~요~요~요~요~요~요~요~요,
~우~우~우~우~우~우~우~우~우~우~우~우~우~우."

85. 개다리춤웃음요법 II(Dog Leg Dance Laugh II) : 개다리 춤을 추면서, 양손과 양발을 엇갈리게 흔들어 주면서 웃는 웃음요법.

"~하~하~하~하~하~하~하~하~하~하~하~하~하~하,
~호~호~호~호~호~호~호~호~호~호~호~호~호~호,
~히~히~히~히~히~히~히~히~히~히~히~히~히~히,
~흐~흐~흐~흐~흐~흐~흐~흐~흐~흐~흐~흐~흐~흐,
~허~허~허~허~허~허~허~허~허~허~허~허~허~허,
~크~크~크~크~크~크~크~크~크~크~크~크~크~크,
~키~키~키~키~키~키~키~키~키~키~키~키~키~키,
~카~카~카~카~카~카~카~카~카~카~카~카~카~카,
~혜~혜~혜~혜~혜~혜~혜~혜~혜~혜~혜~혜~혜~혜,
~해~해~해~해~해~해~해~해~해~해~해~해~해~해."

86. 펭귄웃음요법(Penguin Laugh) : 양손을 펭귄 모양을 취하고, 양발의 스텝을 천천히 종종걸음을 취하면서, "기우뚱, 기우뚱" 펭귄 걸음처럼 좌우로 "기우뚱, 기우뚱" 원을 돌면서 웃는 웃음요법.

"~하~하~하~하~하~하~하~하~하~하~하~하~하~하,
~호~호~호~호~호~호~호~호~호~호~호~호~호~호,
~히~히~히~히~히~히~히~히~히~히~히~히~히~히,
~흐~흐~흐~흐~흐~흐~흐~흐~흐~흐~흐~흐~흐~흐,
~허~허~허~허~허~허~허~허~허~허~허~허~허~허,
~크~크~크~크~크~크~크~크~크~크~크~크~크~크,
~키~키~키~키~키~키~키~키~키~키~키~키~키~키,
~카~카~카~카~카~카~카~카~카~카~카~카~카~카,
~혜~혜~혜~혜~혜~혜~혜~혜~혜~혜~혜~혜~혜~혜,
~해~해~해~해~해~해~해~해~해~해~해~해~해~해,
~야~야~야~야~야~야~야~야~야~야~야~야~야~야,
~여~여~여~여~여~여~여~여~여~여~여~여~여~여,
~어~어~어~어~어~어~어~어~어~어~어~어~어~어,
~예~예~예~예~예~예~예~예~예~예~예~예~예~예,
~얘~얘~얘~얘~얘~얘~얘~얘~얘~얘~얘~얘~얘~얘,
~으~으~으~으~으~으~으~으~으~으~으~으~으~으,
~오~오~오~오~오~오~오~오~오~오~오~오~오~오,
~요~요~요~요~요~요~요~요~요~요~요~요~요~요."

87. 제트기이륙웃음요법(Jet Take-Off Laugh) 비행기가 이륙을 할 때를 연상하면서, 먼저 무릎을 굽혀서 낮은 자세를 취한다. 두 손을 양쪽으로 수평이 되게 활짝 펴고, 서서히 무릎을 피면서, 활주로를 나아(runway taxing)가면서 힘차게 웃는 웃음요법.

"~키~키~키~키~키, ~카~카~카~카~카, ~호~호~호~호~호,
~하~하~하~하~하, ~호~호~호~호~호, ~히~히~히~히~히,
~흐~흐~흐~흐~흐, ~허~허~허~허~허, ~크~크~크~크~크,
~키~키~키~키~키, ~카~카~카~카~카. ~즈~즈~즈~즈~즈."

88. 제트기착륙웃음요법(Jet Landing Laugh) 비행기가 착륙 할 때를 연상하면서, 양팔을 어깨넓이로 활짝 벌리고 활주로를 향해서 착륙하면서 웃는 웃음요법.

"~키~키~키~키~키, ~카~카~카~카~카, ~호~호~호~호~호,
~하~하~하~하~하, ~호~호~호~호~호, ~히~히~히~히~히,
~흐~흐~흐~흐~흐, ~허~허~허~허~허, ~크~크~크~크~크,
~키~키~키~키~키, ~카~카~카~카~카. ~즈~즈~즈~즈~즈."

89. 토끼웃음요법(Rabbit Laugh) : 양손을 머리 위에 토끼 귀 모양같이 올려놓고 산토끼노래를 부르면서 웃는 웃음요법.

"~하~하~하, ~하~하~하, ~호~호~호, ~호~호~호, ~히~히~히(jump),
~히~히~히(jump), ~흐~흐~흐, ~흐~흐~흐."(2분간)

90. 봉산탈춤웃음요법(Bong-San Mask Laugh) : 봉산탈춤을 추면서 웃는 웃음요법.

"~나비야!~ 나비야! ~천국가자! ~호랑나비야! ~너도 가자!"

"~얼~수~얼~수, ~하~하~하, ~절~수~절~수, ~하~하~하,
~얼~수~얼~수, ~호~호~호, ~절~수~절~수, ~호~호~호,
~얼~수~얼~수, ~히~히~히, ~절~수~절~수, ~히~히~히,
~얼~수~얼~수, ~크~크~크, ~절~수~절~수, ~크~크~크,
~얼~수~얼~수, ~키~키~키, ~절~수~절~수, ~키~키~키,

~얼~수~얼~수, ~카~카~카, ~절~수~절~수, ~카~카~카,
~얼~수~얼~수, ~헤~헤~헤, ~절~수~절~수, ~헤~헤~헤,
~얼~수~얼~수, ~해~해~해, ~절~수~절~수, ~해~해~해,
~얼~수~얼~수, ~야~야~야, ~절~수~절~수, ~야~야~야,
~얼~수~얼~수, ~여~여~여, ~절~수~절~수, ~여~여~여,
~얼~수~얼~수, ~어~어~어, ~절~수~절~수, ~어~어~어,
~얼~수~얼~수, ~예~예~예, ~절~수~절~수, ~예~예~예."

91. "예" 웃음요법(Yeah Laugh) : 모두 손을 잡고 원을 그리고 서서, 한사람씩 돌아가면서 서로를 향해서 축복, 기원, 덕담의 메시지를 전해면서, 화답은 "~예!"라고 맞장구치면서 두 손을 위로 높이 들면서 웃는 웃음요법.

"웃어야 산다!" "~예!"
"~하! ~하~하~하~하~하~하~하~하~하" "~하~하"

92. "예" 웃음요법(Yeah Laugh)

"범국민 1분 웃기운동을 합시다!" "~예!"
"~호! ~호~호~호~호~호~호~호~호~호" "~호~호"

93. "예" 웃음요법(Yeah Laugh)

"______________________!" "~예!"
"~히! ~히~히~히~히~히~히~히~히~히" "~히~히"

94. "예" 웃음요법(Yeah Laugh)

"______________________!" "~예!"
"~흐! ~흐~흐~흐~흐~흐~흐~흐~흐~흐" "~흐~흐"

95. "예" 웃음요법(Yeah Laugh)

"______________________!" "~예!"
"~허! ~허~허~허~허~허~허~허~허~허" "~허~허"

96. "예" 웃음요법(Yeah Laugh)

"______________________! " "~예!"
"~크! ~크~크~크~크~크~크~크~크~크" "~크~크"

97. "예" 웃음요법(Yeah Laugh)

"______________________! " "~예!"
"~키! ~키~키~키~키~키~키~키~키~키" "~키~키"

98. "예" 웃음요법(Yeah Laugh)

"______________________! " "~예!"
"~카! ~카~카~카~카~카~카~카~카~카" "~카~카"

99. "예" 웃음요법(Yeah Laugh)

"______________________! " "~예!"
"~혜! ~혜~혜~혜~혜~혜~혜~혜~혜~혜" "~혜~혜"

100. "예" 웃음요법(Yeah Laugh)

"______________________! " "~예!"
"~해! ~해~해~해~해~해~해~해~해~해" "~해~해"

101. "예" 웃음요법(Yeah Laugh)

"______________________! " "~예!"
"~야! ~야~야~야~야~야~야~야~야~야" "~야~야"

102. "예" 웃음요법(Yeah Laugh)

"______________________! " "~예!"
"~여! ~여~여~여~여~여~여~여~여~여" "~여~여"

103. “예” 웃음요법(Yeah Laugh)

“______________________________! ” “～예!”
“～어! ～어～어～어～어～어～어～어～어～어” “～어～어”

104. “예” 웃음요법(Yeah Laugh)

“______________________________! ” “～예!”
“～예! ～예～예～예～예～예～예～예～예～예” “～예～예”

105. “예” 웃음요법(Yeah Laugh)

“______________________________! ” “～예!”
“～으! ～으～으～으～으～으～으～으～으～으” “～으～으”

106. “예” 웃음요법(Yeah Laugh)

“______________________________! ” “～예!”
“～오! ～오～오～오～오～오～오～오～오～오” “～오～오”

107. “예” 웃음요법(Yeah Laugh)

“______________________________! ” “ - 예!”
“～킬! ～킬～킬～킬～낄～킬～킬～킬～킬～낄” “～킬～낄”

108. “예” 웃음요법(Yeah Laugh)

“______________________________! ” “～예!”
“～낄! ～낄～낄～낄～낄～낄～낄～낄～낄～낄” “～낄～낄”

109. “예” 웃음요법(Yeah Laugh)

“______________________________! ” “～예!”
“～캬! ～캬～캬～캬～캬～캬～캬～캬～캬～캬” “～캬～캬”

110. “예” 웃음요법(Yeah Laugh)

“______________________________! ” “～예!”
“～커! ～커～커～커～커～커～커～커～커～커” “～커～커”

111. "예" 웃음요법(Yeah Laugh)

"________________________! " "~예!"
"~켜! ~켜~켜~켜~켜~켜~켜~켜~켜~켜" "~켜~켜"

112. "예" 웃음요법(Yeah Laugh)

"________________________! " "~예!"
"~파! ~파~파~파~파~파~파~파~파~파" "~파~파"

113. "예" 웃음요법(Yeah Laugh)

"________________________! " "~예!"
"~프! ~프~프~프~프~프~프~프~프~프" "~프~프"

114. "예" 웃음요법(Yeah Laugh)

"________________________! " "~예!"
"~푸! ~푸~푸~푸~푸~푸~푸~푸~푸~푸" "~푸~푸"

115. "예" 웃음요법(Yeah Laugh)

"________________________! " "~예!"
"~피! ~피~피~피~피~피~피~피~피~피" "~피~피"

116. "예" 웃음요법(Yeah Laugh)

"________________________! " "~예!"
"~티! ~티~티~티~티~티~티~티~티~티" "~티~티"

117. "예" 웃음요법(Yeah Laugh)

"________________________! " "~예!"
"~트! ~트~트~트~트~트~트~트~트~트" "~트~트."

118. 책상두드리기웃음요법 I(Desk Tapping Laugh I) : 양손을 책상 위에 펴고 마치 드럼을 치듯이 치면서 웃는 웃음요법(2박자).

"~하~하, ~호~호, ~히~히, ~흐~흐, ~허~허, ~크~크,
~키~키, ~카~카, ~헤~헤, ~해~해, ~야~야, ~여~여,
~어~어, ~예~예, ~얘~얘, ~으~으, ~오~오, ~요~요,
~우~우, ~꼬~꼬, ~까~까, ~킬~킬, ~칼~칼, ~낄~낄,
~깔~깔, ~캬~캬, ~커~커, ~켜~켜, ~파~파, ~프~프."

119. 책상두드리기웃음요법 II(Desk Tapping Laugh II) : 양손을 책상 위에 펴고 마치 드럼을 치듯이 치면서 웃는 웃음요법(2/3박자).

"~하~하, ~하~하~하, ~호~호, ~호~호~호, ~히~히, ~히
~히~히, ~흐~흐, ~흐~흐~흐, ~허~허, ~허~허~허, ~크
~크, ~크~크~크, ~키~키, ~키~키~키, ~카~카, ~카~카
~카, ~헤~헤, ~헤~헤~헤, ~해~해, ~해~해~해, ~야~야,
~야~야~야, ~여~여, ~여~여~여, ~어~어, ~어~어~어,
~예~예, ~예~예~예, ~얘~얘, ~얘~얘~얘, ~으~으, ~으
~으~으, ~오~오, ~오~오~오, ~요~요, ~요~요~요, ~우
~우, ~우~우~우, ~꼬~꼬, ~꼬~꼬~꼬, ~까~까, ~까~까
~까, ~킨~킨, ~킬~킬~킬, ~칸~칸, ~칸~칸~칸, ~낄~낄,
~낄~낄~낄, ~깔~깔, ~깔~깔~깔, ~캬~캬, ~캬~캬~캬,
~커~커, ~커~커~커, ~켜~켜, ~켜~켜~켜, ~파~파, ~파
~파~파, ~프~프, ~프~프~프."

120. 수상스키웃음요법(Water Ski Laugh) : 수상스키를 탈 때처럼 자세를 취하고 좌우로 흔들면서 발을 앞뒤로 자유자재로 움직이면서 웃는 웃음요법.

"~하~하~하~하~하~하~하~하~하~하~하~하~하~하,
~호~호~호~호~호~호~호~호~호~호~호~호~호~호,
~히~히~히~히~히~히~히~히~히~히~히~히~히~히,
~흐~흐~흐~흐~흐~흐~흐~흐~흐~흐~흐~흐~흐~흐,
~허~허~허~허~허~허~허~허~허~허~허~허~허~허,
~크~크~크~크~크~크~크~크~크~크~크~크~크~크."

121. 스노스키웃음요법(Snow Ski Laugh) : 스노스키 탈 때의 자세를 취하고 좌우로 무릎을 약간 굽히고 두 손을 어깨에 붙이고 웃는 웃음요법.

“～하～하～하～하～하～하～하～하～하～하～하～하～하～하,
～호～호～호～호～호～호～호～호～호～호～호～호～호～호,
～히～히～히～히～히～히～히～히～히～히～히～히～히～히,
～흐～흐～흐～흐～흐～흐～흐～흐～흐～흐～흐～흐～흐～흐,
～허～허～허～허～허～허～허～허～허～허～허～허～허～허,
～키～키～키～키～키～키～키～키～키～키～키～키～키～키,
～카～카～카～카～카～카～카～카～카～카～카～카～카～카,
～헤～헤～헤～헤～헤～헤～헤～헤～헤～헤～헤～헤～헤～헤,
～해～해～해～해～해～해～해～해～해～해～해～해～해～해,
～야～야～야～야～야～야～야～야～야～야～야～야～야～야,
～여～여～여～여～여～여～여～여～여～여～여～여～여～여,
～어～어～어～어～어～어～어～어～어～어～어～어～어～어,
～예～예～예～예～예～예～예～예～예～예～예～예～예～예,
～얘～얘～얘～얘～얘～얘～얘～얘～얘～얘～얘～얘～얘～얘,
～으～으～으～으～으～으～으～으～으～으～으～으～으～으,
～오～오～오～오～오～오～오～오～오～오～오～오～오～오,
～요～요～요～요～요～요～요～요～요～요～요～요～요～요,
～우～우～우～우～우～우～우～우～우～우～우～우～우～우.”

122. 침묵웃음요법 I(Silent Laugh I) : 웃음소리를 내지 않고 웃는 표정만 하면서 웃는 웃음요법.

“～하～하～하～하～하～하～하～하～하～하～하～하～하～하,
～호～호～호～호～호～호～호～호～호～호～호～호～호～호,
～히～히～히～히～히～히～히～히～히～히～히～히～히～히,
～흐～흐～흐～흐～흐～흐～흐～흐～흐～흐～흐～흐～흐～흐,
～허～허～허～허～허～허～허～허～허～허～허～허～허～허,
～크～크～크～크～크～크～크～크～크～크～크～크～크～크,
～키～키～키～키～키～키～키～키～키～키～키～키～키～키,
～카～카～카～카～카～카～카～카～카～카～카～카～카～카,
～헤～헤～헤～헤～헤～헤～헤～헤～헤～헤～헤～헤～헤～헤.”

123. 침묵웃음요법 II(Silent Laugh II) : 웃음소리를 내지 않고 웃는 표정만 하면서 웃는 웃음요법. 단, 추임새를 사용한다.

"~하! ~하~하~하~하~하~하~하~하~하" "~하~하"
"~호! ~호~호~호~호~호~호~호~호~호" "~호~호"
"~히! ~히~히~히~히~히~히~히~히~히" "~히~히"
"~흐! ~흐~흐~흐~흐~흐~흐~흐~흐~흐" "~흐~흐"
"~허! ~허~허~허~허~허~허~허~허~허" "~허~허"
"~크! ~크~크~크~크~크~크~크~크~크" "~크~크"
"~키! ~키~키~키~키~키~키~키~키~키" "~키~키"
"~카! ~카~카~카~카~카~카~카~카~카" "~카~카"
"~혜! ~혜~혜~혜~혜~혜~혜~혜~혜~혜" "~혜~혜"
"~해! ~해~해~해~해~해~해~해~해~해" "~해~해"
"~야! ~야~야~야~야~야~야~야~야~야" "~야~야"
"~여! ~여~여~여~여~여~여~여~여~여" "~여~여"
"~어! ~어~어~어~어~어~어~어~어~어" "~어~어"
"~예! ~예~예~예~예~예~예~예~예~예" "~예~예"
"~얘! ~얘~얘~얘~얘~얘~얘~얘~얘~얘" "~얘~얘"
"~으! ~으~으~으~으~으~으~으~으~으" "~으~으"
"~오! ~오~오~오~오~오~오~오~오~오" "~오~오"
"~요! ~요~요~요~요~요~요~요~요~요" "~요~요"
"~우! ~우~우~우~우~우~우~우~우~우" "~우~우"
"~꼬! ~꼬~꼬~꼬~꼬~꼬~꼬~꼬~꼬~꼬" "~꼬~꼬"
"~까! ~까~까~까~까~까~까~까~까~까" "~까~까"
"~킬! ~킬~킬~킬~낄~킬~킬~킬~킬~낄" "~킬~킬"
"~칼! ~칼~칼~칼~칼~칼~칼~칼~칼~칼" "~칼~칼"
"~낄! ~낄~낄~낄~낄~낄~낄~낄~낄~낄" "~낄~낄"
"~깔! ~깔~깔~깔~깔~깔~깔~깔~깔~깔" "~깔~깔"
"~캬! ~캬~캬~캬~캬~캬~캬~캬~캬~캬" "~캬~캬"
"~커! ~커~커~커~커~커~커~커~커~커" "~커~커"
"~켜! ~켜~켜~켜~켜~켜~켜~켜~켜~켜" "~켜~켜"
"~파! ~파~파~파~파~파~파~파~파~파" "~파~파"
"~프! ~프~프~프~프~프~프~프~프~프" "~프~프."

124. 맘보춤웃음요법 I(Mom-Bo Dance Laugh I) : 다함께 가벼운 마음으로 맘보춤을 추면서, 양다리를 자유자재로 뒤틀면서 웃는 웃음요법.

"~닐~닐~리, ~닐~닐~리, ~닐~닐~리, ~맘~보, ~하~하,
~닐~닐~리, ~닐~닐~리, ~닐~닐~리, ~맘~보, ~호~호,
~닐~닐~리, ~닐~닐~리, ~닐~닐~리, ~맘~보, ~히~히,
~닐~닐~리, ~닐~닐~리, ~닐~닐~리, ~맘~보, ~흐~흐,
~닐~닐~리, ~닐~닐~리, ~닐~닐~리, ~맘~보, ~허~허,
~닐~닐~리, ~닐~닐~리, ~닐~닐~리, ~맘~보, ~크~크,
~닐~닐~리, ~닐~닐~리, ~닐~닐~리, ~맘~보, ~키~키,
~닐~닐~리, ~닐~닐~리, ~닐~닐~리, ~맘~보, ~카~카,
~닐~닐~리, ~닐~닐~리, ~닐~닐~리, ~맘~보, ~혜~혜,
~닐~닐~리, ~닐~닐~리, ~닐~닐~리, ~맘~보, ~해~해,
~닐~닐~리, ~닐~닐~리, ~닐~닐~리, ~맘~보, ~아~아,
~닐~닐~리, ~닐~닐~리, ~닐~닐~리, ~맘~보, ~예~예."

125. 맘보춤웃음요법 II(Mom-Bo Dance Laugh II) : 두 사람씩 짝(role play)을 이루어 다함께 가벼운 마음으로 맘보춤을 추면서, 양다리를 자유자재로 뒤틀면서 웃는 웃음요법.

"~닐~닐~리, ~닐~닐~리, ~닐~닐~리, ~맘~보, ~하~하,
~닐~닐~리, ~닐~닐~리, ~닐~닐~리, ~맘~보, ~호~호,
~닐~닐~리, ~닐~닐~리, ~닐~닐~리, ~맘~보, ~히~히,
~닐~닐~리, ~닐~닐~리, ~닐~닐~리, ~맘~보, ~흐~흐,
~닐~닐~리, ~닐~닐~리, ~닐~닐~리, ~맘~보, ~허~허,
~닐~닐~리, ~닐~닐~리, ~닐~닐~리, ~맘~보, ~크~크,
~닐~닐~리, ~닐~닐~리, ~닐~닐~리, ~맘~보, ~키~키,
~닐~닐~리, ~닐~닐~리, ~닐~닐~리, ~맘~보, ~카~카,
~닐~닐~리, ~닐~닐~리, ~닐~닐~리, ~맘~보, ~혜~혜,
~닐~닐~리, ~닐~닐~리, ~닐~닐~리, ~맘~보, ~해~해,
~닐~닐~리, ~닐~닐~리, ~닐~닐~리, ~맘~보, ~아~아,
~닐~닐~리, ~닐~닐~리, ~닐~닐~리, ~맘~보, ~예~예."

126. 버스운전사웃음요법(Bus Driver Laugh) : 버스를 운전하는 모션을 취하면서 웃는 웃음요법. 좌, 우로 돌면서, 원을 만들면서, 후진하면서, 또는 S자를 만들면서 웃는다.

"~하~하~하~하~하~하~하~하~하~하~하~하~하~하,
~호~호~호~호~호~호~호~호~호~호~호~호~호~호,
~히~히~히~히~히~히~히~히~히~히~히~히~히~히,
~흐~흐~흐~흐~흐~흐~흐~흐~흐~흐~흐~흐~흐~흐,
~허~허~허~허~허~허~허~허~허~허~허~허~허~허,
~키~키~키~키~키~키~키~키~키~키~키~키~키~키,
~카~카~카~카~카~카~카~카~카~카~카~카~카~카,
~혜~혜~혜~혜~혜~혜~혜~혜~혜~혜~혜~혜~혜~혜,
~해~해~해~해~해~해~해~해~해~해~해~해~해~해,
~야~야~야~야~야~야~야~야~야~야~야~야~야~야,
~여~여~여~여~여~여~여~여~여~여~여~여~여~여,
~어~어~어~어~어~어~어~어~어~어~어~어~어~어,
~예~예~예~예~예~예~예~예~예~예~예~예~예~예,
~얘~얘~얘~얘~얘~얘~얘~얘~얘~얘~얘~얘~얘~얘,
~으~으~으~으~으~으~으~으~으~으~으~으~으~으,
~오~오~오~오~오~오~오~오~오~오~오~오~오~오,
~요~요~요~요~요~요~요~요~요~요~요~요~요~요,
~우~우~우~우~우~우~우~우~우~우~우~우~우~우,
~꼬~꼬~꼬~꼬~꼬~꼬~꼬~꼬~꼬~꼬~꼬~꼬~꼬~꼬,
~까~까~까~까~까~까~까~까~까~까~까~까~까~까,
~킬~킬~킬~킬~낄~킬~킬~킬~킬~킬~킬~킬~킬~킬,
~칼~칼~칼~칼~칼~칼~칼~칼~칼~칼~칼~칼~칼~칼,
~낄~낄~낄~낄~낄~낄~낄~낄~낄~낄~낄~낄~낄~낄,
~깔~깔~깔~깔~깔~깔~깔~깔~깔~깔~깔~깔~깔~깔,
~캬~캬~캬~캬~캬~캬~캬~캬~캬~캬~캬~캬~캬~캬,
~커~커~커~커~커~커~커~커~커~커~커~커~커~커,
~켜~켜~켜~켜~켜~켜~켜~켜~켜~켜~켜~켜~켜~켜,
~파~파~파~파~파~파~파~파~파~파~파~파~파~파,
~프~프~프~프~프~프~프~프~프~프~프~프~프~프,
~푸~푸~푸~푸~푸~푸~푸~푸~푸~푸~푸~푸~푸~푸."

127. 축복웃음요법(Blessing Laugh) : 멜로디는 축복송(Blessing Song)을 노래하면서 양손을 상대방에게 향하면서 웃기. 이때, 진심어린 마음으로 상대방을 마음껏 축복하면서 웃는 웃음요법.

"~아~하 ~아~하, ~으~흠~으~흠, ~으~흠~으~흠, ~으~흠 ~으~흠, ~아~하~아~하, ~아~하~아~하, ~아~하~아~하, ~아~하 ~아~하, ~아~하~아~하, ~아~하~아~하, ~아~하 ~아~하, ~아~하~아~하, ~아~하~아~하, ~아~하~아~하, ~아~하 ~아~하, ~아~하~아~하."

128. 하이파이브웃음요법(Hi-Five Laugh) : 크게 원을 그리면서 "Hi-Five" 웃음요법을 실시한다. 손을 들어 상대방의 손을 가볍게 치면서 서로 인사하면서 웃는 웃음요법.

"~하~하~하~하~하~하~하~하~하~하~하~하~하~하,
~호~호~호~호~호~호~호~호~호~호~호~호~호~호,
~히~히~히~히~히~히~히~히~히~히~히~히~히~히,
~흐~흐~흐~흐~흐~흐~흐~흐~흐~흐~흐~흐~흐~흐,
~허~허~허~허~허~허~허~허~허~허~허~허~허~허,
~크~크~크~크~크~크~크~크~크~크~크~크~크~크,
~키~키~키~키~키~키~키~키~키~키~키~키~키~키,
~카~카~카~카~카~카~카~카~카~카~카~카~카~카,
~혜~혜~혜~혜~혜~혜~혜~혜~혜~혜~혜~혜~혜~혜,
~해~해~해~해~해~해~해~해~해~해~해~해~해~해,
~야~야~야~야~야~야~야~야~야~야~야~야~야~야,
~여~여~여~여~여~여~여~여~여~여~여~여~여~여,
~어~어~어~어~어~어~어~어~어~어~어~어~어~어,
~예~예~예~예~예~예~예~예~예~예~예~예~예~예,
~애~애~애~애~애~애~애~애~애~애~애~애~애~애,
~으~으~으~으~으~으~으~으~으~으~으~으~으~으,
~오~오~오~오~오~오~오~오~오~오~오~오~오~오,
~요~요~요~요~요~요~요~요~요~요~요~요~요~요,
~우~우~우~우~우~우~우~우~우~우~우~우~우~우,
~꼬~꼬~꼬~꼬~꼬~꼬~꼬~꼬~꼬~꼬~꼬~꼬~꼬~꼬."

129. 심형래 바보웃음요법(Sim's Foolish Laugh) : 심형래의 바보웃음을 따라 하면서 웃는 웃음요법.

"안녕하세요? 참! ~반가워요! 전 개그맨 심형래라고 해요!
(웃음치료사 "웨슬리"라고 해요! 자기이름 사용하기)"

"잘 부탁드려요!"

"~띠~리~리~리~리~리, ~띠~리~리~리~리~리,
~띠~리~리~리~리~리, ~띠~리~리~리~리~리,
~띨!~띨!~띨!~띨!~띨!~띨!~띨!~띨!~띨!~띨!~띨!"

130. 자신간지럼웃음요법 I(Tickling Myself Laugh I) : 자신의 간지러운 부분을 간지럼을 태우면서 웃기.

"~하~하~하~하~하~하~하~하~하~하~하~하~하~하,
~호~호~호~호~호~호~호~호~호~호~호~호~호~호,
~히~히~히~히~히~히~히~히~히~히~히~히~히~히,
~흐~흐~흐~흐~흐~흐~흐~흐~흐~흐~흐~흐~흐~흐,
~허~허~허~허~허~허~허~허~허~허~허~허~허~히,
~크~크~크~크~크~크~크~크~크~크~크~크~크~크,
~키~키~키~키~키~키~키~키~키~키~키~키~키~키,
~카~카~카~카~카~카~카~카~카~카~카~카~카~카,
~혜~혜~혜~혜~혜~혜~혜~혜~혜~혜~혜~혜~혜~혜,
~해~해~해~해~해~해~해~해~해~해~해~해~해~해,
~야~야~야~야~야~야~야~야~야~야~야~야~야~야,
~여~여~여~여~여~여~여~여~여~여~여~여~여~여,
~어~어~어~어~어~어~어~어~어~어~어~어~어~어,
~예~예~예~예~예~예~예~예~예~예~예~예~예~예,
~얘~얘~얘~얘~얘~얘~얘~얘~얘~얘~얘~얘~얘~얘,
~으~으~으~으~으~으~으~으~으~으~으~으~으~으,
~오~오~오~오~오~오~오~오~오~오~오~오~오~오,
~요~요~요~요~요~요~요~요~요~요~요~요~요~요,
~우~우~우~우~우~우~우~우~우~우~우~우~우~우."

131. 타인간지럼웃음요법 II(Tickling Others Laugh II) : 상대방을 간지럼을 태우면서 웃기. 단, 이곳에서는 추임새를 사용한다.

"~하! ~하~하~하~하~하~하~하~하~하" "~하~하"
"~호! ~호~호~호~호~호~호~호~호~호" "~호~호"
"~히! ~히~히~히~히~히~히~히~히~히" "~히~히"
"~흐! ~흐~흐~흐~흐~흐~흐~흐~흐~흐" "~흐~흐"
"~허! ~허~허~허~허~허~허~허~허~허" "~허~허"
"~크! ~크~크~크~크~크~크~크~크~크" "~크~크"
"~키! ~키~키~키~키~키~키~키~키~키" "~키~키"
"~카! ~카~카~카~카~카~카~카~카~카" "~카~카"
"~혜! ~혜~혜~혜~혜~혜~혜~혜~혜~혜" "~혜~혜"
"~해! ~해~해~해~해~해~해~해~해~해" "~해~해"
"~야! ~야~야~야~야~야~야~야~야~야" "~야~야"
"~여! ~여~여~여~여~여~여~여~여~여" "~여~여"
"~어! ~어~어~어~어~어~어~어~어~어" "~어~어"
"~예! ~예~예~예~예~예~예~예~예~예" "~예~예"
"~얘! ~얘~얘~얘~얘~얘~얘~얘~얘~얘" "~얘~얘"
"~으! ~으~으~으~으~으~으~으~으~으" "~으~으"
"~오! ~오~오~오~오~오~오~오~오~오" "~오~오"
"~요! ~요~요~요~요~요~요~요~요~요" "~요~요"
"~우! ~우~우~우~우~우~우~우~우~우" "~우~우"
"~꼬! ~꼬~꼬~꼬~꼬~꼬~꼬~꼬~꼬~꼬" "~꼬~꼬"
"~까! ~까~까~까~까~까~까~까~까~까" "~까~까"
"~킬! ~킬~킬~킬~낄~킬~킬~킬~킬~낄" "~킬~킬"
"~칼! ~칼~칼~칼~칼~칼~칼~칼~칼~칼" "~칼~칼"
"~낄! ~낄~낄~낄~낄~낄~낄~낄~낄~낄" "~낄~낄"
"~깔! ~깔~깔~깔~깔~깔~깔~깔~깔~깔" "~깔~깔"
"~캬! ~캬~캬~캬~캬~캬~캬~캬~캬~캬" "~캬~캬"
"~커! ~커~커~커~커~커~커~커~커~커" "~커~커"
"~켜! ~켜~켜~켜~켜~켜~켜~켜~켜~켜" "~켜~켜"
"~파! ~파~파~파~파~파~파~파~파~파" "~파~파"
"~프! ~프~프~프~프~프~프~프~프~프" "~프~프."

132. 타인간지럼웃음요법 III(Tickling Others Laugh III) : 한 사람을 집중 표적(concentration target)을 삼아서 간지럼을 태우면서 웃는 웃음요법. 단, 이곳에서는 추임새를 사용한다.

"~하! ~하~하~하~하~하~하~하~하~하" "~하~하"

"~호! ~호~호~호~호~호~호~호~호~호" "~호~호"

"~히! ~히~히~히~히~히~히~히~히~히" "~히~히"

"~흐! ~흐~흐~흐~흐~흐~흐~흐~흐~흐" "~흐~흐"

"~허! ~허~허~허~허~허~허~허~허~허" "~허~허"

"~크! ~크~크~크~크~크~크~크~크~크" "~크~크"

"~키! ~키~키~키~키~키~키~키~키~키" "~키~키"

"~카! ~카~카~카~카~카~카~카~카~카" "~카~카"

"~혜! ~혜~혜~혜~혜~혜~혜~혜~혜~혜" "~혜~혜"

"~해! ~해~해~해~해~해~해~해~해~해" "~해~해"

"~야! ~야~야~야~야~야~야~야~야~야" "~야~야"

"~여! ~여~여~여~여~여~여~여~여~여" "~여~여"

"~어! ~어~어~어~어~어~어~어~어~어" "~어~어"

"~예! ~예~예~예~예~예~예~예~예~예" "~예~예"

"~얘! ~얘~얘~얘~얘~얘~얘~얘~얘~얘" "~얘~얘"

"~으! ~으~으~으~으~으~으~으~으~으" "~으~으"

"~오! ~오~오~오~오~오~오~오~오~오" "~오~오"

"~요! ~요~요~요~요~요~요~요~요~요" "~요~요"

"~우! ~우~우~우~우~우~우~우~우~우" "~우~우"

"~꼬! ~꼬~꼬~꼬~꼬~꼬~꼬~꼬~꼬~꼬" "~꼬~꼬"

"~까! ~까~까~까~까~까~까~까~까~까" "~까~까"

"~킬! ~킬~킬~킬~낄~킬~킬~킬~킬~낄" "~킬~킬"

"~칼! ~칼~칼~칼~칼~칼~칼~칼~칼~칼" "~칼~칼"

"~낄! ~낄~낄~낄~낄~낄~낄~낄~낄~낄" "~낄~낄"

"~깔! ~깔~깔~깔~깔~깔~깔~깔~깔~깔" "~깔~깔"

"~캬! ~캬~캬~캬~캬~캬~캬~캬~캬~캬" "~캬~캬"

"~커! ~커~커~커~커~커~커~커~커~커" "~커~커"

"~켜! ~켜~켜~켜~켜~켜~켜~켜~켜~켜" "~켜~켜"

"~파! ~파~파~파~파~파~파~파~파~파" "~파~파"

"~프! ~프~프~프~프~프~프~프~프~프" "~프~프."

133. 오-노! 웃음요법(Oh-No! Laugh) : 상대방에게 가벼운 웃음을 지으면서 공손하게 사양할 때 사용하는 웃음요법.

"Oh! No!, ~호~호~호, Oh! No!, ~허~허~허, Oh! No!, ~어~어~어, Oh! No!, ~혜~혜~혜, Oh! No!, ~키~키~키, Oh! No!, ~하~하~하"

134. 오페라웃음요법 I(Opera Laugh I) : 오페라가수를 연상하면서 웃는 웃음요법. 가볍게 손을 올리면서 시작한다. 이때, 호흡조절이 가장 중요하다.

"~아! ~아~아~아~아~아~아~아~아~아~아~아~아~아~아."

135. 오페라웃음요법 I(Opera Laugh I)

"~하! ~하~하~하~하~하~하~하~하~하~하~하~하~하~하."

136. 오페라웃음요법 I(Opera Laugh I)

"~호! ~호~호~호~호~호~호~호~호~호~호~호~호~호~호."

137. 오페라웃음요법 I(Opera Laugh I)

"~히! ~히~히~히~히~히~히~히~히~히~히~히~히~히~히."

138. 오페라웃음요법 I(Opera Laugh I)

"~호! ~호~호~호~호~호~호~호~호~호~호~호~호~호~호."

139. 오페라웃음요법 I(Opera Laugh I)

"~허! ~허~허~허~허~허~허~허~허~허~허~허~허~허~허."

140. 오페라웃음요법 I(Opera Laugh I)

"~혜! ~혜~혜~혜~혜~혜~혜~혜~혜~혜~혜~혜~혜~혜~혜."

141. 오페라웃음요법 I(Opera Laugh I)

"~해! ~해~해~해~해~해~해~해~해~해~해~해~해~해~해."

142. 오페라웃음요법 I(Opera Laugh I)

"~야! ~야~야~야~야~야~야~야~야~야~야~야~야~야~야."

143. 오페라웃음요법 I(Opera Laugh I)

"~여! ~여~여~여~여~여~여~여~여~여~여~여~여~여~여."

144. 오페라웃음요법 I(Opera Laugh I)

"~어! ~어~어~어~어~어~어~어~어~어~어~어~어~어~어."

145. 오페라웃음요법 I(Opera Laugh I)

"~예! ~예~예~예~예~예~예~예~예~예~예~예~예~예~예."

146. 오페라웃음요법 I(Opera Laugh I)

"~애! ~애~애~애~애~애~애~애~애~애~애~애~애~애~애."

147. 오페라웃음요법 I(Opera Laugh I)

"~으! ~으~으~으~으~으~으~으~으~으~으~으~으~으~으."

148. 오페라웃음요법 I(Opera Laugh I)

"~오! ~오~오~오~오~오~오~오~오~오~오~오~오~오~오."

149. 오페라웃음요법 I(Opera Laugh I)

"~요! ~요~요~요~요~요~요~요~요~요~요~요~요~요~요."

150. 오페라웃음요법 I(Opera Laugh I)

"~우! ~우~우~우~우~우~우~우~우~우~우~우~우~우~우."

151. 오페라웃음요법 I(Opera Laugh I)

"~꼬! ~꼬~꼬~꼬~꼬~꼬~꼬~꼬~꼬~꼬~꼬~꼬~꼬~꼬~꼬."

152. 오페라웃음요법 I(Opera Laugh I)

"~까! ~까~까~까~까~까~까~까~까~까~까~까~까~까~까."

153. 오페라웃음요법 I(Opera Laugh I)

"~킬! ~킬~킬~킬~낄~킬~킬~킬~킬~킬~킬~킬~킬~킬~카."

154. 오페라웃음요법 I(Opera Laugh I)

"~칼! ~칼~칼~칼~칼~칼~칼~칼~칼~칼~칼~칼~칼~칼~칼."

155. 오페라웃음요법 I(Opera Laugh I)

"~낄! ~낄~낄~낄~낄~낄~낄~낄~낄~낄~낄~낄~낄~낄~낄."

156. 오페라웃음요법 I(Opera Laugh I)

"~깔! ~깔~깔~깔~깔~깔~깔~깔~깔~깔~깔~깔~깔~깔~깔."

157. 오페라웃음요법 I(Opera Laugh I)

"~캬! ~캬~캬~캬~캬~캬~캬~캬~캬~캬~캬~캬~캬~캬~캬."

158. 오페라웃음요법 I(Opera Laugh I)

"~커! ~커~커~커~커~커~커~커~커~커~커~커~커~커~커."

159. 오페라웃음요법 I(Opera Laugh I)

"~켜! ~켜~켜~켜~켜~켜~켜~켜~켜~켜~켜~켜~켜~켜~켜."

160. 오페라웃음요법 I(Opera Laugh I)

"~파! ~파~파~파~파~파~파~파~파~파~파~파~파~파~파."

161. 오페라웃음요법 I(Opera Laugh I)

"~프! ~프~프~프~프~프~프~프~프~프~프~프~프~프~프."

162. 오페라웃음요법 I(Opera Laugh I)

"~푸! ~푸~푸~푸~푸~푸~푸~푸~푸~푸~푸~푸~푸~푸~푸."

163. 오페라웃음요법 I(Opera Laugh I)

"~피! ~피~피~피~피~피~피~피~피~피~피~피~피~피~피."

164. 오페라웃음요법 I(Opera Laugh I)

"~티! ~티~티~티~티~티~티~티~티~티~티~티~티~티~티."

165. 오페라웃음요법 I(Opera Laugh I)

"~트! ~트~트~트~트~트~트~트~트~트~트~트~트~트~트."

166. 오페라순환웃음요법 II(Opera Circulation Laugh II) : 오페라 가수를 연상하면서 돌림노래로 웃기. 가볍게 손을 올리면서 시작한다. 이때, 호흡조절이 가장 중요하다.

"~아! ~아~아~아~아~아~아~아~아~아~아~아~아~아~아,
~하! ~하~하~하~하~하~하~하~하~하~하~하~하~하~하,
~호! ~호~호~호~호~호~호~호~호~호~호~호~호~호~호,
~히! ~히~히~히~히~히~히~히~히~히~히~히~히~히~히,

~흐! ~흐~흐~흐~흐~흐~흐~흐~흐~흐~흐~흐~흐~흐~흐,
~허! ~허~허~허~허~허~허~허~허~허~허~허~허~허~허,
~헤! ~헤~헤~헤~헤~헤~헤~헤~헤~헤~헤~헤~헤~헤~헤,
~해! ~해~해~해~해~해~해~해~해~해~해~해~해~해~해,
~야! ~야~야~야~야~야~야~야~야~야~야~야~야~야~야,
~여! ~여~여~여~여~여~여~여~여~여~여~여~여~여~여,
~어! ~어~어~어~어~어~어~어~어~어~어~어~어~어~어,
~예! ~예~예~예~예~예~예~예~예~예~예~예~예~예~예."

※접촉웃음요법(Touch Laugh)을 통하여 친밀성(Intimacy)을 형성한다.

167. 행복반가웃음요법 I(Happy Greeting Laugh I) : 20년 만에 만난 친구를 한눈에 알아 봤을 때, 너무 기뻐 상대의 양손을 붙잡고 뛰면서 웃는 웃음요법.

"~하~하~하~하~하~하~하~하~하~하~하~하~하~하,
~호~호~호~호~호~호~호~호~호~호~호~호~호~호,
~히~히~히~히~히~히~히~히~히~히~히~히~히~히,
~흐~흐~흐~흐~흐~흐~흐~흐~흐~흐~흐~흐~흐~흐,
~허~허~허~허~허~허~허~허~허~허~허~허~허~허,
~크~크~크~크~크~크~크~크~크~크~크~크~크~크,
~키~키~키~키~키~키~키~키~키~키~키~키~키~키,
~카~카~카~카~카~카~카~카~카~카~카~카~카~카,
~헤~헤~헤~헤~헤~헤~헤~헤~헤~헤~헤~헤~헤~헤,
~해~해~해~해~해~해~해~해~해~해~해~해~해~해,
~야~야~야~야~야~야~야~야~야~야~야~야~야~야."

168. 행복반가웃음요법 II(Happy Greeting Laugh II) : 20년 만에 만난 친구를 한눈에 알아 봤을 때, 너무 기뻐 상대의 양손을 붙잡고 뛰면서, 제자리를 돌면서 웃는 웃음요법.

"~하~하~하~하~하~하~하~하~하~하~하~하~하~하,
~호~호~호~호~호~호~호~호~호~호~호~호~호~호,
~히~히~히~히~히~히~히~히~히~히~히~히~히~히,
~흐~흐~흐~흐~흐~흐~흐~흐~흐~흐~흐~흐~흐~흐,

~허~허~허~허~허~허~허~허~허~허~허~허~허~허,
~크~크~크~크~크~크~크~크~크~크~크~크~크~크,
~키~키~키~키~키~키~키~키~키~키~키~키~키~키,
~카~카~카~카~카~카~카~카~카~카~카~카~카~카,
~혜~혜~혜~혜~혜~혜~혜~혜~혜~혜~혜~혜~혜~혜,
~해~해~해~해~해~해~해~해~해~해~해~해~해~해,
~야~야~야~야~야~야~야~야~야~야~야~야~야~야."

169. 행복반가웃음요법 III(Happy Greeting Laugh III) : 상대방과 서로 마주보면서 양손을 잡고 원을 그리면서 웃는 웃음요법.

"~하~하~하~하~하~하~하~하~하~하~하~하~하~하,
~호~호~호~호~호~호~호~호~호~호~호~호~호~호,
~히~히~히~히~히~히~히~히~히~히~히~히~히~히,
~흐~흐~흐~흐~흐~흐~흐~흐~흐~흐~흐~흐~흐~흐,
~허~허~허~허~허~허~허~허~허~허~허~허~허~허,
~크~크~크~크~크~크~크~크~크~크~크~크~크~크,
~키~키~키~키~키~키~키~키~키~키~키~키~키~키,
~카~카~카~카~카~카~카~카~카~카~카~카~카~카,
~혜~혜~혜~혜~혜~혜~혜~혜~혜~혜~혜~혜~혜~혜,
~해~해~해~해~해~해~해~해~해~해~해~해~해~해,
~야~야~야~야~야~야~야~야~야~야~야~야~야~야,
~파~파~파~파~파~파~파~파~파~파~파~파~파~파,
~프~프~프~프~프~프~프~프~프~프~프~프~프~프."

170. 행복반가웃음요법 IV(Happy Greeting Laugh IV) : 상대방과 양손을 대고 가볍게 밀고, 당기면서 웃는 웃음요법.

"~하~하~하~하~하~하~하~하~하~하~하~하~하~하,
~호~호~호~호~호~호~호~호~호~호~호~호~호~호,
~히~히~히~히~히~히~히~히~히~히~히~히~히~히,
~흐~흐~흐~흐~흐~흐~흐~흐~흐~흐~흐~흐~흐~흐,
~허~허~허~허~허~허~허~허~허~허~허~허~허~허,
~크~크~크~크~크~크~크~크~크~크~크~크~크~크,
~키~키~키~키~키~키~키~키~키~키~키~키~키~키,
~카~카~카~카~카~카~카~카~카~카~카~카~카~카,

~혜~혜~혜~혜~혜~혜~혜~혜~혜~혜~혜~혜~혜~혜,
~해~해~해~해~해~해~해~해~해~해~해~해~해~해,
~야~야~야~야~야~야~야~야~야~야~야~야~야~야,
~여~여~여~여~여~여~여~여~여~여~여~여~여~여,
~어~어~어~어~어~어~어~어~어~어~어~어~어~어,
~예~예~예~예~예~예~예~예~예~예~예~예~예~예,
~얘~얘~얘~얘~얘~얘~얘~얘~얘~얘~얘~얘~얘~얘,
~으~으~으~으~으~으~으~으~으~으~으~으~으~으,
~오~오~오~오~오~오~오~오~오~오~오~오~오~오,
~요~요~요~요~요~요~요~요~요~요~요~요~요~요,
~우~우~우~우~우~우~우~우~우~우~우~우~우~우,
~꼬~꼬~꼬~꼬~꼬~꼬~꼬~꼬~꼬~꼬~꼬~꼬~꼬~꼬,
~까~까~까~까~까~까~까~까~까~까~까~까~까~까,
~킬~킬~킬~킬~낄~킬~킬~킬~킬~킬~킬~킬~킬~킬,
~칼~칼~칼~칼~칼~칼~칼~칼~칼~칼~칼~칼~칼~칼,
~낄~낄~낄~낄~낄~낄~낄~낄~낄~낄~낄~낄~낄~낄,
~깔~깔~깔~깔~깔~깔~깔~깔~깔~깔~깔~깔~깔~깔,
~캬~캬~캬~캬~캬~캬~캬~캬~캬~캬~캬~캬~캬~캬,
~커~커~커~커~커~커~커~커~커~커~커~커~커~커,
~켜~켜~켜~켜~켜~켜~켜~켜~켜~켜~켜~켜~켜~켜,
~파~파~파~파~파~파~파~파~파~파~파~파~파~파,
~프~프~프~프~프~프~프~프~프~프~프~프~프~프."

171. 행복반가웃음요법 V(Happy Greeting Laugh V) : 둘씩 또는 모두 손을 잡고 원을 만들면서 웃는 웃음요법.

"~하~하~하~하~하~하~하~하~하~하~하~하~하~하,
~호~호~호~호~호~호~호~호~호~호~호~호~호~호,
~히~히~히~히~히~히~히~히~히~히~히~히~히~히,
~흐~흐~흐~흐~흐~흐~흐~흐~흐~흐~흐~흐~흐~흐,
~허~허~허~허~허~허~허~허~허~허~허~허~허~허,
~크~크~크~크~크~크~크~크~크~크~크~크~크~크,
~키~키~키~키~키~키~키~키~키~키~키~키~키~키,
~카~카~카~카~카~카~카~카~카~카~카~카~카~카,
~혜~혜~혜~혜~혜~혜~혜~혜~혜~혜~혜~혜~혜~혜,
~해~해~해~해~해~해~해~해~해~해~해~해~해~해,
~야~야~야~야~야~야~야~야~야~야~야~야~야~야,

~여~여~여~여~여~여~여~여~여~여~여~여~여~여,
~어~어~어~어~어~어~어~어~어~어~어~어~어~어,
~예~예~예~예~예~예~예~예~예~예~예~예~예~예,
~얘~얘~얘~얘~얘~얘~얘~얘~얘~얘~얘~얘~얘~얘,
~으~으~으~으~으~으~으~으~으~으~으~으~으~으,
~오~오~오~오~오~오~오~오~오~오~오~오~오~오,
~요~요~요~요~요~요~요~요~요~요~요~요~요~요,
~우~우~우~우~우~우~우~우~우~우~우~우~우~우,
~꼬~꼬~꼬~꼬~꼬~꼬~꼬~꼬~꼬~꼬~꼬~꼬~꼬~꼬,
~까~까~까~까~까~까~까~까~까~까~까~까~까~까,
~킬~킬~킬~킬~낄~킬~킬~킬~킬~킬~킬~킬~킬~킬,
~칼~칼~칼~칼~칼~칼~칼~칼~칼~칼~칼~칼~칼~칼,
~낄~낄~낄~낄~낄~낄~낄~낄~낄~낄~낄~낄~낄~낄,
~깔~깔~깔~깔~깔~깔~깔~깔~깔~깔~깔~깔~깔~깔,
~캬~캬~캬~캬~캬~캬~캬~캬~캬~캬~캬~캬~캬~캬,
~커~커~커~커~커~커~커~커~커~커~커~커~커~커,
~켜~켜~켜~켜~켜~켜~켜~켜~켜~켜~켜~켜~켜~켜,
~파~파~파~파~파~파~파~파~파~파~파~파~파~파,
~프~프~프~프~프~프~프~프~프~프~프~프~프~프."

172. 행복반가웃음요법 VI(Happy Greeting Laugh VI) : 상대방과 서로 마주보면서 양손을 똑같이 치면서 웃는 웃음요법(임정남).

"~하~하~하~하~하~하~하~하~하~하~하~하~하~하,
~호~호~호~호~호~호~호~호~호~호~호~호~호~호,
~히~히~히~히~히~히~히~히~히~히~히~히~히~히,
~흐~흐~흐~흐~흐~흐~흐~흐~흐~흐~흐~흐~흐~흐,
~허~허~허~허~허~허~허~허~허~허~허~허~허~허,
~크~크~크~크~크~크~크~크~크~크~크~크~크~크,
~키~키~키~키~키~키~키~키~키~키~키~키~키~키,
~카~카~카~카~카~카~카~카~카~카~카~카~카~카,
~헤~헤~헤~헤~헤~헤~헤~헤~헤~헤~헤~헤~헤~헤,
~해~해~해~해~해~해~해~해~해~해~해~해~해~해,
~야~야~야~야~야~야~야~야~야~야~야~야~야~야,
~여~여~여~여~여~여~여~여~여~여~여~여~여~여,
~어~어~어~어~어~어~어~어~어~어~어~어~어~어,

~예~예~예~예~예~예~예~예~예~예~예~예~예~예,
~애~애~애~애~애~애~애~애~애~애~애~애~애~애,
~으~으~으~으~으~으~으~으~으~으~으~으~으~으,
~오~오~오~오~오~오~오~오~오~오~오~오~오~오,
~요~요~요~요~요~요~요~요~요~요~요~요~요~요,
~우~우~우~우~우~우~우~우~우~우~우~우~우~우,
~꼬~꼬~꼬~꼬~꼬~꼬~꼬~꼬~꼬~꼬~꼬~꼬~꼬~꼬,
~까~까~까~까~까~까~까~까~까~까~까~까~까~까,
~킬~킬~킬~킬~낄~킬~킬~킬~킬~킬~킬~킬~킬~킬,
~칼~칼~칼~칼~칼~칼~칼~칼~칼~칼~칼~칼~칼~칼,
~낄~낄~낄~낄~낄~낄~낄~낄~낄~낄~낄~낄~낄~낄,
~깔~깔~깔~깔~깔~깔~깔~깔~깔~깔~깔~깔~깔~깔,
~캬~캬~캬~캬~캬~캬~캬~캬~캬~캬~캬~캬~캬~캬,
~커~커~커~커~커~커~커~커~커~커~커~커~커~커,
~켜~켜~켜~켜~켜~켜~켜~켜~켜~켜~켜~켜~켜~켜,
~파~파~파~파~파~파~파~파~파~파~파~파~파~파,
~프~프~프~프~프~프~프~프~프~프~프~프~프~프."

173. 행복반가웃음요법 VII(Happy Greeting Laugh VII) : 상대방과 양손을 잡고 지그재그로 흔들면서 앉았다 일어나면서 웃는 웃음요법.

"~하~하~하~하~하~하~하~하~하~하~하~하~하~하,
~호~호~호~호~호~호~호~호~호~호~호~호~호~호,
~히~히~히~히~히~히~히~히~히~히~히~히~히~히,
~흐~흐~흐~흐~흐~흐~흐~흐~흐~흐~흐~흐~흐~흐,
~허~허~허~허~허~허~허~허~허~허~허~허~허~허,
~크~크~크~크~크~크~크~크~크~크~크~크~크~크,
~키~키~키~키~키~키~키~키~키~키~키~키~키~키."

174. 왈츠웃음요법(Waltz Laugh) : 상대방의 두 손을 잡고, 앞, 뒤, 좌, 우로 두 스텝(two steps)을 밟으면서 왈츠를 추면서 웃는 웃음요법.

"~하~하, ~하~하~하, ~호~호, ~호~호~호, ~히~히, ~히~히~히, ~흐~흐, ~흐~흐~흐, ~허~허, ~허~허~허, ~크~크, ~크~크~크, ~키~키, ~키~키~키, ~카~카, ~카~카~카, ~혜~혜, ~혜~혜~혜, ~해~해, ~해~해~해, ~야~야,

~야~야~야, ~여~여, ~여~여~여, ~어~어, ~어~어~어, ~예~예, ~예~예~예, ~애~애, ~애~애~애, ~으~으, ~으~으~으, ~오~오, ~오~오~오, ~요~요, ~요~요~요, ~우~우, ~우~우~우, ~꼬~꼬, ~꼬~꼬~꼬, ~까~까, ~까~까~까, ~킬~킬, ~킬~킬~킬, ~칼~칼, ~칼~칼~칼, ~낄~낄, ~낄~낄~낄, ~깔~깔, ~깔~깔~깔, ~캬~캬, ~캬~캬~캬, ~커~커, ~커~커~커, ~켜~켜, ~켜~켜~켜, ~파~파, ~파~파~파, ~프~프, ~프~프~프."

175. 핸-인-핸-웃음요법(Hand In Hand Laugh) : 큰 그룹에서 서로서로 손을 잡고서 크게 원을 그리면서 돌면서 웃는 웃음요법.

"~하~하~하~하~하~하~하~하~하~하~하~하~하~하,
~호~호~호~호~호~호~호~호~호~호~호~호~호~호,
~히~히~히~히~히~히~히~히~히~히~히~히~히~히,
~흐~흐~흐~흐~흐~흐~흐~흐~흐~흐~흐~흐~흐~흐,
~허~허~허~허~허~허~허~허~허~허~히~히~히~허,
~크~크~크~크~크~크~크~크~크~크~크~크~크~크,
~키~키~키~키~키~키~키~키~키~키~키~키~키~키,
~카~카~카~카~카~카~카~카~카~카~카~카~카~카,
~혜~혜~혜~혜~혜~혜~혜~혜~혜~혜~혜~혜~혜~혜,
~해~해~해~해~해~해~해~해~해~해~해~해~해~해,
~야~야~야~야~야~야~야~야~야~야~야~야~야~야,
~여~여~여~여~여~여~여~여~여~여~여~여~여~여,
~어~어~어~어~어~어~어~어~어~어~어~어~어~어,
~예~예~예~예~예~예~예~예~예~예~예~예~예~예,
~애~애~애~애~애~애~애~애~애~애~애~애~애~애,
~으~으~으~으~으~으~으~으~으~으~으~으~으~으,
~오~오~오~오~오~오~오~오~오~오~오~오~오~오,
~요~요~요~요~요~요~요~요~요~요~요~요~요~요,
~우~우~우~우~우~우~우~우~우~우~우~우~우~우,
~꼬~꼬~꼬~꼬~꼬~꼬~꼬~꼬~꼬~꼬~꼬~꼬~꼬~꼬,
~까~까~까~까~까~까~까~까~까~까~까~까~까~까,
~킬~킬~킬~킬~낄~킬~킬~킬~킬~킬~킬~킬~킬~킬,
~칼~칼~칼~칼~칼~칼~칼~칼~칼~칼~칼~칼~칼~칼."

176. 도리도리웃음요법 I(Do-Ri Do-Ri Laugh I) : 고개를 가볍게 좌우로 흔들고 동시에 양팔을 가볍게 위아래로 흔들면서 원을 그리면서 웃는 웃음요법.

"~하~하~하~하~하~하~하~하~하~하~하~하~하~하,
~호~호~호~호~호~호~호~호~호~호~호~호~호~호,
~히~히~히~히~히~히~히~히~히~히~히~히~히~히,
~흐~흐~흐~흐~흐~흐~흐~흐~흐~흐~흐~흐~흐~흐,
~허~허~허~허~허~허~허~허~허~허~허~허~허~허,
~크~크~크~크~크~크~크~크~크~크~크~크~크~크,
~키~키~키~키~키~키~키~키~키~키~키~키~키~키,
~카~카~카~카~카~카~카~카~카~카~카~카~카~카,
~혜~혜~혜~혜~혜~혜~혜~혜~혜~혜~혜~혜~혜~혜,
~해~해~해~해~해~해~해~해~해~해~해~해~해~해,
~야~야~야~야~야~야~야~야~야~야~야~야~야~야,
~여~여~여~여~여~여~여~여~여~여~여~여~여~여,
~어~어~어~어~어~어~어~어~어~어~어~어~어~어,
~예~예~예~예~예~예~예~예~예~예~예~예~예~예,
~얘~얘~얘~얘~얘~얘~얘~얘~얘~얘~얘~얘~얘~얘,
~으~으~으~으~으~으~으~으~으~으~으~으~으~으,
~오~오~오~오~오~오~오~오~오~오~오~오~오~오,
~요~요~요~요~요~요~요~요~요~요~요~요~요~요,
~우~우~우~우~우~우~우~우~우~우~우~우~우~우,
~꼬~꼬~꼬~꼬~꼬~꼬~꼬~꼬~꼬~꼬~꼬~꼬~꼬~꼬."

177. 도리도리웃음요법 II(Do-Ri Do-Ri Laugh II) : 둘씩 짝을 이루어(role play) 진행하는 웃음요법.

"~하~하~하~하~하~하~하~하~하~하~하~하~하~하,
~호~호~호~호~호~호~호~호~호~호~호~호~호~호,
~히~히~히~히~히~히~히~히~히~히~히~히~히~히,
~흐~흐~흐~흐~흐~흐~흐~흐~흐~흐~흐~흐~흐~흐,
~허~허~허~허~허~허~허~허~허~허~허~허~허~허,
~크~크~크~크~크~크~크~크~크~크~크~크~크~크,
~키~키~키~키~키~키~키~키~키~키~키~키~키~키,
~카~카~카~카~카~카~카~카~카~카~카~카~카~카,

~헤~헤~헤~헤~헤~헤~헤~헤~헤~헤~헤~헤~헤~헤,
~해~해~해~해~해~해~해~해~해~해~해~해~해~해,
~야~야~야~야~야~야~야~야~야~야~야~야~야~야,
~여~여~여~여~여~여~여~여~여~여~여~여~여~여,
~어~어~어~어~어~어~어~어~어~어~어~어~어~어,
~예~예~예~예~예~예~예~예~예~예~예~예~예~예,
~얘~얘~얘~얘~얘~얘~얘~얘~얘~얘~얘~얘~얘~얘,
~으~으~으~으~으~으~으~으~으~으~으~으~으~으,
~오~오~오~오~오~오~오~오~오~오~오~오~오~오,
~요~요~요~요~요~요~요~요~요~요~요~요~요~요,
~우~우~우~우~우~우~우~우~우~우~우~우~우~우,
~파~파~파~파~파~파~파~파~파~파~파~파~파~파,
~프~프~프~프~프~프~프~프~프~프~프~프~프~프."

178. 포인트 웃음요법 I(Point Laugh I) : 한손 또는 양손을 사용하여 서로 서로 상대방을 집게손가락으로 가르치면서(point) 웃는 웃음요법.

"~하~하~하~하~하~하~하~하~하~하~하~하~하~하,
~호~호~호~호~호~호~호~호~호~호~호~호~호~호,
~히~히~히~히~히~히~히~히~히~히~히~히~히~히,
~호~호~호~호~호~호~호~호~호~호~호~호~호~호,
~허~허~허~허~허~허~허~허~허~허~허~허~허~허,
~크~크~크~크~크~크~크~크~크~크~크~크~크~크,
~키~키~키~키~키~키~키~키~키~키~키~키~키~키,
~카~카~카~카~카~카~카~카~카~카~카~카~카~카,
~헤~헤~헤~헤~헤~헤~헤~헤~헤~헤~헤~헤~헤~헤."

179. 포인트 웃음요법 II(Point Laugh II) : 치매를 사전에 체크할 수 있는 간략한 측정요법으로써, 지남력손상테스트(disorientation test)를 할 수 있도록 보안한 웃음요법이다. 집게손가락으로 상대방과 함께 접촉(Contact)하면서, 오른쪽(R), 왼쪽(L), 교차(R. L. Cross), 양손(Both), 양손 크로스(Both-Cross)를 실시하면서 웃는 웃음요법.

"~하~하~하~하~하~하~하~하~하~하~하~하~하~하,
~호~호~호~호~호~호~호~호~호~호~호~호~호~호,

~히~히~히~히~히~히~히~히~히~히~히~히~히~히,
~흐~흐~흐~흐~흐~흐~흐~흐~흐~흐~흐~흐~흐~흐,
~허~허~허~허~허~허~허~허~허~허~허~허~허~허,
~헤~헤~헤~헤~헤~헤~헤~헤~헤~헤~헤~헤~헤~헤."

180. 포인트 웃음요법 III(Point Laugh III) : 모두가 원을 그리고 서서 오른쪽(왼쪽) 집게손가락을 펴서 다 같이 중심점(Center)으로 모아 높이 들면서 웃는 웃음요법.

"~하! ~하~하~하~하~하~하~하~하~하" "~하~하"
"~호! ~호~호~호~호~호~호~호~호~호" "~호~호"
"~히! ~히~히~히~히~히~히~히~히~히" "~히~히"
"~흐! ~흐~흐~흐~흐~흐~흐~흐~흐~흐" "~흐~흐"
"~허! ~허~허~허~허~허~허~허~허~허" "~허~허"
"~크! ~크~크~크~크~크~크~크~크~크" "~크~크"
"~키! ~키~키~키~키~키~키~키~키~키" "~키~키"
"~카! ~카~카~카~카~카~카~카~카~카" "~카~카"
"~헤! ~헤~헤~헤~헤~헤~헤~헤~헤~헤" "~헤~헤"
"~해! ~해~해~해~해~해~해~해~해~해" "~해~해"
"~야! ~야~야~야~야~야~야~야~야~야" "~야~야"
"~여! ~여~여~여~여~여~여~여~여~여" "~여~여"
"~어! ~어~어~어~어~어~어~어~어~어" "~어~어"
"~예! ~예~예~예~예~예~예~예~예~예" "~예~예"
"~얘! ~얘~얘~얘~얘~얘~얘~얘~얘~얘" "~얘~얘"
"~으! ~으~으~으~으~으~으~으~으~으" "~으~으"
"~오! ~오~오~오~오~오~오~오~오~오" "~오~오"
"~요! ~요~요~요~요~요~요~요~요~요" "~요~요"
"~우! ~우~우~우~우~우~우~우~우~우" "~우~우"
"~꼬! ~꼬~꼬~꼬~꼬~꼬~꼬~꼬~꼬~꼬" "~꼬~꼬"
"~까! ~까~까~까~까~까~까~까~까~까" "~까~까"
"~킬! ~킬~킬~킬~낄~킬~킬~킬~킬~낄" "~킬~킬"
"~칼! ~칼~칼~칼~칼~칼~칼~칼~칼~칼" "~칼~칼"
"~낄! ~낄~낄~낄~낄~낄~낄~낄~낄~낄" "~낄~낄."

181. 포인트 웃음요법 IV(Point Laugh IV) : 모두가 원을 그리고 서서 양쪽 집게손가락을 펴서 좌우 상대방과 포인트를 맞추면서 높이 들면서 웃는 웃음요법.

"~하! ~하~하~하~하~하~하~하~하~하" "~하~하"
"~호! ~호~호~호~호~호~호~호~호~호" "~호~호"
"~히! ~히~히~히~히~히~히~히~히~히" "~히~히"
"~흐! ~흐~흐~흐~흐~흐~흐~흐~흐~흐" "~흐~흐"
"~허! ~허~허~허~허~허~허~허~허~허" "~허~허"
"~크! ~크~크~크~크~크~크~크~크~크" "~크~크"
"~키! ~키~키~키~키~키~키~키~키~키" "~키~키"
"~카! ~카~카~카~카~카~카~카~카~카" "~카~카"
"~혜! ~혜~혜~혜~혜~혜~혜~혜~혜~혜" "~혜~혜"
"~해! ~해~해~해~해~해~해~해~해~해" "~해~해"
"~야! ~야~야~야~야~야~야~야~야~야" "~야~야"
"~여! ~여~여~여~여~여~여~여~여~여" "~여~여"
"~어! ~어~어~어~어~어~어~어~어~어" "~어~어"
"~예! ~예~예~예~예~예~예~예~예~예" "~예~예"
"~애! ~애~애~애~애~애~애~애~애~애" "~애~애"
"~으! ~으~으~으~으~으~으~으~으~으" "~으~으"
"~오! ~오~오~오~오~오~오~오~오~오" "~오~오"
"~요! ~요~요~요~요~요~요~요~요~요" "~요~요"
"~우! ~우~우~우~우~우~우~우~우~우" "~우~우"
"~꼬! ~꼬~꼬~꼬~꼬~꼬~꼬~꼬~꼬~꼬" "~꼬~꼬"
"~까! ~까~까~까~까~까~까~까~까~까" "~까~까"
"~킬! ~킬~킬~킬~낄~킬~킬~킬~킬~낄" "~킬~킬"
"~칼! ~칼~칼~칼~칼~칼~칼~칼~칼~칼" "~칼~칼"
"~낄! ~낄~낄~낄~낄~낄~낄~낄~낄~낄" "~낄~낄"
"~깔! ~깔~깔~깔~깔~깔~깔~깔~깔~깔" "~깔~깔"
"~캬! ~캬~캬~캬~캬~캬~캬~캬~캬~캬" "~캬~캬"
"~커! ~커~커~커~커~커~커~커~커~커" "~커~커"
"~켜! ~켜~켜~켜~켜~켜~켜~켜~켜~켜" "~켜~켜"
"~파! ~파~파~파~파~파~파~파~파~파" "~파~파"
"~프! ~프~프~프~프~프~프~프~프~프" "~프~프."

182. 하이파이브웃음요법 I(Hi-Five Laugh I) : 손을 들어 상대방의 손을 가볍게 치면서 서로 인사하면서 웃는 웃음요법.

"~하~하~하~하~하~하~하~하~하~하~하~하~하~하,
~호~호~호~호~호~호~호~호~호~호~호~호~호~호,
~히~히~히~히~히~히~히~히~히~히~히~히~히~히,
~호~호~호~호~호~호~호~호~호~호~호~호~호~호,
~허~허~허~허~허~허~허~허~허~허~허~허~허~허,
~크~크~크~크~크~크~크~크~크~크~크~크~크~크,
~키~키~키~키~키~키~키~키~키~키~키~키~키~키,
~카~카~카~카~카~카~카~카~카~카~카~카~카~카."

183. 하이파이브웃음요법 II(Hi-Five Laugh II) : "Hi-Five"를 하면서 웃는 웃음요법. 단, 추임새를 사용한다.

"~하! ~하~하~하~하~하~하~하~하~하" "~하~하"
"~호! ~호~호~호~호~호~호~호~호~호" "~호~호"
"~히! ~히~히~히~히~히~히~히~히~히" "~히~히"
"~호! ~호~호~호~호~호~호~호~호~호" "~호~호"
"~허! ~허~허~허~허~허~허~허~허~허" "~허~허"
"~크! ~크~크~크~크~크~크~크~크~크" "~크~크"
"~키! ~키~키~키~키~키~키~키~키~키" "~키~키"
"~카! ~카~카~카~카~카~카~카~카~카" "~카~카"
"~혜! ~혜~혜~혜~혜~혜~혜~혜~혜~혜" "~혜~혜"
"~해! ~해~해~해~해~해~해~해~해~해" "~해~해"

184. 하이파이브웃음요법 III(Hi-Five Laugh III) : 상대방과 함께 제스처를 취하면서 인사하며 웃는 웃음요법.

"~하~하~하~하~하~하~하~하~하~하" "~하~하"(Right)
"~호~호~호~호~호~호~호~호~호~호" "~호~호"(Left)
"~히~히~히~히~히~히~히~히~히~히" "~히~히"(Both, D.)
"~호~호~호~호~호~호~호~호~호~호" "~호~호"(Both, up)
"~허~허~허~허~허~허~허~허~허~허" "~허~허"(Big Hug)

185. 사자웃음요법 I(Lion Laugh I) : Lion처럼 웃기 "～으～와～하～앙" 무릎을 45°도 각도로 굽히고 낮은 자세를 취하고, 혀를 밖으로 내놓고, 양팔을 어깨 위로 들고 양손을 Lion의 손 모양을 취하면서 웃는 웃음요법.

"～으～와～하～앙" "～으～와～하～앙" "～으～와～왕～앙" "～으～와～하～앙"
"～으～와～하～앙" "～으～와～하～앙" "～으～와～왕～앙" "～으～와～하～앙"
"～으～와～하～앙" "～으～와～하～앙" "～으～와～왕～앙" "～으～와～하～앙"
"～으～와～하～앙" "～으～와～하～앙" "～으～와～왕～앙" "～으～와～하～앙"

186. 사자웃음요법 II(Lion Laugh II) : Lion처럼 웃으면서 상대방과 가볍게 기싸움(fighting)을 하면서 웃는 웃음요법.

"～으～와～하～앙" "～으～와～하～앙" "～으～와～왕～앙" "～으～와～하～앙"
"～으～와～하～앙" "～으～와～하～앙" "～으～와～왕～앙" "～으～와～하～앙"
"～으～와～하～앙" "～으～와～하～앙" "～으～와～왕～앙" "～으～와～하～앙"
"～으～와～하～앙" "～으～와～하～앙" "～으～와～왕～앙" "～으～와～하～앙"

187. 사자웃음요법 III(Lion Laugh III) : Lion처럼 웃으면서 상대방과 가볍게 양손을 대고 밀면서 서로 기싸움(fighting)을 하면서 웃는 웃음요법.

"～으～와～하～앙" "～으～와～하～앙" "～으～와～왕～앙" "～으～와～하～앙"
"～으～와～하～앙" "～으～와～하～앙" "～으～와～왕～앙" "～으～와～하～앙"
"～으～와～하～앙" "～으～와～하～앙" "～으～와～왕～앙" "～으～와～하～앙"
"～으～와～하～앙" "～으～와～하～앙" "～으～와～왕～앙" "～으～와～하～앙"

188. 사자웃음요법 IV(Lion Laugh IV) : Lion처럼 웃으면서 상대방과 가볍게 양손을 잡고 밀고 당기면서 기싸움(fighting)을 하면서하는 웃는 웃음요법.

"～으～와～하～앙" "～으～와～하～앙" "～으～와～왕～앙" "～으～와～하～앙"
"～으～와～하～앙" "～으～와～하～앙" "～으～와～왕～앙" "～으～와～하～앙"
"～으～와～하～앙" "～으～와～하～앙" "～으～와～왕～앙" "～으～와～하～앙"
"～으～와～하～앙" "～으～와～하～앙" "～으～와～왕～앙" "～으～와～하～앙"

189. 랩웃음요법(Rap Laugh) : Rapper처럼 흉내를 내면서 웃는 웃음요법.

"Hey! What's up?" "What's going on?"

"~해~해, ~해~해~해, ~예~예, ~예~예~예,
~아~아, ~아~아~아, ~오~오, ~오~오~오,
~요~요, ~요~요~요, ~하~하, ~하~하~하,
~호~호, ~호~호~호, ~야~야, ~야~야~야,
~히~히, ~히~히~히, ~흐~흐, ~흐~흐~흐,
~키~키, ~키~키~키, ~카~카, ~카~카~카."

190. 머리감기웃음요법 I(Hair Washing Laugh I) : 즐거운 마음으로 양손으로 머리를 감으면서 웃는 웃음요법.

"~하~하~하~하~하~하~하~하~하~하~하~하~하~하,
~호~호~호~호~호~호~호~호~호~호~호~호~호~호,
~히~히~히~히~히~히~히~히~히~히~히~히~히~히,
~흐~흐~흐~흐~흐~흐~흐~흐~흐~흐~흐~흐~흐~흐,
~허~허~허~허~허~허~허~허~허~허~허~허~허~허,
~크~크~크~크~크~크~크~크~크~크~크~크~크~크,
~키~키~키~키~키~키~키~키~키~키~키~키~키~키,
~카~카~카~카~카~카~카~카~카~카~카~카~카~카,
~혜~혜~혜~혜~혜~혜~혜~혜~혜~혜~혜~혜~혜~혜,
~해~해~해~해~해~해~해~해~해~해~해~해~해~해,
~야~야~야~야~야~야~야~야~야~야~야~야~야~야,
~여~여~여~여~여~여~여~여~여~여~여~여~여~여,
~어~어~어~어~어~어~어~어~어~어~어~어~어~어,
~예~예~예~예~예~예~예~예~예~예~예~예~예~예,
~얘~얘~얘~얘~얘~얘~얘~얘~얘~얘~얘~얘~얘~얘,
~으~으~으~으~으~으~으~으~으~으~으~으~으~으,
~오~오~오~오~오~오~오~오~오~오~오~오~오~오,
~요~요~요~요~요~요~요~요~요~요~요~요~요~요,
~우~우~우~우~우~우~우~우~우~우~우~우~우~우,
~꼬~꼬~꼬~꼬~꼬~꼬~꼬~꼬~꼬~꼬~꼬~꼬~꼬~꼬,
~까~까~까~까~까~까~까~까~까~까~까~까~까~까,
~킬~킬~킬~킬~낄~킬~킬~킬~킬~킬~킬~킬~킬~킬,
~칼~칼~칼~칼~칼~칼~칼~칼~칼~칼~칼~칼~칼~칼,
~낄~낄~낄~낄~낄~낄~낄~낄~낄~낄~낄~낄~낄~낄,
~깔~깔~깔~깔~깔~깔~깔~깔~깔~깔~깔~깔~깔~깔,
~캬~캬~캬~캬~캬~캬~캬~캬~캬~캬~캬~캬~캬~캬,
~커~커~커~커~커~커~커~커~커~커~커~커~커~커,
~켜~켜~켜~켜~켜~켜~켜~켜~켜~켜~켜~켜~켜~켜,
~파~파~파~파~파~파~파~파~파~파~파~파~파~파,
~프~프~프~프~프~프~프~프~프~프~프~프~프~프."

191. 머리감기웃음요법 II(Hair Washing Laugh II) : 즐거운 마음으로 양손으로 머리를 감으면서 웃는 웃음요법. 단, 추임새를 사용한다.

"~하! ~하~하~하~하~하~하~하~하~하" "~하~하"

"~호! ~호~호~호~호~호~호~호~호~호" "~호~호"

"~히! ~히~히~히~히~히~히~히~히~히" "~히~히"

"~흐! ~흐~흐~흐~흐~흐~흐~흐~흐~흐" "~흐~흐"

"~허! ~허~허~허~허~허~허~허~허~허" "~허~허"

"~크! ~크~크~크~크~크~크~크~크~크" "~크~크"

"~키! ~키~키~키~키~키~키~키~키~키" "~키~키"

"~카! ~카~카~카~카~카~카~카~카~카" "~카~카"

"~혜! ~혜~혜~혜~혜~혜~혜~혜~혜~혜" "~혜~혜"

"~해! ~해~해~해~해~해~해~해~해~해" "~해~해"

"~야! ~야~야~야~야~야~야~야~야~야" "~야~야"

"~여! ~여~여~여~여~여~여~여~여~여" "~여~여"

"~어! ~어~어~어~어~어~어~어~어~어" "~어~어"

"~예! ~예~예~예~예~예~예~예~예~예" "~예~예"

"~얘! ~얘~얘~얘~얘~얘~얘~얘~얘~얘" "~얘~얘"

"~으! ~으~으~으~으~으~으~으~으~으" "~으~으"

"~오! ~오~오~오~오~오~오~오~오~오" "~오~오"

"~요! ~요~요~요~요~요~요~요~요~요" "~요~요"

"~우! ~우~우~우~우~우~우~우~우~우" "~우~우"

"~꼬! ~꼬~꼬~꼬~꼬~꼬~꼬~꼬~꼬~꼬" "~꼬~꼬"

"~까! ~까~까~까~까~까~까~까~까~까" "~까~까"

"~킬! ~킬~킬~킬~낄~킬~킬~킬~킬~낄" "~킬~킬"

"~칼! ~칼~칼~칼~칼~칼~칼~칼~칼~칼" "~칼~칼"

"~낄! ~낄~낄~낄~낄~낄~낄~낄~낄~낄" "~낄~낄"

"~깔! ~깔~깔~깔~깔~깔~깔~깔~깔~깔" "~깔~깔"

"~캬! ~캬~캬~캬~캬~캬~캬~캬~캬~캬" "~캬~캬"

"~커! ~커~커~커~커~커~커~커~커~커" "~커~커"

"~켜! ~켜~켜~켜~켜~켜~켜~켜~켜~켜" "~켜~켜"

"~파! ~파~파~파~파~파~파~파~파~파" "~파~파"

"~프! ~프~프~프~프~프~프~프~프~프" "~프~프."

192. 침팬지웃음요법 I(Chimpanzee Laugh I) : 침팬지처럼 몸을 약간 굽히고, 다리를 좌우로 흔들어주면서, 양팔을 높이 머리 위로 올리고, 또는 자신의 겨드랑이 부분을 가볍게 간지럼을 태우면서 웃는 웃음요법.

"~크! ~크~크~크~크~크~크~크~크~크" "~크~크"
"~키! ~키~키~키~키~키~키~키~키~키" "~키~키"
"~카! ~카~카~카~카~카~카~카~카~카" "~카~카"
"~혜! ~혜~혜~혜~혜~혜~혜~혜~혜~혜" "~혜~혜"
"~해! ~해~해~해~해~해~해~해~해~해" "~해~해"
"~킬! ~킬~킬~킬~낄~킬~킬~킬~킬~낄" "~킬~킬"
"~낄! ~낄~낄~낄~낄~낄~낄~낄~낄~낄" "~낄~낄"
"~캬! ~캬~캬~캬~캬~캬~캬~캬~캬~캬" "~캬~캬"
"~커! ~커~커~커~커~커~커~커~커~커" "~커~커"
"~켜! ~켜~켜~켜~켜~켜~켜~켜~켜~켜" "~켜~켜"
"~파! ~파~파~파~파~파~파~파~파~파" "~파~파"
"~프! ~프~프~프~프~프~프~프~프~프" "~프~프."

193. 침팬지웃음요법 II(Chimpanzee Laugh II) : 침팬지처럼 몸을 약간 굽히고, 양손을 깍지를 끼고 뒷머리 쪽에 대고 웃거나 또는 양손을 흔들어 주면서 동시에 다리를 좌우로 흔들어 주면서 웃는 웃음요법.

"~크! ~크~크~크~크~크~크~크~크~크" "~크~크"
"~키! ~키~키~키~키~키~키~키~키~키" "~키~키"
"~카! ~카~카~카~카~카~카~카~카~카" "~카~카"
"~혜! ~혜~혜~혜~혜~혜~혜~혜~혜~혜" "~혜~혜"
"~해! ~해~해~해~해~해~해~해~해~해" "~해~해"
"~킬! ~킬~킬~킬~낄~킬~킬~킬~킬~낄" "~킬~킬"
"~낄! ~낄~낄~낄~낄~낄~낄~낄~낄~낄" "~낄~낄"
"~캬! ~캬~캬~캬~캬~캬~캬~캬~캬~캬" "~캬~캬"
"~커! ~커~커~커~커~커~커~커~커~커" "~커~커"
"~켜! ~켜~켜~켜~켜~켜~켜~켜~켜~켜" "~켜~켜"
"~파! ~파~파~파~파~파~파~파~파~파" "~파~파"
"~프! ~프~프~프~프~프~프~프~프~프" "~프~프."

194. 침팬지웃음요법 III(Chimpanzee Laugh III) : 둘씩 짝(role play)을 지어 자기에게 있는 이(lice)와 서로의 이를 잡아먹으면서 웃는 웃음요법.

"~크! ~크~크~크~크~크~크~크~크~크" "~크~크"
"~키! ~키~키~키~키~키~키~키~키~키" "~키~키"
"~카! ~카~카~카~카~카~카~카~카~카" "~카~카"
"~혜! ~혜~혜~혜~혜~혜~혜~혜~혜~혜" "~혜~혜"
"~해! ~해~해~해~해~해~해~해~해~해" "~해~해"
"~킬! ~킬~킬~킬~낄~킬~킬~킬~킬~낄" "~킬~킬"
"~낄! ~낄~낄~낄~낄~낄~낄~낄~낄~낄" "~낄~낄"
"~캬! ~캬~캬~캬~캬~캬~캬~캬~캬~캬" "~캬~캬"
"~커! ~커~커~커~커~커~커~커~커~커" "~커~커"
"~켜! ~켜~켜~켜~켜~켜~켜~켜~켜~켜" "~켜~켜"
"~파! ~파~파~파~파~파~파~파~파~파" "~파~파"
"~프! ~프~프~프~프~프~프~프~프~프" "~프~프."

195. 더블치킨웃음요법 I(Double Chicken Laugh I) : 둘씩 짝을 지어(role play) 양손을 닭 볏처럼 제스처를 취하고, 서로의 몸에 가볍게 쪼아 대면서, 또는 더블키스(Double Kiss)를 하면서 웃는 웃음요법.

"~꼬~꼬~꼬~꼬~꼬~꼬~꼬~" "꼭!(peck)" "꼬끼오" "~꼬~꼬(Double Kiss)."
"~꼬~꼬~꼬~꼬~꼬~꼬~꼬~" "꼭!(peck)" "꼬끼오" "~꼬~꼬(Double Kiss)."
"~꼬~꼬~꼬~꼬~꼬~꼬~꼬~" "꼭!(peck)" "꼬끼오" "~꼬~꼬(Double Kiss)."
"~꼬~꼬~꼬~꼬~꼬~꼬~꼬~" "꼭!(peck)" "꼬끼오" "~꼬~꼬(Double Kiss)."

196. 더블치킨러브웃음요법 II(Double Chicken Love Laugh II) : 둘씩 짝을 지어(role play) 양손을 닭 볏처럼 제스처를 취하고, 서로의 손과 몸 에 사랑스럽게 비벼 대면서, 또는 더블 키스(Double Kiss)를 하면서 하는 웃음요법.

"~꼬~오~옥, ~꼬~꼬~꼬, ~꼬~오~옥, ~꼬~꼬~꼬, ~꼬~오~옥, ~꼬~꼬~꼬," "꼭!(peck)" "꼬끼오" "~꼬~꼬(Double Kiss)."

197. 칵테일웃음요법 I(Cocktail Laugh I) : 왼손은 칵테일 잔을 들고 있는 것처럼 제스처를 취하고, 오른손으로는 한 잔의 칵테일을 따라서 마시면서하는 웃음요법. 마신 후에 세상을 다 얻은 기분으로 양손을 하늘 높이 쳐들고 크게 웃는 웃음요법.

"~하~하~하~하~하~하~하~하~하~하~하~하~하~하~하,
~호~호~호~호~호~호~호~호~호~호~호~호~호~호~호,
~히~히~히~히~히~히~히~히~히~히~히~히~히~히~히,
~으! ~하~하~하~하~하~하~하~하~하~하~하," "~하~하."

198. 러브샷웃음요법 II(Love Shot Laugh II) : 둘씩 짝(role play)을 이루고, 칵테일을 상대에게 축하하면서 따라주면서 웃는 웃음요법.

"~하~하~하~하~하~하~하~하~하~하~하~하~하~하~하,
~호~호~호~호~호~호~호~호~호~호~호~호~호~호~호,
~히~히~히~히~히~히~히~히~히~히~히~히~히~히~히,
~으! ~하~하~하~하~하~하~하~하~하~하~하," "~하~하."

199. 천상러브샷웃음요법 III(Heavenly Love Shot Laugh III) : 둘씩 짝(role play)을 이루고, 칵테일을 상대에게 축하하면서 따라주고 공손하게 두 손으로 마시게 하는 웃음요법.

"~하~하~하~하~하~하~하~하~하~하~하~하~하~하~하,
~호~호~호~호~호~호~호~호~호~호~호~호~호~호~호,
~히~히~히~히~히~히~히~히~히~히~히~히~히~히~히,
~으! ~하~하~하~하~하~하~하~하~하~하~하," "~하~하."

200. 천상러브샷웃음요법 IV(Heavenly Love Shot Laugh IV) : 그룹 전체가 일어나 잔을 높이 들어 한곳으로 모으면서 승리의 축배를 들면서 웃는 웃음요법.

"~하~하~하~하~하~하~하~하~하~하~하~하~하~하~하,
~호~호~호~호~호~호~호~호~호~호~호~호~호~호~호,
~히~히~히~히~히~히~히~히~히~히~히~히~히~히~히,
~으! ~하~하~하~하~하~하~하~하~하~하~하," "~하~하."

201. 새댁웃음요법 I(New Bride Laugh I) : 한손으로 입을 대고 양발을 구르면서, 최대한 방정맞게 웃는 웃음요법.

"~하~하~하~하~하~하~하~하~하~하~하~하~하~하,
~호~호~호~호~호~호~호~호~호~호~호~호~호~호,
~히~히~히~히~히~히~히~히~히~히~히~히~히~히,
~흐~흐~흐~흐~흐~흐~흐~흐~흐~흐~흐~흐~흐~흐,
~허~허~허~허~허~허~허~허~허~허~허~허~허~허,
~크~크~크~크~크~크~크~크~크~크~크~크~크~크,
~키~키~키~키~키~키~키~키~키~키~키~키~키~키,
~카~카~카~카~카~카~카~카~카~카~카~카~카~카,
~혜~혜~혜~혜~혜~혜~혜~혜~혜~혜~혜~혜~혜~혜,
~해~해~해~해~해~해~해~해~해~해~해~해~해~해,
~야~야~야~야~야~야~야~야~야~야~야~야~야~야,
~여~여~여~여~여~여~여~여~여~여~여~여~여~여,
~어~어~어~어~어~어~어~어~어~어~어~어~어~어,
~예~예~예~예~예~예~예~예~예~예~예~예~예~예,
~얘~얘~얘~얘~얘~얘~얘~얘~얘~얘~얘~얘~얘~얘,
~으~으~으~으~으~으~으~으~으~으~으~으~으~으,
~오~오~오~오~오~오~오~오~오~오~오~오~오~오,
~요~요~요~요~요~요~요~요~요~요~요~요~요~요,
~우~우~우~우~우~우~우~우~우~우~우~우~우~우,
~꼬~꼬~꼬~꼬~꼬~꼬~꼬~꼬~꼬~꼬~꼬~꼬~꼬~꼬,
~까~까~까~까~까~까~까~까~까~까~까~까~까~까,
~킬~킬~킬~킬~낄~킬~킬~킬~킬~킬~킬~킬~킬~킬,
~칼~칼~칼~칼~칼~칼~칼~칼~칼~칼~칼~칼~칼~칼,
~낄~낄~낄~낄~낄~낄~낄~낄~낄~낄~낄~낄~낄~낄,
~깔~깔~깔~깔~깔~깔~깔~깔~깔~깔~깔~깔~깔~깔,
~캬~캬~캬~캬~캬~캬~캬~캬~캬~캬~캬~캬~캬~캬,
~커~커~커~커~커~커~커~커~커~커~커~커~커~커,
~켜~켜~켜~켜~켜~켜~켜~켜~켜~켜~켜~켜~켜~켜,
~파~파~파~파~파~파~파~파~파~파~파~파~파~파,
~프~프~프~프~프~프~프~프~프~프~프~프~프~프."

202. 새댁웃음요법 II(New Bride Laugh II) : 한손으로 입을 대고 다른 손은 상대방을 가볍게 때리면서, 최대한 방정맞게 웃는 웃음요법.

"~하~하~하~하~하~하~하~하~하~하~하~하~하~하,
~호~호~호~호~호~호~호~호~호~호~호~호~호~호,
~히~히~히~히~히~히~히~히~히~히~히~히~히~히,
~흐~흐~흐~흐~흐~흐~흐~흐~흐~흐~흐~흐~흐~흐,
~허~허~허~허~허~허~허~허~허~허~허~허~허~허,
~크~크~크~크~크~크~크~크~크~크~크~크~크~크,
~키~키~키~키~키~키~키~키~키~키~키~키~키~키,
~카~카~카~카~카~카~카~카~카~카~카~카~카~카,
~혜~혜~혜~혜~혜~혜~혜~혜~혜~혜~혜~혜~혜~혜,
~해~해~해~해~해~해~해~해~해~해~해~해~해~해,
~야~야~야~야~야~야~야~야~야~야~야~야~야~야,
~여~여~여~여~여~여~여~여~여~여~여~여~여~여,
~어~어~어~어~어~어~어~어~어~어~어~어~어~어,
~예~예~예~예~예~예~예~예~예~예~예~예~예~예,
~애~애~애~애~애~애~애~애~애~애~애~애~애~애,
~으~으~으~으~으~으~으~으~으~으~으~으~으~으,
~오~오~오~오~오~오~오~오~오~오~오~오~오~오,
~요~요~요~요~요~요~요~요~요~요~요~요~요~요,
~우~우~우~우~우~우~우~우~우~우~우~우~우~우,
~꼬~꼬~꼬~꼬~꼬~꼬~꼬~꼬~꼬~꼬~꼬~꼬~꼬~꼬,
~까~까~까~까~까~까~까~까~까~까~까~까~까~까,
~킬~킬~킬~킬~낄~킬~킬~킬~킬~킬~킬~킬~킬~킬,
~칼~칼~칼~칼~칼~칼~칼~칼~칼~칼~칼~칼~칼~칼,
~낄~낄~낄~낄~낄~낄~낄~낄~낄~낄~낄~낄~낄~낄,
~깔~깔~깔~깔~깔~깔~깔~깔~깔~깔~깔~깔~깔~깔,
~캬~캬~캬~캬~캬~캬~캬~캬~캬~캬~캬~캬~캬~캬,
~커~커~커~커~커~커~커~커~커~커~커~커~커~커,
~켜~켜~켜~켜~켜~켜~켜~켜~켜~켜~켜~켜~켜~켜,
~파~파~파~파~파~파~파~파~파~파~파~파~파~파,
~프~프~프~프~프~프~프~프~프~프~프~프~프~프."

203. 새댁웃음요법 III(New Bride Laugh III) : 양손으로 상대방을 가볍게 흔들면서, 또는 돌면서 최대한 방정맞게 웃는 웃음요법.

“~하~하~하~하~하~하~하~하~하~하~하~하~하~하,
~호~호~호~호~호~호~호~호~호~호~호~호~호~호,
~히~히~히~히~히~히~히~히~히~히~히~히~히~히,
~흐~흐~흐~흐~흐~흐~흐~흐~흐~흐~흐~흐~흐~흐,
~허~허~허~허~허~허~허~허~허~허~허~허~허~허,
~크~크~크~크~크~크~크~크~크~크~크~크~크~크,
~키~키~키~키~키~키~키~키~키~키~키~키~키~키,
~카~카~카~카~카~카~카~카~카~카~카~카~카~카,
~혜~혜~혜~혜~혜~혜~혜~혜~혜~혜~혜~혜~혜~혜,
~해~해~해~해~해~해~해~해~해~해~해~해~해~해,
~야~야~야~야~야~야~야~야~야~야~야~야~야~야,
~여~여~여~여~여~여~여~여~여~여~여~여~여~여,
~어~어~어~어~어~어~어~어~어~어~어~어~어~어,
~예~예~예~예~예~예~예~예~예~예~예~예~예~예,
~얘~얘~얘~얘~얘~얘~얘~얘~얘~얘~얘~얘~얘~얘,
~으~으~으~으~으~으~으~으~으~으~으~으~으~으,
~오~오~오~오~오~오~오~오~오~오~오~오~오~오,
~요~요~요~요~요~요~요~요~요~요~요~요~요~요,
~우~우~우~우~우~우~우~우~우~우~우~우~우~우,
~꼬~꼬~꼬~꼬~꼬~꼬~꼬~꼬~꼬~꼬~꼬~꼬~꼬~꼬,
~까~까~까~까~까~까~까~까~까~까~까~까~까~까,
~킬~킬~킬~킬~킬~킬~킬~킬~킬~킬~킬~킬~킬~킬,
~칼~칼~칼~칼~칼~칼~칼~칼~칼~칼~칼~칼~칼~칼,
~낄~낄~낄~낄~낄~낄~낄~낄~낄~낄~낄~낄~낄~낄,
~깔~깔~깔~깔~깔~깔~깔~깔~깔~깔~깔~깔~깔~깔,
~캬~캬~캬~캬~캬~캬~캬~캬~캬~캬~캬~캬~캬~캬,
~커~커~커~커~커~커~커~커~커~커~커~커~커~커,
~켜~켜~켜~켜~켜~켜~켜~켜~켜~켜~켜~켜~켜~켜,
~파~파~파~파~파~파~파~파~파~파~파~파~파~파,
~프~프~프~프~프~프~프~프~프~프~프~프~프~프.”

204. 새댁웃음요법 IV(New Bride Laugh IV) : 상대의 어깨 위에 지긋이 양손을 올리고, 서로의 고개를 돌려서 왼쪽, 오른쪽으로 서로서로 대면하면서 웃는 웃음요법.

"~하~하~하~하~하~하~하~하~하~하~하~하~하~하,
~호~호~호~호~호~호~호~호~호~호~호~호~호~호,
~히~히~히~히~히~히~히~히~히~히~히~히~히~히,
~흐~흐~흐~흐~흐~흐~흐~흐~흐~흐~흐~흐~흐~흐,
~허~허~허~허~허~허~허~허~허~허~허~허~허~허,
~크~크~크~크~크~크~크~크~크~크~크~크~크~크,
~키~키~키~키~키~키~키~키~키~키~키~키~키~키,
~카~카~카~카~카~카~카~카~카~카~카~카~카~카,
~혜~혜~혜~혜~혜~혜~혜~혜~혜~혜~혜~혜~혜~혜,
~해~해~해~해~해~해~해~해~해~해~해~해~해~해,
~야~야~야~야~야~야~야~야~야~야~야~야~야~야,
~여~여~여~여~여~여~여~여~여~여~여~여~여~여,
~어~어~어~어~어~어~어~어~어~어~어~어~어~어,

205. 요리조리웃음요법 I(Yo-Ri Jo-Ri Laugh I) : 상대방의 어깨 위에 지긋이 양손을 올리고, 서로의 고개를 돌려서 왼쪽, 오른쪽으로 서로서로 대면하면서 웃는 웃음요법.

"~하~하~하~하~하~하~하~하~하~하~하~하~하~하,
~호~호~호~호~호~호~호~호~호~호~호~호~호~호,
~히~히~히~히~히~히~히~히~히~히~히~히~히~히,
~흐~흐~흐~흐~흐~흐~흐~흐~흐~흐~흐~흐~흐~흐,
~허~허~허~허~허~허~허~허~허~허~허~허~허~허,
~크~크~크~크~크~크~크~크~크~크~크~크~크~크,
~키~키~키~키~키~키~키~키~키~키~키~키~키~키,
~카~카~카~카~카~카~카~카~카~카~카~카~카~카,
~혜~혜~혜~혜~혜~혜~혜~혜~혜~혜~혜~혜~혜~혜,
~해~해~해~해~해~해~해~해~해~해~해~해~해~해,
~야~야~야~야~야~야~야~야~야~야~야~야~야~야,
~여~여~여~여~여~여~여~여~여~여~여~여~여~여."

206. 요리조리웃음요법 II(Yo-Ri Jo-Ri Laugh II) : 상대방의 어깨 위에 지긋이 양손을 올리고, 서로의 고개를 돌려서 왼쪽, 오른쪽으로 서로서로 대면하면서 웃는 웃음요법. 단, 추임새를 사용한다.

"~하! ~하~하~하~하~하~하~하~하~하" "~하~하"
"~호! ~호~호~호~호~호~호~호~호~호" "~호~호"
"~히! ~히~히~히~히~히~히~히~히~히" "~히~히"
"~흐! ~흐~흐~흐~흐~흐~흐~흐~흐~흐" "~흐~흐"
"~허! ~허~허~허~허~허~허~허~허~허" "~허~허"
"~크! ~크~크~크~크~크~크~크~크~크" "~크~크"
"~키! ~키~키~키~키~키~키~키~키~키" "~키~키"
"~카! ~카~카~카~카~카~카~카~카~카" "~카~카"
"~혜! ~혜~혜~혜~혜~혜~혜~혜~혜~혜" "~혜~혜"
"~해! ~해~해~해~해~해~해~해~해~해" "~해~해"
"~야! ~야~야~야~야~야~야~야~야~야" "~야~야"
"~여! ~여~여~여~여~여~여~여~여~여" "~여~여"
"~어! ~어~어~어~어~어~어~어~어~어" "~어~어"
"~예! ~예~예~예~예~예~예~예~예~예" "~예~예"
"~애! ~애~애~애~애~애~애~애~애~애" "~애~애"
"~으! ~으~으~으~으~으~으~으~으~으" "~으~으"
"~오! ~오~오~오~오~오~오~오~오~오" "~오~오"
"~요! ~요~요~요~요~요~요~요~요~요" "~요~요"
"~우! ~우~우~우~우~우~우~우~우~우" "~우~우"
"~꼬! ~꼬~꼬~꼬~꼬~꼬~꼬~꼬~꼬~꼬" "~꼬~꼬"
"~까! ~까~까~까~까~까~까~까~까~까" "~까~까"
"~킬! ~킬~킬~킬~낄~킬~킬~킬~킬~낄" "~킬~킬"
"~칼! ~칼~칼~칼~칼~칼~칼~칼~칼~칼" "~칼~칼"
"~낄! ~낄~낄~낄~낄~낄~낄~낄~낄~낄" "~낄~낄"
"~깔! ~깔~깔~깔~깔~깔~깔~깔~깔~깔" "~깔~깔"
"~캬! ~캬~캬~캬~캬~캬~캬~캬~캬~캬" "~캬~캬"
"~커! ~커~커~커~커~커~커~커~커~커" "~커~커"
"~켜! ~켜~켜~켜~켜~켜~켜~켜~켜~켜" "~켜~켜"
"~파! ~파~파~파~파~파~파~파~파~파" "~파~파"
"~프! ~프~프~프~프~프~프~프~프~프" "~프~프."

207. 만세웃음요법(Hurrah Laugh) : 세상에서 가장 행복한 일이 나에게 일어났다고 생각하면서 "~만~세! ~만~세! ~만~만~세!"라고 힘차게 외치면서 웃는 웃음요법.

"~만~세! ~만~세! ~만~만~세! ~하~하~하~하~하~하~하,
~만~세!~만~세! ~만~만~세! ~호~호~호~호~호~호~호,
~만~세! ~만~세! ~만~만~세! ~히~히~히~히~히~히~히,
~만~세! ~만~세! ~만~만~세! ~흐~흐~흐~흐~흐~흐~흐,
~만~세! ~만~세! ~만~만~세! ~허~허~허~허~허~허~허."

208. 기립박수웃음요법 I(Standing Ovation Laugh I) : 두 손을 높이 들고, 상대방을 축하해주고 축복하는 마음으로 웃는 웃음요법.

"~하! ~하~하~하~하~하~하~하~하~하~하~하~하~하"

209. 기립박수웃음요법 I(Standing Ovation Laugh I)

"~호! ~호~호~호~호~호~호~호~호~호~호~호~호~호"

210. 기립박수웃음요법 I(Standing Ovation Laugh I)

"~히! ~히~히~히~히~히~히~히~히~히~히~히~히~히"

211. 기립박수웃음요법 I(Standing Ovation Laugh I)

"~흐! ~흐~흐~흐~흐~흐~흐~흐~흐~흐~흐~흐~흐~흐"

212. 기립박수웃음요법 I(Standing Ovation Laugh I)

"~허! ~허~허~허~허~허~허~허~허~허~허~허~허~허"

213. 기립박수웃음요법 I(Standing Ovation Laugh I)

"~크! ~크~크~크~크~크~크~크~크~크~크~크~크~크"

214. 기립박수웃음요법 I(Standing Ovation Laugh I)

"~키! ~키~키~키~키~키~키~키~키~키~키~키~키~키"

215. 기립박수웃음요법 I(Standing Ovation Laugh I)

"~카! ~카~카~카~카~카~카~카~카~카~카~카~카~카"

216. 기립박수웃음요법 I(Standing Ovation Laugh I)

"~혜! ~혜~혜~혜~혜~혜~혜~혜~혜~혜~혜~혜~혜~혜"

217. 기립박수웃음요법 I(Standing Ovation Laugh I)

"~해! ~해~해~해~해~해~해~해~해~해~해~해~해~해"

218. 기립박수웃음요법 I(Standing Ovation Laugh I)

"~야! ~야~야~야~야~야~야~야~야~야~야~야~야~야"

219. 기립박수웃음요법 I(Standing Ovation Laugh I)

"~여! ~여~여~여~여~여~여~여~여~여~여~여~여~여"

220. 기립박수웃음요법 I(Standing Ovation Laugh I)

"~어! ~어~어~어~어~어~어~어~어~어~어~어~어~어"

221. 기립박수웃음요법 I(Standing Ovation Laugh I)

"~예! ~예~예~예~예~예~예~예~예~예~예~예~예~예"

222. 기립박수웃음요법 I(Standing Ovation Laugh I)

"~얘! ~얘~얘~얘~얘~얘~얘~얘~얘~얘~얘~얘~얘~얘"

223. 기립박수웃음요법 I(Standing Ovation Laugh I)

"~으! ~으~으~으~으~으~으~으~으~으~으~으~으~으"

224. 기립박수웃음요법 I(Standing Ovation Laugh I)

"~오! ~오~오~오~오~오~오~오~오~오~오~오~오~오"

225. 기립박수웃음요법 I(Standing Ovation Laugh I)

"~요! ~요~요~요~요~요~요~요~요~요~요~요~요~요"

226. 기립박수웃음요법 I(Standing Ovation Laugh I)

"~우! ~우~우~우~우~우~우~우~우~우~우~우~우~우"

227. 기립박수웃음요법 I(Standing Ovation Laugh I)

"~꼬! ~꼬~꼬~꼬~꼬~꼬~꼬~꼬~꼬~꼬~꼬~꼬~꼬~꼬"

228. 기립박수웃음요법 I(Standing Ovation Laugh I)

"~까! ~까~까~까~까~까~까~까~까~까~까~까~까~까"

229. 기립박수웃음요법 I(Standing Ovation Laugh I)

"~킬! ~킬~킬~킬~낄~킬~킬~킬~킬~킬~킬~킬~킬~킬"

230. 기립박수웃음요법 I(Standing Ovation Laugh I)

"~칼! ~칼~칼~칼~칼~칼~칼~칼~칼~칼~칼~칼~칼~칼"

231. 기립박수웃음요법 I(Standing Ovation Laugh I)

"~낄! ~낄~낄~낄~낄~낄~낄~낄~낄~낄~낄~낄~낄~낄"

232. 기립박수웃음요법 I(Standing Ovation Laugh I)

"~깔! ~깔~깔~깔~깔~깔~깔~깔~깔~깔~깔~깔~깔~깔"

233. 기립박수웃음요법 I(Standing Ovation Laugh I)

"~캬! ~캬~캬~캬~캬~캬~캬~캬~캬~캬~캬~캬~캬~캬"

234. 기립박수웃음요법 I(Standing Ovation Laugh I)

"~커! ~커~커~커~커~커~커~커~커~커~커~커~커~커"

235. 기립박수웃음요법 I(Standing Ovation Laugh I)

"~켜! ~켜~켜~켜~켜~켜~켜~켜~켜~켜~켜~켜~켜~켜"

236. 기립박수웃음요법 I(Standing Ovation Laugh I)

"~파! ~파~파~파~파~파~파~파~파~파~파~파~파~파"

237. 기립박수웃음요법 I(Standing Ovation Laugh I)

"~프! ~프~프~프~프~프~프~프~프~프~프~프~프~프"

238. 기립박수웃음요법 I(Standing Ovation Laugh I)

"~푸! ~푸~푸~푸~푸~푸~푸~푸~푸~푸~푸~푸~푸~푸"

239. 기립박수웃음요법 I(Standing Ovation Laugh I)

"~피! ~피~피~피~피~피~피~피~피~피~피~피~피~피"

240. 기립박수웃음요법 I(Standing Ovation Laugh I)

"~티! ~티~티~티~티~티~티~티~티~티~티~티~티~티"

241. 기립박수웃음요법 I(Standing Ovation Laugh I)

"~트! ~트~트~트~트~트~트~트~트~트~트~트~트~트."

242. 기립박수웃음요법 II(Standing Ovation Laugh II) : 두 손을 높이 들고, 상대방을 축하해주고 축복하는 마음으로 웃는 웃음요법. 단, 추임새를 사용한다.

"~하! ~하~하~하~하~하~하~하~하~하~하" "~하~하"

243. "기립박수웃음요법 II(Standing Ovation Laugh II)

~호! ~호~호~호~호~호~호~호~호~호~호" "~호~호"

244. 기립박수웃음요법 II(Standing Ovation Laugh II)

"~히! ~히~히~히~히~히~히~히~히~히~히" "~히~히"

245. 기립박수웃음요법 II(Standing Ovation Laugh II)

"~흐! ~흐~흐~흐~흐~흐~흐~흐~흐~흐~흐" "~흐~흐"

246. 기립박수웃음요법 II(Standing Ovation Laugh II)

"~허! ~허~허~허~허~허~허~허~허~허~허" "~허~허"

247. 기립박수웃음요법 II(Standing Ovation Laugh II)

"~크! ~크~크~크~크~크~크~크~크~크~크" "~크~크"

248. 기립박수웃음요법 II(Standing Ovation Laugh II)

"~키! ~키~키~키~키~키~키~키~키~키~키" "~키~키"

249. 기립박수웃음요법 II(Standing Ovation Laugh II)

"~카! ~카~카~카~카~카~카~카~카~카~카" "~카~카"

250. 기립박수웃음요법 II(Standing Ovation Laugh II)

"~헤! ~헤~헤~헤~헤~헤~헤~헤~헤~헤~헤" "~헤~헤"

251. 기립박수웃음요법 II(Standing Ovation Laugh II)

"~해! ~해~해~해~해~해~해~해~해~해~해" "~해~해"

252. 기립박수웃음요법 II(Standing Ovation Laugh II)

"~야! ~야~야~야~야~야~야~야~야~야~야" "~야~야"

253. 기립박수웃음요법 II(Standing Ovation Laugh II)

"~여! ~여~여~여~여~여~여~여~여~여~여" "~여~여"

254. 기립박수웃음요법 II(Standing Ovation Laugh II)

"~어! ~어~어~어~어~어~어~어~어~어~어" "~어~어"

255. 기립박수웃음요법 II(Standing Ovation Laugh II)

"~예! ~예~예~예~예~예~예~예~예~예~예" "~예~예"

256. 기립박수웃음요법 II(Standing Ovation Laugh II)

"~얘! ~얘~얘~얘~얘~얘~얘~얘~얘~얘~얘" "~얘~얘"

257. 기립박수웃음요법 II(Standing Ovation Laugh II)

"~으! ~으~으~으~으~으~으~으~으~으~으" "~으~으"

258. 기립박수웃음요법 II(Standing Ovation Laugh II)

"~오! ~오~오~오~오~오~오~오~오~오~오" "~오~오"

259. 기립박수웃음요법 II(Standing Ovation Laugh II)

"~요! ~요~요~요~요~요~요~요~요~요~요" "~요~요"

260. 기립박수웃음요법 II(Standing Ovation Laugh II)

"~우! ~우~우~우~우~우~우~우~우~우~우" "~우~우"

261. 기립박수웃음요법 II(Standing Ovation Laugh II)

"~꼬! ~꼬~꼬~꼬~꼬~꼬~꼬~꼬~꼬~꼬~꼬" "~꼬~꼬"

262. 기립박수웃음요법 II(Standing Ovation Laugh II)

"~까! ~까~까~까~까~까~까~까~까~까~까" "~까~까"

263. 기립박수웃음요법 II(Standing Ovation Laugh II)

"~킬! ~킬~킬~낄~킬~킬~킬~킬~낄~킬~낄" "~킬~킬"

264. 기립박수웃음요법 II(Standing Ovation Laugh II)

"~칼! ~칼~칼~칼~칼~칼~칼~칼~칼~칼~칼" "~칼~칼"

265. 기립박수웃음요법 II(Standing Ovation Laugh II)

"~낄! ~낄~낄~낄~낄~낄~낄~낄~낄~낄~낄" "~낄~낄"

266. 기립박수웃음요법 II(Standing Ovation Laugh II)

"~깔! ~깔~깔~깔~깔~깔~깔~깔~깔~깔~깔" "~깔~깔"

267. 기립박수웃음요법 II(Standing Ovation Laugh II)

"~캬! ~캬~캬~캬~캬~캬~캬~캬~캬~캬~캬" "~캬~캬"

268. 기립박수웃음요법 II(Standing Ovation Laugh II)

"~커! ~커~커~커~커~커~커~커~커~커~커" "~커~커"

269. 기립박수웃음요법 II(Standing Ovation Laugh II)

"~켜! ~켜~켜~켜~켜~켜~켜~켜~켜~켜~켜" "~켜~켜"

270. 기립박수웃음요법 II(Standing Ovation Laugh II)

"~파! ~파~파~파~파~파~파~파~파~파~파" "~파~파"

271. 기립박수웃음요법 II(Standing Ovation Laugh II)

"~프! ~프~프~프~프~프~프~프~프~프~프" "~프~프"

272. 기립박수웃음요법 II(Standing Ovation Laugh II)

"~푸! ~푸~푸~푸~푸~푸~푸~푸~푸~푸~푸" "~푸~푸"

273. 기립박수웃음요법 II(Standing Ovation Laugh II)

"~피! ~피~피~피~피~피~피~피~피~피~피" "~피~피"

274. 기립박수웃음요법 II(Standing Ovation Laugh II)

"~티! ~티~티~티~티~티~티~티~티~티~티" "~티~티"

275. 기립박수웃음요법 II(Standing Ovation Laugh II)

"~트! ~트~트~트~트~트~트~트~트~트~트" "~트~트."

276. 까마귀웃음요법 I(Crow Laugh I) : 까마귀처럼 양손을 펼치고, 한 다리를 앞으로 쭉 펼치면서, 자유롭게 춤을 추면서 웃는 웃음요법.

"~까~까, ~까~까~까, ~까~까, ~까~까~까, ~까~까, ~까~까~까"
"~까~까, ~까~까~까, ~까~까, ~까~까~까, ~까~까, ~까~까~까."

277. 까마귀웃음요법 II(Crow Laugh II) : 까마귀처럼 양손을 펼치고, 한 다리를 앞으로 쭉 펼치면서, 자유롭게 춤을 추며 원을 그리면서 웃는 웃음요법.

"~까~까, ~까~까~까, ~까~까, ~까~까~까, ~까~까, ~까~까~까"
"~까~까, ~까~까~까, ~까~까, ~까~까~까, ~까~까, ~까~까~까."

278. 웃자! 슬로건 I(Laugh Slogan I) : 양손에 주먹을 쥐고 "웃자!"라는 구호를 외치고, 양손을 하늘로 쳐들고 웃는 웃음요법.

웃자!, "~하~하~하~하~하~하~하~하~하~하~하~하~하"

279. 웃자! 슬로건 I(Laugh Slogan I)

웃자!, "~호~호~호~호~호~호~호~호~호~호~호~호~호"

280. 웃자! 슬로건 I(Laugh Slogan I)

웃자!, "~히~히~히~히~히~히~히~히~히~히~히~히~히"

281. 웃자! 슬로건 I(Laugh Slogan I)

웃자!, "~흐~흐~흐~흐~흐~흐~흐~흐~흐~흐~흐~흐~흐"

282. 웃자! 슬로건 I(Laugh Slogan I)

웃자!, "~허~허~허~허~허~허~허~허~허~허~허~허~허"

283. 웃자! 슬로건 I(Laugh Slogan I)

웃자!, "~크~크~크~크~크~크~크~크~크~크~크~크~크"

284. 웃자! 슬로건 I(Laugh Slogan I)

웃자!, "~키~키~키~키~키~키~키~키~키~키~키~키~키"

285. 웃자! 슬로건 I(Laugh Slogan I)

웃자!, "~카~카~카~카~카~카~카~카~카~카~카~카~카"

286. 웃자! 슬로건 I(Laugh Slogan I)

웃자!, "~혜~혜~혜~혜~혜~혜~혜~혜~혜~혜~혜~혜~혜"

287. 웃자! 슬로건 I(Laugh Slogan I)

웃자!, "~해~해~해~해~해~해~해~해~해~해~해~해~해"

288. 웃자! 슬로건 I(Laugh Slogan I)

웃자!, "~야~야~야~야~야~야~야~야~야~야~야~야~야"

289. 웃자! 슬로건 I(Laugh Slogan I)

웃자!, "~여~여~여~여~여~여~여~여~여~여~여~여~여"

290. 웃자! 슬로건 I(Laugh Slogan I)

웃자!, "~어~어~어~어~어~어~어~어~어~어~어~어~어"

291. 웃자! 슬로건 I(Laugh Slogan I)

웃자!, "~예~예~예~예~예~예~예~예~예~예~예~예~예"

292. 웃자! 슬로건 I(Laugh Slogan I)

웃자!, "~애!~애~애~애~애~애~애~애~애~애~애~애~애"

293. 웃자! 슬로건 I(Laugh Slogan I)웃자!,

웃자!, "~으~으~으~으~으~으~으~으~으~으~으~으~으"

294. 웃자! 슬로건 I(Laugh Slogan I)

웃자!, "~오~오~오~오~오~오~오~오~오~오~오~오~오"

295. 웃자! 슬로건 I(Laugh Slogan I)

웃자!, "~요~요~요~요~요~요~요~요~요~요~요~요~요"

296. 웃자! 슬로건 I(Laugh Slogan I)

웃자!, "~우~우~우~우~우~우~우~우~우~우~우~우~우"

297. 웃자! 슬로건 I(Laugh Slogan I)

웃자!, "~꼬~꼬~꼬~꼬~꼬~꼬~꼬~꼬~꼬~꼬~꼬~꼬~꼬"

298. 웃자! 슬로건 I(Laugh Slogan I)

웃자!, "~까~까~까~까~까~까~까~까~까~까~까~까~까"

299. 웃자! 슬로건 I(Laugh Slogan I)

웃자!, "~킬~킬~킬~낄~킬~킬~킬~킬~킬~킬~킬~킬~킬"

300. 웃자! 슬로건 I(Laugh Slogan I)

웃자!, "~칼~칼~칼~칼~칼~칼~칼~칼~칼~칼~칼~칼~칼"

301. 웃자! 슬로건 I(Laugh Slogan I)

웃자!, "~낄~낄~낄~낄~낄~낄~낄~낄~낄~낄~낄~낄~낄"

302. 웃자! 슬로건 I(Laugh Slogan I)

웃자!, "~깔~깔~깔~깔~깔~깔~깔~깔~깔~깔~깔~깔~깔"

303. 웃자! 슬로건 I(Laugh Slogan I)

웃자!, "~캬~캬~캬~캬~캬~캬~캬~캬~캬~캬~캬~캬~캬"

304. 웃자! 슬로건 I(Laugh Slogan I)

웃자!, "~커~커~커~커~커~커~커~커~커~커~커~커~커"

305. 웃자! 슬로건 I(Laugh Slogan I)

웃자!, "~켜~켜~켜~켜~켜~켜~켜~켜~켜~켜~켜~켜~켜"

306. 웃자! 슬로건 I(Laugh Slogan I)

웃자!, "~파~파~파~파~파~파~파~파~파~파~파~파~파"

307. 웃자! 슬로건 I(Laugh Slogan I)

웃자!, "~프~프~프~프~프~프~프~프~프~프~프~프~프"

308. 웃자! 슬로건 I(Laugh Slogan I)

웃자!, "~푸~푸~푸~푸~푸~푸~푸~푸~푸~푸~푸~푸~푸"

309. 웃자! 슬로건 I(Laugh Slogan I)

웃자!, "~피~피~피~피~피~피~피~피~피~피~피~피~피"

310. 웃자! 슬로건 I(Laugh Slogan I)

웃자!, "~티~티~티~티~티~티~티~티~티~티~티~티~티"

311. 웃자! 슬로건 I(Laugh Slogan I)

웃자!, "~트~트~트~트~트~트~트~트~트~트~트~트~트."

312. 웃자! 슬로건 II(Laugh Slogan II) : 양손에 주먹을 쥐고 "웃어야 산다!"라는 구호를 외치고, 양손을 하늘로 쳐들고 웃는 웃음요법. 단, 추임새를 사용한다.

"웃어야 산다!"
"~하! ~하~하~하~하~하~하~하~하" "~하~하"

313. 웃자! 슬로건 II(Laugh Slogan II)

"웃어야 산다!"
"~호! ~호~호~호~호~호~호~호~호" "~호~호"

314. 웃자! 슬로건 II(Laugh Slogan II)

"웃어야 산다!"
"~히! ~히~히~히~히~히~히~히~히" "~히~히"

315. 웃자! 슬로건 II(Laugh Slogan II)

"웃어야 산다!"
"~흐! ~흐~흐~흐~흐~흐~흐~흐~흐" "~흐~흐"

316. 웃자! 슬로건 II(Laugh Slogan II)

"웃어야 산다!"
"~허! ~허~허~허~허~허~허~허~허" "~허~허"

317. 웃자! 슬로건 II(Laugh Slogan II)

"웃어야 산다!"

"~크! ~크~크~크~크~크~크~크~크" "~크~크"

318. 웃자! 슬로건 II(Laugh Slogan II)

"웃어야 산다!"

"~키! ~키~키~키~키~키~키~키~키" "~키~키"

319. 웃자! 슬로건 II(Laugh Slogan II)

"웃어야 산다!

"~카! ~카~카~카~카~카~카~카~카" "~카~카"

320. 웃자! 슬로건 II(Laugh Slogan II)

"웃어야 산다!"

"~혜! ~혜~혜~혜~혜~혜~혜~혜~혜" "~혜~혜"

321. 웃자! 슬로건 II(Laugh Slogan II)

"웃어야 산다!"

"~해! ~해~해~해~해~해~해~해~해" "~해~해"

322. 웃자! 슬로건 II(Laugh Slogan II)

"웃어야 산다!"

"~야! ~야~야~야~야~야~야~야~야" "~야~야"

323. 웃자! 슬로건 II(Laugh Slogan II)

"웃어야 산다!"

"~여! ~여~여~여~여~여~여~여~여" "~여~여"

324. 웃자! 슬로건 II(Laugh Slogan II)

"웃어야 산다!"
"~어! ~어~어~어~어~어~어~어~어" "~어~어"

325. 웃자! 슬로건 II(Laugh Slogan II)

"웃어야 산다!"
"~예! ~예~예~예~예~예~예~예~예" "~예~예"

326. 웃자! 슬로건 II(Laugh Slogan II)

"웃어야 산다!"
"~얘! ~얘~얘~얘~얘~얘~얘~얘~얘" "~얘~얘"

327. 웃자! 슬로건 II(Laugh Slogan II)

"웃어야 산다!"
"~으! ~으~으~으~으~으~으~으~으" "~으~으"

328. 웃자! 슬로건 II(Laugh Slogan II)

"웃어야 산다!"
"~오! ~오~오~오~오~오~오~오~오" "~오~오"

329. 웃자! 슬로건 II(Laugh Slogan II)

"웃어야 산다!"
"~요! ~요~요~요~요~요~요~요~요" "~요~요"

330. 웃자! 슬로건 II(Laugh Slogan II)

"웃어야 산다!"
"~우! ~우~우~우~우~우~우~우~우" "~우~우"

331. 웃자! 슬로건 II(Laugh Slogan II)

"웃어야 산다!"
"~꼬! ~꼬~꼬~꼬~꼬~꼬~꼬~꼬~꼬" "~꼬~꼬"

332. 웃자! 슬로건 II(Laugh Slogan II)

"웃어야 산다!"
"~까! ~까~까~까~까~까~까~까~까" "~까~까"

333. 웃자! 슬로건 II(Laugh Slogan II)

"웃어야 산다!"
"~킬! ~낄~킬~킬~킬~킬~낄~킬~낄" "~킬~킬"

334. 웃자! 슬로건 II(Laugh Slogan II)

"웃어야 산다!"
"~칼! ~칼~칼~칼~칼~칼~칼~칼~칼" "~칼~칼"

335. 웃자! 슬로건 II(Laugh Slogan II)

"웃어야 산다!"
"~낄! ~낄~낄~낄~낄~낄~낄~낄~낄" "~낄~낄"

336. 웃자! 슬로건 II(Laugh Slogan II)

"웃어야 산다!"
"~깔! ~깔~깔~깔~깔~깔~깔~깔~깔" "~깔~깔"

337. 웃자! 슬로건 II(Laugh Slogan II)

"웃어야 산다!"
"~캬! ~캬~캬~캬~캬~캬~캬~캬~캬" "~캬~캬"

338. 웃자! 슬로건 II(Laugh Slogan II)

"웃어야 산다!"
"~커! ~커~커~커~커~커~커~커~커" "~커~커"

339. 웃자! 슬로건 II(Laugh Slogan II)

"웃어야 산다!"
"~켜! ~켜~켜~켜~켜~켜~켜~켜~켜" "~켜~켜"

340. 웃자! 슬로건 II(Laugh Slogan II)

"웃어야 산다!"
"~파! ~파~파~파~파~파~파~파~파" "~파~파"

341. 웃자! 슬로건 II(Laugh Slogan II)

"웃어야 산다!"
"~프! ~프~프~프~프~프~프~프~프" "~프~프"

342. 웃자! 슬로건 II(Laugh Slogan II)

"웃어야 산다!"
"~푸! ~푸~푸~푸~푸~푸~푸~푸~푸" "~푸~푸"

343. 웃자! 슬로건 II(Laugh Slogan II)

"웃어야 산다!"
"~피! ~피~피~피~피~피~피~피~피" "~피~피"

344. 웃자! 슬로건 II(Laugh Slogan II)

"웃어야 산다!"
"~티! ~티~티~티~티~티~티~티~티" "~티~티"

345. 웃자! 슬로건 II(Laugh Slogan II)

"웃어야 산다!"

"~트! ~트~트~트~트~트~트~트~트" "~트~트."

346. 꽃게웃음요법(Crab Laugh) : 양손을 "ㄴ"자로 만들고 양쪽으로 가볍게 흔들면서, 무릎을 굽히고 지그재그로 걸으면서 웃는 웃음요법.

"~하~하~하~하~하~하~하~하~하~하~하~하~하~하,
~호~호~호~호~호~호~호~호~호~호~호~호~호~호,
~히~히~히~히~히~히~히~히~히~히~히~히~히~히,
~흐~흐~흐~흐~흐~흐~흐~흐~흐~흐~흐~흐~흐~흐,
~허~허~허~허~허~허~허~허~허~허~허~허~허~허,
~크~크~크~크~크~크~크~크~크~크~크~크~크~크,
~키~키~키~키~키~키~키~키~키~키~키~키~키~키,
~카~카~카~카~카~카~카~카~카~카~카~카~카~카,
~헤~헤~헤~헤~헤~헤~헤~헤~헤~헤~헤~헤~헤~헤,
~해~해~해~해~해~해~해~해~해~해~해~해~해~해,
~야~야~야~야~야~야~야~야~야~야~야~야~야~야,
~여~여~여~여~여~여~여~여~여~여~여~여~여~여,
~어~어~어~어~어~어~어~어~어~어~어~어~어~어,
~예~예~예~예~예~예~예~예~예~예~예~예~예~예,
~얘~얘~얘~얘~얘~얘~얘~얘~얘~얘~얘~얘~얘~얘,
~으~으~으~으~으~으~으~으~으~으~으~으~으~으,
~오~오~오~오~오~오~오~오~오~오~오~오~오~오,
~요~요~요~요~요~요~요~요~요~요~요~요~요~요,
~우~우~우~우~우~우~우~우~우~우~우~우~우~우,
~꼬~꼬~꼬~꼬~꼬~꼬~꼬~꼬~꼬~꼬~꼬~꼬~꼬~꼬,
~까~까~까~까~까~까~까~까~까~까~까~까~까~까."

347. 오뚜기웃음요법 I(Tumbling Doll Laugh I) : 제자리에서 앞, 뒤, 좌, 우로 양다리를 약간씩 기울여(sloping) 주면서 웃는 웃음요법.

"~하~하~하~하~하~하~하~하~하~하~하~하~하~하,
~호~호~호~호~호~호~호~호~호~호~호~호~호~호,
~히~히~히~히~히~히~히~히~히~히~히~히~히~히,
~흐~흐~흐~흐~흐~흐~흐~흐~흐~흐~흐~흐~흐~흐,
~허~허~허~허~허~허~허~허~허~허~허~허~허~허,
~크~크~크~크~크~크~크~크~크~크~크~크~크~크,
~키~키~키~키~키~키~키~키~키~키~키~키~키~키,
~카~카~카~카~카~카~카~카~카~카~카~카~카~카,
~혜~혜~혜~혜~혜~혜~혜~혜~혜~혜~혜~혜~혜~혜,
~해~해~해~해~해~해~해~해~해~해~해~해~해~해,
~야~야~야~야~야~야~야~야~야~야~야~야~야~야,
~여~여~여~여~여~여~여~여~여~여~여~여~여~여,
~어~어~어~어~어~어~어~어~어~어~어~어~어~어,
~예~예~예~예~예~예~예~예~예~예~예~예~예~예,
~애~애~애~애~애~애~애~애~애~애~애~애~애~애,
~으~으~으~으~으~으~으~으~으~으~으~으~으~으,
~오~오~오~오~오~오~오~오~오~오~오~오~오~오,
~요~요~요~요~요~요~요~요~요~요~요~요~요~요,
~우~우~우~우~우~우~우~우~우~우~우~우~우~우,
~꼬~꼬~꼬~꼬~꼬~꼬~꼬~꼬~꼬~꼬~꼬~꼬~꼬~꼬,
~까~까~까~까~까~까~까~까~까~까~까~까~까~까,
~킬~킬~킬~킬~낄~킬~킬~킬~킬~킬~킬~킬~킬~킬,
~칼~칼~칼~칼~칼~칼~칼~칼~칼~칼~칼~칼~칼~칼,
~낄~낄~낄~낄~낄~낄~낄~낄~낄~낄~낄~낄~낄~낄,
~깔~깔~깔~깔~깔~깔~깔~깔~깔~깔~깔~깔~깔~깔,
~캬~캬~캬~캬~캬~캬~캬~캬~캬~캬~캬~캬~캬~캬,
~커~커~커~커~커~커~커~커~커~커~커~커~커~커,
~켜~켜~켜~켜~켜~켜~켜~켜~켜~켜~켜~켜~켜~켜,
~파~파~파~파~파~파~파~파~파~파~파~파~파~파,
~프~프~프~프~프~프~프~프~프~프~프~프~프~프."

348. 오뚜기웃음요법 II(Tumbling Doll Laugh II) : 제자리에서 앞, 뒤, 좌, 우로 양손과 양다리를 약간씩 기울여(sloping) 주면서 웃는 웃음요법. 단, 추임새를 사용한다.

"~하! ~하~하~하~하~하~하~하~하~하~하~하" "~하~하"
"~호! ~호~호~호~호~호~호~호~호~호~호~호" "~호~호"
"~히! ~히~히~히~히~히~히~히~히~히~히~히" "~히~히"
"~흐! ~흐~흐~흐~흐~흐~흐~흐~흐~흐~흐~흐" "~흐~흐"
"~허! ~허~허~허~허~허~허~허~허~허~허~허" "~허~허"
"~크! ~크~크~크~크~크~크~크~크~크~크~크" "~크~크"
"~키! ~키~키~키~키~키~키~키~키~키~키~키" "~키~키"
"~카! ~카~카~카~카~카~카~카~카~카~카~카" "~카~카"
"~혜! ~혜~혜~혜~혜~혜~혜~혜~혜~혜~혜~혜" "~혜~혜"
"~해! ~해~해~해~해~해~해~해~해~해~해~해" "~해~해"
"~야! ~야~야~야~야~야~야~야~야~야~야~야" "~야~야"
"~여! ~여~여~여~여~여~여~여~여~여~여~여" "~여~여"
"~어! ~어~어~어~어~어~어~어~어~어~어~어" "~어~어"
"~예! ~예~예~얘~얘~예~예~예~예~예~예~예" "~예~예"
"~얘! ~얘~얘~얘~얘~얘~얘~얘~얘~얘~얘~얘" "~얘~얘"
"~흐! ~흐~흐~흐~흐~흐~흐~흐~흐~흐~흐~흐" "~흐~흐"
"~오! ~오~오~오~오~오~오~오~오~오~오~오" "~오~오"
"~요! ~요~요~요~요~요~요~요~요~요~요~요" "~요~요"
"~우! ~우~우~우~우~우~우~우~우~우~우~우" "~우~우"
"~꼬! ~꼬~꼬~꼬~꼬~꼬~꼬~꼬~꼬~꼬~꼬~꼬" "~꼬~꼬"
"~까! ~까~까~까~까~까~까~까~까~까~까~까" "~까~까"
"~킬! ~킬~킬~킬~낄~킬~킬~킬~킬~낄~킬~낄" "~킬~킬"
"~칼! ~칼~칼~칼~칼~칼~칼~칼~칼~칼~칼~칼" "~칼~칼"
"~낄! ~낄~낄~낄~낄~낄~낄~낄~낄~낄~낄~낄" "~낄~낄"
"~깔! ~깔~깔~깔~깔~깔~깔~깔~깔~깔~깔~깔" "~깔~깔"
"~캬! ~캬~캬~캬~캬~캬~캬~캬~캬~캬~캬~캬" "~캬~캬"
"~커! ~커~커~커~커~커~커~커~커~커~커~커" "~커~커"
"~켜! ~켜~켜~켜~켜~켜~켜~켜~켜~켜~켜~켜" "~켜~켜"
"~파! ~파~파~파~파~파~파~파~파~파~파~파" "~파~파"
"~프! ~프~프~프~프~프~프~프~프~프~프~프" "~프~프."

※성도웃음요법 : 우리는 평소에 맑은 하늘도 한번 바라보지 못할 정도로 분주하게 산다. 하늘을 보고 하나님과 천국에 소망품고 웃기!

349. 아멘웃음요법 I(Amen Laugh I) : 고개를 들어 얼굴은 하늘을 향하고 양손에 주먹을 가볍게 쥐었다 폈다(3x) 하면서 웃는 웃음요법. 돌아가면서 기도제목 또는 비전을 말한다.

"주여!, 우리 모두가 웃으면서 살기를 원하나이다."
"주여!" "~아~멘, ~아~멘, ~아~멘, ~하~하~하~하~하"

350. 아멘웃음요법 I(Amen Laugh I)

"주여!, ______________________________."
"주여!" "~아~멘, ~아~멘, ~아~멘, ~호~호~호~호~호"

351. 아멘웃음요법 I(Amen Laugh I)

"주여!, ______________________________."
"주여!" "~아~멘, ~아~멘, ~아~멘, ~히~히~히~히~히"

352. 아멘웃음요법 I(Amen Laugh I)

"주여!, ______________________________."
"주여!" "~아~멘, ~아~멘, ~아~멘, ~흐~흐~흐~흐~흐"

353. 아멘웃음요법 I(Amen Laugh I)

"주여!, ______________________________."
"주여!" "~아~멘, ~아~멘, ~아~멘, ~허~허~허~허~허"

354. 아멘웃음요법 I(Amen Laugh I)

"주여!, ______________________________."
"주여!" "~아~멘, ~아~멘, ~아~멘, ~크~크~크~크~크"

355. 아멘웃음요법 I(Amen Laugh I)

"주여!, ______________________________."
"주여!" "~아~멘, ~아~멘, ~아~멘, ~키~키~키~키~키"

356. 아멘웃음요법 I(Amen Laugh I)

"주여!, ______________________________."
"주여!" "~아~멘, ~아~멘, ~아~멘, ~카~카~카~카~카"

357. 아멘웃음요법 I(Amen Laugh I)

"주여!, ______________________________."
"주여!" "~아~멘, ~아~멘, ~아~멘, ~혜~혜~혜~혜~혜"

358. 아멘웃음요법 I(Amen Laugh I)

"주여!, ______________________________."
"주여!" "~아~멘, ~아~멘, ~아~멘, ~해~해~해~해~해"

359. 아멘웃음요법 I(Amen Laugh I)

"주여!, ______________________________."
"주여!" "~아~멘, ~아~멘, ~아~멘, ~야~야~야~야~야"

360. 아멘웃음요법 I(Amen Laugh I)

"주여!, ______________________________."
"주여!" "~아~멘, ~아~멘, ~아~멘, ~여~여~여~여~여"

361. 아멘웃음요법 I(Amen Laugh I)

"주여!, ______________________________."
"주여!" "~아~멘, ~아~멘, ~아~멘, ~예~예~예~예~예"

362. 아멘웃음요법 I(Amen Laugh I)

"주여!, ______________________________."
"주여!" "~아~멘, ~아~멘, ~아~멘, ~애~애~애~애~애"

363. 아멘웃음요법 I(Amen Laugh I)

"주여!, ______________________________."
"주여!" "~아~멘, ~아~멘, ~아~멘, ~으~으~으~으~으"

364. 아멘웃음요법 I(Amen Laugh I)

"주여!, ______________________________."
"주여!" "~아~멘, ~아~멘, ~아~멘, ~오~오~오~오~오"

365. 아멘웃음요법 I(Amen Laugh I)

"주여!, ______________________________."
"주여!" "~아~멘, ~아~멘, ~아~멘, ~요~요~요~요~요"

366. 아멘웃음요법 I(Amen Laugh I)

"주여!, ______________________________."
"주여!" "~아~멘, ~아~멘, ~아~멘, ~우~우~우~우~우"

367. 아멘웃음요법 I(Amen Laugh I)

"주여!, ______________________________."
"주여!" "~아~멘, ~아~멘, ~아~멘, ~꼬~꼬~꼬~꼬~꼬"

368. 아멘웃음요법 I(Amen Laugh I)

"주여!, ______________________________."
"주여!" "~아~멘, ~아~멘, ~아~멘, ~까~까~까~까~까"

369. 아멘웃음요법 I(Amen Laugh I)

"주여!, ______________________________."
"주여!" "~아~멘, ~아~멘, ~아~멘, ~킬~킬~킬~킬~킬"

370. 아멘웃음요법 I(Amen Laugh I)

"주여!, ______________________________."
"주여!" "~아~멘, ~아~멘, ~아~멘, ~칼~칼~칼~칼~칼"

371. 아멘웃음요법 I(Amen Laugh I)

"주여!, ______________________________."
"주여!" "~아~멘, ~아~멘, ~아~멘, ~낄~낄~낄~낄~낄"

372. 아멘웃음요법 I(Amen Laugh I)

"주여!, ______________________________."
"주여!" "~아~멘, ~아~멘, ~아~멘, ~깔~깔~깔~깔~깔"

373. 아멘웃음요법 I(Amen Laugh I)

"주여!, ______________________________."
"주여!" "~아~멘, ~아~멘, ~아~멘, ~캬~캬~캬~캬~캬"

374. 아멘웃음요법 I(Amen Laugh I)

"주여!, ______________________________."
"주여!" "~아~멘, ~아~멘, ~아~멘, ~커~커~커~커~커"

375. 아멘웃음요법 I(Amen Laugh I)

"주여!, ______________________________."
"주여!" "~아~멘, ~아~멘, ~아~멘, ~켜~켜~켜~켜~켜"

376. 아멘웃음요법 I(Amen Laugh I)

“주여!, ______________________________.”
“주여!” “~아~멘, ~아~멘, ~아~멘, ~파~파~파~파~파”

377. 아멘웃음요법 I(Amen Laugh I)

“주여!, ______________________________.”
“주여!” “~아~멘, ~아~멘, ~아~멘, ~프~프~프~프~프”

378. 아멘웃음요법 I(Amen Laugh I)

“주여!, ______________________________.”
“주여!” “~아~멘, ~아~멘, ~아~멘, ~푸~푸~푸~푸~푸”

379. 아멘웃음요법 I(Amen Laugh I)

“주여!, ______________________________.”
“주여!” “~아~멘, ~아~멘, ~아~멘, ~피~피~피~피~피”

380. 아멘웃음요법 I(Amen Laugh I)

“주여!, ______________________________.”
“주여!” “~아~멘, ~아~멘, ~아~멘, ~티~티~티~티~티”

381. 아멘웃음요법 I(Amen Laugh I)

“주여!, ______________________________.”
“주여!” “~아~멘, ~아~멘, ~아~멘, ~트~트~트~트~트.”

382. 아멘웃음요법 II(Amen Laugh II) : 고개를 들어 얼굴은 하늘을 향하고 양손에 주먹을 가볍게 쥐었다 폈다(3x) 하면서 웃는 웃음요법. 돌아가면서 기도제목 또는 비전을 말한다. 단, 추임새를 사용한다.

“주여!, 우리 모두가 웃으며 살고 웃으며 천국 가겠습니다!”
“주여!” “~아~멘, ~아~멘, ~아~멘, ~하~하~하~하” “~하~하”

383. 아멘웃음요법 II(Amen Laugh II)

“주여!, ________________________________.”
“주여!” “~아~멘, ~아~멘, ~아~멘, ~호~호~호~호” “~호~호”

384. 아멘웃음요법 II(Amen Laugh II)

“주여!, ________________________________.”
“주여!” “~아~멘, ~아~멘, ~아~멘, ~히~히~히~히” “~히~히”

385. 아멘웃음요법 II(Amen Laugh II)

“주여!, ________________________________.”
“주여!” “~아~멘, ~아~멘, ~아~멘, ~흐~흐~흐~흐” “~흐~흐”

386. 아멘웃음요법 II(Amen Laugh II)

“주여!, ________________________________.”
“주여!” “~아~멘, ~아~멘, ~아~멘, ~허~허~허~허” “~허~허”

387. 아멘웃음요법 II(Amen Laugh II)

“주여!, ________________________________.”
“주여!” “~아~멘, ~아~멘, ~아~멘, ~크~크~크~크” “~크~크”

388. 아멘웃음요법 II(Amen Laugh II)

“주여!, ________________________________.”
“주여!” “~아~멘, ~아~멘, ~아~멘, ~키~키~키~키” “~키~키”

389. 아멘웃음요법 II(Amen Laugh II)

“주여!, ________________________________.”
“주여!” “~아~멘, ~아~멘, ~아~멘, ~카~카~카~카” “~카~카”

390. 아멘웃음요법 II(Amen Laugh II)

"주여!, ________________________________."
"주여!" "~아~멘, ~아~멘, ~아~멘, ~헤~헤~헤~헤" "~헤~헤"

391. 아멘웃음요법 II(Amen Laugh II)

"주여!, ________________________________."
"주여!" "~아~멘, ~아~멘, ~아~멘, ~해~해~해~해" "~해~해"

392. 아멘웃음요법 II(Amen Laugh II)

"주여!, ________________________________."
"주여!" "~아~멘, ~아~멘, ~아~멘, ~야~야~야~야" "야~야"

393. 아멘웃음요법 II(Amen Laugh II)

"주여!, ________________________________."
"주여!" "~아~멘, ~아~멘, ~아~멘, ~여~여~여~여" "~여~여"

394. 아멘웃음요법 II(Amen Laugh II)

"주여!, ________________________________."
"주여!" "~아~멘, ~아~멘, ~아~멘, ~예~예~예~예" "~예~예"

395. 아멘웃음요법 II(Amen Laugh II)

"주여!, ________________________________."
"주여!" "~아~멘, ~아~멘, ~아~멘, ~얘~얘~얘~얘" "~얘~얘"

396. 아멘웃음요법 II(Amen Laugh II)

"주여!, ________________________________."
"주여!" "~아~멘, ~아~멘, ~아~멘, ~으~으~으~으" "~으~으"

397. 아멘웃음요법 II(Amen Laugh II)

"주여!, ______________________________."
"주여!" "~아~멘, ~아~멘, ~아~멘, ~오~오~오~오" "~오~오"

398. 아멘웃음요법 II(Amen Laugh II)

"주여!, ______________________________."
"주여!" "~아~멘, ~아~멘, ~아~멘, ~요~요~요~요" "~요~요"

399. 아멘웃음요법 II(Amen Laugh II)

"주여!, ______________________________."
"주여!" "~아~멘, ~아~멘, ~아~멘, ~우~우~우~우" "~우~우"

400. 아멘웃음요법 II(Amen Laugh II)

"주여!, ______________________________."
"주여!" "~아~멘, ~아~멘, ~아~멘, ~꼬~꼬~꼬~꼬" "~꼬~꼬"

401. 아멘웃음요법 II(Amen Laugh II)

"주여!, ______________________________."
"주여!" "~아~멘, ~아~멘, ~아~멘, ~까~까~까~까" "~까~까"

402. 아멘웃음요법 II(Amen Laugh II)

"주여!, ______________________________."
"주여!" "~아~멘, ~아~멘, ~아~멘, ~킬~킬~킬~킬" "~킬~킬"

403. 아멘웃음요법 II(Amen Laugh II)

"주여!, ______________________________."
"주여!" "~아~멘, ~아~멘, ~아~멘, ~칼~칼~칼~칼" "~칼~칼"

404. 아멘웃음요법 II(Amen Laugh II)

“주여!, ______________________________.”
“주여!” “~아~멘, ~아~멘, ~아~멘, ~낄~낄~낄~낄” “~낄~낄”

405. 아멘웃음요법 II(Amen Laugh II)

“주여!, ______________________________.”
“주여!” “~아~멘, ~아~멘, ~아~멘, ~깔~깔~깔~깔” “~깔~깔”

406. 아멘웃음요법 II(Amen Laugh II)

“주여!, ______________________________.”
“주여!” “~아~멘, ~아~멘, ~아~멘, ~캬~캬~캬~캬” “~캬~캬”

407. 아멘웃음요법 II(Amen Laugh II)

“주여!, ______________________________.”
“주여!” “~아~멘, ~아~멘, ~아~멘, ~커~커~커~커” “~커~커”

408. 아멘웃음요법 II(Amen Laugh II)

“주여!, ______________________________.”
“주여!” “~아~멘, ~아~멘, ~아~멘, ~켜~켜~켜~켜” “~켜~켜”

409. 아멘웃음요법 II(Amen Laugh II)

“주여!, ______________________________.”
“주여!” “~아~멘, ~아~멘, ~아~멘, ~파~파~파~파” “~파~파”

410. 아멘웃음요법 II(Amen Laugh II)

“주여!, ______________________________.”
“주여!” “~아~멘, ~아~멘, ~아~멘, ~프~프~프~프” “~프~프”

411. 아멘웃음요법 II(Amen Laugh II)

"주여!, ______________________________."
"주여!" "~아~멘, ~아~멘, ~아~멘, ~푸~푸~푸~푸" "~푸~푸"

412. 아멘웃음요법 II(Amen Laugh II)

"주여!, ______________________________."
"주여!" "~아~멘, ~아~멘, ~아~멘,~피~피~피~피" "~피~피"

413. 아멘웃음요법 II(Amen Laugh II)

"주여!, ______________________________."
"주여!" "~아~멘, ~아~멘, ~아~멘,~티~티~티~티" "~티~티"

414. 아멘웃음요법 II(Amen Laugh II)

"주여!, ______________________________."
"주여!" "~아~멘, ~아~멘, ~아~멘, ~트~트~트~트" "~트~트."

※공감대형성(Rapport formation)웃음요법(청소년 ~ 장년까지).

415. 예수웃음요법 I(Jesus' Laugh I) : 가슴과 눈에 사랑을 담고 양손을 펴서 상대를 축복하고 안아주고 천상축제로 안내하며 웃는 웃음요법.

"~하! ~하~하~하~하~하~하~하~하~하~하~하~하~하~하"
"~호! ~호~호~호~호~호~호~호~호~호~호~호~호~호~호"
"~허! ~허~허~허~허~허~허~허~허~허~허~허~허~허~허"
"~하! ~하~하~하~하~하~하~하~하~하~하~하~하~하~하"
"~호! ~호~호~호~호~호~호~호~호~호~호~호~호~호~호"
"~허! ~허~허~허~허~허~허~허~허~허~허~허~허~허~허"

416. 예수웃음요법 II(Jesus' Laugh II) : 복음성가를 들으면서 춤을 추면서 추임새를 사용하여 웃는 웃음요법.

예수님이 좋은 걸 어떡합니까? "~하~하"

예수님이 좋은 걸 어떡합니까? "~호~호"

예수님이 좋은 걸 어떡합니까? "~히~히"

예수님이 좋은 걸 어떡합니까? "~흐~흐"

※어린이 웃음요법 : 십대들을 위해 만든 웃음요법이다.

417. 오리웃음요법 I(Duck Laugh I) : 오리처럼 히프를 들고 양손은 허리 위에 대고 지그재그 걸음을 하면서 웃는 웃음요법.

"~꽥~꽥, ~꽥~꽥, ~꽥~꽥, ~꽥~꽥, ~꽥~꽥, ~꽥~꽥, ~꽥~꽥, ~꽥~꽥."
"~꽥~꽥, ~꽥~꽥, ~꽥~꽥, ~꽥~꽥, ~꽥~꽥, ~꽥~꽥, ~꽥~꽥, ~꽥~꽥."

418. 오리웃음요법 II(Duck Laugh II) : 오리처럼 히프를 들고 양손은 허리 위에 대고 지그재그 걸음을 하면서 웃는 웃음요법(2/3박).

"~꽥~꽥, ~꽥~꽥~꽥, ~꽥~꽥, ~꽥~꽥~꽥, ~꽥~꽥, ~꽥~꽥~꽥."
"~꽥~꽥, ~꽥~꽥~꽥, ~꽥~꽥, ~꽥~꽥~꽥, ~꽥~꽥, ~꽥~꽥~꽥."

419. 자유형웃음요법(Free Type Swimming Laugh) : 수영할 때의 자유형의 모션을 취하면서 웃는 웃음요법.

"~하~하~하~하~하~하~하~하~하~하~하~하~하~하,
~호~호~호~호~호~호~호~호~호~호~호~호~호~호,
~히~히~히~히~히~히~히~히~히~히~히~히~히~히,
~흐~흐~흐~흐~흐~흐~흐~흐~흐~흐~흐~흐~흐~흐,
~허~허~허~허~허~허~허~허~허~허~허~허~허~허,
~크~크~크~크~크~크~크~크~크~크~크~크~크~크."

420. 배영웃음요법(Back Way Swimming Laugh) : 수영할 때의 배영의 모션을 취하면서 웃는 웃음요법.

"~하~하~하~하~하~하~하~하~하~하~하~하~하~하,
~호~호~호~호~호~호~호~호~호~호~호~호~호~호,
~히~히~히~히~히~히~히~히~히~히~히~히~히~히,
~흐~흐~흐~흐~흐~흐~흐~흐~흐~흐~흐~흐~흐~흐,
~허~허~허~허~허~허~허~허~허~허~허~허~허~허,
~크~크~크~크~크~크~크~크~크~크~크~크~크~크,
~키~키~키~키~키~키~키~키~키~키~키~키~키~키,
~카~카~카~카~카~카~카~카~카~카~카~카~카~카,
~혜~혜~혜~혜~혜~혜~혜~혜~혜~혜~혜~혜~혜~혜,
~해~해~해~해~해~해~해~해~해~해~해~해~해~해."

421. 슬로모션웃음요법 I(Slow Motion Laugh I) : 사랑하는 사람들 아내, 남편, 아들, 딸, 친구 등을 부르면서, 아주 느리게 움직이면서(마치 무중력상태를 연상하면서), 사랑하는 사람을 향해서 달려가면서 웃는 웃음요법.

"은영아!" "~하! ~하~하~하~하~하~하~하~하~하~하~하"

422. 슬로모션웃음요법 I(Slow Motion Laugh I)

"재호야!" "~호! ~호~호~호~호~호~호~호~호~호~호~호"

423. 슬로모션웃음요법 I(Slow Motion Laugh I)

"정남야!" "~히! ~히~히~히~히~히~히~히~히~히~히~히"

424. 슬로모션웃음요법 I(Slow Motion Laugh I)

"화자야!" "~흐! ~흐~흐~흐~흐~흐~흐~흐~흐~흐~흐~흐"

425. 슬로모션웃음요법 I(Slow Motion Laugh I)

"홍렬아!" "~허! ~허~허~허~허~허~허~허~허~허~허~허"

426. 슬로모션웃음요법 I(Slow Motion Laugh I)

"은순아!" "~크! ~크~크~크~크~크~크~크~크~크~크~크"

427. 슬로모션웃음요법 I(Slow Motion Laugh I)

"웨슬리!" "~키! ~키~키~키~키~키~키~키~키~키~키~키"

428. 슬로모션웃음요법 I(Slow Motion Laugh I)

"기숙아!" "~카! ~카~카~카~카~카~카~카~카~카~카~카"

429. 슬로모션웃음요법 I(Slow Motion Laugh I)

"승현아!" "~혜! ~혜~혜~혜~혜~혜~혜~혜~혜~혜~혜~혜"

430. 슬로모션웃음요법 I(Slow Motion Laugh I)

"성식아!" "~해! ~해~해~해~해~해~해~해~해~해~해~해"

431. 슬로모션웃음요법 I(Slow Motion Laugh I)

"창현아!" "~야! ~야~야~야~야~야~야~야~야~야~야~야"

432. 슬로모션웃음요법 I(Slow Motion Laugh I)

"현준아!" "~여! ~여~여~여~여~여~여~여~여~여~여~여"

433. 슬로모션웃음요법 I(Slow Motion Laugh I)

"정규야!" "~어! ~어~어~어~어~어~어~어~어~어~어~어"

434. 슬로모션웃음요법 I(Slow Motion Laugh I)

"성훈아!" "~예! ~예~예~예~예~예~예~예~예~예~예~예"

435. 슬로모션웃음요법 I(Slow Motion Laugh I)

"소라야!" "~으! ~으~으~으~으~으~으~으~으~으~으~으"

436. 슬로모션웃음요법 I(Slow Motion Laugh I)

"소리야!" "~오! ~오~오~오~오~오~오~오~오~오~오~오"

437. 슬로모션웃음요법 I(Slow Motion Laugh I)

"금란아!" "~요! ~요~요~요~요~요~요~요~요~요~요~요"

438. 슬로모션웃음요법 I(Slow Motion Laugh I)

"현지야!" "~우! ~우~우~우~우~우~우~우~우~우~우~우"

439. 슬로모션웃음요법 I(Slow Motion Laugh I)

"지현아!" "~꼬! ~꼬~꼬~꼬~꼬~꼬~꼬~꼬~꼬~꼬~꼬~꼬"

440. 슬로모션웃음요법 I(Slow Motion Laugh I)

"정남아!" "~까! ~까~까~까~까~까~까~까~까~까~까~까"

441. 슬로모션웃음요법 I(Slow Motion Laugh I)

"요셉아!" "~킬! ~킬~낄~킬~킬~킬~킬~킬~킬~킬~킬~킬"

442. 슬로모션웃음요법 I(Slow Motion Laugh I)

"형준아!" "~칼! ~칼~칼~칼~칼~칼~칼~칼~칼~칼~칼~칼"

443. 슬로모션웃음요법 I(Slow Motion Laugh I)

"무현아!" "~낄! ~낄~낄~낄~낄~낄~낄~낄~낄~낄~낄~낄"

444. 슬로모션웃음요법 I(Slow Motion Laugh I)

"다윗아!" "~깔! ~깔~깔~깔~깔~깔~깔~깔~깔~깔~깔~깔"

445. "슬로모션웃음요법 I(Slow Motion Laugh I)

"형래야!" "~캬! ~캬~캬~캬~캬~캬~캬~캬~캬~캬~캬~캬"

446. 슬로모션웃음요법 I(Slow Motion Laugh I)

"재숙아!" "~커! ~커~커~커~커~커~커~커~커~커~커~커"

447. 슬로모션웃음요법 I(Slow Motion Laugh I)

"재형아!" "~켜! ~켜~켜~켜~켜~켜~켜~켜~켜~켜~켜~켜"

448. 슬로모션웃음요법 I(Slow Motion Laugh I)

"재안아!" "~파! ~파~파~파~파~파~파~파~파~파~파~파"

449. 슬로모션웃음요법 I(Slow Motion Laugh I)

"경현아!" "~프! ~프~프~프~프~프~프~프~프~프~프~프"

450. 슬로모션웃음요법 I(Slow Motion Laugh I)

"관우야!" "~푸! ~푸~푸~푸~푸~푸~푸~푸~푸~푸~푸~푸"

451. 슬로모션웃음요법 I(Slow Motion Laugh I)

"선희야!" "~피! ~피~피~피~피~피~피~피~피~피~피~피"

452. 슬로모션웃음요법 I(Slow Motion Laugh I)

"청아야!" "~티! ~티~티~티~티~티~티~티~티~티~티~티"

453. 슬로모션웃음요법 I(Slow Motion Laugh I)

"정진아!" "~트! ~트~트~트~트~트~트~트~트~트~트~트."

454. 슬로모션웃음요법 II(Slow Motion Laugh II) : 사랑하는 사람들 아내, 남편, 아들, 딸, 친구 등을 부르면서, 아주 느리게 움직이면서(마치 무중력상태를 연상하면서), 사랑하는 사람을 향해서 달려가면서 웃는 웃음요법. 단, 추임새를 사용한다.

"은영아!" "~하! ~하~하~하~하~하~하~하~하" "~하~하"

455. 슬로모션웃음요법 II(Slow Motion Laugh II)

"웨슬리!" "~호! ~호~호~호~호~호~호~호~호" "~호~호"

456. 슬로모션웃음요법 II(Slow Motion Laugh II)

"현종아!" "~히! ~히~히~히~히~히~히~히~히" "~히~히"

457. 슬로모션웃음요법 II(Slow Motion Laugh II)

"용기야!" "~흐! ~흐~흐~흐~흐~흐~흐~흐~흐" "~흐~흐"

458. 슬로모션웃음요법 II(Slow Motion Laugh II)

"선희야!" "~허! ~허~허~허~허~허~허~허~허" "~허~허"

459. 슬로모션웃음요법 II(Slow Motion Laugh II)

"숙희야!" "~크! ~크~크~크~크~크~크~크~크" "~크~크"

460. 슬로모션웃음요법 II(Slow Motion Laugh II)

"병곤아!" "~키! ~키~키~키~키~키~키~키~키" "~키~키"

461. 슬로모션웃음요법 II(Slow Motion Laugh II)

"인숙아" "~카! ~카~카~카~카~카~카~카~카" "~카~카"

462. 슬로모션웃음요법 II(Slow Motion Laugh II)

"화자야!" "~혜! ~혜~혜~혜~혜~혜~혜~혜~혜" "~혜~혜"

463. 슬로모션웃음요법 II(Slow Motion Laugh II)

"태기야!" "~해! ~해~해~해~해~해~해~해~해" "~해~해"

464. 슬로모션웃음요법 II(Slow Motion Laugh II)

"시연아!" "~야! ~야~야~야~야~야~야~야~야" "~야~야"

465. 슬로모션웃음요법 II(Slow Motion Laugh II)

"디도야!" "~여! ~여~여~여~여~여~여~여~여" "~여~여"

466. 슬로모션웃음요법 II(Slow Motion Laugh II)

"수경아!" "~어! ~어~어~어~어~어~어~어~어" "~어~어"

467. 슬로모션웃음요법 II(Slow Motion Laugh II)

"화양아!" "~예! ~예~예~예~예~예~예~예~예" "~예~예"

468. 슬로모션웃음요법 II(Slow Motion Laugh II)

"선임아!" "~애! ~애~애~애~애~애~애~애~애" "~애~애"

469. 슬로모션웃음요법 II(Slow Motion Laugh II)

"화영아!" "~으! ~으~으~으~으~으~으~으~으" "~으~으"

470. 슬로모션웃음요법 II(Slow Motion Laugh II)

"창주야!" "~오! ~오~오~오~오~오~오~오~오" "~오~오"

471. 슬로모션웃음요법 II(Slow Motion Laugh II)

"창기야!" "~요! ~요~요~요~요~요~요~요~요" "~요~요"

472. 슬로모션웃음요법 II(Slow Motion Laugh II)

"슬기야!" "~우! ~우~우~우~우~우~우~우~우" "~우~우"

473. 슬로모션웃음요법 II(Slow Motion Laugh II)

"현교야!" "~꼬! ~꼬~꼬~꼬~꼬~꼬~꼬~꼬~꼬" "~꼬~꼬"

474. 슬로모션웃음요법 II(Slow Motion Laugh II)

"미리야!" "~까! ~까~까~까~까~까~까~까~까" "~까~까"

475. 슬로모션웃음요법 II(Slow Motion Laugh II)

"상희야!" "~킬! ~킬~킬~낄~킬~킬~킬~킬~낄" "~킬~킬"

476. 슬로모션웃음요법 II(Slow Motion Laugh II)

"순호야!" "~칼! ~칼~칼~칼~칼~칼~칼~칼~칼" "~칼~칼"

477. 슬로모션웃음요법 II(Slow Motion Laugh II)

"경제야!" "~낄! ~낄~낄~낄~낄~낄~낄~낄~낄" "~낄~낄"

478. 슬로모션웃음요법 II(Slow Motion Laugh II)

"현교야!" "~깔! ~깔~깔~깔~깔~깔~깔~깔~깔" "~깔~깔"

479. 슬로모션웃음요법 II(Slow Motion Laugh II)

"은식아!" "~캬! ~캬~캬~캬~캬~캬~캬~캬~캬" "~캬~캬"

480. 슬로모션웃음요법 II(Slow Motion Laugh II)

"찬양아!" "~커! ~커~커~커~커~커~커~커~커" "~커~커"

481. 슬로모션웃음요법 II(Slow Motion Laugh II)

"민희야!" "~켜! ~켜~켜~켜~켜~켜~켜~켜~켜" "~켜~켜"

482. 슬로모션웃음요법 II(Slow Motion Laugh II)

"문희야!" "~파! ~파~파~파~파~파~파~파~파" "~파~파"

483. 슬로모션웃음요법 II(Slow Motion Laugh II)

"지선아!" "~프! ~프~프~프~프~프~프~프~프" "~프~프"

484. 슬로모션웃음요법 II(Slow Motion Laugh II)

"성식아!" "~푸! ~푸~푸~푸~푸~푸~푸~푸~푸" "~푸~푸"

485. 슬로모션웃음요법 II(Slow Motion Laugh II)

"은영아!" "~피! ~피~피~피~피~피~피~피~피" "~피~피"

486. 슬로모션웃음요법 II(Slow Motion Laugh II)

"수종아!" "~티! ~티~티~티~티~티~티~티~티" "~티~티"

487. 슬로모션웃음요법 II(Slow Motion Laugh II)

"웅수야!" "~트! ~트~트~트~트~트~트~트~트" "~트~트."

488. 베이비웃음요법 I(Baby Laugh I) : 양손을 들고 볼을 가볍게 비비면서 아기처럼 해맑게 웃는 웃음요법.

"~으~웅~웅, ~하~하~하~하, ~으~웅~웅, ~하~하~하~하."
"~으~웅~웅, ~해~해~해~해, ~으~웅~웅, ~해~해~해~해."
"~으~웅~웅, ~아~아~아~아, ~으~웅~웅, ~아~아~아~아."

489. 베이비웃음요법 II(Baby Laugh II) : 자리에 눕고, 양손과 양발을 흔들면서 아기처럼 웃는 웃음요법.

"~으~웅~웅, ~하~하~하~하, ~으~웅~웅, ~하~하~하~하."
"~으~웅~웅, ~해~해~해~해, ~으~웅~웅, ~해~해~해~해."
"~으~웅~웅, ~아~아~아~아, ~으~웅~웅, ~아~아~아~아."

※마임(mime)을 하면서 웃는 웃음요법.

490. 골프웃음요법(Golf Laugh) : 공을 놓고 골프를 치는 자세를 취하고 클럽으로 공을 조정하면서 웃는 웃음요법.

"~하! ~하~하~하~하~하~하~하~하~하~하~하~하~하~하"
"~호! ~호~호~호~호~호~호~호~호~호~호~호~호~호~호"
"~히! ~히~히~히~히~히~히~히~히~히~히~히~히~히~히"
"~파! ~파~파~파~파~파~파~파~파~파~파~파" "~파~파"

공을 친 후 박수를 치면서, "Nice Shot! Nice Shot! Nice Shot! Hole in One!"

491. 궁(弓)웃음요법(Arrow Laugh) : 활을 쏘는 자세를 취하고 화살을 활에 장전하면서 웃는 웃음요법.

"~하! ~하~하~하~하~하~하~하~하~하~하~하~하~하~하"
"~호! ~호~호~호~호~호~호~호~호~호~호~호~호~호~호"
"~히! ~히~히~히~히~히~히~히~히~히~히~히~히~히~히"
"~카! ~카~카~카~카~카~카~카~카~카~카~카" "~카~카."

활을 쏘고 난 후 박수를 치면서, "명중!" "Hit the BULL'S-EYE."

492. 로댕웃음요법 I(Rodin Laugh I) : 생각하는 로댕처럼 자세를 취하면서 웃는 웃음요법(백승삼).

"~하! ~하~하~하~하~하~하~하~하~하~하~하~하~하"
"~호! ~호~호~호~호~호~호~호~호~호~호~호~호~호"
"~히! ~히~히~히~히~히~히~히~히~히~히~히~히~히"
"~흐! ~흐~흐~흐~흐~흐~흐~흐~흐~흐~흐~흐~흐~흐"
"~허! ~허~허~허~허~허~허~허~허~허~허~허~허~허"
"~크! ~크~크~크~크~크~크~크~크~크~크~크~크~크"
"~키! ~키~키~키~키~키~키~키~키~키~키~키~키~키"
"~카! ~카~카~카~카~카~카~카~카~카~카~카~카~카"
"~헤! ~헤~헤~헤~헤~헤~헤~헤~헤~헤~헤~헤~헤~헤."

493. 로댕웃음요법 II(Rodin Laugh II) : 생각하는 로댕처럼 자세를 취하면서 웃는 웃음요법. 단, 자세를 왼쪽으로 바꾸고 추임새를 사용하여 웃는다.

"~하! ~하~하~하~하~하~하~하~하~하" "~하~하"
"~호! ~호~호~호~호~호~호~호~호~호" "~호~호"
"~히! ~히~히~히~히~히~히~히~히~히" "~히~히"
"~흐! ~흐~흐~흐~흐~흐~흐~흐~흐~흐" "~흐~흐"
"~허! ~허~허~허~허~허~허~허~허~허" "~허~허"
"~크! ~크~크~크~크~크~크~크~크~크" "~크~크"
"~키! ~키~키~키~키~키~키~키~키~키" "~키~키"
"~카! ~카~카~카~카~카~카~카~카~카" "~카~카"
"~헤! ~헤~헤~헤~헤~헤~헤~헤~헤~헤" "~헤~헤"
"~해! ~해~해~해~해~해~해~해~해~해" "~해~해"
"~야! ~야~야~야~야~야~야~야~야~야" "~야~야"
"~여! ~여~여~여~여~여~여~여~여~여" "~여~여"
"~어! ~어~어~어~어~어~어~어~어~어" "~어~어"
"~예! ~예~예~예~예~예~예~예~예~예" "~예~예"
"~얘! ~얘~얘~얘~얘~얘~얘~얘~얘~얘" "~얘~얘"
"~으! ~으~으~으~으~으~으~으~으~으" "~으~으"
"~오! ~오~오~오~오~오~오~오~오~오" "~오~오"
"~요! ~요~요~요~요~요~요~요~요~요" "~요~요"
"~우! ~우~우~우~우~우~우~우~우~우" "~우~우"
"~꼬! ~꼬~꼬~꼬~꼬~꼬~꼬~꼬~꼬~꼬" "~꼬~꼬"
"~까! ~까~까~까~까~까~까~까~까~까" "~까~까"
"~킬! ~킬~킬~킬~낄~킬~킬~킬~킬~낄" "~킬~킬"
"~칼! ~칼~칼~칼~칼~칼~칼~칼~칼~칼" "~칼~칼."

494. 오! 필승코리아! 웃음요법 I(Oh! Victory To Korea Laugh I) : “오! 필승코리아!” 노래를 부르면서 박수를 치면서 웃는 웃음요법.

“오! 필승코리아!” “~하~하”
“오! 필승코리아!” “~호~호”
“오! 필승코리아!” “~히~히”
“~오~오, ~래~오~래, ~어!~어!~어!(jump)”

495. 오! 필승코리아! 웃음요법 II(Oh! Victory To Korea Laugh II) : “오! 필승 코리아!” 노래를 부르면서 박수를 치면서 왼쪽, 오른쪽으로 가볍게 스텝을 밟으면서 웃는 웃음요법.

“오! 필승코리아!” “~하~하”
“오! 필승코리아!” “~호~호”
“오! 필승코리아!” “~히~히”
“~오~오, ~래~오~래, ~어!~어!~어!(jump)”

496. 오! 필승코리아! III(Oh! Victory To Korea Tapping Laugh III) : “오! 필승 코리아!” 노래를 부르면서, 두드리면서(Tapping) 웃는 웃음요법.

“오! 필승코리아!” “~하~하”
“오! 필승코리아!” “~호~호”
“오! 필승코리아!” “~히~히”
“~오~오, ~래~오~래, ~어!~어!~어!(jump)”

497. 오! 필승웨슬리! IV(Oh! Victory To Wesley Tapping Laugh IV) : “오! 필 승웨슬리!” 노래를 부르면서 두드리면서(Tapping) 웃는 웃음요법. 단, 자신의 이름을 부르면서 자긍심(self-confidence)을 높여준다.

“오! 필승웨슬리!” “~하~하”
“오! 필승웨슬리!” “~호~호”
“오! 필승웨슬리!” “~히~히”
“~오~오, ~래~오~래, ~어!~어!~어!(jump)”

498. 축구웃음요법(Soccer Laugh) : 자세를 공을 골대에 집어넣는 장면을 슬로모션을 취하면서 웃는 웃음요법.

"~하! ~하~하~하~하~하~하~하~하~하~하~하~하~하~하"
"~호! ~호~호~호~호~호~호~호~호~호~호~호~호~호~호"
"~히! ~히~히~히~히~히~히~히~히~히~히~히~히~히~히"

"Shoot" "Goal!" 양손을 위로 들고,
"~와~와~와~와~와~와~하~하~하~하~하~하~하" "~하~하"

499. 야구웃음요법(Baseball Laugh) : 한쪽에서는 투수가 되어서 공을 던지고 다른 한쪽은 타자가 되어서 공을 받아치는 자세를 취하면 서 웃는 웃음요법(role play).

투수가 공을 던지면서,
"~하! ~하~하~하~하~하~하~하~하~하~하~하" "~하~하"

타자가 공을 받아 치면서,
"~호! ~호~호~호~호~호~호~호~호~호~호~호" "~호~호"

"Home-Run!" 양손을 위로 들고,
"~와~와~와~와~와~와~하~하~하~하~하~하~하" "~하~하"

500. 야구웃음요법(Baseball Laugh) : 한쪽에서는 투수가 되어서 공을 던지고 다른 한쪽은 타자가 되어서 공을 받아치는 자세를 취하면서 웃는 웃음요법(role play).

투수가 공을 던지면서,
"~하! ~하~하~하~하~하~하~하~하~하~하~하" "~하~하"

타자가 공을 받아 치면서,
"~히! ~히~히~히~히~히~히~히~히~히~히~히" "~히~히"

"Home-Run!" 양손을 위로 들고,
"~와~와~와~와~와~와~하~하~하~하~하~하" "~하~하"

501. 야구웃음요법(Baseball Laugh) : 한쪽에서는 투수가 되어서 공을 던지고 다른 한쪽은 타자가 되어서 공을 받아치는 자세를 취하면서 웃는 웃음요법(role play).

투수가 공을 던지면서,
"~하! ~하~하~하~하~하~하~하~하~하~하~하" "~하~하"

타자가 공을 받아 치면서,
"~호! ~호~호~호~호~호~호~호~호~호~호~호" "~호~호"

"Home-Run!" 양손을 위로 들고,
"~와~와~와~와~와~와~하~하~하~하~하~하" "~하~하"

502. 야구웃음요법(Baseball Laugh) : 한쪽에서는 투수가 되어서 공을 던지고 다른 한쪽은 타자가 되어서 공을 받아치는 자세를 취하면서 웃는 웃음요법(role play).

투수가 공을 던지면서,
"~하! ~하~하~하~하~하~하~하~하~하~하~하" "~하~하"

타자가 공을 받아 치면서,
"~허! ~허~허~허~허~허~허~허~허~허~허~허" "~허~허"

"Home-Run!" 양손을 위로 들고,
"~와~와~와~와~와~와~하~하~하~하~하~하" "~하~하"

503. 야구웃음요법(Baseball Laugh) : 한쪽에서는 투수가 되어서 공을 던지고 다른 한쪽은 타자가 되어서 공을 받아치는 자세를 취하면서 웃는 웃음요법(role play).

투수가 공을 던지면서,
"~하! ~하~하~하~하~하~하~하~하~하~하~하" "~하~하"

타자가 공을 받아 치면서,
"~크! ~크~크~크~크~크~크~크~크~크~크~크" "~크~크"

"Home-Run!" 양손을 위로 들고,
"~와~와~와~와~와~와~하~하~하~하~하~하" "~하~하"

504. 야구웃음요법(Baseball Laugh) : 한쪽에서는 투수가 되어서 공을 던지고 다른 한쪽은 타자가 되어서 공을 받아치는 자세를 취하면서 웃는 웃음요법(role play).

투수가 공을 던지면서,
"~하! ~하~하~하~하~하~하~하~하~하~하~하" "~하~하"

타자가 공을 받아 치면서,
"~키! ~키~키~키~키~키~키~키~키~키~키~키" "~키~키"

"Home-Run!" 양손을 위로 들고,
"~와~와~와~와~와~와~하~하~하~하~하~하" "~하~하"

505. 야구웃음요법(Baseball Laugh) : 한쪽에서는 투수가 되어서 공을 던지고 다른 한쪽은 타자가 되어서 공을 받아치는 자세를 취하면서 웃는 웃음요법(role play).

투수가 공을 던지면서,
"~하! ~하~하~하~하~하~하~하~하~하~하~하" "~하~하"

타자가 공을 받아 치면서,
"~카! ~카~카~카~카~카~카~카~카~카~카~카" "~카~카"

"Home-Run!" 양손을 위로 들고,
"~와~와~와~와~와~와~하~하~하~하~하~하" "~하~하"

506. 야구웃음요법(Baseball Laugh) : 한쪽에서는 투수가 되어서 공을 던지고 다른 한쪽은 타자가 되어서 공을 받아치는 자세를 취하면서 웃는 웃음요법(role play).

투수가 공을 던지면서,
"~하! ~하~하~하~하~하~하~하~하~하~하~하" "~하~하"

타자가 공을 받아 치면서,
"~헤! ~헤~헤~헤~헤~헤~헤~헤~헤~헤~헤~헤" "~헤~헤"

"Home-Run!" 양손을 위로 들고,
"~와~와~와~와~와~와~하~하~하~하~하~하" "~하~하"

507. 야구웃음요법(Baseball Laugh) : 한쪽에서는 투수가 되어서 공을 던지고 다른 한쪽은 타자가 되어서 공을 받아치는 자세를 취하면서 웃는 웃음요법(role play).

투수가 공을 던지면서,
"~하! ~하~하~하~하~하~하~하~하~하~하~하" "~하~하"

타자가 공을 받아 치면서,
"~해! ~해~해~해~해~해~해~해~해~해~해~해" "~해~해"

"Home-Run!" 양손을 위로 들고,
"~와~와~와~와~와~와~하~하~하~하~하~하" "~하~하"

508. 야구웃음요법(Baseball Laugh) : 한쪽에서는 투수가 되어서 공을 던지고 다른 한쪽은 타자가 되어서 공을 받아치는 자세를 취하면서 웃는 웃음요법(role play).

투수가 공을 던지면서,
"~하! ~하~하~하~하~하~하~하~하~하~하~하" "~하~하"

타자가 공을 받아 치면서,
"~야! ~야~야~야~야~야~야~야~야~야~야~야" "~야~야"

"Home-Run!" 양손을 위로 들고,
"~와~와~와~와~와~와~하~하~하~하~하~하" "~하~하"

509. 야구웃음요법(Baseball Laugh) : 한쪽에서는 투수가 되어서 공을 던지고 다른 한쪽은 타자가 되어서 공을 받아치는 자세를 취하면서 웃는 웃음요법(role play).

투수가 공을 던지면서,
"~하! ~하~하~하~하~하~하~하~하~하~하~하" "~하~하"

타자가 공을 받아 치면서,
"~여! ~여~여~여~여~여~여~여~여~여~여~여" "~여~여"

"Home-Run!" 양손을 위로 들고,
"~와~와~와~와~와~와~하~하~하~하~하~하" "~하~하"

510. 야구웃음요법(Baseball Laugh) : 한쪽에서는 투수가 되어서 공을 던지고 다른 한쪽은 타자가 되어서 공을 받아치는 자세를 취하면서 웃는 웃음요법(role play).

투수가 공을 던지면서,
"~하! ~하~하~하~하~하~하~하~하~하~하~하" "~하~하"

타자가 공을 받아 치면서,
"~어! ~어~어~어~어~어~어~어~어~어~어~어" "~어~어"

"Home-Run!" 양손을 위로 들고,
"~와~와~와~와~와~와~하~하~하~하~하~하" "~하~하"

511. 야구웃음요법(Baseball Laugh) : 한쪽에서는 투수가 되어서 공을 던지고 다른 한쪽은 타자가 되어서 공을 받아치는 자세를 취하면서 웃는 웃음요법(role play).

투수가 공을 던지면서,
"~하! ~하~하~하~하~하~하~하~하~하~하~하" "~하~하"

타자가 공을 받아 치면서,
"~예! ~예~예~예~예~예~예~예~예~예~예~예" "~예~예"

"Home-Run!" 양손을 위로 들고,
"~와~와~와~와~와~와~하~하~하~하~하~하" "~하~하"

512. 야구웃음요법(Baseball Laugh) : 한쪽에서는 투수가 되어서 공을 던지고 다른 한쪽은 타자가 되어서 공을 받아치는 자세를 취하면서 웃는 웃음요법(role play).

투수가 공을 던지면서,
"~하! ~하~하~하~하~하~하~하~하~하~하~하" "~하~하"

타자가 공을 받아 치면서,
"~으! ~으~으~으~으~으~으~으~으~으~으~으" "~으~으"

"Home-Run!" 양손을 위로 들고,
"~와~와~와~와~와~와~하~하~하~하~하~하" "~하~하"

513. 야구웃음요법(Baseball Laugh) : 한쪽에서는 투수가 되어서 공을 던지고 다른 한쪽은 타자가 되어서 공을 받아치는 자세를 취하면서 웃는 웃음요법(role play).

투수가 공을 던지면서,
"~하! ~하~하~하~하~하~하~하~하~하~하~하" "~하~하"

타자가 공을 받아 치면서,
"~오! ~오~오~오~오~오~오~오~오~오~오~오" "~오~오"

"Home-Run!" 양손을 위로 들고,
"~와~와~와~와~와~와~하~하~하~하~하~하" "~하~하"

514. 야구웃음요법(Baseball Laugh) : 한쪽에서는 투수가 되어서 공을 던지고 다른 한쪽은 타자가 되어서 공을 받아치는 자세를 취하면서 웃는 웃음요법(role play).

투수가 공을 던지면서,
"~하! ~하~하~하~하~하~하~하~하~하~하~하" "~하~하"

타자가 공을 받아 치면서,
"~요! ~요~요~요~요~요~요~요~요~요~요~요" "~요~요"

"Home-Run!" 양손을 위로 들고,
"~와~와~와~와~와~와~하~하~하~하~하~하" "~하~하"

515. 야구웃음요법(Baseball Laugh) : 한쪽에서는 투수가 되어서 공을 던지고 다른 한쪽은 타자가 되어서 공을 받아치는 자세를 취하면서 웃는 웃음요법(role play).

투수가 공을 던지면서,
"~하! ~하~하~하~하~하~하~하~하~하~하~하" "~하~하"

타자가 공을 받아 치면서,
"~우! ~우~우~우~우~우~우~우~우~우~우~우" "~우~우"

"Home-Run!" 양손을 위로 들고,
"~와~와~와~와~와~와~하~하~하~하~하~하" "~하~하"

516. 야구웃음요법(Baseball Laugh) : 한쪽에서는 투수가 되어서 공을 던지고 다른 한쪽은 타자가 되어서 공을 받아치는 자세를 취하면서 웃는 웃음요법(role play).

투수가 공을 던지면서,
"~하! ~하~하~하~하~하~하~하~하~하~하~하" "~하~하"

타자가 공을 받아 치면서,
"~꼬! ~꼬~꼬~꼬~꼬~꼬~꼬~꼬~꼬~꼬~꼬~꼬" "~꼬~꼬"

"Home-Run!" 양손을 위로 들고,
"~와~와~와~와~와~와~하~하~하~하~하~하" "~하~하"

517. 야구웃음요법(Baseball Laugh) : 한쪽에서는 투수가 되어서 공을 던지고 다른 한쪽은 타자가 되어서 공을 받아치는 자세를 취하면서 웃는 웃음요법(role play).

투수가 공을 던지면서,
"~하! ~하~하~하~하~하~하~하~하~하~하~하" "~하~하"

타자가 공을 받아 치면서,
"~까! ~까~까~까~까~까~까~까~까~까~까~까" "~까~까"

"Home-Run!" 양손을 위로 들고,
"~와~와~와~와~와~와~하~하~하~하~하~하" "~하~하"

518. 야구웃음요법(Baseball Laugh) : 한쪽에서는 투수가 되어서 공을 던지고 다른 한쪽은 타자가 되어서 공을 받아치는 자세를 취하면서 웃는 웃음요법(role play).

투수가 공을 던지면서,
"~하! ~하~하~하~하~하~하~하~하~하~하~하" "~하~하"

타자가 공을 받아 치면서,
"~킬! ~킬~킬~킬~낄~킬~킬~킬~킬~낄~킬~낄" "~킬~킬"

"Home-Run!" 양손을 위로 들고,
"~와~와~와~와~와~와~하~하~하~하~하~하" "~하~하"

519. 야구웃음요법(Baseball Laugh) : 한쪽에서는 투수가 되어서 공을 던지고 다른 한쪽은 타자가 되어서 공을 받아치는 자세를 취하면서 웃는 웃음요법(role play).

투수가 공을 던지면서,
"~하! ~하~하~하~하~하~하~하~하~하~하~하" "~하~하"

타자가 공을 받아 치면서,
"~칼! ~칼~칼~칼~칼~칼~칼~칼~칼~칼~칼~칼" "~칼~칼"

"Home-Run!" 양손을 위로 들고,
"~와~와~와~와~와~와~하~하~하~하~하~하" "~하~하"

520. 야구웃음요법(Baseball Laugh) : 한쪽에서는 투수가 되어서 공을 던지고 다른 한쪽은 타자가 되어서 공을 받아치는 자세를 취하면서 웃는 웃음요법(role play).

투수가 공을 던지면서,
"~하! ~하~하~하~하~하~하~하~하~하~하~하" "~하~하"

타자가 공을 받아 치면서,
"~낄! ~낄~낄~낄~낄~낄~낄~낄~낄~낄~낄~낄" "~낄~낄"

"Home-Run!" 양손을 위로 들고,
"~와~와~와~와~와~와~하~하~하~하~하~하" "~하~하"

521. 야구웃음요법(Baseball Laugh) : 한쪽에서는 투수가 되어서 공을 던지고 다른 한쪽은 타자가 되어서 공을 받아치는 자세를 취하면서 웃는 웃음요법(role play).

투수가 공을 던지면서,
"~하! ~하~하~하~하~하~하~하~하~하~하~하" "~하~하"

타자가 공을 받아 치면서,
"~깔! ~깔~깔~깔~깔~깔~깔~깔~깔~깔~깔~깔" "~깔~깔"

"Home-Run!" 양손을 위로 들고,
"~와~와~와~와~와~와~하~하~하~하~하~하" "~하~하"

522. 야구웃음요법(Baseball Laugh) : 한쪽에서는 투수가 되어서 공을 던지고 다른 한쪽은 타자가 되어서 공을 받아치는 자세를 취하면서 웃는 웃음요법(role play).

투수가 공을 던지면서,
"~하! ~하~하~하~하~하~하~하~하~하~하~하" "~하~하"

타자가 공을 받아 치면서,
"~캬! ~캬~캬~캬~캬~캬~캬~캬~캬~캬~캬~캬" "~캬~캬"

"Home-Run!" 양손을 위로 들고,
"~와~와~와~와~와~와~하~하~하~하~하~하" "~하~하"

523. 야구웃음요법(Baseball Laugh) : 한쪽에서는 투수가 되어서 공을 던지고 다른 한쪽은 타자가 되어서 공을 받아치는 자세를 취하면서 웃는 웃음요법(role play).

투수가 공을 던지면서,
"~하! ~하~하~하~하~하~하~하~하~하~하~하" "~하~하"

타자가 공을 받아 치면서,
"~커! ~커~커~커~커~커~커~커~커~커~커~커" "~커~커"

"Home-Run!" 양손을 위로 들고,
"~와~와~와~와~와~와~하~하~하~하~하~하" "~하~하"

524. 야구웃음요법(Baseball Laugh) : 한쪽에서는 투수가 되어서 공을 던지고 다른 한쪽은 타자가 되어서 공을 받아치는 자세를 취하면서 웃는 웃음요법(role play).

투수가 공을 던지면서,
"~하! ~하~하~하~하~하~하~하~하~하~하~하" "~하~하"

타자가 공을 받아 치면서,
"~켜! ~켜~켜~켜~켜~켜~켜~켜~켜~켜~켜~켜" "~켜~켜"

"Home-Run!" 양손을 위로 들고,
"~와~와~와~와~와~와~하~하~하~하~하~하" "~하~하"

525. 야구웃음요법(Baseball Laugh) : 한쪽에서는 투수가 되어서 공을 던지고 다른 한쪽은 타자가 되어서 공을 받아치는 자세를 취하면서 웃는 웃음요법(role play).

투수가 공을 던지면서,
"~하! ~하~하~하~하~하~하~하~하~하~하~하" "~하~하"

타자가 공을 받아 치면서,
"~파! ~파~파~파~파~파~파~파~파~파~파~파" "~파~파"

"Home-Run!" 양손을 위로 들고,
"~와~와~와~와~와~와~하~하~하~하~하~하" "~하~하"

526. 야구웃음요법(Baseball Laugh) : 한쪽에서는 투수가 되어서 공을 던지고 다른 한쪽은 타자가 되어서 공을 받아치는 자세를 취하면서 웃는 웃음요법(role play).

투수가 공을 던지면서,
"~하! ~하~하~하~하~하~하~하~하~하~하~하" "~하~하"

타자가 공을 받아 치면서,
"~프! ~프~프~프~프~프~프~프~프~프~프~프" "~프~프."

"Home-Run!" 양손을 위로 들고,
"~와~와~와~와~와~와~하~하~하~하~하~하" "~하~하"

527. 농구웃음요법(Basketball Laugh) : 농구할 때처럼 공을 바운드를 하면서, 슛을 한다.

"~하! ~하~하~하~하~하~하~하~하~하~하~하~하~하"
"~호! ~호~호~호~호~호~호~호~호~호~호~호~호~호"
"~히! ~히~히~히~히~히~히~히~히~히~히~히~히~히"
"~흐! ~흐~흐~흐~흐~흐~흐~흐~흐~흐~흐~흐~흐~흐"
"~허! ~허~허~허~허~허~허~허~허~허~허~허~허~허"
"~크! ~크~크~크~크~크~크~크~크~크~크~크~크~크"
"~키! ~키~키~키~키~키~키~키~키~키~키~키~키~키"
"~카! ~카~카~카~카~카~카~카~카~카~카~카~카~카"
"~헤! ~헤~헤~헤~헤~헤~헤~헤~헤~헤~헤~헤~헤~헤"

"~Shoot! ~Nice ~Shot!"

528. 타임아웃웃음요법(Time Out Laugh) : 분노가 일어날 때, 자기 스스로 "타임아웃! 타임아웃! 타임아웃!"이라고 외치면서 분노의 상황을 전환시키고자 웃는 웃음요법.

"타임아웃! 타임아웃! 타임아웃!"
"~하! ~하~하~하~하~하~하~하~하~하~하~하" "~하~하"

529. 타임아웃웃음요법(Time Out Laugh)

"타임아웃! 타임아웃! 타임아웃!"
"~호! ~호~호~호~호~호~호~호~호~호~호~호" "~호~호"

530. 타임아웃웃음요법(Time Out Laugh)

"타임아웃! 타임아웃! 타임아웃!"
"~히! ~히~히~히~히~히~히~히~히~히~히~히" "~히~히"

531. 타임아웃웃음요법(Time Out Laugh)

"타임아웃! 타임아웃! 타임아웃!"
"~흐! ~흐~흐~흐~흐~흐~흐~흐~흐~흐~흐~흐" "~흐~흐"

532. 타임아웃웃음요법(Time Out Laugh)

"타임아웃! 타임아웃! 타임아웃!"
"~허! ~허~허~허~허~허~허~허~허~허~허~허" "~허~허"

533. 타임아웃웃음요법(Time Out Laugh)

"타임아웃! 타임아웃! 타임아웃!"
"~크! ~크~크~크~크~크~크~크~크~크~크~크" "~크~크"

534. 타임아웃웃음요법(Time Out Laugh)

"타임아웃! 타임아웃! 타임아웃!"
"~키! ~키~키~키~키~키~키~키~키~키~키~키" "~키~키"

535. 타임아웃웃음요법(Time Out Laugh)

"타임아웃! 타임아웃! 타임아웃!"

"~카! ~카~카~카~카~카~카~카~카~카~카~카" "~카~카"

536. 타임아웃웃음요법(Time Out Laugh)

"타임아웃! 타임아웃! 타임아웃!"

"~헤! ~헤~헤~헤~헤~헤~헤~헤~헤~헤~헤~헤" "~헤~헤"

537. 타임아웃웃음요법(Time Out Laugh)

"타임아웃! 타임아웃! 타임아웃!"

"~해! ~해~해~해~해~해~해~해~해~해~해~해" "~해~해"

538. 타임아웃웃음요법(Time Out Laugh)

"타임아웃! 타임아웃! 타임아웃!"

"~야! ~야~야~야~야~야~야~야~야~야~야~야" "~야~야"

539. 타임아웃웃음요법(Time Out Laugh)

"타임아웃! 타임아웃! 타임아웃!"

"~여! ~여~여~여~여~여~여~여~여~여~여~여" "~여~여"

540. 타임아웃웃음요법(Time Out Laugh)

"타임아웃! 타임아웃! 타임아웃!"

"~어! ~어~어~어~어~어~어~어~어~어~어~어" "~어~어"

541. 타임아웃웃음요법(Time Out Laugh)

"타임아웃! 타임아웃! 타임아웃!"

"~예! ~예~예~예~예~예~예~예~예~예~예~예" "~예~예"

542. 타임아웃웃음요법(Time Out Laugh)

"타임아웃! 타임아웃! 타임아웃!

"~으! ~으~으~으~으~으~으~으~으~으~으~으" "~으~으"

543. 타임아웃웃음요법(Time Out Laugh)

"타임아웃! 타임아웃! 타임아웃!"

"~오! ~오~오~오~오~오~오~오~오~오~오~오" "~오~오"

544. 타임아웃웃음요법(Time Out Laugh)

"타임아웃! 타임아웃! 타임아웃!"

"~요! ~요~요~요~요~요~요~요~요~요~요~요" "~요~요"

545. 타임아웃웃음요법(Time Out Laugh)

"타임아웃! 타임아웃! 타임아웃!"

"~우! ~우~우~우~우~우~우~우~우~우~우~우" "~우~우"

546. 타임아웃웃음요법(Time Out Laugh)

"타임아웃! 타임아웃! 타임아웃!"

"~꼬! ~꼬~꼬~꼬~꼬~꼬~꼬~꼬~꼬~꼬~꼬~꼬" "~꼬~꼬"

547. 타임아웃웃음요법(Time Out Laugh)

"타임아웃! 타임아웃! 타임아웃!"

"~까! ~까~까~까~까~까~까~까~까~까~까~까" "~까~까"

548. 타임아웃웃음요법(Time Out Laugh)

"타임아웃! 타임아웃! 타임아웃!"

"~킬! ~킬~킬~킬~낄~킬~킬~킬~킬~낄~킬~낄" "~킬~킬"

549. 타임아웃웃음요법(Time Out Laugh)

"타임아웃! 타임아웃! 타임아웃!"
"~칼! ~칼~칼~칼~칼~칼~칼~칼~칼~칼~칼~칼" "~칼~칼"

550. 타임아웃웃음요법(Time Out Laugh)

"타임아웃! 타임아웃! 타임아웃!"
"~낄! ~낄~낄~낄~낄~낄~낄~낄~낄~낄~낄~낄" "~낄~낄"

551. 타임아웃웃음요법(Time Out Laugh)

"타임아웃! 타임아웃! 타임아웃!"
"~깔! ~깔~깔~깔~깔~깔~깔~깔~깔~깔~깔~깔" "~깔~깔"

552. 타임아웃웃음요법(Time Out Laugh)

"타임아웃! 타임아웃! 타임아웃!"
"~캬! ~캬~캬~캬~캬~캬~캬~캬~캬~캬~캬~캬" "~캬~캬"

553. 타임아웃웃음요법(Time Out Laugh)

"타임아웃! 타임아웃! 타임아웃!"
"~커! ~커~커~커~커~커~커~커~커~커~커~커" "~커~커"

554. 타임아웃웃음요법(Time Out Laugh)

"타임아웃! 타임아웃! 타임아웃!"
"~켜! ~켜~켜~켜~켜~켜~켜~켜~켜~켜~켜~켜" "~켜~켜"

555. 타임아웃웃음요법(Time Out Laugh)

"타임아웃! 타임아웃! 타임아웃!"
"~파! ~파~파~파~파~파~파~파~파~파~파~파" "~파~파"

556. 타임아웃웃음요법(Time Out Laugh)

"타임아웃! 타임아웃! 타임아웃!"
"~프! ~프~프~프~프~프~프~프~프~프~프~프" "~프~프"

557. 타임아웃웃음요법(Time Out Laugh)

"타임아웃! 타임아웃! 타임아웃!"
"~푸! ~푸~푸~푸~푸~푸~푸~푸~푸~푸~푸~푸" "~푸~푸"

558. 타임아웃웃음요법(Time Out Laugh)

"타임아웃! 타임아웃! 타임아웃!"
"~피! ~피~피~피~피~피~피~피~피~피~피~피" "~피~피"

559. 타임아웃웃음요법(Time Out Laugh)

"타임아웃! 타임아웃! 타임아웃!"
"~티! ~티~티~티~티~티~티~티~티~티~티~티" "~티~티"

560. 타임아웃웃음요법(Time Out Laugh)

"타임아웃! 타임아웃! 타임아웃!"
"~트! ~트~트~트~트~트~트~트~트~트~트~트" "~트~트."

561. 생각중지웃음요법(Thought Stopping) : 분노가 일어날 때, 자기 스스로 "생각하지 마! 생각하지 마! 생각하지 마!"라고 외치면서 분노의 상황을 전환시키고자 웃는 웃음요법.

"생각하지 마! 생각하지 마! 생각하지 마!"
"~하! ~하~하~하~하~하~하~하~하~하~하~하" "~하~하"

562. 생각중지웃음요법(Thought Stopping)

"생각하지 마! 생각하지 마! 생각하지 마!"
"~호! ~호~호~호~호~호~호~호~호~호~호~호" "~호~호"

563. 생각중지웃음요법(Thought Stopping)

"생각하지 마! 생각하지 마! 생각하지 마!"
"~히! ~히~히~히~히~히~히~히~히~히~히~히" "~히~히"

564. 생각중지웃음요법(Thought Stopping)

"생각하지 마! 생각하지 마! 생각하지 마!"
"~호! ~호~호~호~호~호~호~호~호~호~호~호" "~호~호"

565. 생각중지웃음요법(Thought Stopping)

"생각하지 마! 생각하지 마! 생각하지 마!"
"~허! ~허~허~허~허~허~허~허~허~허~허~허" "~허~허"

566. 생각중지웃음요법(Thought Stopping)

"생각하지 마! 생각하지 마! 생각하지 마!"
"~크! ~크~크~크~크~크~크~크~크~크~크~크" "~크~크"

567. 생각중지웃음요법(Thought Stopping)

"생각하지 마! 생각하지 마! 생각하지 마!"
"~키! ~키~키~키~키~키~키~키~키~키~키~키" "~키~키"

568. 생각중지웃음요법(Thought Stopping)

"생각하지 마! 생각하지 마! 생각하지 마!"
"~카! ~카~카~카~카~카~카~카~카~카~카~카" "~카~카"

569. 생각중지웃음요법(Thought Stopping)

"생각하지 마! 생각하지 마! 생각하지 마!"
"~헤! ~헤~헤~헤~헤~헤~헤~헤~헤~헤~헤~헤" "~헤~헤"

570. 생각중지웃음요법(Thought Stopping)

"생각하지 마! 생각하지 마! 생각하지 마!"
"~해! ~해~해~해~해~해~해~해~해~해~해~해" "~해~해"

571. 생각중지웃음요법(Thought Stopping)

"생각하지 마! 생각하지 마! 생각하지 마!"
"~야! ~야~야~야~야~야~야~야~야~야~야~야" "~야~야"

572. 생각중지웃음요법(Thought Stopping)

"생각하지 마! 생각하지 마! 생각하지 마!"
"~여! ~여~여~여~여~여~여~여~여~여~여~여" "~여~여"

573. 생각중지웃음요법(Thought Stopping)

"생각하지 마! 생각하지 마! 생각하지 마!"
"~희!, ~희~희~희~희~희~희~희~희~희~희~희" "~희~희"

574. 생각중지웃음요법(Thought Stopping)

"생각하지 마! 생각하지 마! 생각하지 마!"
"~어! ~어~어~어~어~어~어~어~어~어~어~어" "~어~어"

575. 생각중지웃음요법(Thought Stopping)

"생각하지 마! 생각하지 마! 생각하지 마!"
"~예! ~예~예~예~예~예~예~예~예~예~예~예" "~예~예"

576. 생각중지웃음요법(Thought Stopping)

"생각하지 마! 생각하지 마! 생각하지 마!"
"~으! ~으~으~으~으~으~으~으~으~으~으~으" "~으~으"

577. 생각중지웃음요법(Thought Stopping)

"생각하지 마! 생각하지 마! 생각하지 마!"
"~오! ~오~오~오~오~오~오~오~오~오~오~오" "~오~오"

578. 생각중지웃음요법(Thought Stopping)

"생각하지 마! 생각하지 마! 생각하지 마!"
"~요! ~요~요~요~요~요~요~요~요~요~요~요" "~요~요"

579. 생각중지웃음요법(Thought Stopping)

"생각하지 마! 생각하지 마! 생각하지 마!"
"~우! ~우~우~우~우~우~우~우~우~우~우~우" "~우~우"

580. 생각중지웃음요법(Thought Stopping)

"생각하지 마! 생각하지 마! 생각하지 마!"
"~꼬! ~꼬~꼬~꼬~꼬~꼬~꼬~꼬~꼬~꼬~꼬~꼬" "~꼬~꼬"

581. 생각중지웃음요법(Thought Stopping)

"생각하지 마! 생각하지 마! 생각하지 마!"
"~까! ~까~까~까~까~까~까~까~까~까~까~까" "~까~까"

582. 생각중지웃음요법(Thought Stopping)

"생각하지 마! 생각하지 마! 생각하지 마!"
"~킬! ~킬~킬~킬~낄~킬~킬~킬~킬~낄~킬~낄" "~킬~킬"

583. 생각중지웃음요법(Thought Stopping)

"생각하지 마! 생각하지 마! 생각하지 마!"
"~칼! ~칼~칼~칼~칼~칼~칼~칼~칼~칼~칼~칼" "~칼~칼"

584. 생각중지웃음요법(Thought Stopping)

"생각하지 마! 생각하지 마! 생각하지 마!"
"~낄! ~낄~낄~낄~낄~낄~낄~낄~낄~낄~낄~낄" "~낄~낄"

585. 생각중지웃음요법(Thought Stopping)

"생각하지 마! 생각하지 마! 생각하지 마!"
"~깔! ~깔~깔~깔~깔~깔~깔~깔~깔~깔~깔~깔" "~깔~깔"

586. 생각중지웃음요법(Thought Stopping)

"생각하지 마! 생각하지 마! 생각하지 마!"
"~캬! ~캬~캬~캬~캬~캬~캬~캬~캬~캬~캬~캬" "~캬~캬"

587. 생각중지웃음요법(Thought Stopping)

"생각하지 마! 생각하지 마! 생각하지 마!"
"~커! ~커~커~커~커~커~커~커~커~커~커~커" "~커~커"

588. 생각중지웃음요법(Thought Stopping)

"생각하지 마! 생각하지 마! 생각하지 마!"
"~켜! ~켜~켜~켜~켜~켜~켜~켜~켜~켜~켜~켜" "~켜~켜"

589. 생각중지웃음요법(Thought Stopping)

"생각하지 마! 생각하지 마! 생각하지 마!"
"~파! ~파~파~파~파~파~파~파~파~파~파~파" "~파~파"

590. 생각중지웃음요법(Thought Stopping)

"생각하지 마! 생각하지 마! 생각하지 마!"
"~프! ~프~프~프~프~프~프~프~프~프~프~프" "~프~프"

591. 생각중지웃음요법(Thought Stopping)

"생각하지 마! 생각하지 마! 생각하지 마!"
"~푸! ~푸~푸~푸~푸~푸~푸~푸~푸~푸~푸~푸" "~푸~푸"

592. 생각중지웃음요법(Thought Stopping)

"생각하지 마! 생각하지 마! 생각하지 마!"
"~피! ~피~피~피~피~피~피~피~피~피~피~피" "~피~피"

593. 생각중지웃음요법(Thought Stopping)

"생각하지 마! 생각하지 마! 생각하지 마!"
"~티! ~티~티~티~티~티~티~티~티~티~티~티" "~티~티"

594. 생각중지웃음요법(Thought Stopping)

"생각하지 마! 생각하지 마! 생각하지 마!"
"~트! ~트~트~트~트~트~트~트~트~트~트~트" "~트~트."

595. 이순신장군웃음요법 I(Admiral Lee Laugh I) : 신 수염을 쓰다듬으면 자신감(self confidence)과 긍지를 갖고 웃는 웃음요법.

"~하! ~하~하~하~하~하~하~하~하~하~하~하~하~하~하"

596. 이순신장군웃음요법 I(Admiral Lee Laugh I)

"~호! ~호~호~호~호~호~호~호~호~호~호~호~호~호~호"

597. 이순신장군웃음요법 I(Admiral Lee Laugh I)

"~히! ~히~히~히~히~히~히~히~히~히~히~히~히~히"

598. 이순신장군웃음요법 I(Admiral Lee Laugh I)

"~흐! ~흐~흐~흐~흐~흐~흐~흐~흐~흐~흐~흐~흐~흐~흐"

599. 이순신장군웃음요법 I(Admiral Lee Laugh I)

"~허! ~허~허~허~허~허~허~허~허~허~허~허~허~허"

600. 이순신장군웃음요법 I(Admiral Lee Laugh I)

"~크! ~크~크~크~크~크~크~크~크~크~크~크~크~크"

601. 이순신장군웃음요법 I(Admiral Lee Laugh I)

"~키! ~키~키~키~키~키~키~키~키~키~키~키~키~키"

602. 이순신장군웃음요법 I(Admiral Lee Laugh I)

"~카! ~카~카~카~카~카~카~카~카~카~카~카~카~카"

603. 이순신장군웃음요법 I(Admiral Lee Laugh I)

"~혜! ~혜~혜~혜~혜~혜~혜~혜~혜~혜~혜~혜~혜~혜"

604. 이순신장군웃음요법 I(Admiral Lee Laugh I)

"~해! ~해~해~해~해~해~해~해~해~해~해~해~해~해"

605. 이순신장군웃음요법 I(Admiral Lee Laugh I)

"~야! ~야~야~야~야~야~야~야~야~야~야~야~야~야"

606. 이순신장군웃음요법 I(Admiral Lee Laugh I)

"~여! ~여~여~여~여~여~여~여~여~여~여~여~여~여"

607. 이순신장군웃음요법 I(Admiral Lee Laugh I)

"~어! ~어~어~어~어~어~어~어~어~어~어~어~어~어"

608. 이순신장군웃음요법 I(Admiral Lee Laugh I)

"~예! ~예~예~예~예~예~예~예~예~예~예~예~예~예"

609. 이순신장군웃음요법 I(Admiral Lee Laugh I)

"~으! ~으~으~으~으~으~으~으~으~으~으~으~으~으"

610. 이순신장군웃음요법 I(Admiral Lee Laugh I)

"~오! ~오~오~오~오~오~오~오~오~오~오~오~오~오"

611. 이순신장군웃음요법 I(Admiral Lee Laugh I)

"~요! ~요~요~요~요~요~요~요~요~요~요~요~요~요"

612. 이순신장군웃음요법 I(Admiral Lee Laugh I)

"~우! ~우~우~우~우~우~우~우~우~우~우~우~우~우"

613. 이순신장군웃음요법 I(Admiral Lee Laugh I)

"~꼬! ~꼬~꼬~꼬~꼬~꼬~꼬~꼬~꼬~꼬~꼬~꼬~꼬~꼬"

614. 이순신장군웃음요법 I(Admiral Lee Laugh I)

"~까! ~까~까~까~까~까~까~까~까~까~까~까~까~까"

615. 이순신장군웃음요법 I(Admiral Lee Laugh I)

"~킬! ~킬~킬~킬~낄~킬~킬~킬~킬~킬~킬~킬~킬~킬"

616. 이순신장군웃음요법 I(Admiral Lee Laugh I)

"~칼! ~칼~칼~칼~칼~칼~칼~칼~칼~칼~칼~칼~칼~칼"

617. 이순신장군웃음요법 I(Admiral Lee Laugh I)

"~낄! ~낄~낄~낄~낄~낄~낄~낄~낄~낄~낄~낄~낄~낄"

618. 이순신장군웃음요법 I(Admiral Lee Laugh I)

"~깔! ~깔~깔~깔~깔~깔~깔~깔~깔~깔~깔~깔~깔~깔"

619. 이순신장군웃음요법 I(Admiral Lee Laugh I)

"~캬! ~캬~캬~캬~캬~캬~캬~캬~캬~캬~캬~캬~캬~캬"

620. 이순신장군웃음요법 I(Admiral Lee Laugh I)

"~커! ~커~커~커~커~커~커~커~커~커~커~커~커~커"

621. 이순신장군웃음요법 I(Admiral Lee Laugh I)

"~켜! ~켜~켜~켜~켜~켜~켜~켜~켜~켜~켜~켜~켜~켜"

622. 이순신장군웃음요법 I(Admiral Lee Laugh I)

"~파! ~파~파~파~파~파~파~파~파~파~파~파~파~파"

623. 이순신장군웃음요법 I(Admiral Lee Laugh I)

"~프! ~프~프~프~프~프~프~프~프~프~프~프~프~프"

624. 이순신장군웃음요법 I(Admiral Lee Laugh I)

"~푸! ~푸~푸~푸~푸~푸~푸~푸~푸~푸~푸~푸~푸~푸"

625. 이순신장군웃음요법 I(Admiral Lee Laugh I)

"~피! ~피~피~피~피~피~피~피~피~피~피~피~피~피"

626. 이순신장군웃음요법 I(Admiral Lee Laugh I)

"~티! ~티~티~티~티~티~티~티~티~티~티~티~티~티"

627. 이순신장군웃음요법 I(Admiral Lee Laugh I)

"~트! ~트~트~트~트~트~트~트~트~트~트~트~트~트."

628. 이순신장군웃음요법 II(Admiral Lee Laugh II) : 왼손은 가볍게 허리에 대고 오른손 엄지손가락을 높이 들고(Thumbs up) 상대방을 마음껏 승리를 축하해주면서 웃는 웃음요법.

"아주 좋아! 잘했군! 잘했어! 해냈군! 해냈어!"
"~하! ~하~하~하~하~하~하~하~하~하~하~하~하~하"

629. 이순신장군웃음요법 II(Admiral Lee Laugh II)

"아주 좋아! 잘했군! 잘했어! 해냈군! 해냈어!"
"~호! ~호~호~호~호~호~호~호~호~호~호~호~호~호"

630. 이순신장군웃음요법 II(Admiral Lee Laugh II)

"아주 좋아! 잘했군! 잘했어! 해냈군! 해냈어!"
"~히! ~히~히~히~히~히~히~히~히~히~히~히~히~히"

631. 이순신장군웃음요법 II(Admiral Lee Laugh II)

"아주 좋아! 잘했군! 잘했어! 해냈군! 해냈어!"
"~흐! ~흐~흐~흐~흐~흐~흐~흐~흐~흐~흐~흐~흐~흐"

632. 이순신장군웃음요법 II(Admiral Lee Laugh II)

"아주 좋아! 잘했군! 잘했어! 해냈군! 해냈어!"
"~허! ~허~허~허~허~허~허~허~허~허~허~허~허~허"

633. 이순신장군웃음요법 II(Admiral Lee Laugh II)

"아주 좋아! 잘했군! 잘했어! 해냈군! 해냈어!"
"~크! ~크~크~크~크~크~크~크~크~크~크~크~크~크"

634. 이순신장군웃음요법 II(Admiral Lee Laugh II)

"아주 좋아! 잘했군! 잘했어! 해냈군! 해냈어!"
"~키! ~키~키~키~키~키~키~키~키~키~키~키~키~키"

635. 이순신장군웃음요법 II(Admiral Lee Laugh II)

"아주 좋아! 잘했군! 잘했어! 해냈군! 해냈어!"
"~카! ~카~카~카~카~카~카~카~카~카~카~카~카~카"

636. 이순신장군웃음요법 II(Admiral Lee Laugh II)

"아주 좋아! 잘했군! 잘했어! 해냈군! 해냈어!"
"~혜! ~혜~혜~혜~혜~혜~혜~혜~혜~혜~혜~혜~혜~혜"

637. 이순신장군웃음요법 II(Admiral Lee Laugh II)

"아주 좋아! 잘했군! 잘했어! 해냈군! 해냈어!"
"~해! ~해~해~해~해~해~해~해~해~해~해~해~해~해"

638. 이순신장군웃음요법 II(Admiral Lee Laugh II)

"아주 좋아! 잘했군! 잘했어! 해냈군! 해냈어!"
"~야! ~야~야~야~야~야~야~야~야~야~야~야~야~야"

639. 이순신장군웃음요법 II(Admiral Lee Laugh II)

"아주 좋아! 잘했군! 잘했어! 해냈군! 해냈어!"
"~여! ~여~여~여~여~여~여~여~여~여~여~여~여~여"

640. 이순신장군웃음요법 II(Admiral Lee Laugh II)

"아주 좋아! 잘했군! 잘했어! 해냈군! 해냈어!"
"~어! ~어~어~어~어~어~어~어~어~어~어~어~어~어"

641. 이순신장군웃음요법 II(Admiral Lee Laugh II)

"아주 좋아! 잘했군! 잘했어! 해냈군! 해냈어!"
"~예! ~예~예~예~예~예~예~예~예~예~예~예~예~예"

642. 이순신장군웃음요법 II(Admiral Lee Laugh II)

"아주 좋아! 잘했군! 잘했어! 해냈군! 해냈어!"
"~으! ~으~으~으~으~으~으~으~으~으~으~으~으~으"

643. 이순신장군웃음요법 II(Admiral Lee Laugh II)

"아주 좋아! 잘했군! 잘했어! 해냈군! 해냈어!"
"~오! ~오~오~오~오~오~오~오~오~오~오~오~오~오"

644. 이순신장군웃음요법 II(Admiral Lee Laugh II)

"아주 좋아! 잘했군! 잘했어! 해냈군! 해냈어!"
"~요! ~요~요~요~요~요~요~요~요~요~요~요~요~요"

645. 이순신장군웃음요법 II(Admiral Lee Laugh II)

"아주 좋아! 잘했군! 잘했어! 해냈군! 해냈어!"
"~우! ~우~우~우~우~우~우~우~우~우~우~우~우~우"

646. 이순신장군웃음요법 II(Admiral Lee Laugh II)

"아주 좋아! 잘했군! 잘했어! 해냈군! 해냈어!"
"~꼬! ~꼬~꼬~꼬~꼬~꼬~꼬~꼬~꼬~꼬~꼬~꼬~꼬~꼬"

647. 이순신장군웃음요법 II(Admiral Lee Laugh II)

"아주 좋아! 잘했군! 잘했어! 해냈군! 해냈어!"
"~까! ~까~까~까~까~까~까~까~까~까~까~까~까~까"

648. 이순신장군웃음요법 II(Admiral Lee Laugh II)

"아주 좋아! 잘했군! 잘했어! 해냈군! 해냈어!"
"~킬! ~킬~킬~킬~낄~킬~킬~킬~킬~킬~킬~킬~킬~킬"

649. 이순신장군웃음요법 II(Admiral Lee Laugh II)

"아주 좋아! 잘했군! 잘했어! 해냈군! 해냈어!"
"~칼! ~칼~칼~칼~칼~칼~칼~칼~칼~칼~칼~칼~칼~칼"

650. 이순신장군웃음요법 II(Admiral Lee Laugh II)

"아주 좋아! 잘했군! 잘했어! 해냈군! 해냈어!"
"~낄! ~낄~낄~낄~낄~낄~낄~낄~낄~낄~낄~낄~낄~낄"

651. 이순신장군웃음요법 II(Admiral Lee Laugh II)

"아주 좋아! 잘했군! 잘했어! 해냈군! 해냈어!"
"~깔! ~깔~깔~깔~깔~깔~깔~깔~깔~깔~깔~깔~깔~깔"

652. 이순신장군웃음요법 II(Admiral Lee Laugh II)

"아주 좋아! 잘했군! 잘했어! 해냈군! 해냈어!"
"~캬! ~캬~캬~캬~캬~캬~캬~캬~캬~캬~캬~캬~캬~캬"

653. 이순신장군웃음요법 II(Admiral Lee Laugh II)

"아주 좋아! 잘했군! 잘했어! 해냈군! 해냈어!"
"~커! ~커~커~커~커~커~커~커~커~커~커~커~커~커"

654. 이순신장군웃음요법 II(Admiral Lee Laugh II)

"아주 좋아! 잘했군! 잘했어! 해냈군! 해냈어!"
"~켜! ~켜~켜~켜~켜~켜~켜~켜~켜~켜~켜~켜~켜~켜"

655. 이순신장군웃음요법 II(Admiral Lee Laugh II)

"아주 좋아! 잘했군! 잘했어! 해냈군! 해냈어!"
"~파! ~파~파~파~파~파~파~파~파~파~파~파~파~파"

656. 이순신장군웃음요법 II(Admiral Lee Laugh II)

"아주 좋아! 잘했군! 잘했어! 해냈군! 해냈어!"
"~프! ~프~프~프~프~프~프~프~프~프~프~프~프~프"

657. 이순신장군웃음요법 II(Admiral Lee Laugh II)

"아주 좋아! 잘했군! 잘했어! 해냈군! 해냈어!"
"~푸! ~푸~푸~푸~푸~푸~푸~푸~푸~푸~푸~푸~푸~푸"

658. 이순신장군웃음요법 II(Admiral Lee Laugh II)

"아주 좋아! 잘했군! 잘했어! 해냈군! 해냈어!"
"~피! ~피~피~피~피~피~피~피~피~피~피~피~피~피"

659. 이순신장군웃음요법 II(Admiral Lee Laugh II)

"아주 좋아! 잘했군! 잘했어! 해냈군! 해냈어!"
"~티! ~티~티~티~티~티~티~티~티~티~티~티~티~티"

660. 이순신장군웃음요법 II(Admiral Lee Laugh II)

"아주 좋아! 잘했군! 잘했어! 해냈군! 해냈어!"
"~트! ~트~트~트~트~트~트~트~트~트~트~트~트~트."

661. 복근치기웃음요법 I(Belly Tapping Laugh I) : 배를 양손으로 엇갈리게 두드리면서 웃는 웃음요법.

"～하～하～하～하～하～하～하～하～하～하～하～하～하～하,
～호～호～호～호～호～호～호～호～호～호～호～호～호～호,
～히～히～히～히～히～히～히～히～히～히～히～히～히～히,
～호～호～호～호～호～호～호～호～호～호～호～호～호～호,
～허～허～허～허～허～허～허～허～허～허～허～허～허～허,
～크～크～크～크～크～크～크～크～크～크～크～크～크～크,
～키～키～키～키～키～키～키～키～키～키～키～키～키～키,
～카～카～카～카～카～카～카～카～카～카～카～카～카～카,
～혜～혜～혜～혜～혜～혜～혜～혜～혜～혜～혜～혜～혜～혜,
～해～해～해～해～해～해～해～해～해～해～해～해～해～해,
～야～야～야～야～야～야～야～야～야～야～야～야～야～야."

662. 복근치기웃음요법 II(Belly Tapping Laugh II) : 배를 양손으로 동시에 두드리면서 웃는 웃음요법.

"～하～하～하～하～하～하～하～하～하～하～하～하～하～하,
～호～호～호～호～호～호～호～호～호～호～호～호～호～호,
～히～히～히～히～히～히～히～히～히～히～히～히～히～히,
～호～호～호～호～호～호～호～호～호～호～호～호～호～호,
～허～허～허～허～허～허～허～허～허～허～허～허～허～허,
～크～크～크～크～크～크～크～크～크～크～크～크～크～크,
～키～키～키～키～키～키～키～키～키～키～키～키～키～키,
～카～카～카～카～카～카～카～카～카～카～카～카～카～카,
～혜～혜～혜～혜～혜～혜～혜～혜～혜～혜～혜～혜～혜～혜,
～해～해～해～해～해～해～해～해～해～해～해～해～해～해,
～야～야～야～야～야～야～야～야～야～야～야～야～야～야,
～여～여～여～여～여～여～여～여～여～여～여～여～여～여,
～어～어～어～어～어～어～어～어～어～어～어～어～어～어,
～예～예～예～예～예～예～예～예～예～예～예～예～예～예,
～얘～얘～얘～얘～얘～얘～얘～얘～얘～얘～얘～얘～얘～얘,
～으～으～으～으～으～으～으～으～으～으～으～으～으～으."

663. 복근크로스치기웃음요법 III(Belly Cross-Tapping Laugh III) : 배를 양손으로 십자가형으로 가볍게 엇갈려 치면서 웃는 웃음요법.

"~하~하~하~하~하~하~하~하~하~하~하~하~하~하,
~호~호~호~호~호~호~호~호~호~호~호~호~호~호,
~히~히~히~히~히~히~히~히~히~히~히~히~히~히,
~흐~흐~흐~흐~흐~흐~흐~흐~흐~흐~흐~흐~흐~흐,
~허~허~허~허~허~허~허~허~허~허~허~허~허~허,
~크~크~크~크~크~크~크~크~크~크~크~크~크~크,
~키~키~키~키~키~키~키~키~키~키~키~키~키~키,
~카~카~카~카~카~카~카~카~카~카~카~카~카~카,
~혜~혜~혜~혜~혜~혜~혜~혜~혜~혜~혜~혜~혜~혜,
~해~해~해~해~해~해~해~해~해~해~해~해~해~해,
~야~야~야~야~야~야~야~야~야~야~야~야~야~야."

664. 복근크로스치기웃음요법 IV(Belly Cross-Tapping Laugh IV) : 배를 양손으로 십자가형으로 가볍게 동시에 치면서 웃는 웃음요법.

"~하~하~하~하~하~하~하~하~하~하~하~하~하~하,
~호~호~호~호~호~호~호~호~호~호~호~호~호~호,
~히~히~히~히~히~히~히~히~히~히~히~히~히~히,
~흐~흐~흐~흐~흐~흐~흐~흐~흐~흐~흐~흐~흐~흐,
~허~허~허~허~허~허~허~허~허~허~허~허~허~허,
~크~크~크~크~크~크~크~크~크~크~크~크~크~크,
~키~키~키~키~키~키~키~키~키~키~키~키~키~키,
~카~카~카~카~카~카~카~카~카~카~카~카~카~카,
~혜~혜~혜~혜~혜~혜~혜~혜~혜~혜~혜~혜~혜~혜,
~해~해~해~해~해~해~해~해~해~해~해~해~해~해,
~야~야~야~야~야~야~야~야~야~야~야~야~야~야,
~여~여~여~여~여~여~여~여~여~여~여~여~여~여,
~어~어~어~어~어~어~어~어~어~어~어~어~어~어,
~예~예~예~예~예~예~예~예~예~예~예~예~예~예,
~얘~얘~얘~얘~얘~얘~얘~얘~얘~얘~얘~얘~얘~얘,
~으~으~으~으~으~으~으~으~으~으~으~으~으~으,
~오~오~오~오~오~오~오~오~오~오~오~오~오~오,
~요~요~요~요~요~요~요~요~요~요~요~요~요~요,
~우~우~우~우~우~우~우~우~우~우~우~우~우~우,
~꼬~꼬~꼬~꼬~꼬~꼬~꼬~꼬~꼬~꼬~꼬~꼬~꼬~꼬,
~까~까~까~까~까~까~까~까~까~까~까~까~까~까,
~킬~킬~킬~킬~낄~킬~킬~킬~킬~킬~킬~킬~킬~킬,
~칼~칼~칼~칼~칼~칼~칼~칼~칼~칼~칼~칼~칼~칼."

665. 아이러브유웃음요법 I(I-Love-You Laugh I) : 양손을 상대방에게 향하고 진심으로 사랑하는 마음을 담고서 "I Love You!" "I Love You!" "I Love You!"라고 외치면서 상대를 향해서 힘차게 웃는 웃음요법.

"I Love You!" "I Love You!" "I Love You!"
"~하! ~하~하~하~하~하~하~하~하~하~하~하~하~하"

666. 아이러브유웃음요법 I(I-Love-You Laugh I)

"I Love You!" "I Love You!" "I Love You!"
"~호! ~호~호~호~호~호~호~호~호~호~호~호~호~호"

667. 아이러브유웃음요법 I(I-Love-You Laugh I)

"I Love You!" "I Love You!" "I Love You!"
"~히! ~히~히~히~히~히~히~히~히~히~히~히~히~히"

668. 아이러브유웃음요법 I(I-Love-You Laugh I)

"I Love You!" "I Love You!" "I Love You!"
"~흐! ~흐~흐~흐~흐~흐~흐~흐~흐~흐~흐~흐~흐~흐"

669. 아이러브유웃음요법 I(I-Love-You Laugh I)

"I Love You!" "I Love You!" "I Love You!"
"~허! ~허~허~허~허~허~허~허~허~허~허~허~허~허"

670. 아이러브유웃음요법 I(I-Love-You Laugh I)

"I Love You!" "I Love You!" "I Love You!"
"~크! ~크~크~크~크~크~크~크~크~크~크~크~크~크"

671. 아이러브유웃음요법 I(I-Love-You Laugh I)

"I Love You!" "I Love You!" "I Love You!"
"~키! ~키~키~키~키~키~키~키~키~키~키~키~키~키"

672. 아이러브유웃음요법 I(I-Love-You Laugh I)

"I Love You!" "I Love You!" "I Love You!"
"～카! ～카～카～카～카～카～카～카～카～카～카～카～카～카"

673. 아이러브유웃음요법 I(I-Love-You Laugh I)

"I Love You!" "I Love You!" "I Love You!"
"～혜! ～혜～혜～혜～혜～혜～혜～혜～혜～혜～혜～혜～혜～혜"

674. 아이러브유웃음요법 I(I-Love-You Laugh I)

"I Love You!" "I Love You!" "I Love You!"
"～해! ～해～해～해～해～해～해～해～해～해～해～해～해～해"

675. 아이러브유웃음요법 I(I-Love-You Laugh I)

"I Love You!" "I Love You!" "I Love You!"
"～야! ～야～야～야～야～야～야～야～야～야～야～야～야～야"

676. 아이러브유웃음요법 I(I-Love-You Laugh I)

"I Love You!" "I Love You!" "I Love You!"
"～여! ～여～여～여～여～여～여～여～여～여～여～여～여～여"

677. 아이러브유웃음요법 I(I-Love-You Laugh I)

"I Love You!" "I Love You!" "I Love You!"
"～어! ～어～어～어～어～어～어～어～어～어～어～어～어～어"

678. 아이러브유웃음요법 I(I-Love-You Laugh I)

"I Love You!" "I Love You!" "I Love You!"
"～예! ～예～예～예～예～예～예～예～예～예～예～예～예～예"

679. 아이러브유웃음요법 I(I-Love-You Laugh I)

"I Love You!" "I Love You!" "I Love You!"
"~으! ~으~으~으~으~으~으~으~으~으~으~으~으~으"

680. 아이러브유웃음요법 I(I-Love-You Laugh I)

"I Love You!" "I Love You!" "I Love You!"
"~오! ~오~오~오~오~오~오~오~오~오~오~오~오~오"

681. 아이러브유웃음요법 I(I-Love-You Laugh I)

"I Love You!" "I Love You!" "I Love You!"
"~요! ~요~요~요~요~요~요~요~요~요~요~요~요~요"

682. 아이러브유웃음요법 I(I-Love-You Laugh I)

"I Love You!" "I Love You!" "I Love You!"
"~우! ~우~우~우~우~우~우~우~우~우~우~우~우~우"

683. 아이러브유웃음요법 I(I-Love-You Laugh I)

"I Love You!" "I Love You!" "I Love You!"
"~꼬! ~꼬~꼬~꼬~꼬~꼬~꼬~꼬~꼬~꼬~꼬~꼬~꼬~꼬"

684. 아이러브유웃음요법 I(I-Love-You Laugh I)

"I Love You!" "I Love You!" "I Love You!"
"~까! ~까~까~까~까~까~까~까~까~까~까~까~까~까"

685. 아이러브유웃음요법 I(I-Love-You Laugh I)

"I Love You!" "I Love You!" "I Love You!"
"~킬! ~킬~킬~킬~낄~킬~킬~킬~킬~킬~킬~킬~킬~킬"

686. 아이러브유웃음요법 I(I-Love-You Laugh I)

"I Love You!" "I Love You!" "I Love You!"
"~칼! ~칼~칼~칼~칼~칼~칼~칼~칼~칼~칼~칼~칼~칼"

687. 아이러브유웃음요법 I(I-Love-You Laugh I)

"I Love You!" "I Love You!" "I Love You!"
"~낄! ~낄~낄~낄~낄~낄~낄~낄~낄~낄~낄~낄~낄~낄"

688. 아이러브유웃음요법 I(I-Love-You Laugh I)

"I Love You!" "I Love You!" "I Love You!"
"~깔! ~깔~깔~깔~깔~깔~깔~깔~깔~깔~깔~깔~깔~깔"

689. 아이러브유웃음요법 I(I-Love-You Laugh I)

"I Love You!" "I Love You!" "I Love You!"
"~캬! ~캬~캬~캬~캬~캬~캬~캬~캬~캬~캬~캬~캬~캬"

690. 아이러브유웃음요법 I(I-Love-You Laugh I)

"I Love You!" "I Love You!" "I Love You!"
"~커! ~커~커~커~커~커~커~커~커~커~커~커~커~커"

691. 아이러브유웃음요법 I(I-Love-You Laugh I)

"I Love You!" "I Love You!" "I Love You!"
"~켜! ~켜~켜~켜~켜~켜~켜~켜~켜~켜~켜~켜~켜~켜"

692. 아이러브유웃음요법 I(I-Love-You Laugh I)

"I Love You!" "I Love You!" "I Love You!"
"~파! ~파~파~파~파~파~파~파~파~파~파~파~파~파"

693. 아이러브유웃음요법 I(I-Love-You Laugh I)

"I Love You!" "I Love You!" "I Love You!"
"~프!~프~프~프~프~프~프~프~프~프~프~프~프~프"

694. 아이러브유웃음요법 I(I-Love-You Laugh I)

"I Love You!" "I Love You!" "I Love You!"
"~푸!~푸~푸~푸~푸~푸~푸~푸~푸~푸~푸~푸~푸~푸"

695. 아이러브유웃음요법 I(I-Love-You Laugh I)

"I Love You!" "I Love You!" "I Love You!"
"~피!~피~피~피~피~피~피~피~피~피~피~피~피~피"

696. 아이러브유웃음요법 I(I-Love-You Laugh I)

"I Love You!" "I Love You!" "I Love You!"
"~티!~티~티~티~티~티~티~티~티~티~티~티~티~티"

697. 아이러브유웃음요법 I(I-Love-You Laugh I)

"I Love You!" "I Love You!" "I Love You!"
"~트!~트~트~트~트~트~트~트~트~트~트~트~트~트."

698. 아이러브유웃음요법 II(I-Love-You Laugh II) : 양손을 상대방에게 향하고 진심으로 사랑하는 마음을 품고 "I Love You!" "I Love You!" "I Love You!"라고 외치면서 상대를 향해서 힘차게 웃는 웃음요법. 단, 여기에서는 추임새로 사랑하는 사람이름을 사용한다.

"I Love You!" "I Love You!" "I Love You!"
"~하! ~하~하~하~하~하~하~하~하~하~하~하" "주여!"

699. 아이러브유웃음요법 II(I-Love-You Laugh II)

"I Love You!" "I Love You!" "I Love You!"
"~호! ~호~호~호~호~호~호~호~호~호~호~호" "은영!"

700. 아이러브유웃음요법 II(I-Love-You Laugh II)

"I Love You!" "I Love You!" "I Love You!"
"~히! ~히~히~히~히~히~히~히~히~히~히~히" "금순!"

701. 아이러브유웃음요법 II(I-Love-You Laugh II)

"I Love You!" "I Love You!" "I Love You!"
"~호! ~호~호~호~호~호~호~호~호~호~호~호" "영훈!"

702. 아이러브유웃음요법 II(I-Love-You Laugh II)

"I Love You!" "I Love You!" "I Love You!"
"~허! ~허~허~허~허~허~허~허~허~허~허~허" "민성!"

703. 아이러브유웃음요법 II(I-Love-You Laugh II)

"I Love You!" "I Love You!" "I Love You!"
"~허! ~허~허~허~허~허~허~허~허~허~허~허" "노민!"

704. 아이러브유웃음요법 II(I-Love-You Laugh II)

"I Love You!" "I Love You!" "I Love You!"
"~크! ~크~크~크~크~크~크~크~크~크~크~크" "상혁!"

705. 아이러브유웃음요법 II(I-Love-You Laugh II)

"I Love You!" "I Love You!" "I Love You!"
"~키! ~키~키~키~키~키~키~키~키~키~키~키" "태현!"

706. 아이러브유웃음요법 II(I-Love-You Laugh II)

"I Love You!" "I Love You!" "I Love You!"
"~카! ~카~카~카~카~카~카~카~카~카~카~카" "상민!"

707. 아이러브유웃음요법 II(I-Love-You Laugh II)

"I Love You!" "I Love You!" "I Love You!"
"~혜! ~혜~혜~혜~혜~혜~혜~혜~혜~혜~혜~혜" "상조!"

708. 아이러브유웃음요법 II(I-Love-You Laugh II)

"I Love You!" "I Love You!" "I Love You!"
"~해! ~해~해~해~해~해~해~해~해~해~해~해" "다윗!"

709. 아이러브유웃음요법 II(I-Love-You Laugh II)

"I Love You!" "I Love You!" "I Love You!"
"~야! ~야~야~야~야~야~야~야~야~야~야~야" "디도!"

710. 아이러브유웃음요법 II(I-Love-You Laugh II)

"I Love You!" "I Love You!" "I Love You!"
"~여! ~여~여~여~여~여~여~여~여~여~여~여" "남수!"

711. 아이러브유웃음요법 II(I-Love-You Laugh II)

"I Love You!" "I Love You!" "I Love You!"
"~어! ~어~어~어~어~어~어~어~어~어~어~어" "승현!"

712. 아이러브유웃음요법 II(I-Love-You Laugh II)

"I Love You!" "I Love You!" "I Love You!"
"~예! ~예~예~예~예~예~예~예~예~예~예~예" "사라!"

713. 아이러브유웃음요법 II(I-Love-You Laugh II)

"I Love You!" "I Love You!" "I Love You!"
"~으! ~으~으~으~으~으~으~으~으~으~으~으" "인석!"

714. 아이러브유웃음요법 II(I-Love-You Laugh II)

"I Love You!" "I Love You!" "I Love You!"
"~오! ~오~오~오~오~오~오~오~오~오~오~오" "지혜!"

715. 아이러브유웃음요법 II(I-Love-You Laugh II)

"I Love You!" "I Love You!" "I Love You!"
"~요! ~요~요~요~요~요~요~요~요~요~요~요" "은식!"

716. 아이러브유웃음요법 II(I-Love-You Laugh II)

"I Love You!" "I Love You!" "I Love You!"
"~우! ~우~우~우~우~우~우~우~우~우~우~우" "은혜!"

717. 아이러브유웃음요법 II(I-Love-You Laugh II)

"I Love You!" "I Love You!" "I Love You!"
"~꼬! ~꼬~꼬~꼬~꼬~꼬~꼬~꼬~꼬~꼬~꼬~꼬" "혜정!"

718. 아이러브유웃음요법 II(I-Love-You Laugh II)

"I Love You!" "I Love You!" "I Love You!"
"~까! ~까~까~까~까~까~까~까~까~까~까~까" "완규!"

719. 아이러브유웃음요법 II(I-Love-You Laugh II)

"I Love You!" "I Love You!" "I Love You!"
"~킬! ~킬~킬~킬~낄~킬~킬~킬~킬~낄~킬~낄" "상혁!"

720. 아이러브유웃음요법 II(I-Love-You Laugh II)

"I Love You!" "I Love You!" "I Love You!"
"~칼! ~칼~칼~칼~칼~칼~칼~칼~칼~칼~칼~칼" "금란!"

721. 아이러브유웃음요법 II(I-Love-You Laugh II)

"I Love You!" "I Love You!" "I Love You!"
"~낄! ~낄~낄~낄~낄~낄~낄~낄~낄~낄~낄~낄" "소리!"

722. 아이러브유웃음요법 II(I-Love-You Laugh II)

"I Love You!" "I Love You!" "I Love You!"
"~깔! ~깔~깔~깔~깔~깔~깔~깔~깔~깔~깔~깔" "현준!"

723. 아이러브유웃음요법 II(I-Love-You Laugh II)

"I Love You!" "I Love You!" "I Love You!"
"~캬! ~캬~캬~캬~캬~캬~캬~캬~캬~캬~캬~캬" "충현!"

724. 아이유웃음요법 II(I-Love-You Laugh II)

"I Love You!" "I Love You!" "I Love You!"
"~커! ~커~커~커~커~커~커~커~커~커~커~커" "창현!"

725. 아러브유웃음요법 II(I-Love-You Laugh II)

"I Love You!" "I Love You!" "I Love You!"
"~켜! ~켜~켜~켜~켜~켜~켜~켜~켜~켜~켜~켜" "충성!"

726. 아이러브유웃음요법 II(I-Love-You Laugh II)

"I Love You!" "I Love You!" "I Love You!"
"~파! ~파~파~파~파~파~파~파~파~파~파~파" "재경!"

727. 아이러브유웃음요법 II(I-Love-You Laugh II)

"I Love You!" "I Love You!" "I Love You!"
"~프! ~프~프~프~프~프~프~프~프~프~프~프" "유덕!"

728. 아이러브유웃음요법 II(I-Love-You Laugh II)

"I Love You!" "I Love You!" "I Love You!"
"~푸! ~푸~푸~푸~푸~푸~푸~푸~푸~푸~푸~푸" "강화!"

729. 아이러브유웃음요법 II(I-Love-You Laugh II)

"I Love You!" "I Love You!" "I Love You!"
"~피! ~피~피~피~피~피~피~피~피~피~피~피" "지선!"

730. 아이러브유웃음요법 II(I-Love-You Laugh II)

"I Love You!" "I Love You!" "I Love You!"
"~티! ~티~티~티~티~티~티~티~티~티~티~티" "찬양!"

731. 아이러브유웃음요법 II(I-Love-You Laugh II)

"I Love You!" "I Love You!" "I Love You!"
"~트! ~트~트~트~트~트~트~트~트~트~트~트" "기중!"

732. 아이러브유웃음요법 III(I-Love-You Laugh III) : 양손을 가슴에 대고 "Heart"를 만들어서 상대방에게 전하면서, "I Love You" "I Love You" "I Love You"라고 외치면서 웃는 웃음요법.

"Heart!" "I Love You!" "I Love You!" "I Love You!"
"~하! ~하~하~하~하~하~하~하~하~하~하~하~하~하"

733. 아이러브유웃음요법 III(I-Love-You Laugh III)

"Heart!" "I Love You!" "I Love You!" "I Love You!"
"~호! ~호~호~호~호~호~호~호~호~호~호~호~호~호"

734. 아이러브유웃음요법 III(I-Love-You Laugh III)

"Heart!" "I Love You!" "I Love You!" "I Love You!"
"~히! ~히~히~히~히~히~히~히~히~히~히~히~히~히"

735. 아이러브유웃음요법 III(I-Love-You Laugh III)

"Heart!" "I Love You!" "I Love You!" "I Love You!"
"~흐! ~흐~흐~흐~흐~흐~흐~흐~흐~흐~흐~흐~흐~흐"

736. 아이러브유웃음요법 III(I-Love-You Laugh III)

"Heart!" "I Love You!" "I Love You!" "I Love You!"
"~허! ~허~허~허~허~허~허~허~허~허~허~허~허~허"

737. 아이러브유웃음요법 III(I-Love-You Laugh III)

"Heart!" "I Love You!" "I Love You!" "I Love You!"
"~크! ~크~크~크~크~크~크~크~크~크~크~크~크~크"

738. 아이러브유웃음요법 III(I-Love-You Laugh III)

"Heart!" "I Love You!" "I Love You!" "I Love You!"
"~키! ~키~키~키~키~키~키~키~키~키~키~키~키~키"

739. 아이러브유웃음요법 III(I-Love-You Laugh III)

"Heart!" "I Love You!" "I Love You!" "I Love You!"
"~카! ~카~카~카~카~카~카~카~카~카~카~카~카~카"

740. 아이러브유웃음요법 III(I-Love-You Laugh III)

"Heart!" "I Love You!" "I Love You!" "I Love You!"
"~헤! ~헤~헤~헤~헤~헤~헤~헤~헤~헤~헤~헤~헤~헤"

741. 아이러브유웃음요법 III(I-Love-You Laugh III)

"Heart!" "I Love You!" "I Love You!" "I Love You!"
"~해! ~해~해~해~해~해~해~해~해~해~해~해~해~해"

742. 아이러브유웃음요법 III(I-Love-You Laugh III)

"Heart!" "I Love You!" "I Love You!" "I Love You!"
"~야! ~야~야~야~야~야~야~야~야~야~야~야~야~야"

743. 아이러브유웃음요법 III(I-Love-You Laugh III)

"Heart!" "I Love You!" "I Love You!" "I Love You!"
"~여! ~여~여~여~여~여~여~여~여~여~여~여~여~여"

744. 아이러브유웃음요법 III(I-Love-You Laugh III)

"Heart!" "I Love You!" "I Love You!" "I Love You!"
"~어! ~어~어~어~어~어~어~어~어~어~어~어~어~어"

745. 아이러브유웃음요법 III(I-Love-You Laugh III)

"Heart!" "I Love You!" "I Love You!" "I Love You!"
"~예! ~예~예~예~예~예~예~예~예~예~예~예~예~예"

746. 아이러브유웃음요법 III(I-Love-You Laugh III)

"Heart!" "I Love You!" "I Love You!" "I Love You!"
"~으! ~으~으~으~으~으~으~으~으~으~으~으~으~으"

747. 아이러브유웃음요법 III(I-Love-You Laugh III)

"Heart!" "I Love You!" "I Love You!" "I Love You!"
"~오! ~오~오~오~오~오~오~오~오~오~오~오~오~오"

748. 아이러브유웃음요법 III(I-Love-You Laugh III)

"Heart!" "I Love You!" "I Love You!" "I Love You!"
"~요! ~요~요~요~요~요~요~요~요~요~요~요~요~요"

749. 아이러브유웃음요법 III(I-Love-You Laugh III)

"Heart!" "I Love You!" "I Love You!" "I Love You!"
"~우! ~우~우~우~우~우~우~우~우~우~우~우~우~우"

750. 아이러브유웃음요법 III(I-Love-You Laugh III)

"Heart!" "I Love You!" "I Love You!" "I Love You!"
"~꼬! ~꼬~꼬~꼬~꼬~꼬~꼬~꼬~꼬~꼬~꼬~꼬~꼬~꼬"

751. 아이러브유웃음요법 III(I-Love-You Laugh III)

"Heart!" "I Love You!" "I Love You!" "I Love You!"
"~까! ~까~까~까~까~까~까~까~까~까~까~까~까~까"

752. 아이러브유웃음요법 III(I-Love-You Laugh III)

"Heart!" "I Love You!" "I Love You!" "I Love You!"
"~킬! ~킬~킬~킬~낄~킬~킬~킬~킬~킬~킬~킬~킬~킬"

753. 아이러브유웃음요법 III(I-Love-You Laugh III)

"Heart!" "I Love You!" "I Love You!" "I Love You!"
"~칼! ~칼~칼~칼~칼~칼~칼~칼~칼~칼~칼~칼~칼~칼"

754. 아이러브유웃음요법 III(I-Love-You Laugh III)

"Heart!" "I Love You!" "I Love You!" "I Love You!"
"~낄! ~낄~낄~낄~낄~낄~낄~낄~낄~낄~낄~낄~낄~낄"

755. 아이러브유웃음요법 III(I-Love-You Laugh III)

“Heart!” “I Love You!” “I Love You!” “I Love You!”
“~깔! ~깔~깔~깔~깔~깔~깔~깔~깔~깔~깔~깔~깔~깔”

756. 아이러브유웃음요법 III(I-Love-You Laugh III)

“Heart!” “I Love You!” “I Love You!” “I Love You!”
“~캬! ~캬~캬~캬~캬~캬~캬~캬~캬~캬~캬~캬~캬~캬”

757. 아이러브유웃음요법 III(I-Love-You Laugh III)

“Heart!” “I Love You!” “I Love You!” “I Love You!”
“~커! ~커~커~커~커~커~커~커~커~커~커~커~커~커”

758. 아이러브유웃음요법 III(I-Love-You Laugh III)

“Heart!” “I Love You!” “I Love You!” “I Love You!”
“~켜! ~켜~켜~켜~켜~켜~켜~켜~켜~켜~켜~켜~켜~켜”

759. 아이러브유웃음요법 III(I-Love-You Laugh III)

“Heart!” “I Love You!” “I Love You!” “I Love You!”
“~파! ~파~파~파~파~파~파~파~파~파~파~파~파~파”

760. 아이러브유웃음요법 III(I-Love-You Laugh III)

“Heart!” “I Love You!” “I Love You!” “I Love You!”
“~프! ~프~프~프~프~프~프~프~프~프~프~프~프~프.”

761. 아이러브유웃음요법 III(I-Love-You Laugh III)

“Heart!” “I Love You!” “I Love You!” “I Love You!”
“~푸! ~푸~푸~푸~푸~푸~푸~푸~푸~푸~푸~푸~푸~푸”

762. 아이러브유웃음요법 III(I-Love-You Laugh III)

"Heart!" "I Love You!" "I Love You!" "I Love You!"
"~피! ~피~피~피~피~피~피~피~피~피~피~피~피~피"

763. 아이러브유웃음요법 III(I-Love-You Laugh III)

"Heart!" "I Love You!" "I Love You!" "I Love You!"
"~티! ~티~티~티~티~티~티~티~티~티~티~티~티~티"

764. 아이러브유웃음요법 III(I-Love-You Laugh III)

"Heart!" "I Love You!" "I Love You!" "I Love You!"
"~트! ~트~트~트~트~트~트~트~트~트~트~트~트~트"

765. 자유의여신상웃음요법 I(The Statue of Liberty Laugh I) : 자유의 여신상처럼 자유를 소중히 여기면서 왼손을 들고 "자유(Liberty)"라고 외치면서 웃는 웃음요법.

"자유!(Liberty!)"
"~하! ~하~하~하~하~하~하~하~하~하~하~하~하~하"

766. 자유의여신상웃음요법 I(The Statue of Liberty Laugh I)

"자유!(Liberty!)"
"~호! ~호~호~호~호~호~호~호~호~호~호~호~호~호"

767. 자유의여신상웃음요법 I(The Statue of Liberty Laugh I)

"자유!(Liberty!)"
"~히! ~히~히~히~히~히~히~히~히~히~히~히~히~히"

768. 자유의여신상웃음요법 I(The Statue of Liberty Laugh I)

"자유!(Liberty!)"
"~흐! ~흐~흐~흐~흐~흐~흐~흐~흐~흐~흐~흐~흐~흐"

769. 자유의여신상웃음요법 I(The Statue of Liberty Laugh I)

"자유!(Liberty!)"
"~허! ~허~허~허~허~허~허~허~허~허~허~허~허~허"

770. 자유의여신상웃음요법 I(The Statue of Liberty Laugh I)

"자유!(Liberty!)"
"~크! ~크~크~크~크~크~크~크~크~크~크~크~크~크"

771. 자유의여신상웃음요법 I(The Statue of Liberty Laugh I)

"자유!(Liberty!)"
"~키! ~키~키~키~키~키~키~키~키~키~키~키~키~키"

772. 자유의여신상웃음요법 I(The Statue of Liberty Laugh I)

"자유!(Liberty!)"
"~카! ~카~카~카~카~카~카~카~카~카~카~카~카~카"

773. 자유의여신상웃음요법 I(The Statue of Liberty Laugh I)

"자유!(Liberty!)"
"~혜! ~혜~혜~혜~혜~혜~혜~혜~혜~혜~혜~혜~혜~혜"

774. 자유의여신상웃음요법 I(The Statue of Liberty Laugh I)

"자유!(Liberty!)"
"~해! ~해~해~해~해~해~해~해~해~해~해~해~해~해"

775. 자유의여신상웃음요법 I(The Statue of Liberty Laugh I)

"자유!(Liberty!)"
"~야! ~야~야~야~야~야~야~야~야~야~야~야~야~야"

776. 자유의여신상웃음요법 I(The Statue of Liberty Laugh I)

"자유!(Liberty!)"
"~여! ~여~여~여~여~여~여~여~여~여~여~여~여~여~여"

777. 자유의여신상웃음요법 I(The Statue of Liberty Laugh I)

"자유!(Liberty!)"
"~어! ~어~어~어~어~어~어~어~어~어~어~어~어~어~어"

778. 자유의여신상웃음요법 I(The Statue of Liberty Laugh I)

"자유!(Liberty!)"
"~예! ~예~예~예~예~예~예~예~예~예~예~예~예~예~예"

779. 자유의여신상웃음요법 I(The Statue of Liberty Laugh I)

"자유!(Liberty!)"
"~으! ~으~으~으~으~으~으~으~으~으~으~으~으~으~으"

780. 자유의여신상웃음요법 I(The Statue of Liberty Laugh I)

"자유!(Liberty!)"
"~오! ~오~오~오~오~오~오~오~오~오~오~오~오~오~오"

781. 자유의여신상웃음요법 I(The Statue of Liberty Laugh I)

"자유!(Liberty!)"
"~요! ~요~요~요~요~요~요~요~요~요~요~요~요~요~요"

782. 자유의여신상웃음요법 I(The Statue of Liberty Laugh I)

"자유!(Liberty!)"
"~우! ~우~우~우~우~우~우~우~우~우~우~우~우~우~우"

783. 자유의여신상웃음요법 I(The Statue of Liberty Laugh I)

“자유!(Liberty!)”
“~꼬! ~꼬~꼬~꼬~꼬~꼬~꼬~꼬~꼬~꼬~꼬~꼬~꼬~꼬”

784. 자유의여신상웃음요법 I(The Statue of Liberty Laugh I)

“자유!(Liberty!)”
“~까! ~까~까~까~까~까~까~까~까~까~까~까~까~까”

785. 자유의여신상웃음요법 I(The Statue of Liberty Laugh I)

“자유!(Liberty!)”
“~킬! ~킬~킬~킬~낄~킬~킬~킬~킬~킬~킬~킬~킬~킬”

786. 자유의여신상웃음요법 I(The Statue of Liberty Laugh I)

“자유!(Liberty!)”
“~칼! ~칼~칼~칼~칼~칼~칼~칼~칼~칼~칼~칼~칼~칼”

787. 자유의여신상웃음요법 I(The Statue of Liberty Laugh I)

“자유!(Liberty!)”
“~낄! ~낄~낄~낄~낄~낄~낄~낄~낄~낄~낄~낄~낄~낄”

788. 자유의여신상웃음요법 I(The Statue of Liberty Laugh I)

“자유!(Liberty!)”
“~깔! ~깔~깔~깔~깔~깔~깔~깔~깔~깔~깔~깔~깔~깔”

789. 자유의여신상웃음요법 I(The Statue of Liberty Laugh I)

“자유!(Liberty!)”
“~캬! ~캬~캬~캬~캬~캬~캬~캬~캬~캬~캬~캬~캬~캬”

790. 자유의여신상웃음요법 I(The Statue of Liberty Laugh I)

"자유!(Liberty!)"
"~커! ~커~커~커~커~커~커~커~커~커~커~커~커~커"

791. 자유의여신상웃음요법 I(The Statue of Liberty Laugh I)

"자유!(Liberty!)"
"~켜! ~켜~켜~켜~켜~켜~켜~켜~켜~켜~켜~켜~켜~켜"

792. 자유의여신상웃음요법 I(The Statue of Liberty Laugh I)

"자유!(Liberty!)"
"~파! ~파~파~파~파~파~파~파~파~파~파~파~파~파"

793. 자유의여신상웃음요법 I(The Statue of Liberty Laugh I)

"자유!(Liberty!)"
"~프! ~프~프~프~프~프~프~프~프~프~프~프~프~프"

794. 자유의여신상웃음요법 I(The Statue of Liberty Laugh I)

"자유!(Liberty!)"
"~푸! ~푸~푸~푸~푸~푸~푸~푸~푸~푸~푸~푸~푸~푸"

795. 자유의여신상웃음요법 I(The Statue of Liberty Laugh I)

"자유!(Liberty!)"
"~피! ~피~피~피~피~피~피~피~피~피~피~피~피~피"

796. 자유의여신상웃음요법 I(The Statue of Liberty Laugh I)

"자유!(Liberty!)"
"~티! ~티~티~티~티~티~티~티~티~티~티~티~티~티"

797. 자유의여신상웃음요법 I(The Statue of Liberty Laugh I)

"자유!(Liberty!)"
"~트! ~트~트~트~트~트~트~트~트~트~트~트~트~트."

798. 자유의여신상웃음요법 II(The Statue of Liberty Laugh II) : 자유의 여신상처럼 왼손을 들고 "자유(Liberty)"라고 외치면서 웃는 웃음요법. 단, 추임새를 사용한다.

"자유!(Liberty!)"
"~하! ~하~하~하~하~하~하~하~하~하~하~하" "~하~하"

799. 자유의여신상웃음요법 II(The Statue of Liberty Laugh II)

"자유!(Liberty!)"
"~호! ~호~호~호~호~호~호~호~호~호~호~호" "~호~호"

800. 자유의여신상웃음요법 II(The Statue of Liberty Laugh II)

"자유!(Liberty!)"
"~히! ~히~히~히~히~히~히~히~히~히~히~히" "~히~히"

801. 자유의여신상웃음요법 II(The Statue of Liberty Laugh II)

"자유!(Liberty!)"
"~흐! ~흐~흐~흐~흐~흐~흐~흐~흐~흐~흐~흐" "~흐~흐"

802. 자유의여신상웃음요법 II(The Statue of Liberty Laugh II)

"자유!(Liberty!)"
"~허! ~허~허~허~허~허~허~허~허~허~허~허" "~허~허"

803. 자유의여신상웃음요법 II(The Statue of Liberty Laugh II)

"자유!(Liberty!)"
"~크! ~크~크~크~크~크~크~크~크~크~크~크" "~크~크"

804. 자유의여신상웃음요법 II(The Statue of Liberty Laugh II)

"자유!(Liberty!)"
"~키! ~키~키~키~키~키~키~키~키~키~키~키" "~키~키"

805. 자유의여신상웃음요법 II(The Statue of Liberty Laugh II)

"자유!(Liberty!)"
"~카! ~카~카~카~카~카~카~카~카~카~카~카" "~카~카"

806. 자유의여신상웃음요법 II(The Statue of Liberty Laugh II)

"자유!(Liberty!)"
"~혜! ~혜~혜~혜~혜~혜~혜~혜~혜~혜~혜~혜" "~혜~혜"

807. 자유의여신상웃음요법 II(The Statue of Liberty Laugh II)

"자유!(Liberty!)"
"~해! ~해~해~해~해~해~해~해~해~해~해~해" "~해~해"

808. 자유의여신상웃음요법 II(The Statue of Liberty Laugh II)

"자유!(Liberty!)"
"~야! ~야~야~야~야~야~야~야~야~야~야~야" "~야~야"

809. 자유의여신상웃음요법 II(The Statue of Liberty Laugh II)

"자유!(Liberty!)"
"~여! ~여~여~여~여~여~여~여~여~여~여~여" "~여~여"

810. 자유의여신상웃음요법 II(The Statue of Liberty Laugh II)

"자유!(Liberty!)"
"~어! ~어~어~어~어~어~어~어~어~어~어~어" "~어~어"

811. 자유의여신상웃음요법 II(The Statue of Liberty Laugh II)

"자유!(Liberty!)"
"~예! ~예~예~예~예~예~예~예~예~예~예~예" "~예~예"

812. 자유의여신상웃음요법 II(The Statue of Liberty Laugh II)

"자유!(Liberty!)"
"~으! ~으~으~으~으~으~으~으~으~으~으~으" "~으~으"

813. 자유의여신상웃음요법 II(The Statue of Liberty Laugh II)

"자유!(Liberty!)"
"~오! ~오~오~오~오~오~오~오~오~오~오~오" "~오~오"

814. 자유의여신상웃음요법 II(The Statue of Liberty Laugh II)

"자유!(Liberty!)"
"~요! ~요~요~요~요~요~요~요~요~요~요~요" "~요~요"

815. 자유의여신상웃음요법 II(The Statue of Liberty Laugh II)

"자유!(Liberty!)"
"~우! ~우~우~우~우~우~우~우~우~우~우~우" "~우~우"

816. 자유의여신상웃음요법 II(The Statue of Liberty Laugh II)

"자유!(Liberty!)"
"~꼬! ~꼬~꼬~꼬~꼬~꼬~꼬~꼬~꼬~꼬~꼬~꼬" "~꼬~꼬"

817. 자유의여신상웃음요법 II(The Statue of Liberty Laugh II)

"자유!(Liberty!)"
"~까! ~까~까~까~까~까~까~까~까~까~까~까" "~까~까"

818. 자유의여신상웃음요법 II(The Statue of Liberty Laugh II)

"자유!(Liberty!)"
"~킬! ~킬~킬~킬~낄~킬~킬~킬~킬~낄~킬~낄" "~킬~킬"

819. 자유의여신상웃음요법 II(The Statue of Liberty Laugh II)

"자유!(Liberty!)"
"~칼! ~칼~칼~칼~칼~칼~칼~칼~칼~칼~칼~칼" "~칼~칼"

820. 자유의여신상웃음요법 II(The Statue of Liberty Laugh II)

"자유!(Liberty!)"
"~낄! ~낄~낄~낄~낄~낄~낄~낄~낄~낄~낄~낄" "~낄~낄"

821. 자유의여신상웃음요법 II(The Statue of Liberty Laugh II)

"자유!(Liberty!)"
"~깔! ~깔~깔~깔~깔~깔~깔~깔~깔~깔~깔~깔" "~깔~깔"

822. 자유의여신상웃음요법 II(The Statue of Liberty Laugh II)

"자유!(Liberty!)"
"~캬! ~캬~캬~캬~캬~캬~캬~캬~캬~캬~캬~캬" "~캬~캬"

823. 자유의여신상웃음요법 II(The Statue of Liberty Laugh II)

"자유!(Liberty!)"
"~커! ~커~커~커~커~커~커~커~커~커~커~커" "~커~커"

824. 자유의여신상웃음요법 II(The Statue of Liberty Laugh II)

"자유!(Liberty!)"
"~켜! ~켜~켜~켜~켜~켜~켜~켜~켜~켜~켜~켜" "~켜~켜"

825. 자유의여신상웃음요법 II(The Statue of Liberty Laugh II)

"자유!(Liberty!)"
"~파! ~파~파~파~파~파~파~파~파~파~파~파" "~파~파"

826. 자유의여신상웃음요법 II(The Statue of Liberty Laugh II)

"자유!(Liberty!)"
"~프! ~프~프~프~프~프~프~프~프~프~프~프" "~프~프"

827. 자유의여신상웃음요법 II(The Statue of Liberty Laugh II)

"자유!(Liberty!)"
"~푸! ~푸~푸~푸~푸~푸~푸~푸~푸~푸~푸~푸" "~푸~푸"

828. 자유의여신상웃음요법 II(The Statue of Liberty Laugh II)

"자유!(Liberty!)"
"~피! ~피~피~피~피~피~피~피~피~피~피~피" "~피~피"

829. 자유의여신상웃음요법 II(The Statue of Liberty Laugh II)

"자유!(Liberty!)"
"~티! ~티~티~티~티~티~티~티~티~티~티~티" "~티~티"

830. 자유의여신상웃음요법 II(The Statue of Liberty Laugh II)

"자유!(Liberty!)"
"~트! ~트~트~트~트~트~트~트~트~트~트~트" "~트~트."

831. 아멘웃음요법(Amen Laugh) : 말씀에 대한 믿음과 순종하는 마음으로 아멘찬송을 부르면서 양손을 높이 들고 웃는 웃음요법.

~아~아~아~멘!, ~아~아~아~아~멘!, ~아~아~아~아~아~멘!

832. 아우웃음요법 I(OW Laugh I) : 아픈 곳을 만지면서 아픔을 느끼면서 "~아 ~ 우!"라고 크게 포효하면서 웃는 웃음요법.

"~아~우!" "~아~우!" "~아~우!" "~아~우!"
"~하! ~하~하~하~하~하~하~하~하~하~하~하~하~하"

833. 아우웃음요법(OW Laugh)

"~아~우!" "~아~우!" "~아~우!" "~아~우!"
"~호! ~호~호~호~호~호~호~호~호~호~호~호~호~호"

834. 아우웃음요법(OW Laugh)

"~아~우!" "~아~우!" "~아~우!" "~아~우!"
"~히! ~히~히~히~히~히~히~히~히~히~히~히~히~히"

835. 아우웃음요법(OW Laugh)

"~아~우!" "~아~우!" "~아~우!" "~아~우!"
"~호! ~호~호~호~호~호~호~호~호~호~호~호~호~호"

836. 아우웃음요법(OW Laugh)

"~아~우!" "~아~우!" "~아~우!" "~아~우!"
"~허! ~허~허~허~허~허~허~허~허~허~허~허~허~허"

837. 아우웃음요법(OW Laugh)

"~아~우!" "~아~우!" "~아~우!" "~아~우!"
"~크! ~크~크~크~크~크~크~크~크~크~크~크~크~크"

838. 아우웃음요법(OW Laugh)

"~아~우!" "~아~우!" "~아~우!" "~아~우!"
"~키! ~키~키~키~키~키~키~키~키~키~키~키~키~키"

839. 아우웃음요법(OW Laugh)

"~아~우!" "~아~우!" "~아~우!" "~아~우!"
"~카! ~카~카~카~카~카~카~카~카~카~카~카~카~카"

840. 아우웃음요법(OW Laugh)

"~아~우!" "~아~우!" "~아~우!" "~아~우!"
"~혜! ~혜~혜~혜~혜~혜~혜~혜~혜~혜~혜~혜~혜~혜"

841. 아우웃음요법(OW Laugh)

"~아~우!" "~아~우!" "~아~우!" "~아~우!"
"~해! ~해~해~해~해~해~해~해~해~해~해~해~해~해"

842. 아우웃음요법(OW Laugh)

"~아~우!" "~아~우!" "~아~우!" "~아~우!"
"~야! ~야~야~야~야~야~야~야~야~야~야~야~야~야"

843. 아우웃음요법(OW Laugh)

"~아~우!" "~아~우!" "~아~우!" "~아~우!"
"~여! ~여~여~여~여~여~여~여~여~여~여~여~여~여"

844. 아우웃음요법(OW Laugh)

"~아~우!" "~아~우!" "~아~우!" "~아~우!"
"~어! ~어~어~어~어~어~어~어~어~어~어~어~어~어"

845. 아우웃음요법(OW Laugh)

"~아~우!" "~아~우!" "~아~우!" "~아~우!"
"~예! ~예~예~예~예~예~예~예~예~예~예~예~예~예"

846. 아우웃음요법(OW Laugh)

"~아~우!" "~아~우!" "~아~우!" "~아~우!"
"~으! ~으~으~으~으~으~으~으~으~으~으~으~으~으"

847. 아우웃음요법(OW Laugh)

"~아~우!" "~아~우!" "~아~우!" "~아~우!"
"~오! ~오~오~오~오~오~오~오~오~오~오~오~오~오"

848. 아우웃음요법(OW Laugh)

"~아~우!" "~아~우!" "~아~우!" "~아~우!"
"~요! ~요~요~요~요~요~요~요~요~요~요~요~요~요"

849. 아우웃음요법(OW Laugh)

"~아~우!" "~아~우!" "~아~우!" "~아~우!"
"~우! ~우~우~우~우~우~우~우~우~우~우~우~우~우"

850. 아우웃음요법(OW Laugh)

"~아~우!" "~아~우!" "~아~우!" "~아~우!"
"~꼬! ~꼬~꼬~꼬~꼬~꼬~꼬~꼬~꼬~꼬~꼬~꼬~꼬~꼬"

851. 아우웃음요법(OW Laugh)

"~아~우!" "~아~우!" "~아~우!" "~아~우!"
"~까! ~까~까~까~까~까~까~까~까~까~까~까~까~까"

852. 아우웃음요법(OW Laugh)

"~아~우!" "~아~우!" "~아~우!" "~아~우!"
"~킬! ~킬~킬~킬~낄~킬~킬~킬~킬~킬~킬~킬~킬~킬"

853. 아우웃음요법(OW Laugh)

"~아~우!" "~아~우!" "~아~우!" "~아~우!"
"~칼! ~칼~칼~칼~칼~칼~칼~칼~칼~칼~칼~칼~칼~칼"

854. 아우웃음요법(OW Laugh)

"~아~우!" "~아~우!" "~아~우!" "~아~우!"
"~낄! ~낄~낄~낄~낄~낄~낄~낄~낄~낄~낄~낄~낄~낄"

855. 아우웃음요법(OW Laugh)

"~아~우!" "~아~우!" "~아~우!" "~아~우!"
"~깔! ~깔~깔~깔~깔~깔~깔~깔~깔~깔~깔~깔~깔~깔"

856. 아우웃음요법(OW Laugh)

"~아~우!" "~아~우!" "~아~우!" "~아~우!"
"~캬! ~캬~캬~캬~캬~캬~캬~캬~캬~캬~캬~캬~캬~캬"

857. 아우웃음요법(OW Laugh)

"~아~우!" "~아~우!" "~아~우!" "~아~우!"
"~커! ~커~커~커~커~커~커~커~커~커~커~커~커~커"

858. 아우웃음요법(OW Laugh)

"~아~우!" "~아~우!" "~아~우!" "~아~우!"
"~켜! ~켜~켜~켜~켜~켜~켜~켜~켜~켜~켜~켜~켜~켜"

859. 아우웃음요법(OW Laugh)

"~아~우!" "~아~우!" "~아~우!" "~아~우!"
"~파! ~파~파~파~파~파~파~파~파~파~파~파~파~파"

860. 아우웃음요법(OW Laugh)

"~아~우!" "~아~우!" "~아~우!" "~아~우!"
"~프! ~프~프~프~프~프~프~프~프~프~프~프~프~프"

861. 아우웃음요법(OW Laugh)

"~아~우!" "~아~우!" "~아~우!" "~아~우!"
"~푸! ~푸~푸~푸~푸~푸~푸~푸~푸~푸~푸~푸~푸~푸"

862. 아우웃음요법(OW Laugh)

"~아~우!" "~아~우!" "~아~우!" "~아~우!"
"~피! ~피~피~피~피~피~피~피~피~피~피~피~피~피"

863. 아우웃음요법(OW Laugh)

"~아~우!" "~아~우!" "~아~우!" "~아~우!"
"~티! ~티~티~티~티~티~티~티~티~티~티~티~티~티"

864. 아우웃음요법(OW Laugh)

"~아~우!" "~아~우!" "~아~우!" "~아~우!"
"~트! ~트~트~트~트~트~트~트~트~트~트~트~트~트."

865. 아우웃음요법 II(OW Laugh II) : 아픈 곳에 손을 대고 아픔을 느끼면서 "~아 ~우!"라고 크게 포효하면서 웃는 웃음요법. 단, 추임새를 사용한다.

"~아~우!" "~아~우!" "~아~우!" "~아~우!"
"~하! ~하~하~하~하~하~하~하~하~하" "~하~하"

866. 아우웃음요법 II(OW Laugh II)

"~아~우!" "~아~우!" "~아~우!" "~아~우!"
"~호! ~호~호~호~호~호~호~호~호~호" "~호~호"

867. 아우웃음요법 II(OW Laugh II)

"~아~우!" "~아~우!" "~아~우!" "~아~우!"
"~히! ~히~히~히~히~히~히~히~히~히" "~히~히"

868. 아우웃음요법 II(OW Laugh II)

"~아~우!" "~아~우!" "~아~우!" "~아~우!"
"~흐! ~흐~흐~흐~흐~흐~흐~흐~흐~흐" "~흐~흐"

869. 아우웃음요법 II(OW Laugh II)

"~아~우!" "~아~우!" "~아~우!" "~아~우!"
"~허! ~허~허~허~허~허~허~허~허~허" "~허~허"

870. 아우웃음요법 II(OW Laugh II)

"~아~우!" "~아~우!" "~아~우!" "~아~우!"
"~크! ~크~크~크~크~크~크~크~크~크" "~크~크"

871. 아우웃음요법 II(OW Laugh II)

"~아~우!" "~아~우!" "~아~우!" "~아~우!"
"~키! ~키~키~키~키~키~키~키~키~키" "~키~키"

872. 아우웃음요법 II(OW Laugh II)

"~아~우!" "~아~우!" "~아~우!" "~아~우!"
"~카! ~카~카~카~카~카~카~카~카~카" "~카~카"

873. 아우웃음요법 II(OW Laugh II)

"~아~우!" "~아~우!" "~아~우!" "~아~우!"
"~헤! ~헤~헤~헤~헤~헤~헤~헤~헤~헤" "~헤~헤"

874. 아우웃음요법 II(OW Laugh II)

"~아~우!" "~아~우!" "~아~우!" "~아~우!"
"~해! ~해~해~해~해~해~해~해~해~해" "~해~해"

875. 아우웃음요법 II(OW Laugh II)

"~아~우!" "~아~우!" "~아~우!" "~아~우!"
"~야! ~야~야~야~야~야~야~야~야~야" "~야~야"

876. 아우웃음요법 II(OW Laugh II)

"~아~우!" "~아~우!" "~아~우!" "~아~우!"
"~여! ~여~여~여~여~여~여~여~여~여" "~여~여"

877. 아우웃음요법 II(OW Laugh II)

"~아~우!" "~아~우!" "~아~우!" "~아~우!"
"~어! ~어~어~어~어~어~어~어~어~어" "~어~어"

878. 아우웃음요법 II(OW Laugh II)

"~아~우!" "~아~우!" "~아~우!" "~아~우!"
"~예! ~예~예~예~예~예~예~예~예~예" "~예~예"

879. 아우웃음요법 II(OW Laugh II)

"~아~우!" "~아~우!" "~아~우!" "~아~우!"
"~얘! ~얘~얘~얘~얘~얘~얘~얘~얘~얘" "~얘~얘"

880. 아우웃음요법 II(OW Laugh II)

"~아~우!" "~아~우!" "~아~우!" "~아~우!"
"~으! ~으~으~으~으~으~으~으~으~으" "~으~으"

881. 아우웃음요법 II(OW Laugh II)

"~아~우!" "~아~우!" "~아~우!" "~아~우!"
"~오! ~오~오~오~오~오~오~오~오~오" "~오~오"

882. 아우웃음요법 II(OW Laugh II)

"~아~우!" "~아~우!" "~아~우!" "~아~우!"
"~요! ~요~요~요~요~요~요~요~요~요" "~요~요"

883. 아우웃음요법 II(OW Laugh II)

"~아~우!" "~아~우!" "~아~우!" "~아~우!"
"~우! ~우~우~우~우~우~우~우~우~우" "~우~우"

884. 아우웃음요법 II(OW Laugh II)

"~아~우!" "~아~우!" "~아~우!" "~아~우!"
"~꼬! ~꼬~꼬~꼬~꼬~꼬~꼬~꼬~꼬~꼬" "~꼬~꼬"

885. 아우웃음요법 II(OW Laugh II)

"~아~우!" "~아~우!" "~아~우!" "~아~우!"
"~까! ~까~까~까~까~까~까~까~까~까" "~까~까"

886. 아우웃음요법 II(OW Laugh II)

"~아~우!" "~아~우!" "~아~우!" "~아~우!"
"~킬! ~킬~킬~킬~낄~킬~킬~킬~킬~낄" "~킬~킬"

887. 아우웃음요법 II(OW Laugh II)

"~아~우!" "~아~우!" "~아~우!" "~아~우!"
"~칼! ~칼~칼~칼~칼~칼~칼~칼~칼~칼" "~칼~칼"

888. 아우웃음요법 II(OW Laugh II)

"~아~우!" "~아~우!" "~아~우!" "~아~우!"
"~낄! ~낄~낄~낄~낄~낄~낄~낄~낄~낄" "~낄~낄"

889. 아우웃음요법 II(OW Laugh II)

"~아~우!" "~아~우!" "~아~우!" "~아~우!"
"~깔! ~깔~깔~깔~깔~깔~깔~깔~깔~깔" "~깔~깔"

890. 아우웃음요법 II(OW Laugh II)

"~아~우!" "~아~우!" "~아~우!" "~아~우!"
"~캬! ~캬~캬~캬~캬~캬~캬~캬~캬~캬" "~캬~캬"

891. 아우웃음요법 II(OW Laugh II)

"~아~우!" "~아~우!" "~아~우!" "~아~우!"
"~커! ~커~커~커~커~커~커~커~커~커" "~커~커"

892. 아우웃음요법 II(OW Laugh II)

"~아~우!" "~아~우!" "~아~우!" "~아~우!"
"~켜! ~켜~켜~켜~켜~켜~켜~켜~켜~켜" "~켜~켜"

893. 아우웃음요법 II(OW Laugh II)

"~아~우!" "~아~우!" "~아~우!" "~아~우!"
"~파! ~파~파~파~파~파~파~파~파~파" "~파~파"

894. 아우웃음요법 II(OW Laugh II)

"~아~우!" "~아~우!" "~아~우!" "~아~우!"
"~프! ~프~프~프~프~프~프~프~프~프" "~프~프"

895. 아우웃음요법 II(OW Laugh II)

"~아~우!" "~아~우!" "~아~우!" "~아~우!"
"~푸! ~푸~푸~푸~푸~푸~푸~푸~푸~푸" "~푸~푸"

896. 아우웃음요법 II(OW Laugh II)

"~아~우!" "~아~우!" "~아~우!" "~아~우!"
"~피! ~피~피~피~피~피~피~피~피~피" "~피~피"

897. 아우웃음요법 II(OW Laugh II)

"~아~우!" "~아~우!" "~아~우!" "~아~우!"
"~티! ~티~티~티~티~티~티~티~티~티" "~티~티"

898. 아우웃음요법 II(OW Laugh II)

"~아~우!" "~아~우!" "~아~우!" "~아~우!"
"~트! ~트~트~트~트~트~트~트~트~트" "~트~트."

899. 양손당기기웃음요법(Both Hands Pulling Laugh) : 서로 양손을 잡고 엇갈리게 잡아당기면서 웃는 웃음요법.

"~하! ~하~하~하~하~하~하~하~하~하~하~하~하~하"

900. 양손당기기웃음요법(Both Hands Pulling Laugh)

"~호! ~호~호~호~호~호~호~호~호~호~호~호~호~호"

901. 양손당기기웃음요법(Both Hands Pulling Laugh)

"~히! ~히~히~히~히~히~히~히~히~히~히~히~히~히"

902. 양손당기기웃음요법(Both Hands Pulling Laugh)

"~흐! ~흐~흐~흐~흐~흐~흐~흐~흐~흐~흐~흐~흐~흐"

903. 양손당기기웃음요법(Both Hands Pulling Laugh)

"~허! ~허~허~허~허~허~허~허~허~허~허~허~허~허"

904. 양손당기기웃음요법(Both Hands Pulling Laugh)

"~크! ~크~크~크~크~크~크~크~크~크~크~크~크~크"

905. 양손당기기웃음요법(Both Hands Pulling Laugh)

"~키! ~키~키~키~키~키~키~키~키~키~키~키~키~키"

906. 양손당기기웃음요법(Both Hands Pulling Laugh)

"~카! ~카~카~카~카~카~카~카~카~카~카~카~카~카"

907. 양손당기기웃음요법(Both Hands Pulling Laugh)

"~혜! ~혜~혜~혜~혜~혜~혜~혜~혜~혜~혜~혜~혜~혜"

908. 양손당기기웃음요법(Both Hands Pulling Laugh)

"~해! ~해~해~해~해~해~해~해~해~해~해~해~해~해"

909. 양손당기기웃음요법(Both Hands Pulling Laugh)

"~희! ~희~희~희~희~희~희~희~희~희~희~희~희~희"

910. 양손당기기웃음요법(Both Hands Pulling Laugh)

"~야! ~야~야~야~야~야~야~야~야~야~야~야~야~야"

911. 양손당기기웃음요법(Both Hands Pulling Laugh)

"~여! ~여~여~여~여~여~여~여~여~여~여~여~여~여"

912. 양손당기기웃음요법(Both Hands Pulling Laugh)

"~어! ~어~어~어~어~어~어~어~어~어~어~어~어~어"

913. 양손당기기웃음요법(Both Hands Pulling Laugh)

"~예! ~예~예~예~예~예~예~예~예~예~예~예~예~예"

914. 양손당기기웃음요법(Both Hands Pulling Laugh)

"~얘! ~얘~얘~얘~얘~얘~얘~얘~얘~얘~얘~얘~얘~얘"

915. 양손당기기웃음요법(Both Hands Pulling Laugh)

"~으! ~으~으~으~으~으~으~으~으~으~으~으~으~으"

916. 양손당기기웃음요법(Both Hands Pulling Laugh)

"~오! ~오~오~오~오~오~오~오~오~오~오~오~오~오"

917. 양손당기기웃음요법(Both Hands Pulling Laugh)

"~요! ~요~요~요~요~요~요~요~요~요~요~요~요~요"

918. 양손당기기웃음요법(Both Hands Pulling Laugh)

"~우! ~우~우~우~우~우~우~우~우~우~우~우~우~우"

919. 양손당기기웃음요법(Both Hands Pulling Laugh)

"~꼬! ~꼬~꼬~꼬~꼬~꼬~꼬~꼬~꼬~꼬~꼬~꼬~꼬~꼬"

920. 양손당기기웃음요법(Both Hands Pulling Laugh)

"~까! ~까~까~까~까~까~까~까~까~까~까~까~까~까"

921. 양손당기기웃음요법(Both Hands Pulling Laugh)

"~킬! ~킬~킬~킬~낄~킬~킬~킬~킬~킬~킬~킬~킬~킬"

922. 양손당기기웃음요법(Both Hands Pulling Laugh)

"~칼! ~칼~칼~칼~칼~칼~칼~칼~칼~칼~칼~칼~칼~칼"

923. 양손당기기웃음요법(Both Hands Pulling Laugh)

"~낄! ~낄~낄~낄~낄~낄~낄~낄~낄~낄~낄~낄~낄~낄"

924. 양손당기기웃음요법(Both Hands Pulling Laugh)

"~깔! ~깔~깔~깔~깔~깔~깔~깔~깔~깔~깔~깔~깔~깔"

925. 양손당기기웃음요법(Both Hands Pulling Laugh)

"~캬! ~캬~캬~캬~캬~캬~캬~캬~캬~캬~캬~캬~캬~캬"

926. 양손당기기웃음요법(Both Hands Pulling Laugh)

"~커! ~커~커~커~커~커~커~커~커~커~커~커~커~커"

927. 양손당기기웃음요법(Both Hands Pulling Laugh)

"~켜! ~켜~켜~켜~켜~켜~켜~켜~켜~켜~켜~켜~켜~켜"

928. 양손당기기웃음요법(Both Hands Pulling Laugh)

"~파! ~파~파~파~파~파~파~파~파~파~파~파~파~파"

929. 양손당기기웃음요법(Both Hands Pulling Laugh)

"~프! ~프~프~프~프~프~프~프~프~프~프~프~프~프"

930. 양손당기기웃음요법(Both Hands Pulling Laugh)

"~푸! ~푸~푸~푸~푸~푸~푸~푸~푸~푸~푸~푸~푸~푸"

931. 양손당기기웃음요법(Both Hands Pulling Laugh)

"~피! ~피~피~피~피~피~피~피~피~피~피~피~피~피"

932. 양손당기기웃음요법(Both Hands Pulling Laugh)

"~티! ~티~티~티~티~티~티~티~티~티~티~티~티~티"

933. 양손당기기웃음요법(Both Hands Pulling Laugh)

"~트! ~트~트~트~트~트~트~트~트~트~트~트~트~트."

934. "예!" "아버지!" 웃음요법 I(Yes! Father! Laugh I) : "예, 그렇습니다. 아버지!"라고 순종하는 마음 또는 하나님 아버지의 뜻을 이해하고 기뻐하면서 주먹을 쥐었다 펴면서 하늘을 보고 크게 웃는 웃음요법(눅10:21).

"예!" "아버지!" 또는 "Yes! Father!"
"~하! ~하~하~하~하~하~하~하~하~하~하~하~하~하"

935. "예!" "아버지!" 웃음요법 I(Yes! Father! Laugh I)

"예!" "아버지!" 또는 "Yes! Father!"
"~호! ~호~호~호~호~호~호~호~호~호~호~호~호~호"

936. "예!" "아버지!" 웃음요법 I(Yes! Father! Laugh I)

"예!" "아버지!" 또는 "Yes! Father!"
"~히! ~히~히~히~히~히~히~히~히~히~히~히~히~히"

937. "예!" "아버지!" 웃음요법 I(Yes! Father! Laugh I)

"예!" "아버지!" 또는 "Yes! Father!"
"~흐! ~흐~흐~흐~흐~흐~흐~흐~흐~흐~흐~흐~흐~흐"

938. "예!" "아버지!" 웃음요법 I(Yes! Father! Laugh I)

"예!" "아버지!" 또는 "Yes! Father!"
"~허! ~허~허~허~허~허~허~허~허~허~허~허~허~허"

939. "예!" "아버지!" 웃음요법 I(Yes! Father! Laugh I)

"예!" "아버지!" 또는 "Yes! Father!"
"~크! ~크~크~크~크~크~크~크~크~크~크~크~크~크"

940. "예!" "아버지!" 웃음요법 I(Yes! Father! Laugh I)

"예!" "아버지!" 또는 "Yes! Father!"
"~키! ~키~키~키~키~키~키~키~키~키~키~키~키~키"

941. "예!" "아버지!" 웃음요법 I(Yes! Father! Laugh I)

"예!" "아버지!" 또는 "Yes! Father!"
"~카! ~카~카~카~카~카~카~카~카~카~카~카~카~카"

942. "예!" "아버지!" 웃음요법 I(Yes! Father! Laugh I)

"예!" "아버지!" 또는 "Yes! Father!"
"~혜! ~혜~혜~혜~혜~혜~혜~혜~혜~혜~혜~혜~혜~혜"

943. "예!" "아버지!" 웃음요법 I(Yes! Father! Laugh I)

"예!" "아버지!" 또는 "Yes! Father!"
"~해! ~해~해~해~해~해~해~해~해~해~해~해~해~해"

944. "예!" "아버지!" 웃음요법 I(Yes! Father! Laugh I)

"예!" "아버지!" 또는 "Yes! Father!"
"~희! ~희~희~희~희~희~희~희~희~희~희~희~희~희"

945. "예!" "아버지!" 웃음요법 I(Yes! Father! Laugh I)

"예!" "아버지!" 또는 "Yes! Father!"
"~야! ~야~야~야~야~야~야~야~야~야~야~야~야~야"

946. "예!" "아버지!" 웃음요법 I(Yes! Father! Laugh I)

"예!" "아버지!" 또는 "Yes! Father!"
"~여! ~여~여~여~여~여~여~여~여~여~여~여~여~여"

947. "예!" "아버지!" 웃음요법 I(Yes! Father! Laugh I)

"예!" "아버지!" 또는 "Yes! Father!"
"~어! ~어~어~어~어~어~어~어~어~어~어~어~어~어"

948. "예!" "아버지!" 웃음요법 I(Yes! Father! Laugh I)

"예!" "아버지!" 또는 "Yes! Father!"
"~예! ~예~예~예~예~예~예~예~예~예~예~예~예~예"

949. "예!" "아버지!" 웃음요법 I(Yes! Father! Laugh I)

"예!" "아버지!" 또는 "Yes! Father!"
"~얘! ~얘~얘~얘~얘~얘~얘~얘~얘~얘~얘~얘~얘~얘"

950. "예!" "아버지!" 웃음요법 I(Yes! Father! Laugh I)

"예!" "아버지!" 또는 "Yes! Father!"
"~으! ~으~으~으~으~으~으~으~으~으~으~으~으~으"

951. “예!” “아버지!” 웃음요법 I(Yes! Father! Laugh I)

“예!” “아버지!” 또는 “Yes! Father!”
“~오! ~오~오~오~오~오~오~오~오~오~오~오~오~오”

952. “예!” “아버지!” 웃음요법 I(Yes! Father! Laugh I)

“예!” “아버지!” 또는 “Yes! Father!”
“~요! ~요~요~요~요~요~요~요~요~요~요~요~요~요”

953. “예!” “아버지!” 웃음요법 I(Yes! Father! Laugh I)

“예!” “아버지!” 또는 “Yes! Father!”
“~우! ~우~우~우~우~우~우~우~우~우~우~우~우~우”

954. “예!” “아버지!” 웃음요법 I(Yes! Father! Laugh I)

“예!” “아버지!” 또는 “Yes! Father!”
“~꼬! ~꼬~꼬~꼬~꼬~꼬~꼬~꼬~꼬~꼬~꼬~꼬~꼬~꼬”

955. “예!” “아버지!” 웃음요법 I(Yes! Father! Laugh I)

“예!” “아버지!” 또는 “Yes! Father!”
“~까! ~까~까~까~까~까~까~까~까~까~까~까~까~까”

956. “예!” “아버지!” 웃음요법 I(Yes! Father! Laugh I)

“예!” “아버지!” 또는 “Yes! Father!”
“~킬! ~킬~킬~킬~낄~킬~킬~킬~킬~킬~킬~킬~킬~킬”

957. “예!” “아버지!” 웃음요법 I(Yes! Father! Laugh I)

“예!” “아버지!” 또는 “Yes! Father!”
“~칼! ~칼~칼~칼~칼~칼~칼~칼~칼~칼~칼~칼~칼~칼”

958. "예!" "아버지!" 웃음요법 I(Yes! Father! Laugh I)

"예!" "아버지!" 또는 "Yes! Father!"
"~낄! ~낄~낄~낄~낄~낄~낄~낄~낄~낄~낄~낄~낄~낄"

959. "예!" "아버지!" 웃음요법 I(Yes! Father! Laugh I)

"예!" "아버지!" 또는 "Yes! Father!"
"~깔! ~깔~깔~깔~깔~깔~깔~깔~깔~깔~깔~깔~깔~깔"

960. "예!" "아버지!" 웃음요법 I(Yes! Father! Laugh I)

"예!" "아버지!" 또는 "Yes! Father!"
"~캬! ~캬~캬~캬~캬~캬 캬~캬~캬~캬~캬~캬~캬~캬"

961. "예!" "아버지!" 웃음요법 I(Yes! Father! Laugh I)

"예!" "아버지!" 또는 "Yes! Father!"
"~커! ~커~커~커~커~커~커~커~커~커~커~커~커~커"

962. "예!" "아버지!" 웃음요법 I(Yes! Father! Laugh I)

"예!" "아버지!" 또는 "Yes! Father!"
"~켜! ~켜~켜~켜~켜~켜~켜~켜~켜~켜~켜~켜~켜~켜"

963. "예!" "아버지!" 웃음요법 I(Yes! Father! Laugh I)

"예!" "아버지!" 또는 "Yes! Father!"
"~파! ~파~파~파~파~파~파~파~파~파~파~파~파~파"

964. "예!" "아버지!" 웃음요법 I(Yes! Father! Laugh I)

"예!" "아버지!" 또는 "Yes! Father!"
"~프! ~프~프~프~프~프~프~프~프~프~프~프~프~프"

965. "예!" "아버지!" 웃음요법 I(Yes! Father! Laugh I)

"예!" "아버지!" 또는 "Yes! Father!"
"~푸! ~푸~푸~푸~푸~푸~푸~푸~푸~푸~푸~푸~푸~푸"

966. "예!" "아버지!" 웃음요법 I(Yes! Father! Laugh I)

"예!" "아버지!" 또는 "Yes! Father!"
"~피! ~피~피~피~피~피~피~피~피~피~피~피~피~피"

967. "예!" "아버지!" 웃음요법 I(Yes! Father! Laugh I)

"예!" "아버지!" 또는 "Yes! Father!"
"~티! ~티~티~티~티~티~티~티~티~티~티~티~티~티"

968. "예!" "아버지!" 웃음요법 I(Yes! Father! Laugh I)

"예!" "아버지!" 또는 "Yes! Father!"
"~트! ~트~트~트~트~트~트~트~트~트~트~트~트~트."

969. "예!" "아버지!" 웃음요법 II(Yes! Father! Laugh II) : "예, 그렇습니다. 아버지!"라고 순종하는 마음 또는 하나님 아버지의 뜻을 이해하고 기뻐하면서 주먹을 쥐었다 펴면서 하늘을 보고 크게 웃는 웃음요법(눅10:21). 단, 추임새를 상용한다.

"예!" "아버지!" 또는 "Yes! Father!"
"~하! ~하~하~하~하~하~하~하~하~하~하~하" "~하~하"

970. "예!" "아버지!" 웃음요법 II(Yes! Father! Laugh II)

"예!" "아버지!" 또는 "Yes! Father!"
"~호! ~호~호~호~호~호~호~호~호~호" "~호~호"

971. "예!" "아버지!" 웃음요법 II(Yes! Father! Laugh II)

"예!" "아버지!" 또는 "Yes! Father!"
"～히! ～히～히～히～히～히～히～히～히～히" "～히～히"

972. "예!" "아버지!" 웃음요법 II(Yes! Father! Laugh II)

"예!" "아버지!" 또는 "Yes! Father!"
"～흐! ～흐～흐～흐～흐～흐～흐～흐～흐～흐" "～흐～흐"

973. "예!" "아버지!" 웃음요법 II(Yes! Father! Laugh II)

"예!" "아버지!" 또는 "Yes! Father!"
"～허! ～허～허～허～허～허～허～허～허～허" "～허～허"

974. "예!" "아버지!" 웃음요법 II(Yes! Father! Laugh II)

"예!" "아버지!" 또는 "Yes! Father!"
"～크! ～크～크～크～크～크～크～크～크～크" "～크～크"

975. "예!" "아버지!" 웃음요법 II(Yes! Father! Laugh II)

"예!" "아버지!" 또는 "Yes! Father!"
"～키! ～키～키～키～키～키～키～키～키～키" "～키～키"

976. "예!" "아버지!" 웃음요법 II(Yes! Father! Laugh II)

"예!" "아버지!" 또는 "Yes! Father!"
"～카! ～카～카～카～카～카～카～카～카～카" "～카～카"

977. "예!" "아버지!" 웃음요법 II(Yes! Father! Laugh II)

"예!" "아버지!" 또는 "Yes! Father!"
"～혜! ～혜～혜～혜～혜～혜～혜～혜～혜～혜" "～혜～혜"

978. "예!" "아버지!" 웃음요법 II(Yes! Father! Laugh II)

"예!" "아버지!" 또는 "Yes! Father!"
"~해! ~해~해~해~해~해~해~해~해~해" "~해~해"

979. "예!" "아버지!" 웃음요법 II(Yes! Father! Laugh II)

"예!" "아버지!" 또는 "Yes! Father!"
"~희! ~희~희~희~희~희~희~희~희~희" "~희~희"

980. "예!" "아버지!" 웃음요법 II(Yes! Father! Laugh II)

"예!" "아버지!" 또는 "Yes! Father!"
"~야! ~야~야~야~야~야~야~야~야~야" "~야~야"

981. "예!" "아버지!" 웃음요법 II(Yes! Father! Laugh II)

"예!" "아버지!" 또는 "Yes! Father!"
"~여! ~여~여~여~여~여~여~여~여~여" "~여~여"

982. "예!" "아버지!" 웃음요법 II(Yes! Father! Laugh II)

"예!" "아버지!" 또는 "Yes! Father!"
"~어! ~어~어~어~어~어~어~어~어~어" "~어~어"

983. "예!" "아버지!" 웃음요법 II(Yes! Father! Laugh II)

"예!" "아버지!" 또는 "Yes! Father!"
"~예! ~예~예~예~예~예~예~예~예~예" "~예~예"

984. "예!" "아버지!" 웃음요법 II(Yes! Father! Laugh II)

"예!" "아버지!" 또는 "Yes! Father!"
"~얘! ~얘~얘~얘~얘~얘~얘~얘~얘~얘" "~얘~얘"

985. “예!” “아버지!” 웃음요법 II(Yes! Father! Laugh II)

“예!” “아버지!” 또는 “Yes! Father!”
“~으! ~으~으~으~으~으~으~으~으~으” “~으~으”

986. “예!” “아버지!” 웃음요법 II(Yes! Father! Laugh II)

“예!” “아버지!” 또는 “Yes! Father!”
“~오! ~오~오~오~오~오~오~오~오~오” “~오~오”

987. “예!” “아버지!” 웃음요법 II(Yes! Father! Laugh II)

“예!” “아버지!” 또는 “Yes! Father!”
“~요! ~요~요~요~요~요~요~요~요~요” “~요~요”

988. “예!” “아버지!” 웃음요법 II(Yes! Father! Laugh II)

“예!” “아버지!” 또는 “Yes! Father!”
“~우! ~우~우~우~우~우~우~우~우~우” “~우~우”

989. “예!” “아버지!” 웃음요법 II(Yes! Father! Laugh II)

“예!” “아버지!” 또는 “Yes! Father!”
“~꼬! ~꼬~꼬~꼬~꼬~꼬~꼬~꼬~꼬~꼬” “~꼬~꼬”

990. “예!” “아버지!” 웃음요법 II(Yes! Father! Laugh II)

“예!” “아버지!” 또는 “Yes! Father!”
“~까! ~까~까~까~까~까~까~까~까~까” “~까~까”

991. “예!” “아버지!” 웃음요법 II(Yes! Father! Laugh II)

“예!” “아버지!” 또는 “Yes! Father!”
“~킬! ~킬~킬~킬~낄~킬~킬~킬~킬~낄” “~킬~킬”

992. “예!” “아버지!” 웃음요법 II(Yes! Father! Laugh II)

“예!” “아버지!” 또는 “Yes! Father!”
“~칼! ~칼~칼~칼~칼~칼~칼~칼~칼~칼” “~칼~칼”

993. “예!” “아버지!” 웃음요법 II(Yes! Father! Laugh II)

“예!” “아버지!” 또는 “Yes! Father!”
“~낄! ~낄~낄~낄~낄~낄~낄~낄~낄~낄” “~낄~낄”

994. “예!” “아버지!” 웃음요법 II(Yes! Father! Laugh II)

“예!” “아버지!” 또는 “Yes! Father!”
“~깔! ~깔~깔~깔~깔~깔~깔~깔~깔~깔” “~깔~깔”

995. “예!” “아버지!” 웃음요법 II(Yes! Father! Laugh II)

“예!” “아버지!” 또는 “Yes! Father!”
“~캬! ~캬~캬~캬~캬~캬~캬~캬~캬~캬” “~캬~캬”

996. “예!” “아버지!” 웃음요법 II(Yes! Father! Laugh II)

“예!” “아버지!” 또는 “Yes! Father!”
“~커! ~커~커~커~커~커~커~커~커~커” “~커~커”

997. “예!” “아버지!” 웃음요법 II(Yes! Father! Laugh II)

“예!” “아버지!” 또는 “Yes! Father!”
“~켜! ~켜~켜~켜~켜~켜~켜~켜~켜~켜” “~켜~켜”

998. “예!” “아버지!” 웃음요법 II(Yes! Father! Laugh II)

“예!” “아버지!” 또는 “Yes! Father!”
“~파! ~파~파~파~파~파~파~파~파~파” “~파~파”

999. "예!" "아버지!" 웃음요법 II(Yes! Father! Laugh II)

"예!" "아버지!" 또는 "Yes! Father!"
"~프! ~프~프~프~프~프~프~프~프~프" "~프~프"

1000. "예!" "아버지!" 웃음요법 II(Yes! Father! Laugh II)

"예!" "아버지!" 또는 "Yes! Father!"
"~푸! ~푸~푸~푸~푸~푸~푸~푸~푸~푸" "~푸~푸"

1001. "예!" "아버지!" 웃음요법 II(Yes! Father! Laugh II)

"예!" "아버지!" 또는 "Yes! Father!"
"~피! ~피~피~피~피~피~피~피~피~피" "~피~피"

1002. "예!" "아버지!" 웃음요법 II(Yes! Father! Laugh II)

"예!" "아버지!" 또는 "Yes! Father!"
"~티! ~티~티~티~티~티~티~티~티~티" "~티~티"

1003. "예!" "아버지!" 웃음요법 II(Yes! Father! Laugh II)

"예!" "아버지!" 또는 "Yes! Father!"
"~트! ~트~트~트~트~트~트~트~트~트" "~트~트."

1004. 파도타기웃음요법 I(Surfing Laugh I) : 모두가 손을 잡고 원을 그리고 파도놀이를 하면서 웃는 웃음요법.

"~하! ~하~하~하~하~하~하~하~하~하~하~하~하~하"

1005. 파도타기웃음요법 I(Surfing Laugh I)

"~호! ~호~호~호~호~호~호~호~호~호~호~호~호~호"

1006. 파도타기웃음요법 I(Surfing Laugh I)

"~히! ~히~히~히~히~히~히~히~히~히~히~히~히~히"

1007. 파도타기웃음요법 I(Surfing Laugh I)

"~호! ~호~호~호~호~호~호~호~호~호~호~호~호~호"

1008. 파도타기웃음요법 I(Surfing Laugh I)

"~허! ~허~허~허~허~허~허~허~허~허~허~허~허~허"

1009. 파도타기웃음요법 I(Surfing Laugh I)

"~크! ~크~크~크~크~크~크~크~크~크~크~크~크~크"

1010. 파도타기웃음요법 I(Surfing Laugh I)

"~키! ~키~키~키~키~키~키~키~키~키~키~키~키~키"

1011. 파도타기웃음요법 I(Surfing Laugh I)

"~카! ~카~카~카~카~카~카~카~카~카~카~카~카~카"

1012. 파도타기웃음요법 I(Surfing Laugh I)

"~헤! ~헤~헤~헤~헤~헤~헤~헤~헤~헤~헤~헤~헤~헤"

1013. 파도타기웃음요법 I(Surfing Laugh I)

"~해! ~해~해~해~해~해~해~해~해~해~해~해~해~해"

1014. 파도타기웃음요법 I(Surfing Laugh I)

"~희! ~희~희~희~희~희~희~희~희~희~희~희~희~희"

1015. 파도타기웃음요법 I(Surfing Laugh I)

"~야! ~야~야~야~야~야~야~야~야~야~야~야~야~야"

1016. 파도타기웃음요법 I(Surfing Laugh I)

"~여! ~여~여~여~여~여~여~여~여~여~여~여~여~여"

1017. 파도타기웃음요법 I(Surfing Laugh I)

"~어! ~어~어~어~어~어~어~어~어~어~어~어~어~어"

1018. 파도타기웃음요법 I(Surfing Laugh I)

"~예! ~예~예~예~예~예~예~예~예~예~예~예~예~예"

1019. 파도타기웃음요법 I(Surfing Laugh I)

"~얘! ~얘~얘~얘~얘~얘~얘~얘~얘~얘~얘~얘~얘~얘"

1020. 파도타기웃음요법 I(Surfing Laugh I)

"~으! ~으~으~으~으~으~으~으~으~으~으~으~으~으"

1021. 파도타기웃음요법 I(Surfing Laugh I)

"~오! ~오~오~오~오~오~오~오~오~오~오~오~오~오"

1022. 파도타기웃음요법 I(Surfing Laugh I)

"~요! ~요~요~요~요~요~요~요~요~요~요~요~요~요"

1023. 파도타기웃음요법 I(Surfing Laugh I)

"~우! ~우~우~우~우~우~우~우~우~우~우~우~우~우"

1024. 파도타기웃음요법 I(Surfing Laugh I)

"~꼬! ~꼬~꼬~꼬~꼬~꼬~꼬~꼬~꼬~꼬~꼬~꼬~꼬~꼬"

1025. 파도타기웃음요법 I(Surfing Laugh I)

"~까! ~까~까~까~까~까~까~까~까~까~까~까~까~까"

1026. 파도타기웃음요법 I(Surfing Laugh I)

"~킬! ~킬~킬~킬~낄~킬~킬~킬~킬~킬~킬~킬~킬~킬"

1027. 파도타기웃음요법 I(Surfing Laugh I)

"~칼! ~칼~칼~칼~칼~칼~칼~칼~칼~칼~칼~칼~칼~칼"

1028. 파도타기웃음요법 I(Surfing Laugh I)

"~낄! ~낄~낄~낄~낄~낄~낄~낄~낄~낄~낄~낄~낄~낄"

1029. 파도타기웃음요법 I(Surfing Laugh I)

"~깔! ~깔~깔~깔~깔~깔~깔~깔~깔~깔~깔~깔~깔~깔"

1030. 파도타기웃음요법 I(Surfing Laugh I)

"~캬! ~캬~캬~캬~캬~캬~캬~캬~캬~캬~캬~캬~캬~캬"

1031. 파도타기웃음요법 I(Surfing Laugh I)

"~커! ~커~커~커~커~커~커~커~커~커~커~커~커~커"

1032. 파도타기웃음요법 I(Surfing Laugh I)

"~켜! ~켜~켜~켜~켜~켜~켜~켜~켜~켜~켜~켜~켜~켜"

1033. 파도타기웃음요법 I(Surfing Laugh I)

"~파! ~파~파~파~파~파~파~파~파~파~파~파~파~파"

1034. 파도타기웃음요법 I(Surfing Laugh I)

"~프! ~프~프~프~프~프~프~프~프~프~프~프~프~프"

1035. 파도타기웃음요법 I(Surfing Laugh I)

"~푸! ~푸~푸~푸~푸~푸~푸~푸~푸~푸~푸~푸~푸~푸"

1036. 파도타기웃음요법 I(Surfing Laugh I)

"~피! ~피~피~피~피~피~피~피~피~피~피~피~피~피"

1037. 파도타기웃음요법 I(Surfing Laugh I)

"~티! ~티~티~티~티~티~티~티~티~티~티~티~티~티"

1038. 파도타기웃음요법 I(Surfing Laugh I)

"~트! ~트~트~트~트~트~트~트~트~트~트~트~트~트."

1039. 파도타기웃음요법 II(Surfing Laugh II) : 모두가 손을 잡고 원을 그리고 파도놀이를 하면서 웃는 웃음요법. 단, 한 바퀴 파도가 돌고 나면 추임새를 사용하면서 웃는 웃음요법.

"~하! ~하~하~하~하~하~하~하~하~하" "~하~하"

1040. 파도타기웃음요법 II(Surfing Laugh II)

"~호! ~호~호~호~호~호~호~호~호~호" "~호~호"

1041. 파도타기웃음요법 II(Surfing Laugh II)

"~히! ~히~히~히~히~히~히~히~히~히" "~히~히"

1042. 파도타기웃음요법 II(Surfing Laugh II)

"~흐! ~흐~흐~흐~흐~흐~흐~흐~흐~흐" "~흐~흐"

1043. 파도타기웃음요법 II(Surfing Laugh II)

"~허! ~허~허~허~허~허~허~허~허~허" "~허~허"

1044. 파도타기웃음요법 II(Surfing Laugh II)

"~크! ~크~크~크~크~크~크~크~크~크" "~크~크"

1045. 파도타기웃음요법 II(Surfing Laugh II)

"~키! ~키~키~키~키~키~키~키~키~키" "~키~키"

1046. 파도타기웃음요법 II(Surfing Laugh II)

"~카! ~카~카~카~카~카~카~카~카~카" "~카~카"

1047. 파도타기웃음요법 II(Surfing Laugh II)

"~혜! ~혜~혜~혜~혜~혜~혜~혜~혜~혜" "~혜~혜"

1048. 파도타기웃음요법 II(Surfing Laugh II)

"~해! ~해~해~해~해~해~해~해~해~해" "~해~해"

1049. 파도타기웃음요법 II(Surfing Laugh II)

"~혜! ~혜~혜~혜~혜~혜~혜~혜~혜~혜" "~혜~혜"

1050. 파도타기웃음요법 II(Surfing Laugh II)

"~야! ~야~야~야~야~야~야~야~야~야" "~야~야"

1051. 파도타기웃음요법 II(Surfing Laugh II)

"~여! ~여~여~여~여~여~여~여~여~여" "~여~여"

1052. 파도타기웃음요법 II(Surfing Laugh II)

"~어! ~어~어~어~어~어~어~어~어~어" "~어~어"

1053. 파도타기웃음요법 II(Surfing Laugh II)

"~예! ~예~예~예~예~예~예~예~예~예" "~예~예"

1054. 파도타기웃음요법 II(Surfing Laugh II)

"~얘! ~얘~얘~얘~얘~얘~얘~얘~얘~얘" "~얘~얘"

1055. 파도타기웃음요법 II(Surfing Laugh II)

"~으! ~으~으~으~으~으~으~으~으~으" "~으~으"

1056. 파도타기웃음요법 II(Surfing Laugh II)

"~오! ~오~오~오~오~오~오~오~오~오" "~오~오"

1057. 파도타기웃음요법 II(Surfing Laugh II)

"~요! ~요~요~요~요~요~요~요~요~요" "~요~요"

1058. 파도타기웃음요법 II(Surfing Laugh II)

"~우! ~우~우~우~우~우~우~우~우~우" "~우~우"

1059. 파도타기웃음요법 II(Surfing Laugh II)

"~꼬! ~꼬~꼬~꼬~꼬~꼬~꼬~꼬~꼬~꼬" "~꼬~꼬"

1060. 파도타기웃음요법 II(Surfing Laugh II)

"~까! ~까~까~까~까~까~까~까~까~까" "~까~까"

1061. 파도타기웃음요법 II(Surfing Laugh II)

"~킬! ~킬~킬~킬~낄~킬~킬~킬~킬~낄" "~킬~킬"

1062. 파도타기웃음요법 II(Surfing Laugh II)

"~칼! ~칼~칼~길~칼~칼~칼~칼~칼~칼" "~칼~칼"

1063. 파도타기웃음요법 II(Surfing Laugh II)

"~낄! ~낄~낄~낄~낄~낄~낄~낄~낄~낄" "~낄~낄"

1064. 파도타기웃음요법 II(Surfing Laugh II)

"~깔! ~깔~깔~깔~깔~깔~깔~깔~깔~깔" "~깔~깔"

1065. 파도타기웃음요법 II(Surfing Laugh II)

"~캬! ~캬~캬~캬~캬~캬~캬~캬~캬~캬" "~캬~캬"

1066. 파도타기웃음요법 II(Surfing Laugh II)

"~커! ~커~커~커~커~커~커~커~커~커" "~커~커"

1067. 파도타기웃음요법 II(Surfing Laugh II)

"~켜! ~켜~켜~켜~켜~켜~켜~켜~켜~켜" "~켜~켜"

1068. 파도타기웃음요법 II(Surfing Laugh II)

"~파! ~파~파~파~파~파~파~파~파~파" "~파~파"

1069. 파도타기웃음요법 II(Surfing Laugh II)

"~프! ~프~프~프~프~프~프~프~프~프" "~프~프"

1070. 파도타기웃음요법 II(Surfing Laugh II)

"~푸! ~푸~푸~푸~푸~푸~푸~푸~푸~푸" "~푸~푸"

1071. 파도타기웃음요법 II(Surfing Laugh II)

"~피! ~피~피~피~피~피~피~피~피~피" "~피~피"

1072. 파도타기웃음요법 II(Surfing Laugh II)

"~티! ~티~티~티~티~티~티~티~티~티" "~티~티"

1073. 파도타기웃음요법 II(Surfing Laugh II)

"~트! ~트~트~트~트~트~트~트~트~트" "~트~트."

1074. 널뛰기웃음요법(Seesaw Laugh I) : 널뛰기는 하면서 웃는 웃음요법.

"~하! ~하~하~하~하~하~하~하~하~하~하~하~하~하"

1075. 널뛰기웃음요법(Seesaw Laugh I)

"~호! ~호~호~호~호~호~호~호~호~호~호~호~호~호"

1076. 널뛰기웃음요법(Seesaw Laugh I)

"~히! ~히~히~히~히~히~히~히~히~히~히~히~히~히"

1077. 널뛰기웃음요법(Seesaw Laugh I)

"~흐! ~흐~흐~흐~흐~흐~흐~흐~흐~흐~흐~흐~흐~흐"

1078. 널뛰기웃음요법(Seesaw Laugh I)

"~허! ~허~허~허~허~허~허~허~허~허~허~허~허~허"

1079. 널뛰기웃음요법(Seesaw Laugh I)

"~크! ~크~크~크~크~크~크~크~크~크~크~크~크~크"

1080. 널뛰기웃음요법(Seesaw Laugh I)

"~키! ~키~키~키~키~키~키~키~키~키~키~키~키~키"

1081. 널뛰기웃음요법(Seesaw Laugh I)

"~카! ~카~카~카~카~카~카~카~카~카~카~카~카~카"

1082. 널뛰기웃음요법(Seesaw Laugh I)

"~혜! ~혜~혜~혜~혜~혜~혜~혜~혜~혜~혜~혜~혜~혜"

1083. 널뛰기웃음요법(Seesaw Laugh I)

"~해! ~해~해~해~해~해~해~해~해~해~해~해~해~해"

1084. 널뛰기웃음요법(Seesaw Laugh I)

"~희! ~희~희~희~희~희~희~희~희~희~희~희~희~희"

1085. 널뛰기웃음요법(Seesaw Laugh I)

"~야! ~야~야~야~야~야~야~야~야~야~야~야~야~야"

1086. 널뛰기웃음요법(Seesaw Laugh I)

"~여! ~여~여~여~여~여~여~여~여~여~여~여~여~여"

1087. 널뛰기웃음요법(Seesaw Laugh I)

"~어! ~어~어~어~어~어~어~어~어~어~어~어~어~어"

1088. 널뛰기웃음요법(Seesaw Laugh I)

"~예! ~예~예~예~예~예~예~예~예~예~예~예~예~예"

1088. 널뛰기웃음요법(Seesaw Laugh I)

"~얘! ~얘~얘~얘~얘~얘~얘~얘~얘~얘~얘~얘~얘~얘"

1088. 널뛰기웃음요법(Seesaw Laugh I)

"~으! ~으~으~으~으~으~으~으~으~으~으~으~으~으"

1089. 널뛰기웃음요법(Seesaw Laugh I)

"~오! ~오~오~오~오~오~오~오~오~오~오~오~오~오"

1090. 널뛰기웃음요법(Seesaw Laugh I)

"~요! ~요~요~요~요~요~요~요~요~요~요~요~요~요"

1091. 널뛰기웃음요법(Seesaw Laugh I)

"~우! ~우~우~우~우~우~우~우~우~우~우~우~우~우"

1092. 널뛰기웃음요법(Seesaw Laugh I)

"~꼬! ~꼬~꼬~꼬~꼬~꼬~꼬~꼬~꼬~꼬~꼬~꼬~꼬~꼬"

1093. 널뛰기웃음요법(Seesaw Laugh I)

"~까! ~까~까~까~까~까~까~까~까~까~까~까~까~까"

1094. 널뛰기웃음요법(Seesaw Laugh I)

"~킬! ~킬~킬~킬~낄~킬~킬~킬~킬~킬~킬~킬~킬~킬"

1095. 널뛰기웃음요법(Seesaw Laugh I)

"~칼! ~칼~칼~칼~칼~칼~칼~칼~칼~칼~칼~칼~칼~칼"

1096. 널뛰기웃음요법(Seesaw Laugh I)

"~낄! ~낄~낄~낄~낄~낄~낄~낄~낄~낄~낄~낄~낄~낄"

1097. 널뛰기웃음요법(Seesaw Laugh I)

"~깔! ~깔~깔~깔~깔~깔~깔~깔~깔~깔~깔~깔~깔~깔"

1098. 널뛰기웃음요법(Seesaw Laugh I)

"~캬! ~캬~캬~캬~캬~캬~캬~캬~캬~캬~캬~캬~캬~캬"

1099. 널뛰기웃음요법(Seesaw Laugh I)

"~커! ~커~커~커~커~커~커~커~커~커~커~커~커~커"

1100. 널뛰기웃음요법(Seesaw Laugh I)

"~켜! ~켜~켜~켜~켜~켜~켜~켜~켜~켜~켜~켜~켜~켜"

1101. 널뛰기웃음요법(Seesaw Laugh I)

"~파! ~파~파~파~파~파~파~파~파~파~파~파~파~파"

1102. 널뛰기웃음요법(Seesaw Laugh I)

"~프! ~프~프~프~프~프~프~프~프~프~프~프~프~프"

1103. 널뛰기웃음요법(Seesaw Laugh I)

"~푸! ~푸~푸~푸~푸~푸~푸~푸~푸~푸~푸~푸~푸~푸"

1104. 널뛰기웃음요법(Seesaw Laugh I)

"~피! ~피~피~피~피~피~피~피~피~피~피~피~피~피"

1105. 널뛰기웃음요법(Seesaw Laugh I)

"~티! ~티~티~티~티~티~티~티~티~티~티~티~티~티"

1106. 널뛰기웃음요법(Seesaw Laugh I)

"~트! ~트~트~트~트~트~트~트~트~트~트~트~트~트."

1107. 널뛰기웃음요법(Seesaw Laugh II) : 최대한 높이 점프를 하며 널뛰기를 실시하며 웃는 웃음요법. 단, 추임새를 사용한다.

"~하! ~하~하~하~하~하~하~하~하~하" "~하~하"

1108. 널뛰기웃음요법(Seesaw Laugh II)

"~호! ~호~호~호~호~호~호~호~호~호" "~호~호"

1109. 널뛰기웃음요법(Seesaw Laugh II)

"~히! ~히~히~히~히~히~히~히~히~히" "~히~히"

1110. 널뛰기웃음요법(Seesaw Laugh II)

"~흐! ~흐~흐~흐~흐~흐~흐~흐~흐~흐" "~흐~흐"

1111. 널뛰기웃음요법(Seesaw Laugh II)

"~허! ~허~허~허~허~허~허~허~허~허" "~허~허"

1112. 널뛰기웃음요법(Seesaw Laugh II)

"~크! ~크~크~크~크~크~크~크~크~크" "~크~크"

1113. 널뛰기웃음요법(Seesaw Laugh II)

"~키! ~키~키~키~키~키~키~키~키~키" "~키~키"

1114. 널뛰기웃음요법(Seesaw Laugh II)

"~카! ~카~카~카~카~카~카~카~카~카" "~카~카"

1115. 널뛰기웃음요법(Seesaw Laugh II)

"~혜! ~혜~혜~혜~혜~혜~혜~혜~혜~혜" "~혜~혜"

1116. 널뛰기웃음요법(Seesaw Laugh II)

"~해! ~해~해~해~해~해~해~해~해~해" "~해~해"

1117. 널뛰기웃음요법(Seesaw Laugh II)

"~혜! ~혜~혜~혜~혜~혜~혜~혜~혜~혜" "~혜~혜"

1118. 널뛰기웃음요법(Seesaw Laugh II)

"~야! ~야~야~야~야~야~야~야~야~야" "~야~야"

1119. 널뛰기웃음요법(Seesaw Laugh II)

"~여! ~여~여~여~여~여~여~여~여~여" "~여~여"

1120. 널뛰기웃음요법(Seesaw Laugh II)

"~어! ~어~어~어~어~어~어~어~어~어" "~어~어"

1121. 널뛰기웃음요법(Seesaw Laugh II)

"~예! ~예~예~예~예~예~예~예~예~예" "~예~예"

1122. 널뛰기웃음요법(Seesaw Laugh II)

"~얘! ~얘~얘~얘~얘~얘~얘~얘~얘~얘" "~얘~얘"

1123. 널뛰기웃음요법(Seesaw Laugh II)

"~으! ~으~으~으~으~으~으~으~으~으" "~으~으"

1124. 널뛰기웃음요법(Seesaw Laugh II)

"~오! ~오~오~오~오~오~오~오~오~오" "~오~오"

1125. 널뛰기웃음요법(Seesaw Laugh II)

"~요! ~요~요~요~요~요~요~요~요~요" "~요~요"

1126. 널뛰기웃음요법(Seesaw Laugh II)

"~우! ~우~우~우~우~우~우~우~우~우" "~우~우"

1127. 널뛰기웃음요법(Seesaw Laugh II)

"~꼬! ~꼬~꼬~꼬~꼬~꼬~꼬~꼬~꼬~꼬" "~꼬~꼬"

1128. 널뛰기웃음요법(Seesaw Laugh II)

"~까! ~까~까~까~까~까~까~까~까~까" "~까~까"

1129. 널뛰기웃음요법(Seesaw Laugh II)

"~킬! ~킬~킬~킬~낄~킬~킬~킬~킬~낄" "~킬~킬"

1130. 널뛰기웃음요법(Seesaw Laugh II)

"~칼! ~칼~칼~칼~칼~칼~칼~칼~칼~칼" "~칼~칼"

1131. 널뛰기웃음요법(Seesaw Laugh II)

"~낄! ~낄~낄~낄~낄~낄~낄~낄~낄~낄" "~낄~낄"

1132. 널뛰기웃음요법(Seesaw Laugh II)

"~깔! ~깔~깔~깔~깔~깔~깔~깔~깔~깔" "~깔~깔"

1133. 널뛰기웃음요법(Seesaw Laugh II)

"~캬! ~캬~캬~캬~캬~캬~캬~캬~캬~캬" "~캬~캬"

1134. 널뛰기웃음요법(Seesaw Laugh II)

"~커! ~커~커~커~커~커~커~커~커~커" "~커~커"

1135. 널뛰기웃음요법(Seesaw Laugh II)

"~켜! ~켜~켜~켜~켜~켜~켜~켜~켜~켜" "~켜~켜"

1136. 널뛰기웃음요법(Seesaw Laugh II)

"~파! ~파~파~파~파~파~파~파~파~파" "~파~파"

1137. 널뛰기웃음요법(Seesaw Laugh II)

"~프! ~프~프~프~프~프~프~프~프~프" "~프~프"

1138. 널뛰기웃음요법(Seesaw Laugh II)

"~푸! ~푸~푸~푸~푸~푸~푸~푸~푸~푸" "~푸~푸"

1139. 널뛰기웃음요법(Seesaw Laugh II)

"~피! ~피~피~피~피~피~피~피~피~피" "~피~피"

1140. 널뛰기웃음요법(Seesaw Laugh II)

“~티! ~티~티~티~티~티~티~티~티~티” “~티~티”

1141. 널뛰기웃음요법(Seesaw Laugh II)

“~트! ~트~트~트~트~트~트~트~트~트” “~트~트.”

1142. 아우웃음요법(A-Wow Laugh) : 아픈 곳 또는 수술한 곳에 손을 대고 통증을 느끼면서 “~아~우(A-Wow)”라고 하며 웃는 웃음요법. 복식호흡웃음요법으로 웃는 것이 매우 중요하다(역할극웃음요법).

“~아~우, ~하! ~하~하~하~하~하~하~하~하~하~하~하~하~하~하”
“~아~우, ~호! ~호~호~호~호~호~호~호~호~호~호~호~호~호~호”
“~아~우, ~히! ~히~히~히~히~히~히~히~히~히~히~히~히~히~히”
“~아~우, ~흐! ~흐~흐~흐~흐~흐~흐~흐~흐~흐~흐~흐~흐~흐~흐”
“~아~우, ~허! ~허~허~허~허~허~허~허~허~허~허~허~허~허”
“~아~우, ~크! ~크~크~크~크~크~크~크~크~크~크~크~크~크”
“~아~우, ~키! ~키~키~키~키~키~키~키~키~키~키~키~키~키”

1143. 팽이치기웃음요법(Top Play Laugh) : 팽이를 땅에 놓고 팽이를 열심히 치면서 웃는 웃음요법(엄화정). 복식호흡웃음요법으로 웃는 것이 매우 중요하다.

“ ~하! ~하~하~하~하~하~하~하~하~하~하~하~하~하~하,
~호! ~호~호~호~호~호~호~호~호~호~호~호~호~호~호,
~히! ~히~히~히~히~히~히~히~히~히~히~히~히~히,
~흐! ~흐~흐~흐~흐~흐~흐~흐~흐~흐~흐~흐~흐~흐,
~허! ~허~허~허~허~허~허~허~허~허~허~허~허~허,
~크! ~크~크~크~크~크~크~크~크~크~크~크~크~크,
~키! ~키~키~키~키~키~키~키~키~키~키~키~키~키,
~카! ~카~카~카~카~카~카~카~카~카~카~카~카~카.”

1144. 해병대박수웃음요법(Navy Laugh) : 해병대 박수를 치면서 매우 힘차게 웃는 웃음요법. 복식호흡웃음요법으로 웃는 것이 매우 중요 하다.

"~하! ~하~하~하~하~하~하~하~하~하~하~하~하~하,
~호! ~호~호~호~호~호~호~호~호~호~호~호~호~호,
~히! ~히~히~히~히~히~히~히~히~히~히~히~히~히,
~흐! ~흐~흐~흐~흐~흐~흐~흐~흐~흐~흐~흐~흐~흐,
~허! ~허~허~허~허~허~허~허~허~허~허~허~허~허,
~크! ~크~크~크~크~크~크~크~크~크~크~크~크~크,
~키! ~키~키~키~키~키~키~키~키~키~키~키~키~키,
~카! ~카~카~카~카~카~카~카~카~카~카~카~카~카."

1145. 꿀벌웃음요법(Bee Laugh) : 꿀벌처럼 입을 앞으로 내밀며 바람을 날리고, 양손은 날개처럼 상, 하, 좌, 우로 흔들면서 웃는 웃음요법.

"~프 ~프~프~프~프~프~프~프~프~프~프~프~프~프~프, ~프~프"
"~프 ~프~프~프~프~프~프~프~프~프~프~프~프~프~프, ~프~프"
"~프 ~프~프~프~프~프~프~프~프~프~프~프~프~프~프, ~프~프"
"~프 ~프~프~프~프~프~프~프~프~프~프~프~프~프~프, ~프~프"
"~프 ~프~프~프~프~프~프~프~프~프~프~프~프~프~프, ~프~프"

1146. 각서리웃음요법 I(Homeless Laugh I) : 각서리 타령을 부르면서 손뼉 을 치며 춤을 추면서 웃는 웃음요법(역할극웃음요법).

"작년에 갖던 각설이가 죽지도 않고 또 왔네!"

"얼 시구시구 들어간다! ~하~하 절 시구시구 들어간다! ~호~호"

"작년에 갖던 각설이가 죽지도 않고 또 왔네!"

"얼 시구시구 들어간다! ~히~히 절 시구시구 들어간다! ~해~해"

"작년에 갖던 각설이가 죽지도 않고 또 왔네!"

"얼 시구시구 들어간다! ~하~하 절 시구시구 들어간다! ~호~호"

"작년에 갖던 각설이가 죽지도 않고 또 왔네!"

"얼 시구시구 들어간다! ~히~히 절 시구시구 들어간다! ~해~해"

1147. 각서리웃음요법 II(Homeless Laugh II) : 각서리 타령을 부르면서 손 벽을 자유자제로 치면서 웃는 웃음요법. 단, 추임새를 "~잘 왔네!" 또는 "~고맙네!" 등을 사용한다(역할극웃음요법).

"작년에 갔던 각설이가 죽지도 않고 또 왔네!" "잘 왔네!" "잘 왔어!"

"~얼 시구시구 들어간다!" "~하~하" "~절 시구시구 들어간다!" "~호~호"

"작년에 갔던 각설이가 죽지도 않고 또 왔네!" "고맙네!" "고마워!"

"~얼 시구시구 들어간다!" "~히~히" "~절 시구시구 들어간다!" "~해~해"

"작년에 갔던 각설이가 죽지도 않고 또 왔네!" "잘 왔네!" "잘 왔어!"

"~얼 시구시구 들어간다!" "~하~하" "~절 시구시구 들어간다!" "~호~호"

"작년에 갔던 각설이가 죽지도 않고 또 왔네!" "고맙네!" "고마워!"

1148. 분노통제웃음요법 I(Anger Control Laugh I) : 운전 중에 뒤차에서 "빵빵" 경적이 울려올 때, 자신의 분노를 통제하면서 웃는 웃음요법. 복식호흡웃음요법으로 웃기!(역할극웃음요법).

"앗! 분노다! 분노다! 분노다!"
호흡을 들이쉬고, 내쉬면서 웃고
"아! 아저씨 상당히 바쁘시군요! 먼저가세요! 다음에 또 봬요!"

"~하! ~하~하~하~하~하~하~하~하~하~하~하~하~하,
~호! ~호~호~호~호~호~호~호~호~호~호~호~호~호,
~히! ~히~히~히~히~히~히~히~히~히~히~히~히~히,
~흐! ~흐~흐~흐~흐~흐~흐~흐~흐~흐~흐~흐~흐~흐,
~허! ~허~허~허~허~허~허~허~허~허~허~허~허~허,
~크! ~크~크~크~크~크~크~크~크~크~크~크~크~크,
~키! ~키~키~키~키~키~키~키~키~키~키~키~키~키."

1149. 분노통제웃음요법 II(Anger Control Laugh II) : 운전 주에 신호도 없이 갑작스럽게 끼어들기를 할 때, 자신의 분노를 통제하면서 웃는 웃음요법. 복식호흡웃음요법으로 웃기!(역할극웃음요법).

"앗! 분노다! 분노다! 분노다!"
호흡을 들이쉬고, 내쉬면서 웃고
"아! 아저씨 상당히 바쁘시군요! 먼저가세요! 다음에 또 봬요!"

"~하! ~하~하~하~하~하~하~하~하~하~하~하~하~하,
~호! ~호~호~호~호~호~호~호~호~호~호~호~호~호,
~히! ~히~히~히~히~히~히~히~히~히~히~히~히~히,
~흐! ~흐~흐~흐~흐~흐~흐~흐~흐~흐~흐~흐~흐~흐,
~허! ~허~허~허~허~허~허~허~허~허~허~허~허~허,
~크! ~크~크~크~크~크~크~크~크~크~크~크~크~크,
~키! ~키~키~키~키~키~키~키~키~키~키~키~키~키,
~카! ~카~카~카~카~카~카~카~카~카~카~카~카~카,
~혜! ~혜~혜~혜~혜~혜~혜~혜~혜~혜~혜~혜~혜~혜."

1150. 분노통제웃음요법 III(Anger Control Laugh III) : 상대방과 대화 중 자신과 상대가 사이에 분노가 유발할 때, 자신의 분노를 통제하면서 웃는 웃음요법. 복식호흡웃음요법으로 웃기!(역할극웃음요법).

"앗! 분노다! 분노다! 분노다!"
호흡을 들이쉬고, 내쉬면서 웃고(Silent)
"아! 내가(상대가) 스트레스가 많이 쌓이셨구나!"

"~하! ~하~하~하~하~하~하~하~하~하~하~하~하~하,
~호! ~호~호~호~호~호~호~호~호~호~호~호~호~호,
~히! ~히~히~히~히~히~히~히~히~히~히~히~히~히,
~흐! ~흐~흐~흐~흐~흐~흐~흐~흐~흐~흐~흐~흐~흐,
~허! ~허~허~허~허~허~허~허~허~허~허~허~허~허,
~크! ~크~크~크~크~크~크~크~크~크~크~크~크~크,
~키! ~키~키~키~키~키~키~키~키~키~키~키~키~키,
~카! ~카~카~카~카~카~카~카~카~카~카~카~카~카,
~혜! ~혜~혜~혜~혜~혜~혜~혜~혜~혜~혜~혜~혜~혜,
~해! ~해~해~해~해~해~해~해~해~해~해~해~해~해,
~야! ~야~야~야~야~야~야~야~야~야~야~야~야~야,
~여! ~여~여~여~여~여~여~여~여~여~여~여~여~여."

1151. 까마귀웃음요법 I(Crow Control Laugh I) : 까마귀를 연상하면서 양 날개를 힘 있게 휘저으면서 웃는 웃음요법. 복식호흡웃음요법으로 웃는 것이 매우 중요하다!(역할극웃음요법).

"~까! ~까~까~까~까~까~까~까~까~까" "~까~까"
"~크! ~크~크~크~크~크~크~크~크~크" "~크~크"
"~키! ~키~키~키~키~키~키~키~키~키" "~키~키"
"~카! ~카~카~카~카~카~카~카~카~카" "~카~카"
"~깔! ~깔~깔~깔~깔~깔~깔~깔~깔~깔" "~깔~깔"
"~캬! ~캬~캬~캬~캬~캬~캬~캬~캬~캬" "~캬~캬"
"~커! ~커~커~커~커~커~커~커~커~커" "~커~커"
"~켜! ~켜~켜~켜~켜~켜~켜~켜~켜~켜" "~켜~켜"

1152. 까마귀웃음요법 II(Crow Control Laugh II) : 까마귀가 먹이인 개구리 한 마리를 잡아 입에 물고 부모까마귀에게 가서 먹이는 장면(오자 효친(烏瓷孝親))을 연상하고 역할극을 하면서 웃는 웃음요법. 복식호흡웃음요법으로 웃는 것이 매우 중요하다!(역할극웃음요법).

"~까! ~까~까~까~까~까~까~까~까~까" "~까~까"
"~크! ~크~크~크~크~크~크~크~크~크" "~크~크"
"~키! ~키~키~키~키~키~키~키~키~키" "~키~키"
"~카! ~카~카~카~카~카~카~카~카~카" "~카~카"
"~깔! ~깔~깔~깔~깔~깔~깔~깔~깔~깔" "~깔~깔"

1153. 까마귀웃음요법 III(Crow Control Laugh III) : 놀란 까마귀가 양손과 고개를 처 들고 웃는 웃음요법. 복식호흡웃음요법으로 웃는 것이 매우 중요하다!(역할극웃음요법).

"~까! ~까~까~까~까~까~까~까~까~까" "~까~까"
"~크! ~크~크~크~크~크~크~크~크~크" "~크~크"
"~키! ~키~키~키~키~키~키~키~키~키" "~키~키"
"~카! ~카~카~카~카~카~카~카~카~카" "~카~카"
"~깔! ~깔~깔~깔~깔~깔~깔~깔~깔~깔" "~깔~깔"

1154. 까마귀웃음요법 IV(Crow Control Laugh IV) : 까마귀가 웃으며 좌우 앞뒤로 인사를 하면서 웃는 웃음요법. 복식호흡웃음요법으로 웃는 것이 매우 중요하다!(역할극웃음요법).

"~까! ~까~까~까~까~까~까~까~까~까" "~까~까"
"~크! ~크~크~크~크~크~크~크~크~크" "~크~크"
"~키! ~키~키~키~키~키~키~키~키~키" "~키~키"
"~카! ~카~카~카~카~카~카~카~카~카" "~카~카"
"~깔! ~깔~깔~깔~깔~깔~깔~깔~깔~깔" "~깔~깔"
"~캬! ~캬~캬~캬~캬~캬~캬~캬~캬~캬" "~캬~캬"
"~커! ~커~커~커~커~커~커~커~커~커" "~커~커"

1155. 빨래웃음요법(Laundry Laugh) : 빨래하는 동작을 연상하며 역할극을 하면서 웃는 웃음요법(이복남). 복식호흡웃음요법으로 웃는 것이 매우 중요하다!(역할극웃음요법).

빨랫감에 비누를 묻히는 동작을 하면서 웃기.

"~하~하~하~하~하~하~하~하~하~하~하~하~하~하~하~하"

빨래를 행구는 동작을 하면서 웃기.

"~호~호~호~호~호~호~호~호~호~호~호~호~호~호~호~호"

빨래를 비틀어 짜기는 동작을 하면서 웃기.

"~히~히~히~히~히~히~히~히~히~히~히~히~히~히~히~히"
빨래를 널기 동작을 하면서 웃기.

"~호~호~호~호~호~호~호~호~호~호~호~호~호~호~호~호"

이마에 땀을 닦으면서 성취감과 행복감에 웃기.

"~헤~헤~헤~헤~헤~헤~헤~헤~헤~헤~헤~헤~헤~헤~헤~헤"

1156. 에어로빅웃음요법(Aerobics Laugh) : 에어로빅 동작을 취하면서 웃는 웃음요법(이복남). 복식호흡으로 웃는 것이 매우 중요하다!
양쪽 팔꿈치와 무릎을 엇갈려 가깝게 들어 올리는 동작을 하면서 웃기.

“~하! ~하~하~하~하~하~하~하~하~하~하~하~하~하,
~호! ~호~호~호~호~호~호~호~호~호~호~호~호~호,
~히! ~히~히~히~히~히~히~히~히~히~히~히~히~히,
~흐! ~흐~흐~흐~흐~흐~흐~흐~흐~흐~흐~흐~흐~흐,
~허! ~허~허~허~허~허~허~허~허~허~허~허~허~허,
~크! ~크~크~크~크~크~크~크~크~크~크~크~크~크,
~키! ~키~키~키~키~키~키~키~키~키~키~키~키~키.”

1157. 말타기웃음요법 I(Horse Riding Laugh I) : 말을 타는 것을 상상하면서, 자세를 낮추고 말고삐를 잡고 웃는 웃음요법. 복식호흡웃음요법으로 웃는 것이 매우 중요하다!(역할극웃음요법).

“~이~랴!”
“~하! ~하~하~하~하~하~하~하~하~하~하~하~하~하,”

“~이~랴!”
“~호! ~호~호~호~호~호~호~호~호~호~호~호~호~호,”

“~이~라!”
“~히! ~히~히~히~히~히~히~히~히~히~히~히~히~히,”

“~이~랴!”
“~흐! ~흐~흐~흐~흐~흐~흐~흐~흐~흐~흐~흐~흐~흐,”

“~이~랴!”
“~허! ~허~허~허~허~허~허~허~허~허~허~허~허~허,”

“~이~랴!”
“~크! ~크~크~크~크~크~크~크~크~크~크~크~크~크,”

“~이~랴!”
“~키! ~키~키~키~키~키~키~키~키~키~키~키~키~키,”

“~이~랴!”
“~카! ~카~카~카~카~카~카~카~카~카~카~카~카~카,”

“~이~랴!”
“~혜! ~혜~혜~혜~혜~혜~혜~혜~혜~혜~혜~혜~혜~혜,”

“~이~랴!”
“~해! ~해~해~해~해~해~해~해~해~해~해~해~해~해,

1158. 말타기음웃음요법 II(Horse Riding Laugh II) : 말을 최대한 빠르게 몰 며 자신의 힙을 치면서 웃는 웃음요법. 단, 추임새를 사용한다. 복식호흡웃음요법으로 웃는 것이 매우 중요하다!(역할극웃음요법).

"~이~랴!"
"~하! ~하~하~하~하~하~하~하~하~하~하~하~하," "~하~하"

"~이~랴"
"~호! ~호~호~호~호~호~호~호~호~호~호~호~호," "~호~호"

"~이~랴!"
"~히! ~히~히~히~히~히~히~히~히~히~히~히~히," "~히~히"

"~이~랴!"
"~흐! ~흐~흐~흐~흐~흐~흐~흐~흐~흐~흐~흐~흐," "~흐~흐"

"~이~랴!"
"~허! ~허~허~허~허~허~허~허~허~허~허~허~허," "~허~허"

"~이~랴!"
"~크! ~크~크~크~크~크~크~크~크~크~크~크~크," "~크~크"

"~이~랴!"
"~키! ~키~키~키~키~키~키~키~키~키~키~키~키," "~키~키"

"~이~랴!"
"~카! ~카~카~카~카~카~카~카~카~카~카~카~카," "~카~카"

"~이~랴!"
"~헤! ~헤~헤~헤~헤~헤~헤~헤~헤~헤~헤~헤~헤," "~헤~헤"

"~이~랴!"
"~해! ~해~해~해~해~해~해~해~해~해~해~해~해," "~해~해"

1159. 자살예방웃음요법 I(Suicide Prevention Laugh I) : 아침에 일어나 거울을 보고 자신에게 할 수 있다는 자신감을 불어 넣어주면서 웃는 웃음요법. 복식호흡웃음요법으로 웃는 것이 매우 중요하다!(역할극웃음요법).

"창현!"
"난 내가 좋다!"
"난 내가 무척 좋다!"
"난 내가 가장 좋다!"
"난 나를 사랑한다!"

"~하! ~하~하~하~하~하~하~하~하~하~하~하~하~하,
~호! ~호~호~호~호~호~호~호~호~호~호~호~호~호,
~히! ~히~히~히~히~히~히~히~히~히~히~히~히~히,
~흐! ~흐~흐~흐~흐~흐~흐~흐~흐~흐~흐~흐~흐~흐,
~허! ~허~허~허~허~허~허~허~허~허~허~허~허~허,
~크! ~크~크~크~크~크~크~크~크~크~크~크~크~크,
~키! ~키~키~키~키~키~키~키~키~키~키~키~키~키."

1160. 자살예방웃음요법 II(Suicide Prevention Laugh II) : 아침에 일어나 거울을 보고 자신에게 할 수 있다는 자신감을 불어 넣어주면서 웃는 웃음요법. 양손을 밑에서 위로 올려주며 복식호흡으로 웃는 것이 매우 중요하다!

"창현!"
"난 오늘도 할 수 있다!"
"난 오늘도 하면 된다!"
"난 오늘도 해보자!"
"난 나를 믿는다!"

"~하! ~하~하~하~하~하~하~하~하~하" "~하~하"
"~호! ~호~호~호~호~호~호~호~호~호" "~호~호"
"~히! ~히~히~히~히~히~히~히~히~히" "~히~히"
"~흐! ~흐~흐~흐~흐~흐~흐~흐~흐~흐" "~흐~흐"
"~허! ~허~허~허~허~허~허~허~허~허" "~허~허"
"~크! ~크~크~크~크~크~크~크~크~크" "~크~크"

1161. 자살예방웃음요법 III(Suicide Prevention Laugh III) : 아침에 일어나 거울을 보고 자신에게 할 수 있다는 자신감을 불어 넣어주면서 웃는 웃음요법. 양손을 얼굴 턱밑에 대고서 얼굴과 양손을 가볍게 흔 들어 주면서 복식호흡으로 웃는 것이 매우 중요하다!

"창현!"
"I Love Your, 창현!"
"I Love Your, 창현!"
"I Love Your, 창현!"

"~하! ~하~하~하~하~하~하~하~하~하" "~하~하"
"~호! ~호~호~호~호~호~호~호~호~호" "~호~호"
"~히! ~히~히~히~히~히~히~히~히~히" "~히~히"
"~흐! ~흐~흐~흐~흐~흐~흐~흐~흐~흐" "~흐~흐"
"~허! ~허~허~허~허~허~허~허~허~허" "~허~허"
"~크! ~크~크~크~크~크~크~크~크~크" "~크~크"
"~키! ~키~키~키~키~키~키~키~키~키" "~키~키"
"~카! ~카~카~카~카~카~카~카~카~카" "~카~카"
"~혜! ~혜~혜~혜~혜~혜~혜~혜~혜~혜" "~혜~혜"
"~해! ~해~해~해~해~해~해~해~해~해" "~해~해"

1162. 펭귄웃음요법 I(Penguin Laugh I) : 양손을 허리에 대고 흔들면서 발 은 종종걸음으로 다니면서 웃는 웃음요법. 복식호흡으로 웃는 것 이 매우 중요하다!

"~크! ~크~크~크~크~크~크~크~크~크" "~크~크"
"~키! ~키~키~키~키~키~키~키~키~키" "~키~키"
"~카! ~카~카~카~카~카~카~카~카~카" "~카~카"
"~킬! ~킬~킬~킬~낄~킬~킬~킬~킬~낄" "~킬~킬"
"~칼! ~칼~칼~칼~칼~칼~칼~칼~칼~칼" "~칼~칼"
"~낄! ~낄~낄~낄~낄~낄~낄~낄~낄~낄" "~낄~낄"
"~깔! ~깔~깔~깔~깔~깔~깔~깔~깔~깔" "~깔~깔"
"~캬! ~캬~캬~캬~캬~캬~캬~캬~캬~캬" "~캬~캬"
"~커! ~커~커~커~커~커~커~커~커~커" "~커~커"

1163. 펭귄웃음요법 II(Penguin Laugh II) : 상대방과 함께 배치기를 하면서 웃는 웃음요법. 복식호흡웃음요법으로 웃는 것이 매우 중요하다!(역할극웃음요법).

"~크! ~크~크~크~크~크~크~크~크~크" "~크~크"
"~키! ~키~키~키~키~키~키~키~키~키" "~키~키"
"~카! ~카~카~카~카~카~카~카~카~카" "~카~카"
"~킬! ~킬~킬~킬~낄~킬~킬~킬~킬~낄" "~킬~킬"
"~칼! ~칼~칼~칼~칼~칼~칼~칼~칼~칼" "~칼~칼"
"~낄! ~낄~낄~낄~낄~낄~낄~낄~낄~낄" "~낄~낄"

1164. 펭귄웃음요법 III(Penguin Laugh III) : 상대방과 키스(Kiss)를 하면서 웃는 웃음요법. 복식호흡웃음요법으로 웃는 것이 매우 중요하다!(역할극웃음요법).

"~크! ~크~크~크~크~크~크~크~크~크" "~크~크"
"~키! ~키~키~키~키~키~키~키~키~키" "~키~키"
"~카! ~카~카~카~카~카~카~카~카~카" "~카~카"
"~킬! ~킬~킬~킬~낄~킬~킬~킬~킬~낄" "~킬~킬"
"~칼! ~칼~칼~칼~칼~칼~칼~칼~칼~칼" "~칼~칼"
"~낄! ~낄~낄~낄~낄~낄~낄~낄~낄~낄" "~낄~낄"

1165. 풍차웃음요법 I(Windmill Laugh I) : 팔운동을 통한 스트레치효과가 있으며, 역동적인 활동을 통하여 웃는 웃음요법. 편안한 자세로 서서, 오른손(왼손)을 풍차가 돌아가듯이 5회전 돌린 후, 오른손바닥을 엉덩이를 쳐주면서, 온 몸과 눈 동작을 놀랜 것처럼 고개를 들 고 하늘을 보면서 크게 웃기(신종원).

"~하! ~하~하~하~하~하~하~하~하~하" "~하~하"
"~호! ~호~호~호~호~호~호~호~호~호" "~호~호"
"~히! ~히~히~히~히~히~히~히~히~히" "~히~히"
"~흐! ~흐~흐~흐~흐~흐~흐~흐~흐~흐" "~흐~흐"

1166. 풍차웃음요법 II(Windmill Laugh II) : 팔운동을 통한 스트레치효과가 있으며, 역동적인 활동을 통하여 웃는 웃음요법. 편안한 자세로서 서, 양손으로 풍차가 돌아가듯이 5회전 돌린 후, 오른손바닥을 엉 덩이를 쳐주면서, 온 몸과 눈 동작을 놀랜 것처럼 고개를 들 고 하늘을 보면서 크게 웃기(신종원).

"~하! ~하~하~하~하~하~하~하~하~하" "~하~하"
"~호! ~호~호~호~호~호~호~호~호~호" "~호~호"
"~히! ~히~히~히~히~히~히~히~히~히" "~히~히"
"~흐! ~흐~흐~흐~흐~흐~흐~흐~흐~흐" "~흐~흐"
"~허! ~허~허~허~허~허~허~허~허~허" "~허~허"
"~크! ~크~크~크~크~크~크~크~크~크" "~크~크"

1167. 러닝머신웃음요법(Running Laugh) : 러닝머신에서 가볍게 달리면서 웃는 웃음요법. 러닝머신을 5Km, 10Km, 20Km, 50Km, 70Km 속도를 전환하면서 점점 빠르게 달리면서 웃기(신종원).

"~하! ~하~하~하~하~하~하~하~하~하" "~하~하"
"~호! ~호~호~호~호~호~호~호~호~호" "~호~호"
"~히! ~히~히~히~히~히~히~히~히~히" "~히~히"
"~흐! ~흐~흐~흐~흐~흐~흐~흐~흐~흐" "~흐~흐"

1168. 엉덩이춤웃음요법(Hip Dancing Laugh) : 두발을 벌린 후, 앉은 자세로 엉덩일 뒤로 쭉 빼고, 손바닥을 펴고, 두 팔을 뻗으면서, 엉덩이와 팔을 돌리면서 웃는 웃음요법(신종원).

"~하! ~하~하~하~하~하~하~하~하~하" "~하~하"
"~호! ~호~호~호~호~호~호~호~호~호" "~호~호"
"~히! ~히~히~히~히~히~히~히~히~히" "~히~히"
"~흐! ~흐~흐~흐~흐~흐~흐~흐~흐~흐" "~흐~흐"
"~허! ~허~허~허~허~허~허~허~허~허" "~허~허"
"~크! ~크~크~크~크~크~크~크~크~크" "~크~크"

1169. 태권도웃음요법(TaeKwonDo Laugh) : 태권도의 역동적인 모습을 연상하면서, 웃는 웃음요법. "웃생웃사!" 외치며, 태권도 준비 자세를 한 후 왼발과 두 팔을 앞으로 내밀면서 크게 웃고, 다시 준비자세로 돌아와 왼팔과 왼발을 왼쪽으로 뻗으면서 크게 웃고, 다시 준비자세로 돌아와 오른팔과 오른발을 오른쪽으로 뻗으면서 크게 웃고, 다시 준비자세로 돌아와 오른발과 두 팔을 앞으로 내밀면서 크게 웃기(신종원).

"~하! ~하~하~하~하~하~하~하~하~하" "~하~하"
"~호! ~호~호~호~호~호~호~호~호~호" "~호~호"
"~히! ~히~히~히~히~히~히~히~히~히" "~히~히"
"~흐! ~흐~흐~흐~흐~흐~흐~흐~흐~흐" "~흐~흐"
"~허! ~허~허~허~허~허~허~허~허~허" "~허~허"
"~크! ~크~크~크~크~크~크~크~크~크" "~크~크"
"~크! ~크~크~크~크~크~크~크~크~크" "~크~크"
"~키! ~키~키~키~키~키~키~키~키~키" "~키~키"

1170. 복싱웃음요법(Boxing Laugh) : 복싱연습을 연상하면서 웃는 웃음요법. 두 주먹을 불끈 쥐고, 핸드백을 번갈아 치면서 머리를 좌우로 흔들며 웃는 웃음요법(신종원).

"~하! ~하~하~하~하~하~하~하~하~하" "~하~하"
"~호! ~호~호~호~호~호~호~호~호~호" "~호~호"
"~히! ~히~히~히~히~히~히~히~히~히" "~히~히"
"~흐! ~흐~흐~흐~흐~흐~흐~흐~흐~흐" "~흐~흐"
"~허! ~허~허~허~허~허~허~허~허~허" "~허~허"
"~크! ~크~크~크~크~크~크~크~크~크" "~크~크"
"~크! ~크~크~크~크~크~크~크~크~크" "~크~크"
"~키! ~키~키~키~키~키~키~키~키~키" "~키~키"
"~카! ~카~카~카~카~카~카~카~카~카" "~카~카"
"~킬! ~킬~킬~킬~낄~킬~킬~킬~킬~낄" "~킬~킬"
"~칼! ~칼~칼~칼~칼~칼~칼~칼~칼~칼" "~칼~칼"

1171. 제트스핀웃음요법(Jet Spinning Laugh) : 비행기가 스핀 할 때를 연상하면서, 양팔을 어깨넓이로 활짝 펴고 전·후·좌·후로 돌면서(Spinning) 웃는 웃음요법.

"~키~키~키~키~키, ~카~카~카~카~카, ~크~크~크~크~크,
~하~하~하~하~하, ~호~호~호~호~호, ~히~히~히~히~히,
~즈~즈~즈~즈~즈, ~흐~흐~흐~흐~흐, ~키~키~키~키~키,
~카~카~카~카~카, ~크~크~크~크~크, ~하~하~하~하~하,
~호~호~호~호~호, ~히~히~히~히~히, ~즈~즈~즈~즈~즈,
~흐~흐~흐~흐~흐, ~키~키~키~키~키, ~카~카~카~카~카,
~크~크~크~크~크, ~하~하~하~하~하, ~호~호~호~호~호,
~히~히~히~히~히, ~즈~즈~즈~즈~즈, ~흐~흐~흐~흐~흐."

1172. 제트스톰웃음요법(Jet Storm Laugh) : 비행기가 태풍의 날씨에서 비 행 할 때를 연상하면서, 양팔을 어깨넓이로 활짝 펴고 전·후·좌·후로 흔들면서(turbulence) 웃는 웃음요법.

"~키~키~키~키~키, ~카~카~카~카~카, ~크~크~크~크~크,
~하~하~하~하~하, ~호~호~호~호~호, ~히~히~히~히~히,
~즈~즈~즈~즈~즈, ~흐~흐~흐~흐~흐, ~키~키~키~키~키,
~카~카~카~카~카, ~크~크~크~크~크, ~하~하~하~하~하,
~호~호~호~호~호, ~히~히~히~히~히, ~즈~즈~즈~즈~즈,
~흐~흐~흐~흐~흐, ~키~키~키~키~키, ~카~카~카~카~카,
~크~크~크~크~크, ~하~하~하~하~하, ~호~호~호~호~호,
~히~히~히~히~히, ~즈~즈~즈~즈~즈, ~흐~흐~흐~흐~흐."

1173. 지렁이웃음요법 I(Earthworm Laugh I) : 지렁이처럼 양손을 입 위에 대고 온몸을 모으면서 웃는 웃음요법.

"~크~오~우, ~크~오~우, ~크~오~우, ~크~오~우, ~크~오~우"
"~크~오~우, ~크~오~우, ~크~오~우, ~크~오~우, ~크~오~우"
"~크~오~우, ~크~오~우, ~크~오~우, ~크~오~우, ~크~오~우"
"~크~오~우, ~크~오~우, ~크~오~우, ~크~오~우, ~크~오~우"

1174. 지렁이웃음요법 II(Earthworm Laugh II) : 지렁이를 발로 밟았을 때를 연상하면서 S 춤을 추면서 웃는 웃음요법.

"~크~오~우, ~크~오~우, ~크~오~우, ~크~오~우, ~크~오~우."
"~크~오~우, ~크~오~우, ~크~오~우, ~크~오~우, ~크~오~우"
"~크~오~우, ~크~오~우, ~크~오~우, ~크~오~우, ~크~오~우"
"~크~오~우, ~크~오~우, ~크~오~우, ~크~오~우, ~크~오~우"

1175. 포옹박수웃음요법(Hug Clapping Laugh) : 상대방을 포옹하고 양손을 상대의 등에 대서고 안마를 해주면서 웃는 웃음요법.

"~하! ~하~하~하~하~하~하~하~하~하~하~하~하~하,
~호! ~호~호~호~호~호~호~호~호~호~호~호~호~호,
~히! ~히~히~히~히~히~히~히~히~히~히~히~히~히,
~흐! ~흐~흐~흐~흐~흐~흐~흐~흐~흐~흐~흐~흐~흐,
~허! ~허~허~허~허~허~허~허~허~허~허~허~허~허,
~크! ~크~크~크~크~크~크~크~크~크~크~크~크~크,
~키! ~키~키~키~키~키~키~키~키~키~키~키~키~키,
~카! ~카~카~카~카~카~카~카~카~카~카~카~카~카,
~헤! ~헤~헤~헤~헤~헤~헤~헤~헤~헤~헤~헤~헤~헤,
~해! ~해~해~해~해~해~해~해~해~해~해~해~해~해."

1176. 다리통웃음요법 I(Two-Leg Clapping Laugh I) : 양손을 다리통사에 넣으면서 박수를 치면서 웃는 웃음요법.

"~하! ~하~하~하~하~하~하~하~하~하~하~하~하~하,
~호! ~호~호~호~호~호~호~호~호~호~호~호~호~호,
~히! ~히~히~히~히~히~히~히~히~히~히~히~히~히,
~흐! ~흐~흐~흐~흐~흐~흐~흐~흐~흐~흐~흐~흐~흐,
~허! ~허~허~허~허~허~허~허~허~허~허~허~허~허,
~크! ~크~크~크~크~크~크~크~크~크~크~크~크~크,
~키! ~키~키~키~키~키~키~키~키~키~키~키~키~키,
~카! ~카~카~카~카~카~카~카~카~카~카~카~카~카."

1177. 다리통웃음요법 II(Two-Leg Clapping Laugh II) : 양손을 다리통사에 넣으면서 랩·춤(Rap Dance)을 추면서 웃는 웃음요법.

"웃자! ~하~하~하" "웃자! ~호~호~호" "웃자! ~히~히~히"
"웃자! ~흐~흐~흐" "웃자! ~허~허~허" "웃자! ~크~크~크"
"웃자! ~키~키~키" "웃자! ~카~카~카" "웃자! ~해~해~해"
"웃자! ~하~하~하" "웃자! ~호~호~호" "웃자! ~히~히~히"
"웃자! ~흐~흐~흐" "웃자! ~허~허~허" "웃자! ~크~크~크"
"웃자! ~키~키~키" "웃자! ~카~카~카" "웃자! ~해~해~해"

1178. 퐁퐁퐁웃음요법 I(Pong Pong Pong Laugh I) : 양 주먹을 이마에 대고 약간씩 두드리며 웃는 웃음요법.

"~하! ~하~하~하~하~하~하~하~하~하~하~하~하~하,
~호! ~호~호~호~호~호~호~호~호~호~호~호~호~호,
~히! ~히~히~히~히~히~히~히~히~히~히~히~히~히,
~흐! ~흐~흐~흐~흐~흐~흐~흐~흐~흐~흐~흐~흐~흐,
~허! ~허~허~허~허~허~허~허~허~허~허~허~허~허,
~크! ~크~크~크~크~크~크~크~크~크~크~크~크~크,
~키! ~키~키~키~키~키~키~키~키~키~키~키~키~키,
~카! ~카~카~카~카~카~카~카~카~카~카~카~카~카."

1779. 퐁퐁퐁 웃음요법 II(Pong Pong Pong Laugh II) : 양 주먹을 이마에 대고 상대방과 함께 약간씩 두드리며 웃는 웃음요법.

"~하! ~하~하~하~하~하~하~하~하~하~하~하~하~하,
~호! ~호~호~호~호~호~호~호~호~호~호~호~호~호,
~히! ~히~히~히~히~히~히~히~히~히~히~히~히~히,
~흐! ~흐~흐~흐~흐~흐~흐~흐~흐~흐~흐~흐~흐~흐,
~허! ~허~허~허~허~허~허~허~허~허~허~허~허~허,
~크! ~크~크~크~크~크~크~크~크~크~크~크~크~크,
~키! ~키~키~키~키~키~키~키~키~키~키~키~키~키,
~카! ~카~카~카~카~카~카~카~카~카~카~카~카~카."

1180. 오징어웃음요법 I(Squid Laugh I) : 오징어를 구울 때를 연상하면서, 양손과 양다리를 꼬면서 웃는 웃음요법.

"~하! ~하~하~하~하~하~하~하~하~하~하~하~하~하,
~호! ~호~호~호~호~호~호~호~호~호~호~호~호~호,
~히! ~히~히~히~히~히~히~히~히~히~히~히~히~히,
~흐! ~흐~흐~흐~흐~흐~흐~흐~흐~흐~흐~흐~흐~흐,
~허! ~허~허~허~허~허~허~허~허~허~허~허~허~허,
~크! ~크~크~크~크~크~크~크~크~크~크~크~크~크,
~키! ~키~키~키~키~키~키~키~키~키~키~키~키~키,
~카! ~카~카~카~카~카~카~카~카~카~카~카~카~카,
~혜! ~혜~혜~혜~혜~혜~혜~혜~혜~혜~혜~혜~혜~혜."

1181. 오징어웃음요법 II(Squid Laugh II) : 오징어가 바다에서 수용하는 모 습을 연상하면서, 양손과 양다리를 낮게 굽혔다 다시 높게 펴면서 웃는 웃음요법.

"~하! ~하~하~하~하~하~하~하~하~하~하~하~하~하,
호! ~호~호~호~호~호~호~호~호~호~호~호~호~호,
~히! ~히~히~히~히~히~히~히~히~히~히~히~히~히,
~흐! ~흐~흐~흐~흐~흐~흐~흐~흐~흐~흐~흐~흐~흐,
~허! ~허~허~허~허~허~허~허~허~허~허~허~허~허,
~크! ~크~크~크~크~크~크~크~크~크~크~크~크~크."

1182. 김삿갓웃음요법(Kim Sa Got's Laugh) : 오른손은 지팡이를 붙잡고 왼손은 갓을 잡고 세상을 바라보면서 웃는 웃음요법. 복식호흡 웃음요법으로 웃는 것이 매우 중요하다!(역할극웃음요법).

"~으!, ~하~하~하~하~하~하~하~하~하~하~하~하~하~하~하~하"
"~으!, ~호~호~호~호~호~호~호~호~호~호~호~호~호~호~호~호"
"~으!, ~히~히~히~히~히~히~히~히~히~히~히~히~히~히~히~히"
"~으!, ~흐~흐~흐~흐~흐~흐~흐~흐~흐~흐~흐~흐~흐~흐~흐~흐"
"~으!, ~허~허~허~허~허~허~허~허~허~허~허~허~허~허~허~허"
"~으!, ~크~크~크~크~크~크~크~크~크~크~크~크~크~크~크~크"

1183. 거북이웃음요법(Turtle Laugh) : 자세를 약간 굽히고 “하”라고 웃고 박수 한번치고, 앞으로 한 발짝을 띄면서 고개를 앞으로 쭉 빼고 웃는 웃음요법. 복식호흡웃음요법으로 웃는 것이 매우 중요하다!(역할극웃음요법).

“~하!”
“~하! ~하!”
“~하! ~하~하!”
“~하! ~하~하~하!”
“~하! ~하~하~하~하!”
“~하! ~하~하~하~하~하!”
“~하! ~하~하~하~하~하~하!”
“~하! ~하~하~하~하~하~하~하!”
“~하! ~하~하~하~하~하~하~하~하!”
“~하! ~하~하~하~하~하~하~하~하~하!”
“~하! ~하~하~하~하~하~하~하~하~하~하!”
“~하! ~하~하~하~하~하~하~하~하~하~하~하!”
“~하! ~하~하~하~하~하~하~하~하~하~하~하~하!”
“~하! ~하~하~하~하~하~하~하~하~하~하~하~하~하!”
“~하! ~하~하~하~하~하~하~하~하~하~하~하~하~하~하!”
“~하! ~하~하~하~하~하~하~하~하~하~하~하~하~하~하~하!”
“~하! ~하~하~하~하~하~하~하~하~하~하~하~하~하~하~하!”
“~하! ~하~하~하~하~하~하~하~하~하~하~하~하~하~하~하!”
“~하! ~하~하~하~하~하~하~하~하~하~하~하~하!”
“~하! ~하~하~하~하~하~하~하~하~하~하~하!”
“~하! ~하~하~하~하~하~하~하~하~하~하!”
“~하! ~하~하~하~하~하~하~하~하~하!”
“~하! ~하~하~하~하~하~하~하~하!”
“~하! ~하~하~하~하~하~하~하!”
“~하! ~하~하~하~하~하~하!”
“~하! ~하~하~하~하~하!”
“~하! ~하~하~하~하!”
“~하! ~하~하~하!”
“~하! ~하~하!”
“~하! ~하!”
“~하!

1184. 바람개비웃음요법(Windmill Laugh) : 양팔을 바람개비처럼 원을 만들며 돌리면서 웃는 웃음요법.

"~하! ~하~하~하~하~하~하~하~하~하~하~하~하~하,
~호! ~호~호~호~호~호~호~호~호~호~호~호~호~호,
~히! ~히~히~히~히~히~히~히~히~히~히~히~히~히,
~흐! ~흐~흐~흐~흐~흐~흐~흐~흐~흐~흐~흐~흐~흐,
~허! ~허~허~허~허~허~허~허~허~허~허~허~허~허,
~크! ~크~크~크~크~크~크~크~크~크~크~크~크~크,
~키! ~키~키~키~키~키~키~키~키~키~키~키~키~키,
~카! ~카~카~카~카~카~카~카~카~카~카~카~카~카."

1185. 등배지기웃음요법(DeongBaJiGi Laugh) : 상대방과 등을 대고 들어 주면서 웃는 웃음요법. 복식호흡웃음요법으로 웃는 것이 매우 중요 하다!(역할극웃음요법).

"~하! ~하~하~하~하~하~하~하~하~하~하~하~하~하,
~호! ~호~호~호~호~호~호~호~호~호~호~호~호~호,
~히! ~히~히~히~히~히~히~히~히~히~히~히~히~히,
~흐! ~흐~흐~흐~흐~흐~흐~흐~흐~흐~흐~흐~흐~흐,
~허! ~허~허~허~허~허~허~허~허~허~허~허~허~허."

1186. 랫고웃음요법(Let Go Laugh) : 태극건의 호흡요법을 하면서 자신의 분노, 스트레스, 한, 우울, 강박, 불안장애 등을 저 바다에 버리며 웃는 웃음요법. 복식호흡웃음요법으로 웃는 것이 매우 중요 하다!(역할극 웃음요법).

"~하! ~하~하~하~하~하~하~하~하~하~하~하~하~하,
~호! ~호~호~호~호~호~호~호~호~호~호~호~호~호,
~히! ~히~히~히~히~히~히~히~히~히~히~히~히~히,
~흐! ~흐~흐~흐~흐~흐~흐~흐~흐~흐~흐~흐~흐~흐,
~허! ~허~허~허~허~허~허~허~허~허~허~허~허~허,
~크! ~크~크~크~크~크~크~크~크~크~크~크~크~크."

1187. 도마뱀웃음요법(Lizard Laugh) : 양손을 약간 올리고 종종걸음으로 지그재그로 걸고 돌며 웃는 웃음요법. 복식호흡웃음요법으로 웃는 것이 매우 중요하다!(역할극웃음요법).

"~하! ~하~하~하~하~하~하~하~하~하~하~하~하~하,
~호! ~호~호~호~호~호~호~호~호~호~호~호~호~호,
~히! ~히~히~히~히~히~히~히~히~히~히~히~히~히,
~흐! ~흐~흐~흐~흐~흐~흐~흐~흐~흐~흐~흐~흐~흐,
~허! ~허~허~허~허~허~허~허~허~허~허~허~허~허,
~크! ~크~크~크~크~크~크~크~크~크~크~크~크~크,
~키! ~키~키~키~키~키~키~키~키~키~키~키~키~키."

1188. 복어웃음요법(Swellfish Laugh) : 입 모양을 복어처럼 볼을 크게 만들면서 양치아를 치면서 웃는 웃음요법. 복식호흡웃음요법으로 웃는 것이 매우 중요하다!(역할극웃음요법).

"~오~우!, ~하~하~하~하~하~하~하~하~하~하~하~하~하~하"
"~오~우!, ~호~호~호~호~호~호~호~호~호~호~호~호~호~호"
"~오~우!, ~히~히~히~히~히~히~히~히~히~히~히~히~히~히"
"~오~우!, ~흐~흐~흐~흐~흐~흐~흐~흐~흐~흐~흐~흐~흐~흐"
"~오~우!, ~허~허~허~허~허~허~허~허~허~허~허~허~허~허"
"~오~우!, ~크~크~크~크~크~크~크~크~크~크~크~크~크~크"

1189. 고래웃음요법(Whale Laugh) : 입으로 물을 높이 품으면서 웃는 웃음요법. 복식호흡웃음요법으로 웃는 것이 매우 중요하다!(역할극 웃음요법).

"~프~오~우!, ~하~하~하~하~하~하~하~하~하~하~하~하~하~하"
"~프~오~우!, ~호~호~호~호~호~호~호~호~호~호~호~호~호~호"
"~프~오~우!, ~히~히~히~히~히~히~히~히~히~히~히~히~히~히"
"~프~오~우!, ~흐~흐~흐~흐~흐~흐~흐~흐~흐~흐~흐~흐~흐~흐"
"~프~오~우!, ~허~허~허~허~허~허~허~허~허~허~허~허~허~허"
"~프~오~우!, ~크~크~크~크~크~크~크~크~크~크~크~크~크~크"
"~프~오~우!, ~키~키~키~키~키~키~키~키~키~키~키~키~키~키"

1190. 저팔계웃음요법(Pig Laugh) : 양손으로 양쪽 귀를 가볍게 치면서, 양다리를 구르면서 웃는 웃음요법. 복식호흡웃음요법으로 웃는 것이 매우 중요하다!(역할극웃음요법).

"~꿀~꿀~꿀!, ~하~하~하~하~하~하~하~하~하~하~하~하~하~하"
"~꿀~꿀~꿀!, ~호~호~호~호~호~호~호~호~호~호~호~호~호~호"
"~꿀~꿀~꿀!, ~히~히~히~히~히~히~히~히~히~히~히~히~히~히"
"~꿀~꿀~꿀!, ~흐~흐~흐~흐~흐~흐~흐~흐~흐~흐~흐~흐~흐~흐"
"~꿀~꿀~꿀!, ~허~허~허~허~허~허~허~허~허~허~허~허~허~허"

1191. 해바라기웃음요법(Sunflower Laugh) : 양손을 짝 펴고 또는 양쪽 눈높이까지 올리고, 좌우앞뒤로 흔들면서 웃는 웃음요법. 복식호흡 웃음요법으로 웃는 것이 매우 중요하다!(역할극웃음요법).

"난, 해바라기야!, ~하~하~하~하~하~하~하~하~하~하~하~하~하~하"
"난, 해바라기야!, ~호~호~호~호~호~호~호~호~호~호~호~호~호~호"
"난, 해바라기야!, ~히~히~히~히~히~히~히~히~히~히~히~히~히~히"
"난, 해바라기야!, ~흐~흐~흐~흐~흐~흐~흐~흐~흐~흐~흐~흐~흐~흐"
"난, 해바라기야!, ~허~허~허~허~허~허~허~허~허~허~허~허~허~허"
"난, 해바라기야!, ~크~크~크~크~크~크~크~크~크~크~크~크~크~크"
"난, 해바라기야!, ~키~키~키~키~키~키~키~키~키~키~키~키~키~키"

1192. 백조웃음요법(Swan Laugh) : 나는 미운 오리 새끼가 아니다! 나는 백조다! 라고 자존감(Self-Esteem)을 높이고, 백조처럼 춤을 추면서 웃는 웃음요법. 복식호흡웃음요법으로 웃는 것이 매우 중요 하다!(역할극웃음요법)

"난, 백조다!, ~하~하~하~하~하~하~하~하~하~하~하~하~하~하"
"난, 백조다!, ~호~호~호~호~호~호~호~호~호~호~호~호~호~호"
"난, 백조다!, ~히~히~히~히~히~히~히~히~히~히~히~히~히~히"
"난, 백조다!, ~흐~흐~흐~흐~흐~흐~흐~흐~흐~흐~흐~흐~흐~흐"
"난, 백조다!, ~허~허~허~허~허~허~허~허~허~허~허~허~허~허"
"난, 백조다!, ~크~크~크~크~크~크~크~크~크~크~크~크~크~크"

1193. 웃생웃사웃음요법(Living & Dying With Laughter) : 기마자세를 취하고 기합과 박수를 한 번씩 치며, 앞으로 스텝을 밟으면서 웃는 웃음요법

"~웃~생~웃~사!"

"~하! 박수(1) ~하~하~하~하~하~하~하~하~하~하"
"~하!~하! 박수(2) ~호~호~호~호~호~호~호~호~호"
"~하!~하!~하! 박수(3) ~히~히~히~히~히~히~히~히"
"~하!~하!~하!~하! 박수(4) ~흐~흐~흐~흐~흐~흐~흐"
"~하!~하!~하!~하!~하! 박수(5) ~허~허~허~허~허~허"
"~하!~하!~하!~하!~하!~하! 박수(6) ~크~크~크~크~크"
"~하!~하!~하!~하!~하!~하!~하! 박수(7) ~키~키~키~키"
"~하!~하!~하!~하!~하!~하!~하!~하! 박수(8)~카~카~카"

1194. 짱구웃음요법(JJang-Gu Laugh) : 짱구 춤을 추면서 웃는 웃음요법.

"~울~라!~불~라! ~하~하~하~하~하~하~하~하~하"
"~울~라!~불~라! ~호~호~호~호~호~호~호~호~호"
"~울~라!~불~라! ~히~히~히~히~히~히~히~히~히"
"~울~라!~불~라! ~흐~흐~흐~흐~흐~흐~흐~흐~흐"
"~울~라!~불~라! ~허~허~허~허~허~허~허~허~허"
"~울~라!~불~라! ~크~크~크~크~크~크~크~크~크"
"~울~라!~불~라! ~키~키~키~키~키~키~키~키~키"
"~울~라!~불~라! ~카~카~카~카~카~카~카~카~카"

1195. 독수리웃음요법(Eagle Laugh) : 독수리처럼 자유자제로 창공을 활공하는 것을 연상하면서 웃는 웃음요법. "~상~승!" 또는 "~하~강!"

"~상~승! ~하~하~하~하~하~하~하" "~하~강! ~호~호~호"
"~상~승! ~히~히~히~히~히~히~히" "~하~강! ~흐~흐~흐"
"~상~승! ~하~하~하~하~하~하~하" "~하~강! ~호~호~호"
"~상~승! ~히~히~히~히~히~히~히" "~하~강! ~흐~흐~흐"
"~상~승! ~하~하~하~하~하~하~하" "~하~강! ~호~호~호"
"~상~승! ~히~히~히~히~히~히~히" "~하~강! ~흐~흐~흐"

1196. 바람인형웃음요법(Wind-Doll Laugh) : 바람인형처럼 양손과 양다리 로 바람을 타면서 웃는 웃음요법. 앉은 자리에서부터 실시한다.

"~하! ~하~하~하~하~하~하~하~하~하~하~하~하~하,
~호! ~호~호~호~호~호~호~호~호~호~호~호~호~호,
~히! ~히~히~히~히~히~히~히~히~히~히~히~히~히,
~흐! ~흐~흐~흐~흐~흐~흐~흐~흐~흐~흐~흐~흐~흐,
~허! ~허~허~허~허~허~허~허~허~허~허~허~허~허,
~크! ~크~크~크~크~크~크~크~크~크~크~크~크~크,
~키! ~키~키~키~키~키~키~키~키~키~키~키~키~키."

1197. 박수치기웃음요법 I(Cross Clapping Laugh I) : 서로 마주서서 양손을 엇갈리게 박수를 치면서 웃는 웃음요법. 앉고 일어서면서 실시 한 다. 복식호흡웃음요법으로 웃는 것이 매우 중요하다!

"~하! ~하~하~하~하~하~하~하~하~하~하~하~하~하,
~호! ~호~호~호~호~호~호~호~호~호~호~호~호~호,
~히! ~히~히~히~히~히~히~히~히~히~히~히~히~히,
~흐! ~흐~흐~흐~흐~흐~흐~흐~흐~흐~흐~흐~흐~흐,
~허! ~허~허~허~허~허~허~허~허~허~허~허~허~허,
~크! ~크~크~크~크~크~크~크~크~크~크~크~크~크,
~키! ~키~키~키~키~키~키~키~키~키~키~키~키~키."

1198. 횡박수치기웃음요법 II(Cross Clapping Laugh II) : 서로 마주서서 양 손을 엇갈리게 박수를 치면서 웃는 웃음요법. 앉고 일어서면서 실시한다. 복식호흡웃음요법으로 웃는 것이 매우 중요하다!

"~하! ~하~하~하~하~하~하~하~하~하~하~하~하~하,
~호! ~호~호~호~호~호~호~호~호~호~호~호~호~호,
~히! ~히~히~히~히~히~히~히~히~히~히~히~히~히,
~흐! ~흐~흐~흐~흐~흐~흐~흐~흐~흐~흐~흐~흐~흐,
~허! ~허~허~허~허~허~허~허~허~허~허~허~허~허,
~크! ~크~크~크~크~크~크~크~크~크~크~크~크~크."

1199. 횡박수치기웃음요법 III(Cross Clapping Laugh III) : 서로 마주서서 양 손을 엇갈리게 박수를 치면서 웃는 웃음요법. 제자리에서 뛰면서 웃기. 복식호흡웃음요법으로 웃는 것이 매우 중요하다!

"~하! ~하~하~하~하~하~하~하~하~하~하~하~하~하,
~호! ~호~호~호~호~호~호~호~호~호~호~호~호~호,
~히! ~히~히~히~히~히~히~히~히~히~히~히~히~히,
~흐! ~흐~흐~흐~흐~흐~흐~흐~흐~흐~흐~흐~흐~흐,
~허! ~허~허~허~허~허~허~허~허~허~허~허~허~허,
~크! ~크~크~크~크~크~크~크~크~크~크~크~크~크."

1200. 횡박수치기웃음요법 IV(Cross Clapping Laugh IV) : 서로 마주서서 양손을 엇갈리게 박수를 치면서 웃는 웃음요법. 돌면서 웃기. 복식호흡웃음요법으로 웃는 것이 매우 중요하다!

"~하! ~하~하~하~하~하~하~하~하~하~하~하~하~하,
~호! ~호~호~호~호~호~호~호~호~호~호~호~호~호,
~히! ~히~히~히~히~히~히~히~히~히~히~히~히~히,
~흐! ~흐~흐~흐~흐~흐~흐~흐~흐~흐~흐~흐~흐~흐,
~허! ~허~허~허~허~허~허~허~허~허~허~허~허~허,
~크! ~크~크~크~크~크~크~크~크~크~크~크~크~크,
~키! ~키~키~키~키~키~키~키~키~키~키~키~키~키,
~카! ~카~카~카~카~카~카~카~카~카~카~카~카~카."

1201. 손파도웃음요법(Hand Waving Laugh) : 양손을 어깨선 위로 높이 짝 펴고 오른손 끝 쪽부터 파도를 만들면서 웃는 웃음요법. 복식호흡 웃음요법으로 웃는 것이 매우 중요하다!

"~하! ~하~하~하~하~하~하~하~하~하~하~하~하~하,
~호! ~호~호~호~호~호~호~호~호~호~호~호~호~호,
~히! ~히~히~히~히~히~히~히~히~히~히~히~히~히,
~흐! ~흐~흐~흐~흐~흐~흐~흐~흐~흐~흐~흐~흐~흐,
~허! ~허~허~허~허~허~허~허~허~허~허~허~허~허."

1202. 마무리웃음요법 I(The Closing Laugh I) : 박수를 치면서 웃으며 주의를 집중시키면서 웃는 웃음요법(2박자). 복식호흡웃음요법으로 웃는 것이 매우 중요하다!

"~하~하, ~호~호, ~히~히, ~흐~흐, ~허~허, ~크~크,
~키~키, ~카~카, ~혜~혜, ~해~해, ~야~야, ~여~여,
~어~어, ~예~예, ~으~으, ~오~오, ~꼬~꼬, ~까~까,
~킬~킬, ~낄~낄, ~캬~캬, ~커~커, ~켜~켜, ~파~파,
~프~프, ~푸~푸, ~피~피, ~티~티, ~트~트, ~치~치."

1203. 사마귀웃음요법 I(Mantis Laugh I) : 양손을 비비며 사마귀를 연상하면서 웃는 웃음요법.

"~하! ~하~하~하~하~하~하~하~하~하~하~하~하~하,
~호! ~호~호~호~호~호~호~호~호~호~호~호~호~호,
~히! ~히~히~히~히~히~히~히~히~히~히~히~히~히,
~흐! ~흐~흐~흐~흐~흐~흐~흐~흐~흐~흐~흐~흐~흐,
~허! ~허~허~허~허~허~허~허~허~허~허~허~허~허,
~크! ~크~크~크~크~크~크~크~크~크~크~크~크~크,
~키! ~키~키~키~키~키~키~키~키~키~키~키~키~키,
~카! ~카~카~카~카~카~카~카~카~카~카~카~카~카,
~혜! ~혜~혜~혜~혜~혜~혜~혜~혜~혜~혜~혜~혜~혜,
~해! ~해~해~해~해~해~해~해~해~해~해~해~해~해."

1204. 사마귀웃음요법 II(Mantis Laugh II) : 양손을 비비며 사마귀를 연상하면서, 상대방과 가볍게 몸싸움을 하면서 웃는 웃음요법.

"~하! ~하~하~하~하~하~하~하~하~하" "~하~하"
"~호! ~호~호~호~호~호~호~호~호~호" "~호~호"
"~히! ~히~히~히~히~히~히~히~히~히" "~히~히"
"~흐! ~흐~흐~흐~흐~흐~흐~흐~흐~흐" "~흐~흐"
"~허! ~허~허~허~허~허~허~허~허~허" "~허~허"
"~크! ~크~크~크~크~크~크~크~크~크" "~크~크"

1205. 앞뒤박수웃음요법 I(Back & Forth Laugh I) : 양손을 내리고 양 허리를 전후로 움직이면서 박수를 치며 웃는 웃음요법.

"~하! ~하~하~하~하~하~하~하~하~하~하~하~하~하,
~호! ~호~호~호~호~호~호~호~호~호~호~호~호~호,
~히! ~히~히~히~히~히~히~히~히~히~히~히~히~히,
~흐! ~흐~흐~흐~흐~흐~흐~흐~흐~흐~흐~흐~흐~흐,
~허! ~허~허~허~허~허~허~허~허~허~허~허~허~허,
~크! ~크~크~크~크~크~크~크~크~크~크~크~크~크."

1205. 앞뒤박수웃음요법 II(Back & Forth Laugh II) : 양손을 내리고 양 허리를 전후로 움직이면서 박수를 치며 웃는 웃음요법. 산책하는 마 음으로 서로 인사를 하면서 걷는다. "안녕하세요!" "반갑습니다!" "건강하세요!"

"~하! ~하~하~하~하~하~하~하~하~하" "~하~하"
"~호! ~호~호~호~호~호~호~호~호~호" "~호~호"
"~히! ~히~히~히~히~히~히~히~히~히" "~히~히"
"~흐! ~흐~흐~흐~흐~흐~흐~흐~흐~흐" "~흐~흐"
"~허! ~허~허~허~허~허~허~허~허~허" "~허~허"
"~크! ~크~크~크~크~크~크~크~크~크" "~크~크"
"~크! ~크~크~크~크~크~크~크~크~크" "~크~크"
"~키! ~키~키~키~키~키~키~키~키~키" "~키~키"
"~카! ~카~카~카~카~카~카~카~카~카" "~카~카"

1206. 분노조절웃음요법 I(Anger Control Laugh I) : 양손에 긴장을 주면서 동시에 복식호흡을 하고(5초), 천천히 양손의 긴장을 풀어 주며 동시에 호흡을 내쉬면서 크게 웃는 웃음요법.

"~하! ~하~하~하~하~하~하~하~하~하" "~하~하"
"~호! ~호~호~호~호~호~호~호~호~호" "~호~호"
"~히! ~히~히~히~히~히~히~히~히~히" "~히~히"
"~흐! ~흐~흐~흐~흐~흐~흐~흐~흐~흐" "~흐~흐"
"~허! ~허~허~허~허~허~허~허~허~허" "~허~허"

1207. 분노조절웃음요법 II(Anger Control Laugh !I) : 양 어깨를 양 귀 높이 까 지 올려주면서 동시에 복식호흡을 하고(5초), 천천히 양어깨의 긴장을 풀어 주며 동시에 호흡을 내쉬면서 크게 웃는 웃음요법.

"~하! ~하~하~하~하~하~하~하~하~하" "~하~하"
"~호! ~호~호~호~호~호~호~호~호~호" "~호~호"
"~히! ~히~히~히~히~히~히~히~히~히" "~히~히"
"~흐! ~흐~흐~흐~흐~흐~흐~흐~흐~흐" "~흐~흐"
"~허! ~허~허~허~허~허~허~허~허~허" "~허~허"
"~크! ~크~크~크~크~크~크~크~크~크" "~크~크"
"~크! ~크~크~크~크~크~크~크~크~크" "~크~크"

1208. 분노조절웃음요법 III(Anger Control Laugh III) : 흉부를 들면서 복부를 넣고 동시에 복식호흡을 하면서 양쪽가슴에 긴장을 주고(5초), 천천히 양쪽가슴에 긴장을 풀어주며 동시에 호흡을 내쉬면서 크게 웃는 웃음요법.

"~하! ~하~하~하~하~하~하~하~하~하" "~하~하"
"~호! ~호~호~호~호~호~호~호~호~호" "~호~호"
"~히! ~히~히~히~히~히~히~히~히~히" "~히~히"
"~흐! ~흐~흐~흐~흐~흐~흐~흐~흐~흐" "~흐~흐"
"~허! ~허~허~허~허~허~허~허~허~허" "~허~허"
"~크! ~크~크~크~크~크~크~크~크~크" "~크~크"

1209. 분노조절웃음요법 IV(Anger Control Laugh IV) : 양손을 깍지 끼고 머리뒤로하고 긴장을 주며 동시에 복식호흡을 하고(5초), 천천히 양손의 긴장을 풀며 호흡을 내쉬면서 크게 웃는 웃음요법.

"~하! ~하~하~하~하~하~하~하~하~하" "~하~하"
"~호! ~호~호~호~호~호~호~호~호~호" "~호~호"
"~히! ~히~히~히~히~히~히~히~히~히" "~히~히"
"~흐! ~흐~흐~흐~흐~흐~흐~흐~흐~흐" "~흐~흐"
"~허! ~허~허~허~허~허~허~허~허~허" "~허~허"

1210. 분노조절웃음요법 V(Anger Control Laugh V) : 양손을 앞이마에 대고 가볍게 밀어 긴장을 주며 동시에 복식호흡을 하고(5초), 천천히 양손의 긴장을 풀며 호흡을 내쉬면서 크게 웃는 웃음요법.

"~하! ~하~하~하~하~하~하~하~하~하" "~하~하"
"~호! ~호~호~호~호~호~호~호~호~호" "~호~호"
"~히! ~히~히~히~히~히~히~히~히~히" "~히~히"
"~흐! ~흐~흐~흐~흐~흐~흐~흐~흐~흐" "~흐~흐"
"~허! ~허~허~허~허~허~허~허~허~허" "~허~허"
"~크! ~크~크~크~크~크~크~크~크~크" "~크~크"
"~크! ~크~크~크~크~크~크~크~크~크" "~크~크"

1211. 분노조절웃음요법 VI(Anger Control Laugh VI) : 오른손을 왼쪽머리 부분을 잡고 가볍게 당기어 긴장을 주며 동시에 복식호흡을 하고(5초), 천천히 오른손의 긴장을 풀며 호흡을 내쉬면서 크게 웃는 웃음요법.

"~하! ~하~하~하~하~하~하~하~하~하" "~하~하"
"~호! ~호~호~호~호~호~호~호~호~호" "~호~호"
"~히! ~히~히~히~히~히~히~히~히~히" "~히~히"
"~흐! ~흐~흐~흐~흐~흐~흐~흐~흐~흐" "~흐~흐"
"~허! ~허~허~허~허~허~허~허~허~허" "~허~허"
"~크! ~크~크~크~크~크~크~크~크~크" "~크~크"

1212. 분노조절웃음요법 VII(Anger Control Laugh VII) : 왼손을 오른쪽 머리부분을 잡고 가볍게 당기어 긴장을 주며 동시에 복식호흡을 하고(5초), 천천히 왼손의 긴장을 풀며 호흡을 내쉬면서 크게 웃는 웃음요법.

"~하! ~하~하~하~하~하~하~하~하~하" "~하~하"
"~호! ~호~호~호~호~호~호~호~호~호" "~호~호"
"~히! ~히~히~히~히~히~히~히~히~히" "~히~히"
"~흐! ~흐~흐~흐~흐~흐~흐~흐~흐~흐" "~흐~흐"
"~허! ~허~허~허~허~허~허~허~허~허" "~허~허"

1213. 분노조절웃음요법 VIII(Anger Control Laugh VIII) : 양손을 양쪽허벅지위에 놓고 밀고 들면서 긴장을 주며 동시에 복식호흡을 하고(5초), 천천히 양손과 양쪽다리의 긴장을 풀며 호흡을 내쉬면서 크게 웃는 웃음요법.

"~하! ~하~하~하~하~하~하~하~하~하" "~하~하"
"~호! ~호~호~호~호~호~호~호~호~호" "~호~호"
"~히! ~히~히~히~히~히~히~히~히~히" "~히~히"
"~흐! ~흐~흐~흐~흐~흐~흐~흐~흐~흐" "~흐~흐"
"~허! ~허~허~허~허~허~허~허~허~허" "~허~허"
"~크! ~크~크~크~크~크~크~크~크~크" "~크~크"
"~크! ~크~크~크~크~크~크~크~크~크" "~크~크"

1214. 분노조절웃음요법 IX(Anger Control Laugh IX) : 양쪽다리를 쭉 뻗고 양쪽발가락을 안쪽으로 굽히면서 긴장을 주며 동시에 복식호흡을 하고(5초), 천천히 양쪽다리의 긴장을 풀며 호흡을 내쉬면서 크게 웃는 웃음요법.

"~하! ~하~하~하~하~하~하~하~하~하" "~하~하"
"~호! ~호~호~호~호~호~호~호~호~호" "~호~호"
"~히! ~히~히~히~히~히~히~히~히~히" "~히~히"
"~흐! ~흐~흐~흐~흐~흐~흐~흐~흐~흐" "~흐~흐"
"~허! ~허~허~허~허~허~허~허~허~허" "~허~허"

1215. 분노조절웃음요법 X(Anger Control Laugh X) : 양쪽다리를 쭉 뻗고 양쪽발가락을 바깥쪽으로 굽히면서 긴장을 주며 동시에 복식호흡 을 하고(5초), 천천히 양쪽다리의 긴장을 풀며 호흡을 내쉬면서 크게 웃는 웃음요법.

"~하! ~하~하~하~하~하~하~하~하~하" "~하~하"
"~호! ~호~호~호~호~호~호~호~호~호" "~호~호"
"~히! ~히~히~히~히~히~히~히~히~히" "~히~히"
"~흐! ~흐~흐~흐~흐~흐~흐~흐~흐~흐" "~흐~흐"
"~허! ~허~허~허~허~허~허~허~허~허" "~허~허"
"~크! ~크~크~크~크~크~크~크~크~크" "~크~크"

1216. 분노조절웃음요법 XI(Anger Control Laugh XI) : 양쪽미간을 당겨서 긴장을 주며 동시에 복식호흡을 하고(5초), 천천히 미간의 긴장을 풀며 호흡을 내쉬면서 크게 웃는 웃음요법.

"~하! ~하~하~하~하~하~하~하~하~하" "~하~하"
"~호! ~호~호~호~호~호~호~호~호~호" "~호~호"
"~히! ~히~히~히~히~히~히~히~히~히" "~히~히"
"~흐! ~흐~흐~흐~흐~흐~흐~흐~흐~흐" "~흐~흐"
"~허! ~허~허~허~허~허~허~허~허~허" "~허~허"

1217. 분노조절웃음요법 XII(Anger Control Laugh XII) : 양쪽 눈을 꼭 감으면서 긴장을 주며 동시에 복식호흡을 하고(5초), 천천히 양쪽 눈의 긴장을 풀며 호흡을 내쉬면서 크게 웃는 웃음요법. 단, 콘택트렌즈를 하신 분들은 가볍게 실행한다.

"~하! ~하~하~하~하~하~하~하~하~하" "~하~하"
"~호! ~호~호~호~호~호~호~호~호~호" "~호~호"
"~히! ~히~히~히~히~히~히~히~히~히" "~히~히"
"~흐! ~흐~흐~흐~흐~흐~흐~흐~흐~흐" "~흐~흐"

1218. 아침에 눈을 뜨자마자 살짝 미소 짓기 : 아침에 눈을 뜨자마자 '미 소'라는 단어를 볼 수 있도록 천장이 벽 혹은 잘 보이는 곳에 붙여 놓거나 표식을 매달아 두어서 바로 볼 수 있게 하십시오. 이 표 식은 미소 짓는 것을 잊지 않도록 도와줄 것입니다. 잠자리에서 일 어나 숨을 쉬기 전에 이 순간을 잘 활용하십시오. 살짝 미소를 지 은 상태에서 3번 정도 천천히 숨을 들이쉬고 내쉬도록 하십시오. 단, 복시호흡을 통한 가벼운 마음으로 웃음을 짓는다.

"~하! ~하~하~하~하~하~하~하~하~하" "~하~하"
"~호! ~호~호~호~호~호~호~호~호~호" "~호~호"
"~히! ~히~히~히~히~히~히~히~히~히" "~히~히"
"~흐! ~흐~흐~흐~흐~흐~흐~흐~흐~흐" "~흐~흐"
"~허! ~허~허~허~허~허~허~허~허~허" "~허~허"

1219. 휴식시간에 살짝 미소 짓기 : 잠시라도 앉아 있거나 서 있어야 할 때는 살짝 미소를 지어 보십시오. 아이들을 바라보거나 낙엽, 벽에 있는 그림, 또는 고정되어 있는 것을 보면서 미소를 지어 보십시오. 숨을 세 번 정도 조용히 내쉽시오. 단, 복시호흡을 통한 가벼운 마음으로 웃음을 짓는다.

"~하! ~하~하~하~하~하~하~하~하~하" "~하~하"
"~호! ~호~호~호~호~호~호~호~호~호" "~호~호"
"~히! ~히~히~히~히~히~히~히~히~히" "~히~히"
"~흐! ~흐~흐~흐~흐~흐~흐~흐~흐~흐" "~흐~흐"
"~허! ~허~허~허~허~허~허~허~허~허" "~허~허"

1220. 음악을 들으면서 살짝 미소 짓기 : 2~3분 정도 음악을 들으십시오. 음악의 가사와 리듬, 그 음악이 정해 주는 감상에 집중해 보십시오. 음악에만 집중해야 합니다. 다른 일상과 관련된 생각이나 공상을 하지 않도록 하십시오. 들숨과 날숨을 관찰하면서 살짝 미소를 지어 보십시오. 단, 복시호흡을 통한 가벼운 마음으로 웃음을 짓는다.

"~하! ~하~하~하~하~하~하~하~하~하" "~하~하"
"~호! ~호~호~호~호~호~호~호~호~호" "~호~호"
"~히! ~히~히~히~히~히~히~히~히~히" "~히~히"
"~흐! ~흐~흐~흐~흐~흐~흐~흐~흐~흐" "~흐~흐"
"~허! ~허~허~허~허~허~허~허~허~허" "~허~허"

1221. 짜증이 날 때 살짝 미소 짓기 : '짜증이 난다'는 것을 깨달았을 때 즉시 살짝 미소를 지으십시오. 숨을 조용히 세 번 정도 쉬면서 살짝 미소를 지어보십시오. 단, 복시호흡을 통해 가볍게 웃음을 짓는 다.

"~하! ~하~하~하~하~하~하~하~하~하" "~하~하"
"~호! ~호~호~호~호~호~호~호~호~호" "~호~호"
"~히! ~히~히~히~히~히~히~히~히~히" "~히~히"
"~흐! ~흐~흐~흐~흐~흐~흐~흐~흐~흐" "~흐~흐"
"~허! ~허~허~허~허~허~허~허~허~허" "~허~허"

1222. 누운 상태에서 살짝 미소 짓기 : 평평한 바닥에 누워 양팔을 자연스럽게 펴고 다리를 약간 벌린 후 쭉 펴십시오. 살짝 미소를 지으면서 숨을 천천히 들이마시고 내쉽니다. 숨에 주의를 집중하십시오. 몸에 있는 근육의 긴장을 푸십시오. 각 근육이 마치 마룻바닥에 붙어 있는 것을 상상하거나, 각 근육을 좋은 봄날 산들바람에 부드러운 비단이 걸려 있는 것처럼 상상해 보십시오. 모든 긴장을 풀고 호흡과 살짝 미소 짓기에 주의를 집중하십시오. 따뜻한 햇살 아래 나른하게 누워 있는 고양이나 강아지처럼 몸 근육에 있는 모 든 저항을 풀어 버리십시오. 15회 정도 호흡을 하면서 계속하십시오. 단, 복시호흡을 통해 가볍게 웃음을 짓는다.

"~하! ~하~하~하~하~하~하~하~하~하" "~하~하"
"~호! ~호~호~호~호~호~호~호~호~호" "~호~호"
"~히! ~히~히~히~히~히~히~히~히~히" "~히~히"
"~흐! ~흐~흐~흐~흐~흐~흐~흐~흐~흐" "~흐~흐"
"~허! ~허~허~허~허~허~허~허~허~허" "~허~허"

1223. 앉은 상태로 살짝 미소 짓기 : 허리를 바로 세우고 바닥에 앉거나, 발바닥을 바닥에 붙인 채로 의자에 앉으십시오. 살짝 미소를 지은 상태로 숨을 들이쉬고 내쉬도록 하십시오. 단, 복시호흡을 통해 가볍게 웃음을 짓는다.

"~하! ~하~하~하~하~하~하~하~하~하" "~하~하"
"~호! ~호~호~호~호~호~호~호~호~호" "~호~호"
"~히! ~히~히~히~히~히~히~히~히~히" "~히~히"
"~흐! ~흐~흐~흐~흐~흐~흐~흐~흐~흐" "~흐~흐"
"~허! ~허~허~허~허~허~허~허~허~허" "~허~허"
"~크! ~크~크~크~크~크~크~크~크~크" "~크~크"
"~크! ~크~크~크~크~크~크~크~크~크" "~크~크"
"~키! ~키~키~키~키~키~키~키~키~키" "~키~키"
"~카! ~카~카~카~카~카~카~카~카~카" "~카~카"
"~킬! ~킬~킬~킬~낄~킬~킬~킬~킬~낄" "~킬~킬"
"~칼! ~칼~칼~칼~칼~칼~칼~칼~칼~칼" "~칼~칼"
"~낄! ~낄~낄~낄~낄~낄~낄~낄~낄~낄" "~낄~낄"

1224. 증오하거나 경멸하는 사람을 명심하면서 살짝 미소 짓기 : 조용히 앉아 숨을 쉬면서 살짝 미소를 지으십시오. 심한 고통을 준 사람 의 이미지를 생각하십시오. 그 사람에게서 찾을 수 있는 가장 혐오스럽고 경멸스러운 것을 찾아보십시오. 그 사람을 행복하게 하는 것은 무엇일까? 그 사람이 일상에서 어떤 고통을 받을까를 생각해 보십시오. 그 사람의 인식을 생각해 보십시오. 그 사람이 어떠한 생각 양식을 따르는지 그 사람의 시각에서 살펴보십시오. 무엇이 그 사람에게 활력을 주고 희망을 줄까 생각해 보십시오. 그 사람의 의식 상태를 생각해 보십시오. 그 사람의 관점이 열려 있는 지, 자유로운지, 그리고 그 사람이 어떠한 편견이나 좁은 마음, 증오나 화의 영향을 받는지 살펴보십시오. 당신의 마음속에 동정심 이 맑은 물에서 차오르는 것처럼 느껴질 때까지, 화나는 마음과 적개심이 사라질 때까지 계속하십시오. 동일한 사람을 놓고 몇 회에 걸쳐 같은 연습을 하십시오. 단, 복시호흡을 통해 가볍게 웃음을 짓는다.

"~하! ~하~하~하~하~하~하~하~하~하" "~하~하"
"~호! ~호~호~호~호~호~호~호~호~호" "~호~호"
"~히! ~히~히~히~히~히~히~히~히~히" "~히~히"
"~흐! ~흐~흐~흐~흐~흐~흐~흐~흐~흐" "~흐~흐"
"~허! ~허~허~허~허~허~허~허~허~허" "~허~허"
"~크! ~크~크~크~크~크~크~크~크~크" "~크~크"

1225. "감사해요!"라고 감사표현을 하면서 살짝 미소 짓기 : 마음으로 부터 감사함을 담고 상대방에게 살짝 미소를 지으면서 표현을 해준다. 앞으로 받을 것을 미래 감사하면서 웃는다. 단, 복시호흡 을 통해 가볍게 웃음을 짓는다.

"~하! ~하~하~하~하~하~하~하~하~하" "~하~하"
"~호! ~호~호~호~호~호~호~호~호~호" "~호~호"
"~히! ~히~히~히~히~히~히~히~히~히" "~히~히"
"~흐! ~흐~흐~흐~흐~흐~흐~흐~흐~흐" "~흐~흐"
"~허! ~허~허~허~허~허~허~허~허~허" "~허~허"

1226. "사랑해요!"라고 사랑표현하면서 살짝 미소 짓기 : 마음으로부터 사랑함을 담고 상대방에게 살짝 미소를 지으면서 표현을 해준 다. 단, 복시호흡을 통해 가볍게 웃음을 짓는다.

"~하! ~하~하~하~하~하~하~하~하~하" "~하~하"
"~호! ~호~호~호~호~호~호~호~호~호" "~호~호"
"~히! ~히~히~히~히~히~히~히~히~히" "~히~히"
"~흐! ~흐~흐~흐~흐~흐~흐~흐~흐~흐" "~흐~흐"
"~허! ~허~허~허~허~허~허~허~허~허" "~허~허"

1227. 배우자 또는 자녀들에게 사랑하는 마음으로 살짝 미소 짓기 : 마음으로부터 사랑과 격려와 지지를 담고 상대방에게 살짝 미소를 지으면서 표현을 해준다. 단, 복시호흡을 통해 가볍게 웃음 을 짓는다.

"~하! ~하~하~하~하~하~하~하~하~하" "~하~하"
"~호! ~호~호~호~호~호~호~호~호~호" "~호~호"
"~히! ~히~히~히~히~히~히~히~히~히" "~히~히"
"~흐! ~흐~흐~흐~흐~흐~흐~흐~흐~흐" "~흐~흐"
"~허! ~허~허~허~허~허~허~허~허~허" "~허~허"

1228. 마무리웃음요법 II(The Closing Laugh II) : 박수를 치면서 웃으며 주의를 집중시키면서 웃는 웃음요법(2/3박자). 복식호흡웃음요법으로 웃는 것이 매우 중요하다!

"~하~하, ~하~하~하, ~호~호, ~호~호~호, ~히~히,
~히~히~히, ~흐~흐, ~흐~흐~흐, ~허~허, ~허~허~허,
~크~크, ~크~크~크, ~키~키, ~키~키~키, ~카~카,
~카~카~카, ~헤~헤, ~헤~헤~헤, ~해~해, ~해~해~해,
~야~야, ~야~야~야, ~여~여, ~여~여~여, ~어~어,
~어~어~어, ~예~예, ~예~예~예, ~으~으, ~으~으~으,
~오~오, ~오~오~오, ~꼬~꼬, ~꼬~꼬~꼬, ~까~까,
~까~까~까, ~킬~킬, ~킬~킬~낄, ~낄~낄, ~낄~낄~낄,
~캬~캬, ~캬~캬~캬, ~커~커, ~커~커~커, ~켜~켜,
~켜~켜~켜, ~파~파, ~파~파~파, ~프~프, ~프~프~프,
~푸~푸, ~푸~푸~푸, ~피~피, ~피~피~피, ~티~티,
~티~티~티, ~트~트, ~트~트~트."

1229. 세수웃음요법 I: 아침에 세수를 하면서 거울을 보다 경직되고 부어있는 얼굴에 손을 두드리며 웃는 웃음요법. 손에 너무 힘을 넣지 않고 가볍게 두드리면서 한다. 중간 중간에 얼굴에 물기가 마르 지 않도록 한다(이청아).

"~하~하~하~하~하~하~하~하~하~하~하~하~하~하,
~호~호~호~호~호~호~호~호~호~호~호~호~호~호,
~히~히~히~히~히~히~히~히~히~히~히~히~히~히,
~흐~흐~흐~흐~흐~흐~흐~흐~흐~흐~흐~흐~흐~흐,
~허~허~허~허~허~허~허~허~허~허~허~허~허~허,
~크~크~크~크~크~크~크~크~크~크~크~크~크~크."

1230. 세수웃음요법 II: 세수를 할 때 얼굴 전체에 비누를 얼굴에 발라 하얘진 상태에서 거울을 보며 입모양만 하고(이때 소리 내지 않는 다) 씻는 침묵 웃음요법(이청아).

"~하~하~하~하~하~하~하~하~하~하~하~하~하~하,
~호~호 호~호~호~호~호~호~호~호~호~호~호~호,
~히~히~히~히~히~히~히~히~히~히~히~히~히~히,
~흐~흐~흐~흐~흐~흐~흐~흐~흐~흐~흐~흐~흐~흐,
~허~허~허~허~허~허~허~허~허~허~허~허~허~허,
~크~크~크~크~크~크~크~크~크~크~크~크~크~크."

1231. 세수웃음요법 III : 두 사람이 상대방의 얼굴을 씻겨주는 웃음요법. 상대방에게 씻어주면서 "오늘 피부가 좋아 보여요." "피부가 참고우시네요." "피부가 깨끗하시네요." 등 즐겁게 해준다(이청아).

"~하~하~하~하~하~하~하~하~하~하~하~하~하~하,
~호~호~호~호~호~호~호~호~호~호~호~호~호~호,
~히~히~히~히~히~히~히~히~히~히~히~히~히~히,
~흐~흐~흐~흐~흐~흐~흐~흐~흐~흐~흐~흐~흐~흐,
~허~허~허~허~허~허~허~허~허~허~허~허~허~허,
~크~크~크~크~크~크~크~크~크~크~크~크~크~크."

1232. 캐릭터 따라 하기 웃음요법 : 두 사람이 짝을 이뤄 한 개씩 캐릭터를 골라서 그 캐릭터의 익숙한 포즈나 행동을 보이며 맞추는 웃음요법. 예로 토끼, 짱구, 슈퍼맨 등(이청아).

"~하~하~하~하~하~하~하~하~하~하~하~하~하~하,
~호~호~호~호~호~호~호~호~호~호~호~호~호~호,
~히~히~히~히~히~히~히~히~히~히~히~히~히~히,
~흐~흐~흐~흐~흐~흐~흐~흐~흐~흐~흐~흐~흐~흐,
~허~허~허~허~허~허~허~허~허~허~허~허~허~허,
~크~크~크~크~크~크~크~크~크~크~크~크~크~크,
~키~키~키~키~키~키~키~키~키~키~키~키~키~키."

1233. 마주보는 웃음요법 : 두 사람이 짝을 이뤄서 마주보며 손바닥으로 서로를 밀어내면서 손바닥이 스칠 때 마다 웃는 웃음요법(이청아).

"~하~하~하~하~하~하~하~하~하~하~하~하~하~하,
~호~호~호~호~호~호~호~호~호~호~호~호~호~호,
~히~히~히~히~히~히~히~히~히~히~히~히~히~히,
~흐~흐~흐~흐~흐~흐~흐~흐~흐~흐~흐~흐~흐~흐,
~허~허~허~허~허~허~허~허~허~허~허~허~허~허,
~크~크~크~크~크~크~크~크~크~크~크~크~크~크,
~키~키~키~키~키~키~키~키~키~키~키~키~키~키."

1234. 발성 웃음요법 : 두 사람이 저음에서 점점 높은 음까지 부르는 웃음요법. 마지막에 짧게 웃어준다(이청아).

"~하~하~하~하~하~하~하~하~하~하" "~하~하"
"~호~호~호~호~호~호~호~호~호~호" "~호~호"
"~히~히~히~히~히~히~히~히~히~히" "~히~히"
"~흐~흐~흐~흐~흐~흐~흐~흐~흐~흐" "~흐~흐"
"~허~허~허~허~허~허~허~허~허~허" "~허~허"
"~크~크~크~크~크~크~크~크~크~크" "~크~크"
"~크~크~크~크~크~크~크~크~크~크" "~크~크"

1235. 키 컸으면 웃음요법 : 시커먼스 율동 동작으로 두 손을 얼굴 앞 정 도에서 번갈아 가면서 발은 손과 함께 한 발씩 들면서 춤을 추듯이 하는 웃음요법으로 시키먼스 코미디와 동일한 행동묘사를 한다(강준규).

"~키~키~키~키 ~컸~컸~컸~컸 ~키컸으면 ~키컸으면 ~키컸으면
~키~키~키~키 ~컸~컸~컸~컸 ~키컸으면 ~키컸으면 ~키컸으면
~시~시~시~시 ~커~커~커~커 ~시커먼스 ~시커먼스 ~시커먼스
~시~시~시~시 ~커~커~커~커 ~시커먼스 ~시커먼스 ~시커먼스".

1236. 야야야 브라더스 웃음요법 : 기타를 들고 있다고 가정하고 기타를 치는 흉내를 내면서 사방팔방을 돌아다니면서 노래하는 웃음요법(강준규).

"~하~하~하~하~하~하~하~하~하~하~하~하~하~하,
~호~호~호~호~호~호~호~호~호~호~호~호~호~호,
~히~히~히~히~히~히~히~히~히~히~히~히~히~히,
~호~호~호~호~호~호~호~호~호~호~호~호~호~호,
~허~허~허~허~허~허~허~허~허~허~허~허~허~허,
~크~크~크~크~크~크~크~크~크~크~크~크~크~크,
~키~키~키~키~키~키~키~키~키~키~키~키~키~키,
~카~카~카~카~카~카~카~카~카~카~카~카~카~카,
~혜~혜~혜~혜~혜~혜~혜~혜~혜~혜~혜~혜~혜~혜,
~해~해~해~해~해~해~해~해~해~해~해~해~해~해."

1237. 자동차운전 웃음요법 : 자동차 운전을 하는 흉내를 내면서 급 커버에 포인트를 주며 좌, 우로 과속할 때 급 커버하면서 하는 웃음요법(강준규).

"~하~하~하~하~하~하~하~하~하~하~하~하~하~하,
~호~호~호~호~호~호~호~호~호~호~호~호~호~호,
~히~히~히~히~히~히~히~히~히~히~히~히~히~히,
~호~호~호~호~호~호~호~호~호~호~호~호~호~호,
~허~허~허~허~허~허~허~허~허~허~허~허~허~허,
~크~크~크~크~크~크~크~크~크~크~크~크~크~크,
~키~키~키~키~키~키~키~키~키~키~키~키~키~키."

1238. 임하룡의 다이아몬드스텝 웃음요법 : 손은 딱딱 소리를 내면서 발은 다이아몬드를 그리 듯하며 무릎은 좌우로 흔들며 춤추듯 하는 웃음요법(강준규).

"~하~하~하~하~하~하~하~하~하~하~하~하~하~하,
~호~호~호~호~호~호~호~호~호~호~호~호~호~호,
~히~히~히~히~히~히~히~히~히~히~히~히~히~히,
~흐~흐~흐~흐~흐~흐~흐~흐~흐~흐~흐~흐~흐~흐,
~허~허~허~허~허~허~허~허~허~허~허~허~허~허,
~크~크~크~크~크~크~크~크~크~크~크~크~크~크,
~키~키~키~키~키~키~키~키~키~키~키~키~키~키."

1239. 이혁재 춤 웃음요법 : 손은 활짝 펴고 오른쪽 왼쪽을 발에 맞추어 흔들고 발은 발뒤꿈치를 부딪혀가면서 앞뒤 좌우로 춤을 추듯이 하는 웃음요법(강준규).

"~야~야~야~야~야~야~야~야~야~야~야~야~야~야,
~예~예~예~예~예~예~예~예~예~예~예~예~예~예,
~애~애~애~애~애~애~애~애~애~애~애~애~애~애,
~여~여~여~여~여~여~여~여~여~여~여~여~여~여,
~어~어~어~어~어~어~어~어~어~어~어~어~어~어,
~으~으~으~으~으~으~으~으~으~으~으~으~으~으,
~오~오~오~오~오~오~오~오~오~오~오~오~오~오."

1240. 글릴산도웃음요법 : 피아노를 연주하는 흉내를 내면서 오른쪽으로 길게 연주하다 재빠르게 원점으로 돌아오는 웃음요법으로 타 자기 치는 모습과 같다(강준규).

"~도~도~도~도~도~도~도~도~도~도~도~도~도~도,
~레~레~레~레~레~레~레~레~레~레~레~레~레~레,
~미~미~미~미~미~미~미~미~미~미~미~미~미~미,
~파~파~파~파~파~파~파~파~파~파~파~파~파~파,
~솔~솔~솔~솔~솔~솔~솔~솔~솔~솔~솔~솔~솔~솔,
~라~라~라~라~라~라~라~라~라~라~라~라~라~라."

1241. 개구리웃음요법 : 개구리가 폴짝폴짝 뛰는 흉내를 내면서 사방팔방을 돌아다니며 인사하는 웃음요법(강준규).

"~폴짝~폴짝~폴짝~폴짝~폴짝~폴짝~폴짝~폴짝,
~개굴~개굴~개굴~개굴~개굴~개굴~개굴~개굴,
~하~하~하~하~하~하~하~하~하~하~하~하~하~하,
~호~호~호~호~호~호~호~호~호~호~호~호~호~호,
~히~히~히~히~히~히~히~히~히~히~히~히~히~히,
~흐~흐~흐~흐~흐~흐~흐~흐~흐~흐~흐~흐~흐~흐,
~허~허~허~허~허~허~허~허~허~허~허~허~허~허,
~크~크~크~크~크~크~크~크~크~크~크~크~크~크."

1242. 철봉웃음요법 : 철봉에 매달려 팔굽혀 펴기를 하면서 철봉대위에 얼굴을 올릴 때 소리를 내는 웃음요법(강준규).

"~하~하~하~하~하~하~하~하~하~하~하~하~하~하,
~호~호~호~호~호~호~호~호~호~호~호~호~호~호,
~히~히~히~히~히~히~히~히~히~히~히~히~히~히,
~흐~흐~흐~흐~흐~흐~흐~흐~흐~흐~흐~흐~흐~흐,
~허~허~허~허~허~허~허~허~허~허~허~허~허~허,
~크~크~크~크~크~크~크~크~크~크~크~크~크~크,
~키~키~키~키~키~키~키~키~키~키~키~키~키~키."

1243. 시소웃음요법 : 두 사람이 짝이 되어 한 사람이 올라가고 다른 한 사람은 내려가는 행동을 취하면서 올라가고 내려가는 동시에 소리를 내는 웃음요법(강준규).

"~까~까~까~까~까~까~까~까~까~까~까~까~까~까,
~깔~깔~깔~깔~깔~깔~깔~깔~깔~깔~깔~깔~깔~깔,
~껄~껄~껄~껄~껄~껄~껄~껄~껄~껄~껄~껄~껄~껄,
~낄~낄~낄~낄~낄~낄~낄~낄~낄~낄~낄~낄~낄~낄,
~크~크~크~크~크~크~크~크~크~크~크~크~크~크,
~키~키~키~키~키~키~키~키~키~키~키~키~키~키."

1244. 타잔웃음요법 : 타잔이 사랑하는 동물을 부르는 행동으로 한 손은 입에 댔다 뗐다 하면서 다른 한손은 동물을 향한 손짓과 어디에 있는지 자유롭게 행동하며 소리치는 웃음요법(강준규).

"~아~아~아~아~아~아~아~아~아~아~아~아~아~아,
~야~야~야~야~야~야~야~야~야~야~야~야~야~야,
~어~어~어~어~어~어~어~어~어~어~어~어~어~어,
~예~예~예~예~예~예~예~예~예~예~예~예~예~예,
~애~애~애~애~애~애~애~애~애~애~애~애~애~애,
~여~여~여~여~여~여~여~여~여~여~여~여~여~여,
~오~오~오~오~오~오~오~오~오~오~오~오~오~오."

1245. 나팔불기웃음요법 I : 둥그렇게 원을 만들어 마주보며 두 손으로 나팔 부는 모션을 취하며 몸을 앞뒤로 흔들며 큰소리로 웃는 웃음요법(양민자).

"~하! ~하~하~하~하~하~하~하~하~하" "~하~하"
"~호! ~호~호~호~호~호~호~호~호~호" "~호~호"
"~히! ~히~히~히~히~히~히~히~히~히" "~히~히"
"~흐! ~흐~흐~흐~흐~흐~흐~흐~흐~흐" "~흐~흐"
"~허! ~허~허~허~허~허~허~허~허~허" "~허~허"
"~크! ~크~크~크~크~크~크~크~크~크" "~크~크"
"~키! ~키~키~키~키~키~키~키~키~키" "~키~키"
"~카! ~카~카~카~카~카~카~카~카~카" "~카~카"

1246. 나팔불기웃음요법 II : 한 줄로 원을 그리며 앞으로 나아가며 두 손으로 나팔 부는 모션을 취하며 몸을 앞뒤로 흔들며 큰소리로 웃는 웃음요법(양민자).

"~하! ~하~하~하~하~하~하~하~하~하" "~하~하"
"~호! ~호~호~호~호~호~호~호~호~호" "~호~호"
"~히! ~히~히~히~히~히~히~히~히~히" "~히~히"
"~흐! ~흐~흐~흐~흐~흐~흐~흐~흐~흐" "~흐~흐"
"~허! ~허~허~허~허~허~허~허~허~허" "~허~허"
"~크! ~크~크~크~크~크~크~크~크~크" "~크~크"

1247. 나팔불기웃음요법 III : 원을 만들고 한 줄로 나란히 걸어가며 나팔 부는 행동을 하며 웃는다. 나팔 불어요, 뽀뽀뽀, 비행기 노래 등 경쾌한 노래를 “하하”로 바꾸어 부르고 노래가 끝난 후 “아하” 큰 소리로 웃고 마무리한다(양민자).

“~하! ~하~하~하~하~하~하~하~하~하” “~하~하”
“~호! ~호~호~호~호~호~호~호~호~호” “~호~호”
“~히! ~히~히~히~히~히~히~히~히~히” “~히~히”
“~흐! ~흐~흐~흐~흐~흐~흐~흐~흐~흐” “~흐~흐”
“~허! ~허~허~허~허~허~허~허~허~허” “~허~허”
“~크! ~크~크~크~크~크~크~크~크~크” “~크~크”
“~키! ~키~키~키~키~키~키~키~키~키” “~키~키”
“~카! ~카~카~카~카~카~카~카~카~카” “~카~카”
“~헤! ~헤~헤~헤~헤~헤~헤~헤~헤~헤” “~헤~헤”
“~해! ~해~해~해~해~해~해~해~해~해” “~해~해”
“~야! ~야~야~야~야~야~야~야~야~야” “~야~야”
“~여! ~여~여~여~여~여~여~여~여~여” “~여~여”
“~어! ~어~어~어~어~어~어~어~어~어” “~어~어”
“~예! ~예~예~예~예~예~예~예~예~예” “~예~예”
“~얘! ~얘~얘~얘~얘~얘~얘~얘~얘~얘” “~얘~얘”

1248. 다듬이질웃음요법 : 옛날에 어머니들 다듬이질하는 행동을 생각하며 앞에 다듬이가 있다고 여기고 다듬이질하는 것처럼 하는데 처음에는 천천히 시작하여 점점 빠르게 팔을 움직이며 웃는 웃음요법(양민자).

“~하! ~하~하~하~하~하~하~하~하~하” “~하~하”
“~호! ~호~호~호~호~호~호~호~호~호” “~호~호”
“~히! ~히~히~히~히~히~히~히~히~히” “~히~히”
“~흐! ~흐~흐~흐~흐~흐~흐~흐~흐~흐” “~흐~흐”
“~허! ~허~허~허~허~허~허~허~허~허” “~허~허”
“~크! ~크~크~크~크~크~크~크~크~크” “~크~크”
“~키! ~키~키~키~키~키~키~키~키~키” “~키~키”
“~카! ~카~카~카~카~카~카~카~카~카” “~카~카”

1249. 드럼치기웃음요법 : 동그랗게 원을 만들어 서로 마주보며 드럼을 치는 행동을 하며 웃는 웃음요법(양민자).

"~하! ~하~하~하~하~하~하~하~하~하" "~하~하"
"~호! ~호~호~호~호~호~호~호~호~호" "~호~호"
"~히! ~히~히~히~히~히~히~히~히~히" "~히~히"
"~흐! ~흐~흐~흐~흐~흐~흐~흐~흐~흐" "~흐~흐"
"~허! ~허~허~허~허~허~허~허~허~허" "~허~허"
"~크! ~크~크~크~크~크~크~크~크~크" "~크~크"

1250. 바이올린웃음요법 : 동그랗게 원을 만들어 서로 마주보며 바이올린을 연주하듯이 하며 웃는 웃음요법(양민자).

"~크! ~크~크~크~크~크~크~크~크~크" "~크~크"
"~키! ~키~키~키~키~키~키~키~키~키" "~키~키"
"~카! ~카~카~카~카~카~카~카~카~카" "~카~카"
"~까! ~까~까~까~까~까~까~까~까~까" "~까~까"
"~킬! ~킬~킬~킬~낄~킬~킬~킬~킬~낄" "~킬~킬"
"~낄! ~낄~낄~낄~낄~낄~낄~낄~낄~낄" "~낄~낄"

1251. 피아노웃음요법 : 동그랗게 원을 만들어 서로 마주보며 피아노를 치는 행동을 하며 웃는 웃음요법(양민자).

"~하~하~하~하~하~하~하~하~하~하~하~하~하~하,
~호~호~호~호~호~호~호~호~호~호~호~호~호~호,
~히~히~히~히~히~히~히~히~히~히~히~히~히~히,
~흐~흐~흐~흐~흐~흐~흐~흐~흐~흐~흐~흐~흐~흐,
~허~허~허~허~허~허~허~허~허~허~허~허~허~허,
~크~크~크~크~크~크~크~크~크~크~크~크~크~크,
~키~키~키~키~키~키~키~키~키~키~키~키~키~키,
~카~카~카~카~카~카~카~카~카~카~카~카~카~카,
~헤~헤~헤~헤~헤~헤~헤~헤~헤~헤~헤~헤~헤~헤,
~해~해~해~해~해~해~해~해~해~해~해~해~해~해."

1252. 실감기웃음요법 I : 원을 그리며 한 줄로 나란히 걸으며 두 손을 가슴과 배 사이에서 실을 감듯이 처음엔 천천히 돌리다가 점점 빠르게 돌리며 몸을 앞뒤로 흔들며 웃는 웃음요법(양민자).

"~하~하~하~하~하~하~하~하~하~하~하~하~하~하,
~호~호~호~호~호~호~호~호~호~호~호~호~호~호,
~히~히~히~히~히~히~히~히~히~히~히~히~히~히,
~흐~흐~흐~흐~흐~흐~흐~흐~흐~흐~흐~흐~흐~흐,
~허~허~허~허~허~허~허~허~허~허~허~허~허~허,
~크~크~크~크~크~크~크~크~크~크~크~크~크~크."

1253. 실감기웃음요법 II : 동그랗게 원을 만들고 마주보며 두 손을 가슴과 배 사이에서 실을 감듯이 처음엔 천천히 돌리다가 점점 빠르게 돌리며 몸을 앞뒤로 흔들며 웃는 웃음요법(양민자).

"~하~하~하~하~하~하~하~하~하~하~하~하~하~하,
~호~호~호~호~호~호~호~호~호~호~호~호~호~호,
~히~히~히~히~히~히~히~히~히~히~히~히~히~히,
~흐~흐~흐~흐~흐~흐~흐~흐~흐~흐~흐~흐~흐~흐,
~허~허~허~허~허~허~허~허~허~허~허~허~허~허,
~크~크~크~크~크~크~크~크~크~크~크~크~크~크."

1254. 민들레웃음요법 : 수수한 민들레를 떠올리며 웃는다. 호흡과 함께 두 손을 양 볼에 댄 뒤, 가볍게 웃으면서 손을 내리고 마지막 호흡과 함께 손을 털면서 몸을 살짝 흔들어주는 웃음요법(이승효).

"~하! ~하~하~하~하~하~하~하~하~하" "~하~하"
"~호! ~호~호~호~호~호~호~호~호~호" "~호~호"
"~히! ~히~히~히~히~히~히~히~히~히" "~히~히"
"~흐! ~흐~흐~흐~흐~흐~흐~흐~흐~흐" "~흐~흐"
"~허! ~허~허~허~허~허~허~허~허~허" "~허~허"
"~크! ~크~크~크~크~크~크~크~크~크" "~크~크"
"~키! ~키~키~키~키~키~키~키~키~키" "~키~키"

1255. 해바라기웃음요법 : 높이 솟은 해바라기를 생각하며 웃는다. 호흡과 함께 두 손을 하늘로 올려 동그랗게 만든 뒤, 내쉼과 함께 몸을 들썩이며 가볍게 웃는 웃음요법(이승효).

"~하! ~하~하~하~하~하~하~하~하~하" "해바라기! ~하~하"
"~호! ~호~호~호~호~호~호~호~호~호" "해바라기! ~호~호"
"~히! ~히~히~히~히~히~히~히~히~히" "해바라기! ~히~히"
"~흐! ~흐~흐~흐~흐~흐~흐~흐~흐~흐" "해바라기! ~흐~흐"
"~허! ~허~허~허~허~허~허~허~허~허" "해바라기! ~허~허"
"~크! ~크~크~크~크~크~크~크~크~크" "해바라기! ~크~크"
"~키! ~키~키~키~키~키~키~키~키~키" "해바라기! ~키~키"

1256. 장미웃음요법 : 화려한 장미를 생각하며 나 자신을 장미라 생각하며 웃는다. 호흡과 동시에 손을 양옆에, 손바닥을 하늘로 펼치며 각자 개성에 따라 최대한 화려하게 보인다. 내쉼과 동시에 몸을 빙글빙글 돌며 활기차게 웃는 웃음요법(이승효).

"~하~하~하~하~하~하~하~하~하~하" "~하~하"
"~호~호~호~호~호~호~호~호~호~호" "~호~호"
"~히~히~히~히~히~히~히~히~히~히" "~히~히"
"~흐~흐~흐~흐~흐~흐~흐~흐~흐~흐" "~흐~흐"
"~허~허~허~허~허~허~허~허~허~허" "~허~허"

1257. 하마웃음요법 : 아프리카 하마처럼 입을 크게 벌리고 웃는다. 입을 최대한 크게 벌린다. 팔은 구부린 모양으로 올려주어 최대한 몸이 커보이게 하는 웃음요법(이승효).

"~하~하~하~하~하~하~하~하~하~하~하~하~하~하,
~호~호~호~호~호~호~호~호~호~호~호~호~호~호,
~히~히~히~히~히~히~히~히~히~히~히~히~히~히,
~흐~흐~흐~흐~흐~흐~흐~흐~흐~흐~흐~흐~흐~흐,
~허~허~허~허~허~허~허~허~허~허~허~허~허~허."

1258. 목도리도마뱀웃음요법 : 폴짝폴짝 뛰어다니는 목도리도마뱀을 생각하며 웃는다. 준비동작으로 발을 낮춰 개다리처럼 벌려주고 손을 귀에 댄 후 머리를 흔들어본다. 발맞춰 가볍게 웃는 연습을 한 뒤에 심호흡 후 힘차게 뛰어다니면서 주변 사람들과 손뼉을 치는 웃음요법(이승효).

"~하~하~하~하~하~하~하~하~하~하" "~하~하"
"~호~호~호~호~호~호~호~호~호~호" "~호~호"
"~히~히~히~히~히~히~히~히~히~히" "~히~히"
"~흐~흐~흐~흐~흐~흐~흐~흐~흐~흐" "~흐~흐"
"~허~허~허~허~허~허~허~허~허~허" "~허~허"
"~크~크~크~크~크~크~크~크~크~크" "~크~크"

1259. 추장웃음요법 : 박자에 맞춰 웃으면서 가슴을 팔로 번갈아 두드린다. 심호흡 후에 힘차게 소리를 지른다(이승효).

"~하~하 ~하~하~하~하~하~하~하~하~하! 우가차가 우가차!
~허~허 ~허~허~허~허~허~허~허~허~허! 우가차가 우가차!
~히~히 ~히~히~히~히~히~히~히~히~히! 우가차가 우가차!
~흐~흐 ~흐~흐~흐~흐~흐~흐~흐~흐~흐! 우가차가 우가차!
~해~해 ~해~해~해~해~해~해~해~해~해! 우가차가 우가차!."

1260. 창던지기웃음요법 : 올림픽 경기장에서 창던지는 선수라 생각한다. 손에 있는 창에 근심, 걱정, 두려움, 짜증, 분노를 담았다고 생각하자. 창을 들고 선 자세에서 달려 나가는 준비동작 과정에서 웃다가 호흡과 함께 창을 던진다(이승효).

"~하~하~하~하~하~하~하~하~하~하" "~하~하"
"~호~호~호~호~호~호~호~호~호~호" "~호~호"
"~히~히~히~히~히~히~히~히~히~히" "~히~히"
"~흐~흐~흐~흐~흐~흐~흐~흐~흐~흐" "~흐~흐"
"~허~허~허~허~허~허~허~허~허~허" "~허~허"
"~크~크~크~크~크~크~크~크~크~크" "~크~크"

1261. 투포환웃음요법 : 올림픽 경기장 투포환 선수라 생각한다. 손에 있는 투포환에 근심, 걱정, 두려움, 짜증, 분노를 담았다고 생각하자. 투포환을 들고 빙글빙글 돌면서 웃다가 호흡과 함께 투포환을 던진다(이승효).

"~하~하~하~하~하~하~하~하~하~하" "~하~하"
"~호~호~호~호~호~호~호~호~호~호" "~호~호"
"~히~히~히~히~히~히~히~히~히~히" "~히~히"
"~흐~흐~흐~흐~흐~흐~흐~흐~흐~흐" "~흐~흐"

1262. 승부차기웃음요법 : 승부차기를 앞두고 있는 선수라고 생각하자. 앞에 있는 공에 근심, 걱정, 두려움, 짜증, 분노를 담았다고 생각하고, 달려 나가면서 웃다가 호흡과 함께 공을 힘차게 찬다(이승효).

"~하~하~하~하~하~하~하~하~하~하" "~하~하"
"~호~호~호~호~호~호~호~호~호~호" "~호~호"
"~히~히~히~히~히~히~히~히~히~히" "~히~히"
"~흐~흐~흐~흐~흐~흐~흐~흐~흐~흐" "~흐~흐"
"~허~허~허~허~허~허~허~허~허~허" "~허~허"
"~크~크~크~크~크~크~크~크~크~크" "~크~크"
"~키~키~키~키~키~키~키~키~키~키" "~키~키"

1263. 골키퍼웃음요법 : 승부차기를 앞두고 있는 골키퍼라 생각한다. 내 마음속에 들어오려는 모든 악한 마음들(음란, 시기, 질투, 분노, 두려움)을 막는다고 생각하자. 양손을 위아래로 올리고 흔들면서 웃다가 호흡과 함께 펀칭을 한다(이승효).

"~하~하~하~하~하~하~하~하~하~하" "~하~하"
"~호~호~호~호~호~호~호~호~호~호" "~호~호"
"~히~히~히~히~히~히~히~히~히~히" "~히~히"
"~흐~흐~흐~흐~흐~흐~흐~흐~흐~흐" "~흐~흐"
"~허~허~허~허~허~허~허~허~허~허" "~허~허"
"~크~크~크~크~크~크~크~크~크~크" "~크~크"

1264. 축하웃음요법(Compliment Laugh) : 집, 마을, 국가 안에서 경사로운 일이 생겼을 때, 함께 축하하고 기뻐하며 웃는 웃음요법.

"경사 났네!" "~하~하"
"경사 났어!" "~호~호"
"우리 집에 경사 났어!" "~히~히" "우리아들 합격했네!" "~축~하~축~하"

상대방의 손을 잡고 흔들고 뛰면서 웃는다.
"~하~하~하~하~하~하~하~하~하~하" "~하~하"

"경사 났네!" "~하~하"
"경사 났어!" "~호~호"
"우리 동네 경사 났어!" "~히~히" "우리동네 부자됐네!" "~축~하~축~하"

상대방의 손을 잡고 흔들고 뛰면서 웃는다.
"~호~호~호~호~호~호~호~호~호~호" "~호~호"

"경사 났네!" "~하~하"
"경사 났어!" "~호~호"
"우리나라 경사 났어!" "~히~히" "우리나라 통일됐네!" "~축~하~축~하"

상대방의 손을 잡고 흔들고 뛰면서 웃는다.
"~히~히~히~히~히~히~히~히~히~히" "~히~히"

1265. 잠깨기웃음요법 I(Wake-up Laugh I) : 아침에 일어나기 힘들거나 잠이 깨지 않을 때에 웃는 웃음요법이다. 엎드린 채로 양 손을 쭉 펴 고 입가에 살짝 웃음을 지으면서, 복식호흡을 실시한다. 침묵으로 웃는 웃음요법.

"~하! ~하~하~하~하~하~하~하~하~하" "~하~하"
"~호! ~호~호~호~호~호~호~호~호~호" "~호~호"
"~히! ~히~히~히~히~히~히~히~히~히" "~히~히"
"~흐! ~흐~흐~흐~흐~흐~흐~흐~흐~흐" "~흐~흐"
"~허! ~허~허~허~허~허~허~허~허~허" "~허~허"
"~크! ~크~크~크~크~크~크~크~크~크" "~크~크"
"~키! ~키~키~키~키~키~키~키~키~키" "~키~키"

1266. 잠깨기웃음요법 II(Wake-up Laugh II) : 아침에 일어나기 힘들거나 잠이 깨지 않을 때에 웃는 웃음요법이다. 정좌로 앉은 상태에서 양손을 쭉 위로 기지개를 펴면서 힘차기 웃는 웃음요법이다.

"～하! ～하～하～하～하～하～하～하～하～하" "～하～하"
"～호! ～호～호～호～호～호～호～호～호～호" "～호～호"
"～히! ～히～히～히～히～히～히～히～히～히" "～히～히"
"～흐! ～흐～흐～흐～흐～흐～흐～흐～흐～흐" "～흐～흐"

1267. 잠깨기웃음요법 III(Wake-up Laugh III) : 아침에 일어나기 힘들거나 잠이 깨지 않을 때에 웃는 웃음요법이다. 자리에서 벌떡 일어나서 힘차게 양손에 주먹을 쥐고 기압을 외치면서, 양손을 위로 지그재그로 올리면서 웃는 웃음요법이다.

"얍!, 난 오늘도 할 수 있다!"

"～하! ～하～하～하～하～하～하～하～하～하" "～하～하"
"～호! ～호～호～호～호～호～호～호～호～호" "～호～호"
"～히! ～히～히～히～히～히～히～히～히～히" "～히～히"
"～흐! ～흐～흐～흐～흐～흐～흐～흐～흐～흐" "～흐～흐"

1268. 잠깨기웃음요법 IV(Wake-up Laugh IV) : 아침에 일어나기 힘들거나 잠이 깨지 않을 때에 웃는 웃음요법이다. 자리에서 벌떡 일어나서 힘차게 양손에 주먹을 쥐고 기압을 외치면서, 양손을 위로 지그재그로 올리면서 웃는 웃음요법이다.

"얍!, 난 오늘도 승리자다!"

"～하! ～하～하～하～하～하～하～하～하～하" "～하～하"
"～호! ～호～호～호～호～호～호～호～호～호" "～호～호"
"～히! ～히～히～히～히～히～히～히～히～히" "～히～히"
"～흐! ～흐～흐～흐～흐～흐～흐～흐～흐～흐" "～흐～흐"

1279. 잠깨기웃음요법 V(Wake-up Laugh V) : 아침에 일어나기 힘들거나 잠이 깨지 않을 때에 웃는 웃음요법이다. 자리에서 벌떡 일어나서 힘차게 양손에 주먹을 쥐고 기압을 외치면서, 양손을 위로 지그재그로 올리면서 웃는 웃음요법이다.

"얍!, 오늘도 다른 사람들을 존경하자!"

"~하! ~하~하~하~하~하~하~하~하~하" "~하~하"
"~호! ~호~호~호~호~호~호~호~호~호" "~호~호"
"~히! ~히~히~히~히~히~히~히~히~히" "~히~히"

1270. 잠깨기웃음요법 VI(Wake-up Laugh VI) : 아침에 일어나기 힘들거나 잠이 깨지 않을 때에 웃는 웃음요법이다. 자리에서 벌떡 일어나서 힘차게 양손에 주먹을 쥐고 기압을 외치면서, 양손을 위로 지그재그로 올리면서 웃는 웃음요법이다.

"얍!, 난 오늘도 최선을 다한다!"

"~하! ~하~하~하~하~하~하~하~하~하" "~하~하"
"~호! ~호~호~호~호~호~호~호~호~호" "~호~호"
"~히! ~히~히~히~히~히~히~히~히~히" "~히~히"

1271. 잠깨기웃음요법 VII(Wake-up Laugh VII) : 아침에 일어나기 힘들거나 잠이 깨지 않을 때에 웃는 웃음요법이다. 자리에서 벌떡 일어나 서 힘차게 양손에 주먹을 쥐고 기압을 외치면서, 양손을 위로 지그재그로 올리면서 웃는 웃음요법이다.

"얍! 난 오늘도 웃으며 살겠다!"

"~하! ~하~하~하~하~하~하~하~하~하" "~하~하"
"~호! ~호~호~호~호~호~호~호~호~호" "~호~호"
"~히! ~히~히~히~히~히~히~히~히~히" "~히~히"

1272. 풍선놀이웃음요법 I(Balloon Play Laugh I) : 한 줄씩 서서 풍선을 양손으로 앞에서 뒤로 치면서 웃는 웃음요법. 놀이치료적용하기

"~하! ~하~하~하~하~하~하~하~하~하" "~하~하"
"~호! ~호~호~호~호~호~호~호~호~호" "~호~호"
"~히! ~히~히~히~히~히~히~히~히~히" "~히~히"
"~흐! ~흐~흐~흐~흐~흐~흐~흐~흐~흐" "~흐~흐"
"~허! ~허~허~허~허~허~허~허~허~허" "~허~허"
"~크! ~크~크~크~크~크~크~크~크~크" "~크~크"
"~키! ~키~키~키~키~키~키~키~키~키" "~키~키"

1273. 풍선놀이웃음요법 II(Balloon Play Laugh II) : 한사람씩 풍선을 발로 차면서 몰고 꼭짓점을 돌면서 웃는 웃음요법. 놀이치료적용하기

"~하! ~하~하~하~하~하~하~하~하~하" "~하~하"
"~호! ~호~호~호~호~호~호~호~호~호" "~호~호"
"~히! ~히~히~히~히~히~히~히~히~히" "~히~히"
"~흐! ~흐~흐~흐~흐~흐~흐~흐~흐~흐" "~흐~흐"
"~허! ~허~허~허~허~허~허~허~허~허" "~허~허"
"~크! ~크~크~크~크~크~크~크~크~크" "~크~크"
"~키! ~키~키~키~키~키~키~키~키~키" "~키~키"
"~카! ~카~카~카~카~카~카~카~카~카" "~카~카"

1274. 풍선놀이웃음요법 III(Balloon Play Laugh III) : 한사람씩 양손으로 풍선을 위로 치면서 몰고 꼭짓점을 돌면서 웃는 웃음요법. 놀이치료 적용하기

"~하! ~하~하~하~하~하~하~하~하~하" "~하~하"
"~호! ~호~호~호~호~호~호~호~호~호" "~호~호"
"~히! ~히~히~히~히~히~히~히~히~히" "~히~히"
"~흐! ~흐~흐~흐~흐~흐~흐~흐~흐~흐" "~흐~흐"
"~허! ~허~허~허~허~허~허~허~허~허" "~허~허"
"~크! ~크~크~크~크~크~크~크~크~크" "~크~크"
"~키! ~키~키~키~키~키~키~키~키~키" "~키~키"

1275. 풍선놀이웃음요법 IV(Balloon Play Laugh IV) : 한사람씩 입으로 압착하고 꼭짓점을 돌면서 웃는 웃음요법. 놀이치료적용하기

"~하! ~하~하~하~하~하~하~하~하~하" "~하~하"
"~호! ~호~호~호~호~호~호~호~호~호" "~호~호"
"~히! ~히~히~히~히~히~히~히~히~히" "~히~히"
"~흐! ~흐~흐~흐~흐~흐~흐~흐~흐~흐" "~흐~흐"
"~허! ~허~허~허~허~허~허~허~허~허" "~허~허"
"~크! ~크~크~크~크~크~크~크~크~크" "~크~크"
"~키! ~키~키~키~키~키~키~키~키~키" "~키~키"
"~카! ~카~카~카~카~카~카~카~카~카" "~카~카"

1276. 풍선놀이웃음요법 V(Balloon Play Laugh V) : 두 사람씩 풍 선을 배에 대고 몰고 꼭짓점을 돌면서 웃는 웃음요법. 놀이치료 적용하기

"~하! ~하~하~하~하~하~하~하~하~하" "~하~하"
"~호! ~호~호~호~호~호~호~호~호~호" "~호~호"
"~히! ~히~히~히~히~히~히~히~히~히" "~히~히"
"~흐! ~흐~흐~흐~흐~흐~흐~흐~흐~흐" "~흐~흐"
"~허! ~허~허~허~허~허~허~허~허~허" "~허~허"
"~크! ~크~크~크~크~크~크~크~크~크" "~크~크"
"~키! ~키~키~키~키~키~키~키~키~키" "~키~키"
"~카! ~카~카~카~카~카~카~카~카~카" "~카~카"

1277. 풍선놀이웃음요법 VI(Balloon Play Laugh VI) : 한사람씩 풍 선을 머리, 손, 어깨, 그리고 발로 차고 몰면서 웃는 웃음요법. 놀이치료 적용하기

"~하! ~하~하~하~하~하~하~하~하~하" "~하~하"
"~호! ~호~호~호~호~호~호~호~호~호" "~호~호"
"~히! ~히~히~히~히~히~히~히~히~히" "~히~히"
"~흐! ~흐~흐~흐~흐~흐~흐~흐~흐~흐" "~흐~흐"
"~허! ~허~허~허~허~허~허~허~허~허" "~허~허"
"~크! ~크~크~크~크~크~크~크~크~크" "~크~크"

1278. 풍선놀이웃음요법 VII(Balloon Play Laugh VII) : 상대방에게 풍선을 던져 마치면서 웃는 웃음요법. 놀이치료적용하기

"~하! ~하~하~하~하~하~하~하~하~하" "~하~하"
"~호! ~호~호~호~호~호~호~호~호~호" "~호~호"
"~히! ~히~히~히~히~히~히~히~히~히" "~히~히"
"~흐! ~흐~흐~흐~흐~흐~흐~흐~흐~흐" "~흐~흐"
"~허! ~허~허~허~허~허~허~허~허~허" "~허~허"
"~크! ~크~크~크~크~크~크~크~크~크" "~크~크"
"~키! ~키~키~키~키~키~키~키~키~키" "~키~키"
"~카! ~카~카~카~카~카~카~카~카~카" "~카~카"

1279. 풍선놀이웃음요법 VIII(Balloon Play Laugh VIII) : 풍선을 가장 많이 자기 의자 위에 모으면서 웃는 웃음요법. 놀이치료적용하기

"~하! ~하~하~하~하~하~하~하~하~하" "~하~하"
"~호! ~호~호~호~호~호~호~호~호~호" "~호~호"
"~히! ~히~히~히~히~히~히~히~히~히" "~히~히"
"~흐! ~흐~흐~흐~흐~흐~흐~흐~흐~흐" "~흐~흐"
"~허! ~허~허~허~허~허~허~허~허~허" "~허~허"
"~크! ~크~크~크~크~크~크~크~크~크" "~크~크"
"~키! ~키~키~키~키~키~키~키~키~키" "~키~키"
"~카! ~카~카~카~카~카~카~카~카~카" "~카~카"

1280. 풍선놀이웃음요법 VIII(Balloon Play Laugh VIII) : 두 명씩 풍선을 이마에 대고 꼭짓점을 돌면서 웃는 웃음요법. 놀이치료적용하기

"~하! ~하~하~하~하~하~하~하~하~하" "~하~하"
"~호! ~호~호~호~호~호~호~호~호~호" "~호~호"
"~히! ~히~히~히~히~히~히~히~히~히" "~히~히"
"~흐! ~흐~흐~흐~흐~흐~흐~흐~흐~흐" "~흐~흐"
"~허! ~허~허~허~허~허~허~허~허~허" "~허~허"
"~크! ~크~크~크~크~크~크~크~크~크" "~크~크"

1281. 풍선놀이웃음요법 IX(Balloon Play Laugh IX) : 두 명씩 풍선을 오른 손으로 치면서 꼭짓점을 돌면서 웃는 웃음요법. 놀이치료적용하기

"~하! ~하~하~하~하~하~하~하~하~하" "~하~하"
"~호! ~호~호~호~호~호~호~호~호~호" "~호~호"
"~히! ~히~히~히~히~히~히~히~히~히" "~히~히"
"~흐! ~흐~흐~흐~흐~흐~흐~흐~흐~흐" "~흐~흐"
"~허! ~허~허~허~허~허~허~허~허~허" "~허~허"
"~크! ~크~크~크~크~크~크~크~크~크" "~크~크"
"~키! ~키~키~키~키~키~키~키~키~키" "~키~키"
"~카! ~카~카~카~카~카~카~카~카~카" "~카~카"

1282. 풍선놀이웃음요법 X(Balloon Play Laugh X) : 두 명씩 풍선을 오른 발로 치면서 꼭짓점을 돌면서 웃는 웃음요법. 놀이치료적용하기

"~하! ~하~하~하~하~하~하~하~하~하" "~하~하"
"~호! ~호~호~호~호~호~호~호~호~호" "~호~호"
"~히! ~히~히~히~히~히~히~히~히~히" "~히~히"
"~흐! ~흐~흐~흐~흐~흐~흐~흐~흐~흐" "~흐~흐"
"~허! ~허~허~허~허~허~허~허~허~허" "~허~허"
"~크! ~크~크~크~크~크~크~크~크~크" "~크~크"
"~키! ~키~키~키~키~키~키~키~키~키" "~키~키"
"~카! ~카~카~카~카~카~카~카~카~카" "~카~카"

1283. 풍선놀이웃음요법 IX(Balloon Play Laugh IX) : 두 명씩 풍선을 오른 손으로 치면서 꼭짓점을 돌면서 웃는 웃음요법. 놀이치료적용하기

"~하! ~하~하~하~하~하~하~하~하~하" "~하~하"
"~호! ~호~호~호~호~호~호~호~호~호" "~호~호"
"~히! ~히~히~히~히~히~히~히~히~히" "~히~히"
"~흐! ~흐~흐~흐~흐~흐~흐~흐~흐~흐" "~흐~흐"
"~허! ~허~허~허~허~허~허~허~허~허" "~허~허"
"~크! ~크~크~크~크~크~크~크~크~크" "~크~크"

1284. 수평박수웃음요법 I(Horizontal Crapping Laugh I) : 두 명씩 양손을 짝 펴고, 수평으로 박수를 치면서 웃는 웃음요법. 놀이치료 적용하기

"~하! ~하~하~하~하~하~하~하~하~하" "~하~하"
"~호! ~호~호~호~호~호~호~호~호~호" "~호~호"
"~히! ~히~히~히~히~히~히~히~히~히" "~히~히"
"~흐! ~흐~흐~흐~흐~흐~흐~흐~흐~흐" "~흐~흐"
"~허! ~허~허~허~허~허~허~허~허~허" "~허~허"
"~크! ~크~크~크~크~크~크~크~크~크" "~크~크"
"~키! ~키~키~키~키~키~키~키~키~키" "~키~키"
"~카! ~카~카~카~카~카~카~카~카~카" "~카~카"

1285. 수평박수웃음요법 II(Horizontal Crapping Laugh II) : 두 명씩 양손을 짝 펴고, 수평으로 박수를 치며 돌면서 웃는 웃음요법. 놀이치료 적용하기

"~하! ~하~하~하~하~하~하~하~하~하" "~하~하"
"~호! ~호~호~호~호~호~호~호~호~호" "~호~호"
"~히! ~히~히~히~히~히~히~히~히~히" "~히~히"
"~흐! ~흐~흐~흐~흐~흐~흐~흐~흐~흐" "~흐~흐"
"~허! ~허~허~허~허~허~허~허~허~허" "~허~허"
"~크! ~크~크~크~크~크~크~크~크~크" "~크~크"
"~키! ~키~키~키~키~키~키~키~키~키" "~키~키"
"~카! ~카~카~카~카~카~카~카~카~카" "~카~카"

1286. 수직박수웃음요법 I(Vertical Crapping Laugh I) : 두 명씩 양손을 짝 펴고, 수직으로 박수를 치며 웃는 웃음요법. 놀이치료 적용하기

"~하! ~하~하~하~하~하~하~하~하~하" "~하~하"
"~호! ~호~호~호~호~호~호~호~호~호" "~호~호"
"~히! ~히~히~히~히~히~히~히~히~히" "~히~히"
"~흐! ~흐~흐~흐~흐~흐~흐~흐~흐~흐" "~흐~흐"
"~허! ~허~허~허~허~허~허~허~허~허" "~허~허"
"~크! ~크~크~크~크~크~크~크~크~크" "~크~크"

1287. 수직박수웃음요법 II(Vertical Crapping Laugh II) : 두 명씩 양손을 짝 펴고, 수직으로 박수를 치며 돌면서 웃는 웃음요법. 놀이치료 적용하기

"~하! ~하~하~하~하~하~하~하~하~하" "~하~하"
"~호! ~호~호~호~호~호~호~호~호~호" "~호~호"
"~히! ~히~히~히~히~히~히~히~히~히" "~히~히"
"~흐! ~흐~흐~흐~흐~흐~흐~흐~흐~흐" "~흐~흐"
"~허! ~허~허~허~허~허~허~허~허~허" "~허~허"
"~크! ~크~크~크~크~크~크~크~크~크" "~크~크"
"~키! ~키~키~키~키~키~키~키~키~키" "~키~키"

1288. 태극권웃음요법 I(Taichichuan Laugh I) : 얼굴에 해맑은 웃음을 뛰고 앉아 명상음악을 들으며 마음·챙김·명상을 하며 웃는 웃음요법.

"~하! ~하~하~하~하~하~하~하~하~하" "~하~하"
"~호! ~호~호~호~호~호~호~호~호~호" "~호~호"
"~히! ~히~히~히~히~히~히~히~히~히" "~히~히"
"~흐! ~흐~흐~흐~흐~흐~흐~흐~흐~흐" "~흐~흐"
"~허! ~허~허~허~허~허~허~허~허~허" "~허~허"
"~크! ~크~크~크~크~크~크~크~크~크" "~크~크"
"~키! ~키~키~키~키~키~키~키~키~키" "~키~키"

1289. 태극권웃음요법 II(Taichichuan Laugh II) : 얼굴에 해맑은 웃음을 뛰 고 앉아 명상음악을 들으며 침묵웃음으로 마음·챙김·명상을 하며 웃는 웃음요법.

"~하! ~하~하~하~하~하~하~하~하~하" "~하~하"
"~호! ~호~호~호~호~호~호~호~호~호" "~호~호"
"~히! ~히~히~히~히~히~히~히~히~히" "~히~히"
"~흐! ~흐~흐~흐~흐~흐~흐~흐~흐~흐" "~흐~흐"
"~허! ~허~허~허~허~허~허~허~허~허" "~허~허"
"~크! ~크~크~크~크~크~크~크~크~크" "~크~크"
"~키! ~키~키~키~키~키~키~키~키~키" "~키~키"

1290. 태극권웃음요법 III(Taichichuan Laugh III) : 얼굴에 해맑은 웃음을 띄고 명상음악을 들으며 보행명상을 하면서 웃는 웃음요법.

"~하! ~하~하~하~하~하~하~하~하~하" "~하~하"
"~호! ~호~호~호~호~호~호~호~호~호" "~호~호"
"~히! ~히~히~히~히~히~히~히~히~히" "~히~히"
"~흐! ~흐~흐~흐~흐~흐~흐~흐~흐~흐" "~흐~흐"
"~허! ~허~허~허~허~허~허~허~허~허" "~허~허"
"~크! ~크~크~크~크~크~크~크~크~크" "~크~크"
"~키! ~키~키~키~키~키~키~키~키~키" "~키~키"

1291. 태극권웃음요법 IV(Taichichuan Laugh IV) : 얼굴에 해맑은 웃음을 띄고 명상음악을 들으면서 양손으로 미세한 바람 또는 공기를 잡으며 마음·챙김·명상을 하며 웃는 웃음요법.

"~하! ~하~하~하~하~하~하~하~하~하" "~하~하"
"~호! ~호~호~호~호~호~호~호~호~호" "~호~호"
"~히! ~히~히~히~히~히~히~히~히~히" "~히~히"
"~흐! ~흐~흐~흐~흐~흐~흐~흐~흐~흐" "~흐~흐"
"~허! ~허~허~허~허~허~허~허~허~허" "~허~허"
"~크! ~크~크~크~크~크~크~크~크~크" "~크~크"
"~키! ~키~키~키~키~키~키~키~키~키" "~키~키"

1292. 태극권웃음요법 V(Taichichuan Laugh V) : 얼굴에 해맑은 웃음을 띄고 명상음악을 들으면서 양손으로 미세한 명상음악소리를 잡으며 마음·챙김·명상을 하며 웃는 웃음요법.

"~하! ~하~하~하~하~하~하~하~하~하" "~하~하"
"~호! ~호~호~호~호~호~호~호~호~호" "~호~호"
"~히! ~히~히~히~히~히~히~히~히~히" "~히~히"
"~흐! ~흐~흐~흐~흐~흐~흐~흐~흐~흐" "~흐~흐"
"~허! ~허~허~허~허~허~허~허~허~허" "~허~허"
"~크! ~크~크~크~크~크~크~크~크~크" "~크~크"

1293. 태극권웃음요법 VI(Taichichuan Laugh VI) : 일어선 자세에서 다리를 편안하게 어깨 너비 정도로 벌리고, 정면을 바라보며, 팔과 손은 양쪽에 느슨하게 놓아둔다. 중심을 잡고, 자세를 점검하라. 당신이 할 수 있는 최대한 호흡을 내쉬면서 웃어라. 체내에 공기가 없다고 느껴질 때까지, 추임새로 계속웃음을 진행하라. 이로써 숨겨져 있는 여분의 공기를 가지고 있음을 확인하라. 손을 바닥에 닿게 하 라. 필요하다면 무릎을 굽혀도 괜찮다. 내쉬는 호흡을 5초간동안 참아라. 자! 이젠 코로 조용히 호흡을 들이쉬면서, 천천히 몸을 바로 펴라. 팔을 곧게 펴서 천천히 그리고 부드럽게 들어 올려 마치 날개처럼 수평을 이루도록 하라. 본 동작과 호흡들이 쉬기를 끝마쳤을 때, 두 손을 함께 머리 위로 들어 올려 기도하는 자세를 취하라. 들이쉰 숨을 유지하라. 에너지가 교환되는 것과 몸에 있는 모든 세포들에서 생명이 소생하는 것을 느껴라. 자! 이젠 준비가 되었다면, 입으로 조용히 숨을 내쉬면서 천천히 곧은 팔을 수평 바 로 밑에 이를 때까지 내려라. 남아 있는 모든 호흡을 들을 수 있을 정도의 한숨으로 재빨리 내뱉어라. 그리고 상체를 떨어뜨려서 앞쪽으로 몸을 굽혀 머리를 늘어뜨려라. 더 이상 필요로 하지 않는 사용된 공기를 의식적으로 배출하라. 잠시 동안 휴식을 취하 고 전체 운동을 반복하라.

"~하~하~하~하~하~하~하~하~하" "~하~하" "~하~하"
"~호~호~호~호~호~호~호~호~호" "~호~호" "~호~호"
"~히~히~히~히~히~히~히~히~히" "~히~히" "~히~히"
"~흐~흐~흐~흐~흐~흐~흐~흐~흐" "~흐~흐" "~흐~흐"

1294. 태극권웃음요법 VII(Taichichuan Laugh VII) : 양어깨를 벌어지게 하 고, 동시에 양팔을 벌리어 양쪽 겨드랑이 부분이 열리게 하고(들숨), 살며시 내리면서(날숨) 웃는 웃음요법이다.

"~하! ~하~하~하~하~하~하~하~하~하" "~하~하"
"~호! ~호~호~호~호~호~호~호~호~호" "~호~호"
"~히! ~히~히~히~히~히~히~히~히~히" "~히~히"
"~흐! ~흐~흐~흐~흐~흐~흐~흐~흐~흐" "~흐~흐"

1295. 태극권웃음요법 VIII(Taichichuan Laugh VIII) : 양손을 안쪽 가슴 쪽 으로 들어 올리고, 내리면서 웃는 웃음요법이다. 단, 내린 상태에서 양손을 가볍게 흔들어 추임새 웃음요법을 실시한다.

"~하! ~하~하~하~하~하~하~하~하~하" "~하~하"

"~호! ~호~호~호~호~호~호~호~호~호" "~호~호"

"~히! ~히~히~히~히~히~히~히~히~히" "~히~히"

"~흐! ~흐~흐~흐~흐~흐~흐~흐~흐~흐" "~흐~흐"

"~허! ~허~허~허~허~허~허~허~허~허" "~허~허"

"~크! ~크~크~크~크~크~크~크~크~크" "~크~크"

"~키! ~키~키~키~키~키~키~키~키~키" "~키~키"

1296. 태극권웃음요법 IX(Taichichuan Laugh IX) : 양손에 힘을 주고 원을 만들면서 웃는 웃음요법이다. 단, 내린 상태에서 양손을 가볍게 흔들어 추임새 웃음요법을 실시한다.

"~하! ~하~하~하~하~하~하~하~하~하" "~하~하"

"~호! ~호~호~호~호~호~호~호~호~호" "~호~호"

"~히! ~히~히~히~히~히~히~히~히~히" "~히~히"

"~흐! ~흐~흐~흐~흐~흐~흐~흐~흐~흐" "~흐~흐"

"~허! ~허~허~허~허~허~허~허~허~허" "~허~허"

"~크! ~크~크~크~크~크~크~크~크~크" "~크~크"

"~키! ~키~키~키~키~키~키~키~키~키" "~키~키"

1297. 보행명상웃음요법 I(Walking Meditation Laugh I) : 양손을 뛰어서 허 리와 45°로 유지하고 보행을 실시하면서 웃으며 명상을 하는 웃음요법이다. 단, 대나무숲 속에서 보행하는 자신의 모습을 상상한다.

"~하! ~하~하~하~하~하~하~하~하~하" "~하~하"

"~호! ~호~호~호~호~호~호~호~호~호" "~호~호"

"~히! ~히~히~히~히~히~히~히~히~히" "~히~히"

"~흐! ~흐~흐~흐~흐~흐~흐~흐~흐~흐" "~흐~흐"

1298. 보행명상웃음요법 II(Walking Meditation Laugh II) : 양손을 뛰어서 허리와 90°로 유지하고 보행을 실시하면서 웃으며 명상을 하는 웃음요법이다. 단, 대나무숲 속에서 보행하는 자신의 모습을 상상한 다.

"~하! ~하~하~하~하~하~하~하~하~하" "~하~하"
"~호! ~호~호~호~호~호~호~호~호~호" "~호~호"
"~히! ~히~히~히~히~히~히~히~히~히" "~히~히"
"~흐! ~흐~흐~흐~흐~흐~흐~흐~흐~흐" "~흐~흐"
"~허! ~허~허~허~허~허~허~허~허~허" "~허~허"

1299. 학보행명상웃음요법(Crane's Walking Meditation Laugh) : 양손을 뛰어서 허리와 180°로 유지하고 학춤을 추면서 살포시 보행을 실시하면서 웃으며 명상을 하는 웃음요법이다. 단, 대나무숲 속에서 보행하는 자신의 모습을 상상한다.

"~하! ~하~하~하~하~하~하~하~하~하" "~하~하"
"~호! ~호~호~호~호~호~호~호~호~호" "~호~호"
"~히! ~히~히~히~히~히~히~히~히~히" "~히~히"
"~흐! ~흐~흐~흐~흐~흐~흐~흐~흐~흐" "~흐~흐"
"~허! ~허~허~허~허~허~허~허~허~허" "~허~허"

1300. 바람잡기명상웃음요법(Wind Catching Meditation Laugh) : 양손을 어깨위로 살포시 올리고, 무릎을 45°로 유지하고, 엄지와 식지로 바람을 잡으면서 얼굴엔 항상 웃음을 지으면서 명상을 하는 웃음요법이다. 단, 대나무숲 속에서 보행하는 자신의 모습을 상상한다.

"~하! ~하~하~하~하~하~하~하~하~하" "~하~하"
"~호! ~호~호~호~호~호~호~호~호~호" "~호~호"
"~히! ~히~히~히~히~히~히~히~히~히" "~히~히"
"~흐! ~흐~흐~흐~흐~흐~흐~흐~흐~흐" "~흐~흐"
"~허! ~허~허~허~허~허~허~허~허~허" "~허~허"
"~크! ~크~크~크~크~크~크~크~크~크" "~크~크"

1301. 소리잡기명상웃음요법(Sound Catching Meditation Laugh) : 양손을 어깨위로 살포시 올리고, 무릎을 45°로 유지하고, 엄지와 식지로 명상음악소리를 경청하고 잡으면서 얼굴엔 항상 웃음을 지으면서 명상을 하는 웃음요법이다. 단, 대나무숲 속에서 보행하는 자신의 모습을 상상한다.

"~하! ~하~하~하~하~하~하~하~하~하" "~하~하"
"~호! ~호~호~호~호~호~호~호~호~호" "~호~호"
"~히! ~히~히~히~히~히~히~히~히~히" "~히~히"
"~흐! ~흐~흐~흐~흐~흐~흐~흐~흐~흐" "~흐~흐"
"~허! ~허~허~허~허~허~허~허~허~허" "~허~허"
"~크! ~크~크~크~크~크~크~크~크~크" "~크~크"
"~키! ~키~키~키~키~키~키~키~키~키" "~키~키"

Chapter 14

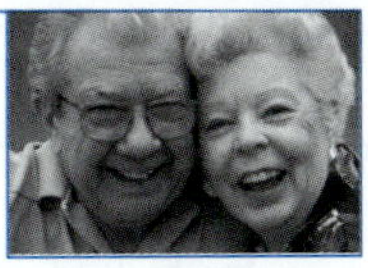

비행청소년의 분노조절: 웃음요법과 인지행동요법의 효과 비교

1 연구목적 및 가설

일상생활에서 많은 사람들이 분노(忿怒)를 극복(克服)하지 못하고 분노감, 적대감, 공격행동, 분노 습성의 상태에 노출되어 살고 있다. 분노로 인한 문제가 개인적, 사회적, 임상적으로 중요함에도 불구하고 분노에 대한 연구는 우울이나 불안에 비해서 상당히 빈곤한 실정이다. 1990년에서 1995년 사이에 발표된 논문들의 수를 비교하면, 분노에 대한 연구 문헌이 우울이나 불안에 대한 연구 문헌에 수의 10분에 1에도 못 미쳤다(Kassinove & Sukhodolsky, 1995). 이를 냉소하듯 DiGiuseppe, Tatrate와 Eckhardt(1994)는 분노를 "잊혀진 정서"라고 표현하였다. 분노에 대한 연구가 이처럼 적은 이유로는 우울과 불안에 비해서 관찰하기가 매우 어려운 주관적인 경험이라는 점과 장애라는 공식적인 진단이 없다는 점이 학자들의 견해이다(Deffenbacher & McKay, 2000; Kassinove & Sukhodolsky, 1995). 그러나 최근에는 분노 문제에 대한 집단 인지 행동 프로그램의 효과를 검증한 연구들은 상당히 많이 보급되었다(강신덕, 1997; 고미영, 1999; 고영인, 1994; 김계현, 1993; 서수균, 2004; 이영순,

이현림, 천성문, 2000; Beck & Fernandez, 1998; Deffenbacher, Dahlen, Lynch & Morris, 2000).

본 연구의 목적은 비행 청소년의 분노조절요법으로 웃음치료요법과 인지행동요법을 새롭게 소개하고 두 요법들의 효과를 비교 검증하는 데 있다. 세부적으로, 분노 문제를 치료하는 과정에서 발생하는 인지적 변화를 자세히 측정하며, 이를 통해 분노의 속성을 충실하게 이해하고, 분노 지수가 높은 (비행)청소년에서 나아가 일반인을 대상으로 실생활에서 분노를 쉽게 다스리게 해주는 방법을 찾고자 한다. 또한 새로운 분노 조절 요법으로 유망성이 있어 보이는 웃음치료요법(Laughter Therapy)의 효과를 전통적인 인지행동요법의 효과와 비교하고자 하였다.

가 설

1. 인지행동요법이 통제 조건보다 의미 있는 분노 감소를 가져올 것이다.
2. 웃음치료요법이 통제 조건보다 의미 있는 분노 감소를 가져올 것이다.
3. 웃음치료요법이 인지행동요법보다 의미 있는 분노 감소를 가져올 것이다.

2 방 법

1) 피험자

본 연구 1의 피험자는 천안소년교도소에서 살인, 강간, 폭력범, 강력범으로 수감 중인 30명으로 20~23살까지의 청소년수감자들을 대상으로 실시했으며, 평균연령은 22살이었다. 이들에게 분노척도설문지를 실시한 후, 분노척도점수평균별로 3그룹으로 나누었다. 이를 세 집단(인지행동처치조건, 웃음처치조건, 통제조건)에 10명씩 배정하였다. 프로그램은 세 집단 모두 매주 3시간씩 총 10회 실시하였다. 모든 피험자들에게는 프로그램 시작 전/후에 공격성질문지(Aggression Questionnaire-Korean Version: AQ-K), 상태-특성 분노 표현 척도(State-Trait Anger Expression Inventory-Korean Version: STAXI-K),

적대적 자동적 사고 척도(Hostile Automatic Thought Scale: HATS), 그리고 언어성 분노행동 척도(Anger Behavior- Verbal Scale: AB-VS) 설문지가 실시되었다.

3 측정 도구

(1) 공격성 질문지(Aggression Questionnaire-Korean Version : AQ-K)

Buss와 Perry(1992)가 개발한 것으로 서수균과 권석만(2002)이 한국어로 번안하였다. 신체적 공격성(9문항), 언어적 공격성(5문항), 분노감(5문항), 적대감(8문항) 등으로 구성된 4개의 하위 척도로 이루어져 있으며, Likert 형의 5점 척도(1 : 전혀 그렇지 않다, 2 : 약간 그렇다, 3 : 웬 만큼 그렇다, 4 : 꽤 그렇다, 5 : 매우 그렇다)상에 평정하도록 하였다. AQ-K는 모두 27문항으로 구성되어 있으며, 점수가 높을수록 해당 특징이 강한 것이다. 내적 합치도는 다음과 같다: 신체적 공격 행동 .74, 언어적 공격 행동 .73, 분노감 .67, 적대감 .76 (총점=.86)(서수균, 권석만, 2002). 동일한 연구에서 5주 간격으로 얻어진 검사 - 재검사 신뢰도는 다음과 같았다 : 총점 .81, 신체적 공격 행동 .71, 언어적 공격 행동 .83, 분노감 .60, 적대감 .75.

(2) 상태-특성 분노 표현 척도(State-Trait Anger Expression Inventory -Korean Version : STAXI-K)

Spielberger, Krasner와 Solomon(1988)의 상태 - 특성 분노 표현 척도를 전겸구, 한덕웅, 이장호와 Spielberger(1997)가 한국판으로 개발한 것을 사용한다. 본 연구에서는 STAXI-K에서 상태 분노를 제외하고 특성 분노(10문항)와 분노 표현 의 세 가지 양상인 분노억제(Anger-In, 8문항), 분노표출(Anger-Out, 8문항), 분노통제(Anger-Control, 8문항) 하위 척도를 사용하였다. 각 문항은 Likert 형의 4점 척도(1 : 거의 전혀 아니다, 2 : 가끔 그렇다, 3 : 자주 그렇다, 4 : 거의 언제나 그렇다)상에서 평정되었다. 내적 합치도는 특성 분노가 .81이었으며, 분노 표출, 분노 억제, 분노 통제는 각각 .71, .67, .82였다(전겸구, 한덕웅, 이창호, 1998).

(3) 적대적 자동적 사고 척도(Hostile Automatic Thought Scale : HATS)

HATS는 Snyder, Crowson, Houston, Hurylo, & Poirier(1997)에 의해 적대적인 사고를 측정하기 위해서 개발된 것으로, 신체적 공격성(11문항), 타인 비하(10문항), 보복(9문항)이라는 3대 요인으로 구성되어 있다. Snyder(1997)등의 연구에 따르면 HATS의 내적 합치도는 .94였고, 각 요인별로는 신체적 공격성이 .92, 타인 비하가 .88, 보복이 .91이었다. 서수균(2004)은 HATS를 번안하였으며, 번안한 척도 값은 다음과 같다: 총점 .96, 신체적 공격성 .89, 타인비하 .91, 보복 .91. 본 연구에서는 서수균(2004)의 번안을 사용한다.

(4) 언어성 분노 행동 척도(Anger Behavior-Verbal Scale : AB- VS)

Chamber(1999)에 의해 개발된 언어성 분노 행동 척도는 화가 났던 상황이나 그 경험에 대한 표현 방식을 측정하기 위해서 개발되었다. 이 척도는 건설적 언어 표현, 정당화, 반추적 사고라는 3요인을 포함하고 있다. 건설적 언어 표현 요인은 타인의 입장이 되어 보거나 분노 유발 사건에 대한 이해를 넓혀서 분노를 느끼게 했던 문제를 해결하고자 하는 노력을 반영하는 문항들로 구성되어 있다. 정당화 요인은 타인을 책망하고 자신은 책임이 없다는 것을 강조하는 것으로, 타인의 관점을 이해하려 들지 않고 자신의 행동을 정당화하고 방어하려는 의도를 반영하는 문항들로 구성되어 있다. 반추적 사고 요인은 분노 유발 사건과 관련된 생각에 반추적으로 몰입하려는 경향을 반영하는 문항들로 구성되어 있다. Chamber는 정당화와 반추적 사고 요인을 함께 묶어서 파괴적 언어 표현으로 명명하였다. 각 문항은 Likert 형의 4점 척도(1 : 전혀 그렇지 않다, 2 : 가끔 그렇다, 3 : 자주 그렇다, 4 : 거의 항상 그렇다)상에서 평정되었다. 건설적 언어 표현 하위 척도는 12문항, 정당화 하위 척도는 6문항, 반추적 사고 하위 척도는 5문항으로 구성되어 있으며, 각각의 내적 합치도는 .90, .84, .77이었다(Chamber, 1999). 서수균(2004)은 Chamber의 언어성 분노행동 척도를 번안하였다. Chamber가 제안한 3요인 모델을 그대로 지지되었고, 각 요인의 내적 합치도는 건설적인 표현 .87, 정당화는 .84, 반추적 사고는 .69였다. 또한 서수균(2004)은 정당화와 반추적 사고 요인을 구분하지 않고 함께 묶어서 파괴적 언어표현으로 놓고 분석하였다.

4 연구 설계 I

매주 1일(목)에 1시간씩 총 10회 10주간 동안 10명은 분노조절 인지 행동 프로그램 집단에 참여시키어 인지행동치료를 실시하였고, 10명의 통제 집단은 분노에 관한 토론을 실시하였다. 즉, 웃음치료요법 프로그램 집단이 통제 집단보다 유의하고 또한 웃음치료요법 프로그램 집단이 인지행동치료 프로그램 집단보다 유의 있는 분노 감소를 가져올 것이라는 두 가설을 검증하는 것이다.

웃음치료요법 프로그램 집단과 통제 집단을 매주 1일(목)에 3시간씩 총 10회 10주간 동안 10명은 웃음치료요법 프로그램 집단에 참여시키어 웃음치료 실시하였고, 10명의 통제 집단은 분노에 관한 토론을 실시하였다.

5 절차 I

모든 조건의 피험자들에게는 프로그램 시작 전과 후에 두 번 공격성 질문지(Aggression Questionnaire-Korean Version: AQ-K), 상태-특성 분노표현 척도(State-Trait Anger Expression Inventory-Korean Version: STAXI-K), 적대적 자동적 사고 척도(Hostile Automatic Thought Scale: HATS), 그리고 언어성 분노 행동 척도(Anger Behavior-Verbal Scale: AB-VS) 설문지를 실시했다. 본 연구의 피험자는 00시 소년 교도소에서 폭력범, 강력범으로 수감 중인 30명이었다. 이들에게 분노 척도 설문지를 실시한 후, 그 점수를 토대로 3그룹으로 나누었다. 그 중 10명은 분노 조절 인지 행동 프로그램 집단에 참여시키고, 다음 10명은 웃음요법집단에 참여시켰으며, 나머지 10명은 통제 집단에 포함시켰다. 회기 기간은 10주간 매주 목요일에 오전 9시부터 12시까지 3시간씩 총 10회 동안 실시하였다.

6 통제조건 1

총 10회기 동안 매주 1시간씩 통제 집단은 20분 동안 분노 수기를 썼으며, 쓰고 나서 자신의 분노에 관해서 토론을 시켰고, 그에 반응하는 자신들이 생각하고 있는 적절한 분노 조절 요령에 대해 토론시켰다. 연구 진행은 연구자가 실시하였다.

7 결 과

1) 처치 후 집단별 특성비교

본 연구에서는 웃음요법과 인지행동치료요법이 비행청소년의 공격수준에 미치는 영향을 구체적으로 살펴보기 위해 치료집단(인지행동치료집단/웃음치료집단/통제집단)과 검사시기(사전/사후)를 독립변인으로 하고, 공격성질문지(AQ-K), 특성분노척도(STAXI-K: Trait anger), 적대적 자동적 사고 척도(HAT), 언어성 분노행동 척도(AB-VS) 등의 점수를 종속변인으로 하여 변량분석을 실시했다. 그 결과 인지행동치료집단에 처치 전후의 분노감점수가 유의미하게 감소하였다. 그러나 인지행동치료집단의 조건별 처치결과에서는 공격성 질문지 중에서 언어적 공격성만 주 효과와 상호작용에 유의미함을 시사하고 있다. 웃음치료집단의 처치전후의 분노감 점수는 유의미하게 검증되었으며, 웃음치료집단의 조건별 처치결과에서는 유의미하지 않음을 나타내고 있다. 통제집단의 처치 전 · 후 분노감 점수는 유의미하지 않음을 나타내고 있으며, 조건별 처치결과에서도 유의미하지 않음을 시사해주었다.

집단들의 처치가 주 효과와 상호작용을 얻지 못한 주된 이유는 3가지로 요약, 정리할 수가 있겠다. 첫 번째, 시간적 제한이 주요 원인이다. 연구자가 진행하기에 3시간 동안의 회기 시간이 매우 미숙하고 짧았으며, 피험자와의 라퍼(Rapport)를 형성하는데 꽤나 많은 시간이 소유되었다. 초반에 피험자들이 이완요법과 분노 수기를 발표하고 표현요법을 익히는데 상당한 낯설음과 어색함을 동반하였다. 웃음치료요법의 경우에도, 웃음치료요법을 실시한 3주

후부터 피험자자의 자발적, 실질적 웃음 치료가 시작되었다. 두 번째, 피험자의 참여수가 감소가 주요 원인이다. 총 10회기에 웃음치료집단 10명, 인지행동치료집단 10명, 통제집단 10명을 대상으로 실시하던 중 4회 이상 빠진 피험자 4명을 중도에 탈락시켰던 것도 큰 이유라 할 수 있다. 그 결과 남은 웃음치료집단 8명, 인지행동치료집단 8명, 통제집단 10명 총 28명을 가지고 실험을 끝내게 되었다. 피험자가 적었기 때문에 통계적 타당성과 신뢰성 있는 결과를 도출하지 못하였다. 세 번째, 피험자들의 내면의 분노가 주요 원인이다. 피험자들은 일반인들보다 분노유발 상황에 더욱 민감하게 분노를 표출한다. 피험자들이 아직 청소년들이고 교도소라는 제한된 울타리 안에서 생활하고 있기 때문에 분노 감정을 조절할 수 있는 심리치료 시간을 갖는 것은 매우 희박하다. 결과적인 집단별, 조건별 평균 및 표준편차는 표 1과 같다.

표 1. 집단별 척도점수의 평균(괄호 안은 표준편차)

	인지행동치료집단		웃음치료집단		통제집단	
	사전	사후	사전	사후	사전	사후
공격성 질문지						
신체적 공격성	26.77 (6.016)	19.11 (5.904)	25.00 (6.699)	23.10 (7.519)	26.30 (8.499)	23.60 (7.501)
언어적 공격성	13.33 (1.322)	10.00 (2.645)	12.20 (2.440)	11.90 (2.330)	14.40 (4.402)	14.70 (3.772)
분노감	18.25 (5.496)	14.87 (3.833)	17.10 (4.040)	17.80 (4.565)	14.60 (4.299)	16.90 (6.674)
적대감	15.55 (2.603)	12.77 (3.382)	15.50 (2.592)	14.20 (3.614)	15.00 (3.496)	13.60 (3.502)
총점	74.77 (11.808)	53.44 (11.281)	69.80 (12.380)	67.00 (15.187)	70.30 (13.292)	68.80 (16.396)
특성분노	23.90 (7.370)	21.30 (6.219)	23.30 (6.992)	23.60 (5.777)	23.20 (7.114)	21.50 (7.382)
적대적 자동적 사고						
신체적 공격성	25.67 (6.538)	18.66 (6.873)	23.80 (6.812)	23.10 (7.950)	25.50 (8.567)	24.20 (7.083)
타인비하	26.10 (10.535)	19.20 (7.315)	29.11 (10.717)	26.00 (10.173)	18.11 (3.333)	18.44 (5.410)
보복	23.50 (12.140)	16.00 (7.408)	22.00 (8.137)	19.00 (8.717)	16.70 (4.571)	17.50 (5.060)
언어성 분노행동척도						
건설적 언어표현	32.14 (6.466)	29.57 (9.289)	29.75 (8.924)	31.25 (5.392)	31.00 (7.089)	30.33 (8.573)
정당화	15.43 (3.952)	13.00 (2.646)	11.25 (3.991)	11.13 (3.182)	12.67 (4.062)	11.78 (2.819)
반추적 사고	11.57 (4.541)	10.86 (3.891)	8.63 (3.204)	10.13 (2.167)	7.33 (1.323)	9.11 (3.018)

(1) 공격성질문지(AQ-K) 중 신체적 공격성변량분석

웃음요법과 인지치료요법이 공격수준에 미치는 영향을 구체적으로 살펴보기 위해 치료집단(인지행동치료집단/웃음치료집단/통제집단)과 검사시기(사전/사후)를 독립변인으로 하고, AQ-K 중 신체적 공격성 점수를 종속변인으로 하여 변량분석을 실시한 결과 집단의 주 효과는 통계적으로 유의미하지 않았으며, F(2,26)=0.24, ns로 검사시기의 주 효과는 유의미하게 나타났다. 또한 F(1,26)= 10.90, p < .01로써 집단×검사시기의 상호작용효과는 유의미하지 않은 것으로 나타났다. F(2,26)=2.05, ns. 즉 치료 전에 비해 이후에 신체적 공격성 점수가 유의미함을 시사해주고 있다. 신체적 공격성의 점수는 표 2와 같다.

표 2. 변량분석 요약표(신체적 공격성 점수)

Source	SS	df	MS	F
Between Subject				
집단	38.13	2	19.06	0.24
피험자(집단)	2061.34	26	79.28	
Within Subject				
검사 시기	241.82	1	241.82	10.90**
집단×검사 시기	90.98	2	45.49	2.05
검사 시기×피험자(집단)	576.50	26	22.17	
Total	3008.77	57		

** p < .01

(2) 공격성질문지(AQ-K) 중 언어적 공격성변량분석

공격성질문지(AQ-K) 중 언어적 공격성 점수를 종속변인으로 하여 변량분석을 실시한 결과 집단의 주효과는 통계적으로 유의미하며, F(2,26) =3.62, p < .05,로 검사시기의 주효과는 유의미하지 않았고, F(1,26)= 3.51, ns, 집단×검사시기의 상호작용효과는 유의미함을 시사하고 있다. 언어적 공격성 점수는 표 3과 같다.

표 3. 변량분석 요약표(언어적 공격성 점수)

Source	SS	df	MS	F
Between Subject				
집단	95.61	2	47.80	3.62*
피험자(집단)	342.90	26	13.18	
Within Subject				
검사 시기	17.85	1	17.85	3.51
집단×검사 시기	35.38	2	17.69	3.48*
검사 시기×피험자(집단)	132.10	26	5.08	
Total	623.84	57		

표 5에서 나타난 바와 같이, $F(2,26)=3.48$, $p < .05$, 통계적으로 유의한 집단×검사시기 상호작용효과의 성질을 알아보기 위한 집단과 검사시기에 따른 언어적 공격성 검사점수를 아래 그림에서 시사해주고 있다. 인지행동치료집단은 검사시기(사전 · 사후)에 따른 언어적 공격성은 현저하게 유의미함을 시사하고 있고, 반면에 웃음치료집단과 통제집단에서는 변화가 없거나 감소하는 경향을 시사해주고 있다. 검사시기에 따른 언어적 공격성은 그림 2와 같다.

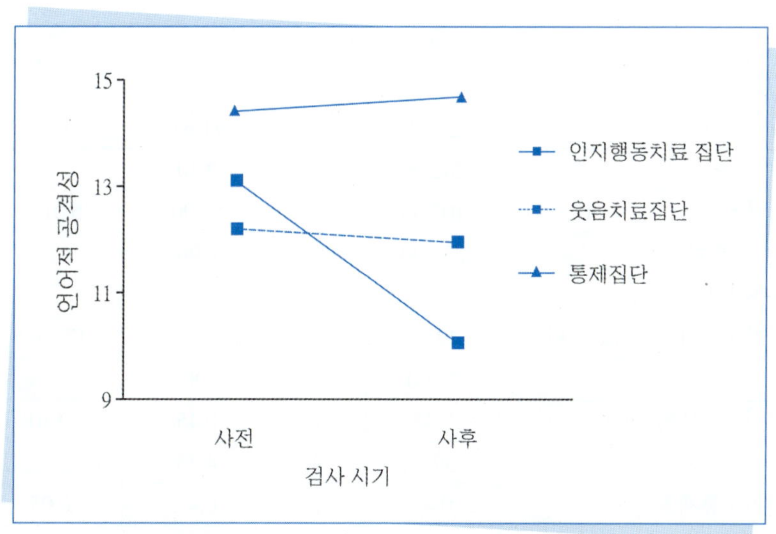

그림2. 집단과 검사시기에 따른 언어적 공격성 점수(AQ-K)

검사시기에 따라 집단의 효과가 다른 것으로 나타남에 따라 이를 구체적으로 알아보기 위해 검사시기에 따른 집단의 단순 주 효과를 검증해본 결과, 아래 표 6에서 볼 수 있는 바와 같이 치료처치 전 집단간 차이는 통계적으로 유의미하지 않았으나, $F(2,26)=1.25$, ns, 치료처치이후에는 집단 간 차이가 유의미한 것을 알려주고 있다. $F(1,6) = 6.01$, $p < .01$. 치료이후 세 집단간 차이를 확인하기 위해 Scheffe검증을 실시한 결과, 인지행동치료집단(M=10.00)과 통제집단(M=14.70)간의 차이가 유의미함을 시사해주고 있다. 즉 치료처치이후 인지행동치료집단의 언어적 공격성점수가 통제집단에 비해 낮아진 것으로 나타났다.

집단별로 검사시기에 따른 단순 주효과를 검증하였더니 인지행동치료집단의 경우에는 사전검사와 사후검사 간 차이가 유의미한 것을 시사해주고 있으며, $F(1,8)=17.39$, $p < .01$로 웃음치료집단, 통제집단의 경우에는 사전검사와 사후검사 간 차이가 통계적으로 유의미하지 않은 것으로 나타났다. 웃음치료집단, $F(1,9)=0.10$, ns, 통제집단, $F(1,9)= 0.05$, ns. 즉 인지행동치료집단은 치료를 실시한 이후 언어적 공격성 점수가 낮아졌으나, 웃음치료집단과 통제집단의 언어적 공격성 점수는 변화가 나타나지 않았다. 단순 주 효과 검증결과의 요약표(언어적 공격성-AQ-K)는 표 4와 같다.

표 4. 단순주효과 검증결과 요약표(언어적 공격성(Ag-K))

Source	SS	df	MS	F
집단				
집단@사전	23.34	2	11.67	1.25
오차	242.00	26	9.30	
집단@사후	107.80	2	53.90	6.01**
오차	233.00	26	8.96	
검사시기				
시기@인지행동치료집단	49.99	1	49.99	17.39**
오차	23.00	8	2.87	
시기@웃음치료집단	0.45	1	0.45	0.10
오차	39.05	9	4.33	
시기@통제집단	0.45	1	0.45	0.05
오차	70.05	9	7.78	

** $p < .01$

(3) 공격성 질문지(AQ-K)중 분노감 변량분석

아래 표 7에 나타나 있는 바와 같이, 집단의 주효과는 통계적으로 유의미하지 않았으며, F(2,26)=0.17, ns,로 검사시기의 주효과는 유의미한 것을 시사하고, F(1,26)=7.41, $p < .05$, 집단×검사시기의 상호작용효과는 유의미하지 않은 것으로 시사하고 있으며, F(2,26)=0.48, ns.로 즉 치료이전에 비해 이후에 분노감 점수가 낮은 것으로 유의미하다. 분노감 점수를 종속변인으로 하여 변량분석을 실시한 결과는 표 5와 같다.

표 5. 변량분석 요약표(분노감 점수)

Source	SS	df	MS	F
Between Subject				
집단	5.09	2	2.54	.17
Within Subject				
검사 시기	48.22	1	48.22	7.41*
집단×검사 시기	6.35	2	3.17	.48
검사 시기×피험자(집단)	169.02	26	6.50	
Total	603.93	57		

* $p < .05$

(4) 공격성 질문지(AQ-K) 중 적대감 변량분석

공격성 질문지(AQ-K) 중 적대감 점수를 종속변인으로 하여 변량분석을 실시한 결과는 아래 표 8에 나타나 있는 바와 같이, 집단의 주효과는 통계적으로 유의미하지 않음을 시사하고 있고, F(2,26)=0.42, ns로 검사시기의 주효과도 유의미하지 않았으며, F(1,26)=0.01, ns, 집단×검사시기의 상호작용효과 역시 유의미하지 않은 것으로 나타났다. F(2,26) =2.58, ns. 적개감 점수의 변량분석 요약표는 다음 표 6과 같다.

표 6. 변량분석 요약표(적대감점수)

Source	SS	df	MS	F
Between Subject				
집단	28.91	2	14.45	.42
피험자(집단)	857.13	25	34.28	
Within Subject				
검사 시기	.21	1	.21	.01
집단×검사 시기	74.30	2	37.15	2.58
검사 시기×피험자(집단)	359.03	25	14.36	
Total	1319.58	55		

(5) 공격성 질문지(AQ-K) 중 특성분노 변량분석

웃음요법과 인지치료요법이 분노 수준에 미치는 영향을 구체적으로 살펴보기 위해 치료집단(인지행동치료집단/웃음치료집단/통제집단)과 검사시기(사전/사후)를 독립변인으로, 특성분노 점수를 종속변인으로 하여 변량분석을 실시한 결과는 아래 표 9에 나타나 있는 바와 같이 집단의 주효과는 통계적으로 유의미하지 않았고, F(2,26)=0.08, ns, 검사시기의 주효과도 유의미하지 않았으며, F(1,26) =1.99, ns, 집단×검사시기의 상호작용효과 역시 유의하지 않았음을 시사해주고 있다. F(2,26)=0.82, ns. 특성분노점수의 변량분석 요약표는 표 7과 같다.

(6) 적대적 자동적 사고 중 신체적 공격성 변량분석

웃음요법과 인지치료요법이 적대적 사고 수준에 미치는 영향을 구체적으로 살펴보기 위해, 치료집단(인지행동치료집단/웃음치료집단/통제집단)과 검사시기(사전/사후)를 독립변인으로 하고 적대적 자동적 사고척도 중 신체적 공격성 점수를 종속변인으로 하여 변량분석을 실시한 결과 아래 표 10에 나타

표 7. 변량분석 요약표(특성분노점수)

Source	SS	df	MS	F
Between Subject				
집단	13.30	2	6.65	0.08
피험자(집단)	2163.30	27	80.12	
Within Subject				
검사 시기	26.66	1	26.66	1.99
집단×검사 시기	22.03	2	11.01	0.82
검사 시기×피험자(집단)	360.30	27	13.34	
Total	3008.77	57		

** $p < .01$

나 있는 바와 같이, 집단의 주효과는 통계적으로 유의미하지 않고 F(2,26)=2.29, ns, 검사시기의 주효과도 유의미하지 않았으며, F(1,26)=0.47, ns, 집단×검사시기의 상호작용효과 역시 유의미하지 않은 것으로 나타났다. F(2,26)=2.62, ns. 적대적 자동적 사고 중 신체적 공격성 변량분석 요약표는 표 8과 같다.

표 8. 적대적 자동적 사고 중 신체적 공격성변량분석 요약표

Source	SS	df	MS	F
Between Subject				
집단	732.81	2	366.40	2.29
피험자(집단)	4153.25	26	159.74	
Within Subject				
검사 시기	32.54	1	32.54	.47
집단×검사 시기	362.86	2	181.43	2.62
검사 시기×피험자(집단)	1796.65	26	69.10	
Total	7078.11	57		

(7) 적대적 자동적 사고척도 중 타인비하 변량분석

적대적 자동적 사고척도 중 타인비하 점수를 종속변인으로 하여 변량분석을 실시한 결과 아래 표 11에 나타난 바와 같이, 집단의 주효과는 통계적으로 유의미하였으나, $F(2,25)=3.63$, $p < .05$, 검사시기의 주효과는 유의미하지 않았으며, $F(1,25)=4.12$, ns, 집단×검사시기의 상호작용효과 역시 유의미하지 않은 것을 시사하고 있다. $F(2,25)=1.76$, ns. 적대적 자동적 사고척도 중 타인비하변량분석 요약표는 표 9와 같다.

표 9. 변량분석 요약표(타인비하 점수)

Source	SS	df	MS	F
Between Subject				
집단	775.60	2	387.80	3.63*
피험자(집단)	2670.60	25	106.82	
Within Subject				
검사 시기	145.33	1	145.33	4.12
집단×검사 시기	124.32	2	62.16	1.76
검사 시기×피험자(집단)	879.89	25	35.19	
Total	4595.74	55		

* $p < .05$

(8) 적대적 자동적 사고척도 중 보복변량분석

적대적 자동적 사고척도 중 보복 점수를 종속변인으로 하여 변량분석을 실시한 결과 아래 표 12에 나타나 있는 바와 같이, 집단의 주효과는 통계적으로 유의미하지 않았으며, $F(2,27)=0.66$, ns, 검사시기의 주효과는 유의미하였고, $F(1,27)= 4.63$, $p < .05$, 집단×검사시기의 상호작용효과는 유의미하지 않은 것으로 나타났다. $F(2,27)=2.55$, ns. 보복변량분석 요약표는 표 10과 같다.

표 10. 변량분석 요약표(보복 점수)

Source	SS	df	MS	F
Between Subject				
집단	127.63	2	63.81	.66
피험자(집단)	2606.05	27	96.52	
Within Subject				
검사 시기	156.81	1	156.81	4.63*
집단×검사 시기	172.63	2	86.31	2.55
검사 시기×피험자(집단)	913.05	27	33.81	
Total	3976.17	57		

* $p < .05$

(9) 언어성 분노행동척도 중 건설적 언어표현변량분석

웃음요법과 인지치료요법이 적대적 사고 수준에 미치는 영향을 구체적으로 살펴보기 위해 치료집단(인지행동치료집단/웃음치료집단/통제집단)과 검사시기(사전/사후)를 독립변인으로 하고, 언어성 분노행동 척도(AB-VS)중 건설적 언어표현 점수를 종속변인으로 하여 변량분석을 실시한 결과 아래 표 13에 나타나 있는 바와 같이 집단의 주효과는 통계적으로 유의미하지 않았으며, $F(2,27)=0.23$, ns, 검사시기의 주효과도 유의미하지 않았고, $F(1,26)=0.02$, ns, 집단×검사시기의 상호작용효과 역시 유의미하지 않은 것으로 나타났다. $F(2,26)=0.21$, ns. 건설적 언어표현 변량분석 요약표는 표 11과 같다.

표 11. 변량분석 요약표(건설적 언어표현 점수)

Source	SS	df	MS	F
Between Subject				
집단	35.83	2	17.91	.23
피험자(집단)	2069.25	27	76.63	
Within Subject				
검사 시기	.81	1	.81	.02
집단×검사 시기	14.63	2	7.31	.21
검사 시기×피험자(집단)	900.05	27	33.33	
Total	3020.57	59		

(10) 언어성 분노행동척도 중 정당화변량분석

언어성 분노행동척도(AB-VS)중 정당화 점수를 종속변인으로 하여 변량분석을 실시한 결과 아래 표 14에 나타나 있는 바와 같이, 집단의 주효과는 통계적으로 유의미하지 않았으며, $F(2,27)=0.23$, ns, 검사시기의 주효과도 유의미하지 않았고 $F(1,26)=0.02$, ns, 집단×검사시기의 상호작용효과 역시 유의미하지 않은 것으로 나타났다. $F(2,26)=0.21$, ns. 정당화변량분석 요약표는 표 12와 같다.

표 12. 변량분석 요약표(정당화 점수)

Source	SS	df	MS	F
Between Subject				
집단	50.53	2	25.26	1.67
피험자(집단)	331.98	22	15.09	
Within Subject				
검사 시기	9.64	1	9.64	.91
집단×검사 시기	4.50	2	2.25	.21
검사 시기×피험자(집단)	230.81	22	10.49	
Total	627.46	49		

(11) 언어성 분노행동척도 중 반추적 사고변량분석

언어성 분노행동척도(AB-VS) 중 반추적 사고점수를 종속변인으로 하여 변량분석을 실시한 결과는 아래 표 15에 나타나 있는 바와 같이 집단의 주효과는 통계적으로 유의미하지 않았으며, $F(2,27)=0.23$, ns, 검사시기의 주효과도 유의미하지 않았고 $F(1,26)=0.02$, ns, 집단×검사시기의 상호작용효과 역시 유의미하지 않은 것으로 나타났다. $F(2,26)= 0.21$, ns. 반추적 사고변량분석 요약표는 표 13과 같다.

표 13. 변량분석 요약표(반추적 사고 점수)

Source	SS	df	MS	F
Between Subject				
집단	46.23	2	23.11	1.44
피험자(집단)	415.25	26	15.97	
Within Subject				
검사 시기	7.54	1	7.54	2.49
집단×검사 시기	12.00	2	6.00	1.98
검사 시기×피험자(집단)	78.65	26	3.02	
Total	559.67	57		

8 논 의

본 연구의 목적은 분노조절용 인지행동프로그램 절차를 통합적 모형에 맞게 구성하여 그 효과를 확인하고자 하는데 있다. 또한 분노문제를 치료하는 과정에서 발생하는 인지적 변화를 자세히 측정하고자 하였으며, 이를 통해 분노의 속성을 충실하게 이해할 수 있게 되어 분노지수가 높은 (비행)청소년과 더 나아가 일반인을 대상으로 실생활에서 분노를 쉽게 다스리게 해 주는 방법을 찾는데 연구목적을 두고 있다. 또한 새로운 분노조절요법으로 유망성이 있어 보이는 웃음요법(Laughter Therapy)의 효과를 전통적인 인지행동요법의 효과와 비교하고자 하였다. 이로써 본 연구자는 미국현지에서 Steve Wilson의 세계웃음클럽(The World Laughter Club)에서 사용하고 있는 웃음요법들을 소개하였고, 거기에 보다 심리적인 요법을 접목시켰으며 또한 우리정서에 맞고 더욱 친밀한 웃음요법 총 57개를 창작하여 임상실험에 활용하였다.

모든 조건의 피험자들에게 프로그램 시작 전·후에 두 번 공격성질문지(Aggression Questionnaire-Korean Version: AQ-K), 상태-특성 분노표현 척도(State- Trait Anger Expression Inventory-Korean Version: STAXI-K), 적대적 자동적 사고 척도(Hostile Automatic Thought Scale: HATS), 그리고 언어성 분노행동 척도(Anger Behavior-Verbal Scale: AB-VS) 등의 설문을 실시했다.

처치조건별 전체 변량분석결과 인지행동치료집단의 처치 전후의 공격성 질문지(신체적 공격성점수, 언어적 공격성 점수, 분노감점수, 적대감점수), 특성분노, 적대적 자동적 사고(신체적 공격성점수, 타인비하의 점수, 보복점수), 언어성 분노행동 척도(건설적 언어표현점수, 정당화점수, 반추적 사고 점수)의 척도 점수가 유의미한 감소를 보였다. 또한 공격성질문지(AQ-K) 중 언어성 공격성 점수를 종속변인으로 하여 변량분석을 실시한 결과 집단의 주 효과가 통계적으로 유의미하고($F(2,26)=3.62$, $p < .05$), 검사시기의 주 효과는 유의미하지 않았으며($F(1,26)= 3.51$, ns), 집단×검사시기의 상호작용효과는 유의미하게 나타났다.

처치조건별로 처치한 후 행한 전체변량분석 결과 웃음치료집단의 처치전후의 공격성 질문지(신체적 공격성점수, 언어적 공격성점수, 적대감점수), 적대적 자동적 사고(신체적 공격성점수, 타인비하의 점수, 보복점수)만 척도 점수가 유의미한 감소를 보였으며, 공격성 질문지 중 분노감과 특성분노, 언어성 분노행동척도(건설적 언어표현점수, 정당화점수, 반추적 사고점수)의 척도점수는 유의미하지 않게 나타났다.

처치조건별로 처치한 후에 그에 따른 전체변량을 분석한 결과 통제집단은 처치전후의 공격성 질문지(신체적 공격성점수, 언어적 공격성점수, 분노감점수, 적대감점수), 특성분노, 적대적 자동적 사고(신체적 공격성점수, 타인비하의 점수, 보복점수), 언어성 분노행동척도(건설적 언어표현점수, 정당화점수, 반추적 사고점수)등에서 전체척도점수의 변화가 없어 유의미하지 않게 나타났다.

비행청소년의 특성상, 분노감은 인지행동치료를 통해서 효과를 보였지만 웃음치료를 통해서는 그 효과가 두드러지지 않았다. 그 주요 3가지 원인을 제시하고자한다. 첫 번째, 시간적 제한이 주요원인이다. 연구자가 진행하기에 3시간 동안의 회기시간이 매우 미숙하고 짧았으며, 피험자와의 라퍼(Rapport)를 형성하는데 꽤나 많은 시간이 소유되었다. 초반에 피험자들이 이완요법과 분노수기를 발표하고 표현요법을 익히는데 상당한 낯설음과 어색함을 동반하였다. 웃음치료요법의 경우에도, 웃음치료요법을 실시한 3주 후부터 피험자의 자발적, 실질적 웃음치료가 시작되었다.

두 번째, 피험자의 참여 수 감소가 주요 원인이다. 총 10회기에 웃음치료집단 10명, 인지행동치료집단 10명, 통제집단 10명을 대상으로 실시하던 중 4회 이상 빠진 피험자 4명을 중도에 탈락시켰던 것도 큰 이유라 할 수 있다. 그 결과 남은 웃음치료집단 8명, 인지행동 치료집단 8명, 통제집단 10명 총 28명을 가지고 실험을 끝내게 되었다. 피험자가 적었기 때문에 통계적 타당성과 신뢰성 있는 결과를 도출하지 못하였다. 본 연구는 교도소의 특성상 실험시작부터 총 30명의 소수의 인원으로 구성될 수밖에 없는 한계성을 가지고 실험을 실시하게 되었다. 보다 효과적이고 의미 있는 실험을 접근하기 위해서는 보다 많은 피험자의 수가 필요하다는 것이 연구자가 이번 연구실험을 통해서 얻은 교훈이다.

세 번째, 피험자들의 내면의 분노가 주요원인이다. 피험자들은 일반인들보다 분노유발상황에 더욱 민감하게 분노를 표출한다. 피험자들이 아직 청소년들이고 교도소라는 제한된 울타리 안에서 생활하고 있기 때문에 분노감정을 조절할 수 있는 심리치료시간을 갖는 것은 매우 희박하다. 그러므로 수감 중인 피험자들의 내면 깊이 뿌리내린 분노, 응어리, 상처, 그리고 자신과 타인을 용서하지 못한 미해결된 정황(Unfinished Business)과 남에게 잊을 수 없는 아픔을 준 경험과 죄의식과 피해의식으로 인하여 보다 자발적이고, 긍정적인 웃음요법에 참여하지 못한 것이 주된 이유이다.

연구자는 라포형성(Rapport Formation)과 적극적이고 주관적인 참여도를 측정하기 위해서 매회기마다 분노인지행동치료요법과 웃음치료요법을 실시한 후 주관적 경험 질문지를 실시 활용하였다. 그 결과 매회기가 진행될수록 참여자들이 자신의 문제를 제시하고 보다 적극적이고 자발적인 입지를 보여주었다. 한 참여자는 '내가 이 요법들을 3년 전에 배웠다면, 친구를 살인하지 않았을 것을.........' 하며 살인 동기와 과정을 설명하고 자신의 과오를 인정하며 분노인지행동치료요법을 통해서 분노를 조절하여 삶의 변화를 추구하는 것을 보았다. 많은 참여자들이 이 요법들을 통해서 삶의 활력과 생기를 되찾고 마음에 안정을 되찾게 되었다는 것을 주관적 경험 질문지들을 통해 볼 수 있다. 참여자들의 요법실시 후, '조금씩 좋아지고 적응한 것 같다, 재미있다, 마음이 기쁘다, 너무 좋습니다, 정말 기분이 안정되었고 기쁘다, 회사 내에서 업무에 시달릴 때 하면 효과가 좋을 것 같다, 잡념이 사라지고 집중이 된다, 활력과 생기를 얻게 된다, 내 안에 많은 안 좋은 망상과 잡념이 사라졌다, 아픈 과거를 잊을 수 있었다, 행복감을 느꼈다, 웃음요법을 실시하는 도중 5분 후에 자신이 진짜로 기뻐서 웃게 되었다, 이완요법을 통해서 몸이 더 가벼워졌고 안정감을 느끼게 되었다, 분노를 잘 치료할 수 있다는 자신감이 생겼다, 내 자신의 분노를 잘 알고 잘 치료하고 싶다, 몸에 기가 들어오는 것을 느끼고 활발하게 된다, 억지로라도 웃으니까 좋다, 정신이 맑아진다, 약간 흥분 된다' 등으로 말하였다. 대부분의 참여자들이 교도소의 한계를 뛰어넘어 매 회기마다 정서적인 안정과 활력감, 긍정적 생활습관을 갖게 되었다. 피험자들 자신들을 위한 삶의 질적인 변화를 가져왔다.

본 연구자는 논문에 인지행동치료프로그램에 관한 새로운 요법들을 도입, 소개, 활용했으며 웃음치료요법 또한 Steve Wilson 요법을 더욱 심리적 접근요법으로 향상시켰으며, 총 57개의 한국정서에 잘 맞는 웃음치료요법을 창안해냈다. 후속처치방법으로 제시하고 싶은 것은 임상실험에 있어 타당도와 신뢰도를 높이기 위해서 보다 많은 참여자들이 필요하며, 회기시간을 매주 2회씩 시간을 보강하면 더욱 좋은 실험논문이 될 것이라고 생각한다.

실험을 통해서 얻은 귀중한 사실은 웃음치료과정에서 박장대소하며 크게 웃을 때에 참여자들의 생각이 집중되는 것을 주시하게 되었으며, 또한 분노표현요법실시 때에도 참여자들이 과거의 분노유발상황을 떠올렸을 때에도 과거에 느꼈던 분노의 감정이 투사되고, 그 분노유발상황에 집중(집착)하는 것을 관찰하게 되었다. 본 연구자는 이를 통합하여 인간은 웃을 때나 분노를 유발할 때에 고도의 집중을 유도해낸다는 결론을 내리게 되었다.

본 연구자는 웃음치료를 통해서 얼마나 내면치유가 되는지는 알 수가 없다. 참여자들이 이 요법을 통해서 웃지 못 할 암울하고 참혹한 현실 속에서도 웃음요법으로 분노를 떨쳐버리고, 웃으며 살 수 있도록 실생활에 보다 긍정적인 감정과 생각, 행동과 희망, 건강과, 수심(修心)을 심어주는 웃음요법과 분노조절요법이야 말로 '명약 중에 명약(Best of Best Medicine)'이라 생각한다. 물론 세상에 만병통치약(萬炳通治藥; Panacea)은 없다. 그러나 실험을 통해 참여자들이 그들의 생활 속에서 놀랍게 변하는 모습을 보게 되었고, 웃음치료와 분노치료의 필요성에 대해서 재확인 할 수 있는 기회가 되었음을 깨닫게 되었다.

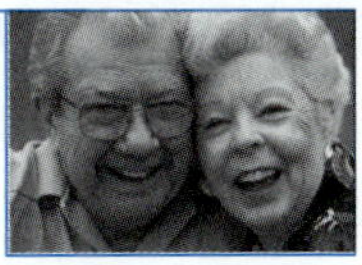

Chapter 15

비행청소년의 분노조절과 분노감소를 위한 웃음치료와 인지행동치료의 효과 비교

본 연구는 촉법소년, 우범소년, 범죄소년으로 구분되는 비행청소년들의 분노조절과 분노감소를 위한 집단치료프로그램의 효과를 검증한 것이다. 본 프로그램의 웃음치료에는 복식호흡, 분노조절, 고통감내, 태극권 웃음요법 등을 포함시켰으며, 인지적 재구조화, 마음·챙김·명상을 통한 이완 훈련기법, 자기통제최면, 수용촉진(ACT), 용서치료, 사이코드라마(역할극), 대인관계문제해결 등과 같은 인지행동치료요소가 근간을 이루어 진행하였다. 이 프로그램들이 비행청소년들의 분노조절과 분노감소를 측정하기 위해 자기보고식 검사를 통해 검증하였다. 2006년 3월부터 8월까지, 총 5개월 동안, 각각의 치료프로그램집단의 피험자는 45명씩, 주 1회, 120분씩, 총 10회기를 구성하여 진행하였다. 피험자들은 천안소년교도소에 실제 수형 중인 소년수형자(少年受刑子)들로써 임의로 할당되었다. 범죄유형은 절도 24명(29.36%), 강도상해 19명(24.41%), 성폭력 15명(17.17%), 병역법위반 5명(6.13%), 살인 5명(6.16%), 사기 3명(3.78%), 강도살인 3명(3.73%), 공무집행방해 2명(2.45%), 강간 2명(2.42%), 그리고 도주차량, 특수강도, 폭행치사, 강간치상이 각각 1명(1.27%)씩 구성되며, 총 82명(전체 90명 중 탈락자 8명 제외: 웃음치료집단 6명, 인지행동치료집단 2명)대상으로, 연령은 17~24살, 평균 연령은 20.12로 구성되었다. 연구 자료는 치료 전과 치료 후 자기보고식 설문지를 실시한 후, 집단 간의 차이를 검증하였다. 연구결과, 분노사고의 변화에 관한 두 치료집단의 일차적 분노사고와 적대적 자동적 사고척도에 유의하게 감소하였고, 분노표현의 변화에 관한 치료집단의 분노표출태도척도상의 부정적 평가에 대한 두려움과 부정적 대인관계 결과예상에서 집단×검사시기의 상호작용효과는 유의한 것으로 나타났다. 즉, 인지행동치료집단은 치료 후에 부정적 평가에 대한 두려움과 부정적 대인관계 결과예상은 증가하였다. 반면에, 웃음치료집단의 분노억제에 대한 부정적 태도 척도점수결과는 판단보류(.06 유의확률)로 검증되었으며, 이에 대해서는 향후 재검증이 필요하다. 이러한 결과에 대한 논의와 더불어 본 연구의 임상적 의의와 제한점과 후속연구에 대한 방향에 대해서 제시하였다.

분노는 우리 자신의 또 다른 얼굴, 또 다른 인격, 또 다른 분노생활습성을 표출한다. 또한 분노는 우리의 삶 전체를 변조, 왜곡시키며, 긍정적인 면보다는 부정적인 면을 더욱더 부각시키는 경향이 있다.

Semmelroth와 Smith(2000)는 "분노는 일상생활 속에서 볼 수 있는 정신이상의 한 종류이다; 그리고 이러한 정신 이상의 특징은 자기 통제력을 잃어버리는 것이다."고 시사하고 있다. 즉, 자신 스스로의 통제력(self-control)을 상실하는 것은 쉽게 분노의 종이 되어 자신, 가족, 사회를 파괴시키는 주요한 요인이다.

분노에 대한 학자들 간의 정의는 매우 다양하다. Reber와 Reber(2001)의 『The Penguin Dictionary of Psychology』에서는 "분노는 일반적으로 다양한 상황에 대한 매우 강하고 감정적인 반응이다; 신체적으로 억압을 당할 때, 심한 간섭을 받을 때, 재산을 빼앗겼을 때, 그리고 공격이나 또는 협박을 받았을 때, 유발하는 격렬한 감정적인 반응으로 정의하고 있다." 특히 분노를 다른 감정반응들에 대해 불확실한 개념과 범위를 설명하기 위한 유사용어로; 남성적인 요소, 격노, 적대 행위, 증오, 그리고 공격성 등과 같다.

Biaggio(1985)는 분노를 "실제적 또는 상상적 좌절, 위협, 또는 불공평한 반응에 의해 발생되는 하나의 강한 정서 또는 경험적 상태이며, 부적자극을 종결하려는 욕구와 연계된 인지반응을 수반하여 유발 된다."고 규정하고, Schiraldi와 Kerr(2002)는 분노를 하나의 일반적·자연적으로 이해할 수 있는 감정요소로 한정한다. 그러나 잘못 표출되거나 분산되면, 역기능과 돌이킬 수 없는 치명적 외상과 재앙을 불러올 수 있다. 분노는 고통스럽고 파괴적인 감정이지만, 동시에 위협상황에서 인간의 생존을 돕고 적응하려는 자연적 반응이며, 그 자체가 선하거나 악한 것은 아니다(Bilodeau, 1992; Ellis & Haper, 1975; Izard, 1977; Lazarus, Kranner, & Folkman, 1980). 유아인 경우 생후 2개월 정도면, 분노를 경험하고 표출한다. 이는 분노라는 정서가 인간의 생존적응기능에 본질적 요소임을 시사한다(Lewis, Alessandrini, & Sullivan, 1990). 즉, 분노는 개인의 가치, 본능적 욕구, 기본적 신념들을 보존하려는 의지의 반영이며, 스트레스와 좌절에 대처하기 위한 자연적인 반응이다(Carter & Minirth, 1993; Crockenberg, 1981).

인간의 생리반응은 상당한 부분이 뇌신경계의 상태에 의해서 결정된다(Schiraldi & Kerr, 2002). 만약 스트레스를 받게 되면, 이에 대한 대처반응으로써 부신피질호르몬인 코르티솔(cortisol)이 분비된다. 연구결과, 코르티솔의 수준이 우울증환자, 알츠하이머형 치매환자, 알코올환자들에게 높게 나타나는데, 이는 아마도 시상하부에서의 갑상선자극호르몬(thyrotropin)의 과다 분비 때문이다. 우울증환자에 있어 코르티솔의 과다 분비는 내분비선의 확장에 의해서 파생되며, 일부는 해마의 기능장애를 초래한다(Davidson, Neale, & Kring, 2004).

스트레스와 중독성분노증후(Toxic Anger Syndrome)와 연계된 잔여기억들은 신경조직상의 과민성을 지속시킨다. 이를 대처하기 위한 치료개입으로써, 분노조절, 인지치료, 행동치료, 규칙적 운동, 마음·챙김·명상, 복식호흡 웃음치료 등과 같은 통합인지행동치료를 통한 신체적·정서적·생리적 부적영향을 감소시킬 수 있다(Khalsa, & Stauth, 1997; Bioten, 1998; Fry, & Rader, 1977; Fry, 1992; Lloyd, 1938; 류창현, 2006).

일부 학자들은 분노감을 가벼운 성가심, 짜증에서부터 격노, 격분, 강한 흥분 상태에 이르기까지 강도가 다양한 감정들로 구성된 정서 상태로 구분한다(Spielberger et al., 1983; Yerkes & Dodson, 1980). DiGiuseppe, Eckhardt, Tafrate, & Robin (1994)은 분노감을 인지적·생리적 각성양상과 연합된 내적·정신적·주관적 감정으로, Buss & Perry(1992)는 분노감을 공격을 위한 생리적 각성과 준비상태로, Novaco(1994)는 분노감을 혐오적인 사건을 초래한 사람과 사물을 향한 적대적·부적정서경험으로, 그리고 Berkowitz(1993)는 분노감을 표적을 향한 공격경향성을 수반하는 정서로 간주한다. 따라서 인간에게 있어서의 분노감은 인지적·생리적·정서적으로 각성될 뿐만 아니라 부적감정(상처, 고통, 수치심, 죄책감, 시기, 질투, 열등의식)과 부적정서를 수반하여 내·외적인 파괴와 외상을 파생시키는 주요한 기저요인들이다.

Harbin(2000)은 일반적으로 남성들은 여성들보다 폭력적이며, 대체로 분노유발상황에서 여성에 비해 그들의 감정을 다스리고, 통제하지 못하는 경향이 있고, 또한 분노조절과 통제에 문제를 갖고 있는 남성과 여성들은 어느 누구나 불화를 일으킬 가능성이 높다고 시사한다. 특히 밤늦게까지 거리를 배회(徘徊)하는 비행청소년들에게 있어서는 더 높게 나타난다. 이러한 견해에서 비행청소년과 분노유발자를 대상으로 실질적 도움을 주기 위해 제작된 분노조절과 분노감소를 위한 인지행동치료 프로그램은 치료현장에서 가장 폭넓게 선호되고 있으며, 피험자들의 분노감 감소, 언어·신체적 공격성 감소, 스트레스 감소, 그리고 재범률 감소 등에 있어 유의미한 경험적 연구결과를 보여주고 있다(Beak & Fernandez, 1998; Landenberger & Lipsey, 2005; Schlichter & Horan, 1981; Sukhodolsky & Ruchkin, 2004; Saigh, Yasik, Oberfield, & Halamandaris, 2007; Edmondson & Conger, 1996; Eckhardt & Barbour, 1997; Kassinove, 2007; 류창현, 2006).

최신 연구들을 살펴보면, 다양한 분노유발대상자와 구체적 분노상황에 있어 보다 더 효과적·효율적으로 조절, 통제, 그리고 해결하기 위한 문제해결 중심에 초점을 두고 고안된 것이 바로, "분노조절"과 "분노치료"이다. 즉, 격분과 분노유발을 호소하는 여러가지 대상과 상황에서도 실제적·적응적·합리적·건설적 대처능력을 높이기 위한 개인별 처치 인지행동치료와 집단별 처치 인지행동치료에 관한 연구 설계가 선호되어 발전하고 있다(Edmondson & Conger, 1996; Vecchio & O'Leary, 2004; Howells & Day, 2003).

다음은 최근 유망하게 부각되고 있는 새로운 분노조절과 분노감소를 위한 대안기법으로써 웃음치료(Laughter Therapy)를 소개하고자한다. 인종, 문화, 국가를 초월한 전 세계적으로 사람들의 공통적·생물학적인 근거로 한 사람들의 얼굴표정인식에 있어 크게 4가지로 구분하여 표현한다: 행복한 표정, 슬픈 표정, 분노 표정, 혐오스러운 표정 등이다(Gazzaniga & Heatherton, 2006). 이러한 여러 얼굴표정 중에서도 얼마나 우리는 삶의 현장에서 웃음(행복한 표정)을 짓고 살아가는가? 이에 대한 해결방안을 웃음치료를 통해서 얻고자 한다.

웃음을 잃어버린 성인들뿐만 아니라 특히 아동과 청소년들의 분노감, 스트레스, 우울, 불안장애, 게임중독, 왕따, 행동장애, 주의력 결핍 및 과잉 행동장애, 류머티스성 관절염, 유방암, 난소암, 외상 후 스트레스 장애에 관한 새로운 치료대안이며, 체내의 면역 활성화, 관계만족과 삶의 질 향상, 삶의 의미 추구, 긍정적 대처행동형성, 안정된 애착행동형성, 삶의 개선, 그리고 임종간호 등에 이르기 까지 다양한 분야에 실제적인 정적영향을 미치고 있다(류창현, 2006, 2008; Gelkopf & Kreitler, 1996; Dossey, 1996; Lengacher et al, 2006; Nakajima, Hirai, & Yoshino, 1990).

웃음(Laughter), 유머(Humor), 그리고 농담(Joke)은 최근 심리치료회기 동안에 치료자와 내담자 간의 자발적·긍정적·건설적 치료적 동맹관계와 동기부여를 형성하는 데 있어 매우 중요한 역할을 감당한다(Bottorff et al, 1995; Bazzini et al, 2007; Bowes et al, 2002; Dillon et al, 1985; Nelson, 2008; Westburg, 2003; Cernerud & Olsson, 2004; Saper, 1988; Richardson, 2007). 이에 준거한 임상심리학자와 의학자들은 웃음과 유머가 인간의 삶의 질과 뇌기능과 신체에 미치는 영향에 관한 연구가 활발하게 진행되고 있 있다(Martin & Dobbin, 1988; McGhee, 1996; Morreall, 1983; Richman, 1996; Sobel & Ornstein, 1997; Bennett, 2003; Bazzini, Stack, Martincin, & Davis, 2007).

Lefcourt, Davidson-Katz, & Kueneman, Guillemin, Berk, Felten, & Tan, 그리고 Fry는 유쾌한 웃음이 우리의 신체에 끼치는 면역성과 긍정적 영향에 관해 구체적인 신체변화를 관찰하고자, 심리적, 생리적, 신경·심리적 임상실험을 실시했다(Lefcourt et al, 1990; Guillemin, 1985; Berk & Tan, 1989, 89; Berk, Felten, & Tan, 2001; Fry, 1971, 77, 79). 연구결과, 웃음 처치 후에 스트레스와 체내면역성을 억제시키는 코르티솔(cortisol)이 현저하게 감소했으며, 반면에 호흡운동과 산소교환증가, 근육운동과 심박수 증가, 심혈관계 활성화, 카테콜아민생성, 엔도르핀생성 및 체내에서 순환하고 있는 항체의 면역증가지수가 36시간 동안 지속력을 유지한다는 것을 검증하였다(Fry, 1977).

Berk, Felten, Tan, Bittman, & Westengard(2001)은 유머와 연관된 유쾌한 웃음을 지을 때, 디스트레스의 현저한 감소와 유스트레스의 생성, 그리고 그 생성되는 기간 동안에 신경면역상의 생리적 지표가 어떻게 조성되는지에 관해 연구하였다. 건강한 남자피험자(N=52)를 대상으로 한 연구로써, 집단처치는 코미디 비디오를 1시간 시청, 시청 전후의 체액을 비교한 임상실험결과 암을 일으키는 종양세포를 공격하고 신체 내에 백혈구를 다양으로 증식시키는 자연·살상·세포(Natural Killer Cell)와 신체의 예방적 면역성을 활성화시켜주는 면역글로불린A(IgA), 면역글로불린G(IgG), 면역글로불린M(IgM) 등이 각각 면역지표상에 유의미한 결과가 나타났다.『토요일 논평(Saturday Review)』의 전 편집장 Norman Cousins (1979)는 의학 단체에서 "웃음은 치료적 잠재력이 있다."고 언급했다. Cousins는 1964년에 자신의 관절척추염과 콜라겐에 퇴행성 질환을 치료하기 위해서 Hans Selye(1956)의 논문『The Stress of Life』중 "우리의 몸은 스트레스에 반응한다.", "부적감정들은 우리의 몸 안에서 화학적 변화를 가져와 결국에는 부신의 소모를 가져 온다."는 두 가지 가설을 토대로 연구했다. 연구결과, Cousins는 웃음이 중금속 침전물의 비율을 감소하도록 자극한다는 것을 검증했다. 즉, 웃음과 유머는 신체의 염증성 반응에 대한 반전(反轉)의 의미를 나타냈다는 것이다.

Roach(1996)는 "보통 아이들은 하루에 200～400번을 웃는 반면에 어른들은 하루에 15～20번을 웃는다."고 주장한다. "만약에 웃음이 매우 유익을 가져다준다면, 우리가 웃는데 더욱 노력을 기울이는 것이 당연하지 않겠는가?"라는 취지 아래 공원, 직장, 웃음 방, 학교, 군대, 교도소, 양로원, 병원 등에서 양손을 공중에 높이 들고, "Ha, Ho, Hi"라고 웃는 연습을 Dr. Madan Kataria의 지도 아래 인도 봄베이에서 웃음요가가 최초로 시작되었다. Kataria는 1995년 3월에 웃음클럽을 국제적으로 창설하여, "웃음요가"를 통해 건강, 즐거움, 행복, 안도감을 환자, 고객, 노인, 수형자, 군인, 노동자, 가족들에게 전해주는데 주목적을 두었고, 또한 웃음요가를 통해서 몸, 마음, 정신을 통합할 수 있다고 주장한다. 이를 계승한 현시대에 가장 널리 "웃음치료"를 보편화시킨 공헌 자는 다름 아닌 Steven Wilson이다(웃음치료의 창시자, 임상심리학자, 그리고 해학자).

Wilson(2004)은 웃음치료의 기원인 Dr. Madan Kataria의 웃음요가를 보다 더 심리학적 접근과 경험적 연구를 토대로 발전시켰다. Wilson(2004)은 현재 미국에서 250개의『World Laughter Tour, Inc.』을 운영하는 CEO로 활동 중이며, 전 세계에 550개의『World Laughter Clubs』를 형성하고 있다.

연구자는 웃음의 정의를 다음과 같이 내려 보고자 한다. "웃음은 인간의 의식과 무의식의 내면에 담고 있는 모든 정서, 즉 희로애락[喜怒哀樂; 기쁨, 노여움, 슬픔과 즐거움]을 자발적 또는 비자발적인 인지·부호화·과정(Cognitive Encoding Process)을 통해서 외부로 표출 되는 현상(現象)이다." 다시 말하면, 인간은 기뻐도 마음껏 웃을 수 있으며, 분노가 쌓인 상태에서도 복식호흡웃음으로 마음을 다스릴 수 있으며, 슬픔의 감정 또한 복식호흡웃음으로 정화할 수 있으며, 보다 즐거운 삶을 영위해 나가기 위해서, 의식, 무의식, 자발적, 또는 비자발적인 상호관계를 형성하는 동시에 스스로 웃음을 자아낼 수 있는 주체이다. 또한 "웃음(laughter)은 인간의 영혼의 꽃(human spiritual flower)이며, 이를 피상(皮相)으로 현상화(現像畵) 하는 것이다."고 정의를 내리고자 한다. 즉, "얼굴에 웃음을 잃은 사람은 자신의 영혼이 사망의 음침한 골짜기를 거니는 자들이다."고 대언 할 수 있다(류창현, 2008).

허준의 『동의보감(東醫寶鑑)』에 따르면, 『영추』에서는 "심기가 허하면 슬퍼하고 실하면 웃음을 그치지 않는다."고 진술하고 있으며, 『내경』에서는 "심(心)은 신(神)을 간직하는데 신이 넘치면(실하면) 웃음을 그치지 않고, 신이 부족하면 슬퍼한다." 또한 "심(心)의 소리는 웃는 것이며, 기뻐하는 것과 웃는 것은 모두 심화(心火)에서 속한다."고 기술하고 있다. 이와 유사한 예로, 황보밀은 "심이 실하면 웃는데, 웃는다는 것은(지나치게) 기뻐하는 것이다."고 설명하고 있으며, 유완소는 "기뻐하는 것은 심화(心火)의 지(志)이다. 기쁨이 지나쳐서 웃는 것은 마치 불이 타올라 불타는 소리가 나는 것과 같으니 바로 이것이 웃음의 상(象)이다. 그러므로 병적으로 웃는 것은 심화(心火)가 성한 것이다."고 정의 해주고 있다(허준, 2002).

허준의 웃음에 관한 심화의 진단에서도 시사해 주듯이, 웃음의 조절과 통제력의 중요성을 시사하고 있다. 연구자는 이러한 웃음의 조절과 통제력을 보완하기 위해서 이완감, 자유감, 평온감을 제공해 줄 수 있는 복식호흡(Abdominal Breathing)을 웃음에 적용하여 복식호흡 웃음치료(Abdominal Breathing Laughter Therapy)를 창안하여 발전시켰다(류창현, 2006; Bioten, 1998; Fry & Rader, 1977; Lloyd, 1938). 즉, 우리는 복식호흡 웃음치료(ABLT)를 활용하여 자신의 희로애락(喜怒哀樂)의 감정들이 심화(心火)에 의한 극단적 편파성을 인지하고, 관찰하고, 분석하고, 통제할 수 있게 되며, 또한 혼신을 다한 시연과 학습된 복식호흡 웃음치료를 통해서 자신의 분노조절과 분노감을 통제하고 경감할 수 있다(류창현, 2006). 이러한 관점에서 Escamilla(2000)의 자기교시인지행동치료와도 유사하다.

Provine(2000)은 "웃음은 인간이 성장하면서 음성의 공동체에서 배우는 것이며, 서로의 관계성을 형성해 준다. 또한 웃음은 인간의 유전자로 인한 본능적인 행동에 의해서 만들어진다."고 기술한다. 즉, 웃음은 인간의 본능적인 것이며, 이는 중추신경계(CNS)에 의해서 통제를 받는다. 웃음은 유머에 대한 반응보다는 실질적으로 사람과 사람 간의 좋은 관계성을 형성하는 데 매우 밀착된 관련성을 이루고 있다. 예를 들면, 웃음은 메시지를 다른 사람에게 전달해 주는 역할을 하며, 상호간의 유대관계를 형성하는 데 도움을 준다. 화자가 자주 웃으면서 말을 하면, 친밀감이 생겨 보다 더 사적인 대화를 할 수가 있게 된다. 임상실험에 따르면, 남성은 웃고 있는 여성에게 더욱 끌리며, 동시에 여성들은 남성들이 그들을 잘 웃게 만들어 주는 남성에게 더욱 관심을 보인다는 것이다.

Ekman(1984)은 사람의 특정한 감정표현을 흉내 내면, 몸도 거기에 따른 생리적 유형도 따라서 반응하게 된다고 주장한다. 즉, 억지로 웃는 웃음치료(억지 웃음치료 또는 비자발적 웃음치료)를 통해서도 건강에 도움을 얻게 되며, 또한 "웃는 것도 연습이 필요하다. 억지로 웃는 연습을 자꾸 하다보면 어느새 찡그린 표정은 사라진다."고 단언한다.

Klein(1989)과 Wilson(1998)은 웃음을 통해서 새로운 힘을 얻을 수 있으며, 심리학적 이점에서는 스트레스를 발산시켜 주며, 긴장, 공포, 적개심, 분노, 격분을 경감시켜 준다. Goodheart(1994)는 뼈아픈 감정과 긴장을 웃음과 눈물을 통해서 정화시킬 수 있으며, 이로 인해 우리는 보다 더 명확한 사고와 분별력 있고 적절한 행동을 선택할 수 있게 된다고 기술한다.

Grotjahn(1957)은 "유머감각을 갖는다는 것은 인생의 수난과 고통에 관해 진정한 이해심을 갖게 되는 것이다.", "유머는 우리의 연약성과 좌절의식을 받아들일 수 있는 하나의 슬픔을 담는 수용체이지만, 웃음은 진정한 자유를 가져다주는 의미가 있다."고 유머와 웃음에 관한 비교설명을 해주고 있다.

Wilson(2004)의 "World Laughter Club"에서 사용되는 세계 공통 웃음 음성용어는, "~하~하(~Ha~Ha)", "~호~호(~Ho~Ho)", 또는 "~히~히(~He~He)" 등이다. 연구자는 이밖에 다양한 웃음 음성용어들을 고안하여, "~호~호", "~허 ~허", "~크~크", "~키~키", "~카~카", "~혜~혜", "~해~해" 등의 총 36가지의 새로운 웃음 음성용어들을 활용했다. 위의 모든 웃음 음성용어의 선정기준은, 발음을 할 때에 입 꼬리가 위로 올라가는 것을 준거로 삼았다. 또한 우리 정서와 부합되고 분노를 통제할 수 있은 1,300개의 복식호흡 웃음치료를 보완하여 본 임상실험에서 소개하고 진행했다.

인간의 생리현상에 관한 웃음과 유머의 긍정적 효과들의 주요한 이점에 관한 임상연구들은(Averill, 1985, 1969; Godkewitsch, 1976; Langewin & Day, 1972; Levi, 1965; McGhee, 1983) 심장병, 뇌졸중, 암, 우울증, 만성스트레스,

류머티스성 관절염, 긴장감, 불안, 두려움, 분노감 등을 예방하고 경감해주며(Fry, 1977, 1979; Fry & Stoft, 1971; Kuhlman, 1984; Segerstrom & Miller, 2004), 정신치유(psychiatric healing)와 HIV에서의 면역성변화에도 지대한 영향을 준다(Saper, 1988; Bower et al., 1998).

웃음(Laughter)과 유머(Humor)는 우리의 일상에서 무거운 짐이 되어 어깨 위를 억압하고 짓누르는 스트레스, 분노, 격분, 공격성, 난관(難關), 실망감, 좌절, 두려움, 지루함으로부터 해방시켜주고(let go), 현실을 더욱더 긍정적·건설적·적극적·자발적·합리적으로 수용하고 반응하게 되며, 높은 업무수행능력과 창의력을 발휘하며, 주변에 웃지 않는 사람들에게 조차 웃음은 쉽게 전염시키는 경향이 있다(Klein, 1987; Goodheart, 1994; Wooten, 2002; Provine, 2000).

최근 가정과 사회에 대한 분노로 인한 파괴적 재앙들로는 유영철, 정남규, 조승희, 대구지하철참사, 정성현 등의 사례들을 들 수 있다. 이들은 분노와 불안전한 애착과 편집성으로 귀인된 반사회적 성격과 행동의 현저한 산물이다. 가정과 사회는 간접적·직접적 폭력의 범람으로 인하여 고통을 겪고 있다. 이러한 가정폭력과 반사회성의 이면에는 자신의 왜곡·편향된 부적정서와 중독성분노증후(toxic anger syndrome)로 인한 자기통제력 상실이 주원인이다. 이는 또한 방치된 청소년들의 비행에 직접적인 영향을 미치게 된다.

청소년에 관한 한 분노는 이점 보다는 결점 쪽으로 보다 편중되는 경향이 있다. 이로 인해 청소년 폭행, 언어폭력, 소외(왕따), 반사회성 성격 등의 문제들을 파생시킨다. 이러한 분노의 공격적 행동들은 결국엔 청소년들에게 비행에 가담하도록 부추긴다. 청소년이 일탈행동이나 법에 어긋나는 행동을 하였을 때, 그들을 비행청소년이라고 부른다. 사회에서 청소년이 행하기에 바람직하지 않다고 생각하는 청소년의 일탈 및 문제행동 등을 일컬어 비행이라는 용어를 사용하고 있다(이수정, 2006).

학자들 간에 웃음치료를 통해서 분노를 통제하고 감소시킬 수 있다는 가설은 설정되었지만, 이를 뒷받침해 줄 수 있는 실제적·경험적 선행연구는 부족한 현실이다. 본 연구에서는 비행청소년들을 대상으로 분노조절을 위한 인지행동치료와 복식호흡 웃음치료를 소개하고 실행하였으며, 이 두 처치의 효과를 두 집단 간 비교분석을 통해서 분노감소의 효과를 체계적으로 검증하고자 하였다.

1 방 법

(1) 연구대상

본 연구에 참여한 피험자들은 청소년 비행행위에 의한 소년법상에 범죄소년으로 구분되어, 피험자들은 천안소년교도소에 실제 수용중인 남자 소년수형자(少年受刑子)들로써 무작위로 표집 되었다.

분노조절과 분노감소를 위해 웃음치료 프로그램집단과 인지행동치료 프로그램집단을 2006년 3월부터 8월까지 총 5개월 동안 진행하였다. 각각의 프로그램집단의 피험자는 45명씩, 주 1회, 120분씩, 총 10회기로 구성하여 실시하였다. 두 처치프로그램집단 진행 중에 3번 이상 결석한 피험자는 조기 탈락시켰다. 본 연구결과, 인지행동치료 프로그램집단에서는 2명을 탈락시킨 43명과 웃음치료 프로그램집단에서는 6명을 탈락시킨 39명, 실제적 연구피험자는 총 82명 이었다. 총 82명을 대상으로 사전·사후 자기보고식 설문지를 실시한 후, 집단 간의 차이를 분석하였다.

표 1. 프로그램 참여자의 집단별 특징

구분	범주	N	평균	표준 편차	t	유의도
연령	웃음치료	39	22.56	1.188	3.035	.003
	분노치료	43	21.72	1.315		
범수	웃음치료	39	1.45	.602	-.466	.643
	분노치료	43	1.52	.833		
최종 학력	웃음치료	39	9.68	2.338	-.969	.335
	분노치료	43	10.12	1.651		
구분	죄명	살인	강간	강도	절도	기타
현재 죄명	웃음치료	4	10	7	12	6
	분노치료	4	8	13	12	6

먼저 표 1은 연구대상들의 집단별 특성을 나타낸 것이다. 이를 구체적으로 보면, 연령에 있어서는 두 집단 간에 P < .05 수준에서 통계적으로 유의한 차이가 있었으나, 범수와 최종학력에 있어서 두 집단 간에는 유의한 차이가 없음을 알 수 있다. 그리고 현재죄명별로 보면 두 집단 간에 Pearson 카이제곱검정을 한 결과 통계적으로 유의한 차이가 없었다(X2 = 2.674, df=4, prob=.614).

요약하면 연구대상의 두 집단 간에는 집단별 분포에서 연령을 제외한 범수, 최종학력, 그리고 현재죄명에 있어서는 동질적인 집단이라고 볼 수 있다.

(2) 측정 도구

본 연구의 평가도구로써는 서수균(2004)이 번안한 분노사고(일차적 분노사고척도, 이차적 분노사고척도, 적대적 자동적 사고척도), 서수균, 이훈진, 권석만(2004)이 번안한 분노표현(분노표출 태도 척도, 분노억제 태도 척도, 언어성 분노 행동 척도), 그리고 이훈진과 원호택(1995)과 서수균(2004)이 번안한 자존감 및 사고(Rosenberg 자존감 척도, 수평판 일반적 태도 및 신념척도) 등의 측정도구들을 사용하였다. 이들 척도도구들을 통한 두 집단 간의 치료효과의 변인 및 기제 분석과 상호작용을 보고자 사용했다.

(3) 분노사고

1) 일차적 분노사고척도(Primary Anger Thought Scale).

서수균(2004)이 개발한 것으로 일상적으로 경험하는 타인의 부당하고 이기적인 행동에 대한 예민성을 측정하는 11문항과 친밀한 관계 상황에서 경험하는 무시와 실망감을 측정하는 9문항, 전체 20문항으로 구성되어 있다. Likert형의 5점 척도(1: 전혀 일치하지 않음, 2: 약간 일치함, 3: 어느 정도 일치함, 4: 상당히 일치함, 5: 거의 정확히 일치함)상에 평정하도록 하였다. 점수가 높을수록 해당 특징이 강한 것이며, 타인의 부당하거나 이기적인 행동에 대한 예민성 요인의 Cronbach α 값은 .86이었고, 친밀한 관계상황에서 경험하는 무시와 실망감 요인의 α 값은 .89였다.

2) 이차적 분노사고척도(Secondary Anger Thought Scale).

서수균(2004)이 개발한 것으로 '타인비난/보복'(19문항), '무력감'(7문항), '분노통제/건설적 대처'(8문항)으로 구성되어 있다. 타인비난/보복 요인은 타인을 경멸하고 모욕하거나, 정신적 혹은 물리적으로 보복하는 내용이 주가 되고, 무력감 요인은 분노상황에서 적극적으로 대처하지 못하고 무기력해하는 내용이 주가 된다. 분노통제/건설적 대처 요인은 분노감정을 의식적으로 통제하고 분노상황을 객관적으로 살펴보거나 문제해결적인 노력을 취하는 내용의 문항들을 포함하고 있다. Likert형의 5점 척도(1: 전혀, 2: 가끔, 3: 종종, 4: 자주, 5: 항상)상에 평정하도록 하였다. 타인비난/보복 요인의 Cronbach α 값은 .96이었고, 무력감 요인은 .78, 분노통제/건설적 대처 요인은 .75였다.

3) 적대적 자동적 사고 척도(Hostile Automatic Thought Scale : HATS).

HATS는 Snyder, Crowson, Houston, Hurylo, & Poirier(1997)에 의해 적대적인 사고를 측정하기 위해서 개발된 것으로, 신체적 공격성(11문항), 타인 비하(10문항), 보복(9문항)이라는 3대 요인으로 구성되어 있다. Snyder(1997)등의 연구에 따르면 HATS의 내적 합치도는 .94였고, 각 요인별로는 신체적 공격성이 .92, 타인 비하가 .88, 보복이 .91이었다. 서수균(2004)은 HATS를 번안하였으며, 번안한 척도 값은 다음과 같다: 총점 .96, 신체적 공격성 .89, 타인비하 .91, 보복 .91. 본 연구에서는 서수균(2004)의 번안을 사용했다.

(4) 분노표현

1) 분노표출 태도 척도(Anger-Out Attitude Scale).

서수균, 이훈진, 권석만(2004)이 개발한 척도로 타인의 부정적 평가에 대한 두려움(10문항), 부정적인 대인관계 결과 예상(9문항), 적극적인 분노표현 지지(10문항), 소극적인 분노표현 지지(7문항) 이렇게 4개 하위 척도로 구성되어 있다. 7점 척도상에서 평정되었으며(1: 전적으로 반대한다, 2: 상당히 반대한다, 3: 약간 반대한다, 4: 중간이다, 5: 약간 동의한다, 6: 상당히 동의한다, 7: 전적으로 동의한다), 내적 합치도는 타인의 부정적 평가에 대한 두려움이 .86,

부정적인 대인관계 결과 예상이 .86, 적극적인 분노표현 지지가 .85, 소극적인 분노표현 지지가 .79였다.

2) 분노억제 태도 척도(Anger-In Attitude Scale).

서수균, 이훈진, 권석만(2004)이 개발한 척도로 분노억제에 대한 부정적인 태도(17문항)와 분노억제에 대한 긍정적인 태도(6문항)로 구성되어 있다. 7점 척도상에서 평정되었으며, 내적 합치도는 분노억제에 대한 부정적인 태도가 .89, 분노억제에 대한 긍정적인 태도가 .76이었다.

3) 언어성 분노 행동 척도(Anger Behavior-Verbal Scale : AB- VS).

Chamber(1999)에 의해 개발된 언어성 분노 행동 척도는 화가 났던 상황이나 그 경험에 대한 표현 방식을 측정하기 위해서 개발되었다. 이 척도는 건설적 언어 표현, 정당화, 반추적 사고라는 3요인을 포함하고 있다. 건설적 언어 표현 요인은 타인의 입장이 되어 보거나 분노 유발 사건에 대한 이해를 넓혀서 분노를 느끼게 했던 문제를 해결하고자 하는 노력을 반영하는 문항들로 구성되어 있다. 정당화 요인은 타인을 책망하고 자신은 책임이 없다는 것을 강조하는 것으로, 타인의 관점을 이해하려 들지 않고 자신의 행동을 정당화하고 방어하려는 의도를 반영하는 문항들로 구성되어 있다. 반추적 사고 요인은 분노 유발 사건과 관련된 생각에 반추적으로 몰입하려는 경향을 반영하는 문항들로 구성되어 있다. Chamber는 정당화와 반추적 사고 요인을 함께 묶어서 파괴적 언어 표현으로 명명하였다. 각 문항은 Likert 형의 4점 척도(1: 전혀 그렇지 않다, 2: 가끔 그렇다, 3: 자주 그렇다, 4: 거의 항상 그렇다)상에서 평정되었다. 건설적 언어 표현 하위 척도는 12문항, 정당화 하위 척도는 6문항, 반추적 사고 하위 척도는 5문항으로 구성되어 있으며, 각각의 내적 합치도는 .90, .84, .77이었다(Chamber, 1999). 서수균(2004)은 Chamber의 언어성 분노행동 척도를 번안하였다. Chamber가 제안한 3요인 모델을 그대로 지지되었고, 각 요인의 내적 합치도는 건설적인 표현 .87, 정당화는 .84, 반추적 사고는 .69였다. 또한 서수균(2004)은 정당화와 반추적 사고 요인을 구분하지 않고 함께 묶어서, 파괴적 언어표현으로 놓고 분석하였다.

(5) 자존감 및 사고

1) Rosenberg 자존감 척도(Self-Esteem Scale: SES).

SES는 Rosenberg(1965)가 개발한 것으로 자기개념의 특정 영역에 국한되지 않는 전반적인 자존감을 측정한다. 본 연구에서는 이훈진과 원호택(1995)이 번안한 한국판 척도를 사용하였다. 총 10문항이며 5점 척도상에서 자신에게 해당되는 정도에 따라 평정하도록 하였다. 한국판 척도의 내적 합치도는 .89였다.

2) 수정판 일반적 태도 및 신념 척도(Revised General Attitude and Belief Scale: R-GABS).

R-GABS는 DiGiuseppe, Leaf, Exner와 Robin(1988)이 개발한 GABS를 서수균(2004)은 번안하여 탐색적 요인분석과 문항분석을 거쳐 수정한 것으로, 5개의 하위 비합리적 신념 척도와 한 개의 합리적 신념 척도로 구성되어 있으며 총 38문항으로 이루어져 있다. 5개의 하위 비합리적 신념 척도에는 성취에 대한 집착(7문항), 자기비하(6문항), 불편감이나 좌절에 대한 낮은 인내력(6문항), 무시나 부당한 대우에 대한 과민성(7문항), 호감이나 인정에 대한 집착(5문항)이 포함되어 있으며, 합리적 신념 척도는 7문항으로 구성되어 있다. 각 문항은 Likert 형의 5점 척도(1: 전혀 동의하지 않는다, 2: 동의하지 않는다, 3: 중간이다, 4: 동의한다, 5: 강하게 동의한다)상에서 평정되었다. 본 연구자의 연구에 따르면 하위 비합리적 신념 척도들의 내적 합치도는 .81에서 .87사이였으며, 비합리적 신념 척도 전체의 내적 합치도는 .92였다. 합리적 신념 척도의 내적 합치도는 .67이었다.

2 결 과

웃음치료와 인지행동치료가 분노수준에 미치는 영향을 검증하기 위해 처지 전·후의 분노사고 변화(일차적 분노사고척도, 이차적 분노사고척도, 적대적 자동적 사고 척도), 분노표현 변화(분노표출태도척도, 분노억제태도척도, 언어성 분노행동 척도), 자존감 및 사고 변화(Rosenberg의 자존감 질문지, 일반적 태도 및 신념척도)를 측정하였다. 위의 결과내용을 정리하면 다음과 같다.

(1) 분노사고

분노사고의 변화를 알아보기 위해 일차적 분노사고와 이차적 분노사고를 측정하였다. 집단별 평균 및 표준편차는 표 2와 같다.

표 2. 집단별 분노사고 척도점수의 평균(괄호 안은 표준편차)

척도	웃음치료집단		인지행동치료집단		집단 F 값	시기 F 값	상호작용 F 값
	사전검사	사후검사	사전검사	사후검사			
일차적 분노사고척도	55.94 (14.57)	51.13 (17.51)	58.32 (13.35)	55.72 (16.65)	.21	5.43*	.68
이차적 분노사고척도							
타인비난/보복	44.74 (16.60)	39.80 (19.34)	49.09 (17.12)	48.02 (19.09)	2.72	3.48	1.44
무력감	16.94 (6.03)	15.12 (7.54)	15.12 (4.52)	14.75 (5.54)	.86	2.89	1.21
분노통제/건설적 대처	22.33 (5.88)	20.02 (7.23)	22.90 (5.12)	22.65 (6.05)	1.97	2.56	1.68
적대적 자동적 사고척도(HATS)	67.50 (27.84)	58.39 (29.91)	78.88 (30.67)	68.46 (30.71)	3.14	9.05**	.01

* p < .05, ** p < .01

웃음치료와 인지행동치료가 일차적 분노사고에 미치는 영향을 구체적으로 살펴보기 위해서 치료집단(웃음치료집단/인지행동치료집단)과 검사시기(사전/사후)를 독립변인으로, 일차적 분노사고 척도점수를 종속변인으로 하여 변량분석을 실시하였다. 집단의 주효과는 통계적으로 유의하지 않았으며, $F(1,80) = 0.21$, ns, 검사시기의 주효과는 유의한 것으로 나타났고, $F(1,80) = 5.43$, $p < .05$, 집단×검사시기의 상호작용효과는 유의하지 않은 것으로 나타났다, $F(1,80) = 0.68$, ns. 즉, 치료집단과는 무관하게 치료 이전에 비해 이후에 일차적 분노사고가 낮아진 것으로 나타났다.

이차적 분노사고 척도점수를 종속변인으로 하여 변량분석을 실시한 결과, 이차적 분노사고 중 타인비난/보복 하위척도점수에 대한 집단의 주효과는 통계적으로 유의하지 않았으며, $F(1,75) = 2.72$, ns, 검사시기의 주효과도 유의하지 않은 것으로 나타났고, $F(1,75) = 3.48$, ns, 집단×검사시기의 상호작용효과도 유의하지 않은 것으로 나타났다, $F(1,75) = 1.44$, ns. 즉 치료 이전과 이후 간 차이는 유의하지 않았다. 무력감 하위척도 점수에 대한 집단의 주효과는 통계적으로 유의하지 않았으며, $F(1,77) = 0.86$, ns, 검사시기의 주효과도 유의하지 않은 것으로 나타났고, $F(1,77) = 2.89$, ns, 집단×검사시기의 상호작용효과도 유의하지 않은 것으로 나타났다, $F(1,77) = 1.21$, ns. 분노통제 하위척도 점수에 대한 집단의 주효과도 통계적으로 유의하지 않았으며, $F(1,75) = 1.97$, ns, 검사시기의 주효과도 유의하지 않은 것으로 나타났고, $F(1,75) = 2.56$, ns, 집단×검사시기의 상호작용효과도 유의하지 않은 것으로 나타났다, $F(1,75) = 1.68$, ns.

적대적 자동적 사고 척도점수를 종속변인으로 하여 변량분석을 실시한 결과, 적대적 자동적 사고 척도점수에 대한 집단의 주효과는 통계적으로 유의하지 않았으며, $F(1,80) = 3.14$, ns, 검사시기의 주효과는 유의한 것으로 나타났고, $F(1,80) = 9.05$, $p < .01$), 집단×검사시기의 상호작용효과는 유의하지 않은 것으로 나타났다, $F(1,80) = 0.01$, ns. 즉, 치료 집단과는 무관하게 치료 이전에 비해 이후에 적대적 자동적 사고가 낮아진 것으로 나타났다.

(2) 분노표현

분노표현양식의 변화를 알아보기 위해 분노표현, 분노표출태도, 분노억제태도, 언어성분노행동 등을 측정하였다. 집단별 평균 및 표준편차는 표 3과 같다.

표 3. 집단별 분노표현 척도점수의 평균(괄호 안은 표준편차)

척도	웃음치료집단		인지행동치료집단		집단 F값	시기 F값	상호작용 F값
	사전검사	사후검사	사전검사	사후검사			
분노표출태도척도							
부정적 평가에 대한 두려움	46.60 (10.39)	40.40 (9.81)	39.28 (12.96)	44.00 (12.33)	.00	.34	11.42**
부정적 대인관계 결과 예상	40.55 (9.93)	39.41 (11.84)	37.64 (12.88)	42.11 (12.92)	.01	1.30	6.43
적극적 분노표현 지지	38.37 (11.15)	39.48 (11.48)	38.73 (11.55)	38.47 (11.96)	.00	.00	.05
소극적 분노표현 지지	29.58 (6.92)	30.02 (8.44)	31.66 (5.93)	31.04 (6.37)	.79	.01	.31
분노억제태도척도							
분노억제에 대한 부정적 태도	75.30 (17.55)	66.00 (21.58)	76.54 (19.80)	75.35 (20.13)	1.96	5.82*	3.45
분노억제에 대한 긍정적 태도	26.44 (6.15)	25.63 (7.03)	27.31 (6.94)	28.41 (6.23)	2.29	.01	1.79
언어성 분노행동 척도(AB-VS)							
건설적 언어표현	28.73 (6.92)	28.78 (6.79)	28.00 (6.85)	29.90 (6.80)	.12	2.53	1.83
정당화	13.18 (3.91)	12.63 (3.49)	12.97 (4.23)	12.35 (4.03)	.02	2.28	.00
반추적 사고	9.92 (3.29)	8.84 (2.85)	9.46 (3.28)	8.74 (2.88)	.11	5.96*	.16

* p < .05, ** p < .01

치료집단(웃음치료집단/인지행동치료집단)과 검사시기(사전/사후)를 독립변인으로, 분노표출태도척도의 하위척도점수를 종속변인으로 하여 변량분석을 실시한 결과, 분노표출태도척도 중 부정적 평가에 대한 두려움 하위척도 점수에 대한 집단의 주효과는 통계적으로 유의하지 않았으며, $F(1,72) = 0.001$, ns, 검사시기의 주효과도 유의하지 않은 것으로 나타났고, $F(1,72) = 0.34$, ns, 집단×검사시기의 상호작용효과는 유의한 것으로 나타났다, $F(1,72) = 11.42$, $p < .01$(그림 1). 통계적으로 유의한 집단×검사시기 상호작용효과의 성질을 알아보기 위해 단순주효과를 검증하였다. 집단과 검사시게에 따른 부정적 평가에 대한 두려움 점수를 도식화하면 그림 1과 같다.

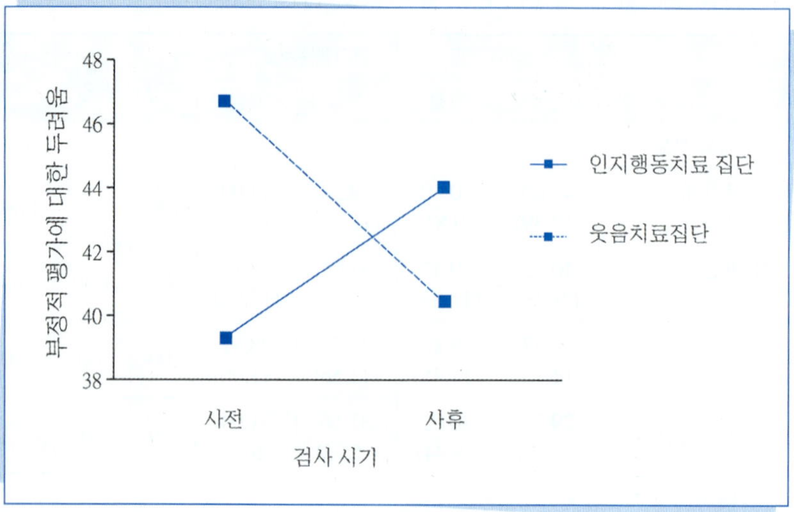

그림 1. 부정적 평가에 두려움 척도에서 나타난 치료기법과 사 전사후 상호작용의 효과

검사시기에 따라 집단의 단순주효과를 검증해본 결과, 치료시작 전 집단 간 차이가 통계적으로 유의하지 않았으며, $F(1,72) = 2.24$, ns, 치료 이후에도 집단 간 차이가 유의하지 않은 것으로 나타났다, $F(1,72) = 2.28$, ns.

집단별로 검사시기에 따른 단순주효과를 검증하였더니 웃음치료집단의 경우에는 사전검사와 사후검사 간 차이가 통계적으로 유의하지 않은 것으로 나타났으나, $F(1,35) = 3.27$, ns, 인지행동치료집단의 경우에는 사전검사와 사후검사 간 차이가 유의한 것으로 나타났다, $F(1,37) = 9.56$, $p < .01$. 즉, 인지행동치료집단은 치료를 실시한 이후 부정적 평가에 대한 두려움 점수가 높아졌으나, 웃음치료집단의 경우에는 변화가 나타나지 않았다.

분노표출태도척도 중 부정적 대인관계 결과 예상 하위척도점수에 대한 집단의 주효과는 통계적으로 유의하지 않았으며, $F(1,77) = 0.01$, ns, 검사시기의 주효과도 유의하지 않은 것으로 나타났고, $F(1,77) = 1.30$, ns, 집단×검사시기의 상호작용효과는 유의한 것으로 나타났다, $F(1,77) = 6.43$, $p < .05$(그림 2). 통계적으로 유의한 집단×검사시기 상호작용효과의 성질을 알아보기 위해 단순주효과를 검증하였다. 집단과 검사시기에 따른 부정적 대인 관계 결과예상을 도식화하면 그림 2와 같다.

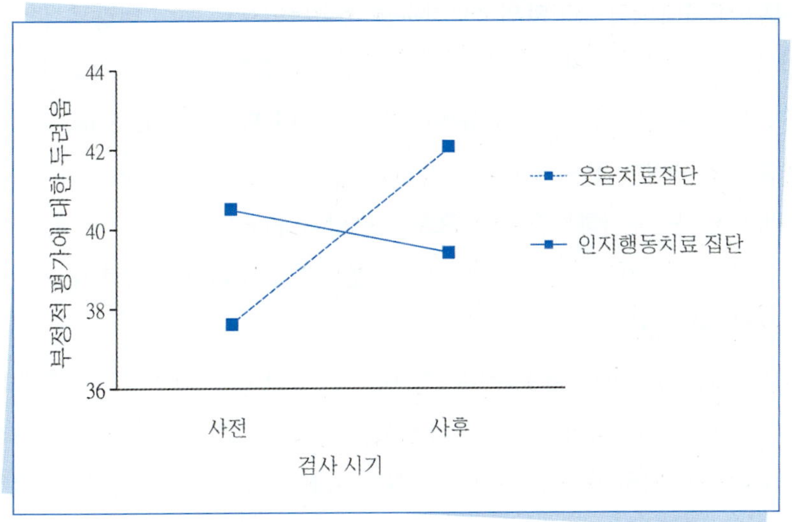

그림2. 부정적 대인관계 결과예상 척도에서 나타난 치료기법과 사전사후 상호작용의 효과

검사시기에 따라 집단의 단순주효과를 검증해본 결과, 치료시작 전 집단 간 차이가 통계적으로 유의하지 않았으며, $F(1,77) = 1.17$, ns, 치료 이후에도 집단 간 차이가 유의하지 않은 것으로 나타났다, $F(1,77) = 1.38$, ns.

집단별로 검사시기에 따른 단순주효과를 검증하였더니 웃음치료집단의 경우에는 사전검사와 사후검사 간 차이가 통계적으로 유의하지 않은 것으로 나타났으나, $F(1,36) = 1.06$, ns, 인지행동치료집단의 경우에는 사전검사와 사후검사 간 차이가 유의한 것으로 나타났다, $F(1,41) = 6.44$, $p < .05$. 즉, 인지행동치료집단은 치료를 실시한 이후 부정적 대인관계 결과예상 점수가 높아졌으나, 웃음치료집단의 경우에는 변화가 나타나지 않았다.

적극적 분노표현 지지 하위척도 점수에 대한 집단의 주효과는 통계적으로 유의하지 않았으며, $F(1,78) = 0.00$, ns, 검사시기의 주효과도 유의하지 않은 것으로 나타났고, $F(1,78) = 0.00$, ns, 집단×검사시기의 상호작용효과도 유의하지 않은 것으로 나타났다, $F(1,78) = 0.05$, ns.

소극적 분노표현 지지 하위척도 점수에 대한 집단의 주효과는 통계적으로 유의하지 않았으며, $F(1,53) = 0.79$, ns, 검사시기의 주효과도 유의하지 않은 것으로 나타났고, $F(1,53) = 0.01$, ns, 집단×검사시기의 상호작용효과도 유의하지 않은 것으로 나타났다, $F(1,53) = 0.31$, ns.

분노억제태도척도의 하위척도점수를 종속변인으로 하여 변량분석을 실시한 결과, 분노억제태도척도 중 분노억제에 대한 부정적 태도 하위척도점수에 대한 집단의 주효과는 통계적으로 유의하지 않았으며, $F(1,77) = 1.96$, ns, 검사시기의 주효과는 유의한 것으로 나타났고, $F(1,77) = 5.82$, $p < .05$, 집단×검사시기의 상호작용효과는 유의하지 않은 것으로 나타났다, $F(1,77) = 3.45$, ns. 즉, 치료집단과는 무관하게 치료이전에 비해 이후에 분노억제에 대한 부정적 태도는 낮아진 것으로 나타났다.

분노억제태도척도 중 분노억제에 대한 긍정적 태도 하위척도점수에 대한 집단의 주효과는 통계적으로 유의하지 않았으며, $F(1,78) = 2.29$, ns, 검사시기의 주효과는 유의하지 않은 것으로 나타났고, $F(1,78) = 0.01$, ns, 집단×검사시기의 상호작용효과도 유의하지 않은 것으로 나타났다, $F(1,78) = 1.79$, ns.

언어성 분노행동척도의 하위척도점수를 종속변인으로 하여 변량분석을 실시한 결과, 언어성 분노행동 척도 중 건설적 언어표현 하위척도점수에 대한 집단의 주효과는 유의하지 않았으며, $F(1,79) = 0.12$, ns, 검사시기의 주효과도 유의하지 않은 것으로 나타났고, $F(1,79) = 2.53$, ns, 집단×검사시기의 상호작용효과도 유의하지 않은 것으로 나타났다, $F(1,79) = 1.83$, ns.

정당화 하위척도점수에 대한 집단의 주효과는 유의하지 않았으며, $F(1,79) = 0.02$, ns, 검사시기의 주효과도 유의하지 않은 것으로 나타났고, $F(1,79) = 2.28$, ns, 집단×검사시기의 상호작용효과도 유의하지 않은 것으로 나타났다, $F(1,79) = 0.00$, ns.

반추적 사고 하위척도점수에 대한 집단의 주효과는 통계적으로 유의하지 않았으며, $F(1,80) = 0.11$, ns, 검사시기의 주효과는 유의한 것으로 나타났고, $F(1,80) = 5.96$, $p < .05$, 집단×검사시기의 상호작용효과는 유의하지 않은 것으로 나타났다, $F(1,80) = 0.16$, ns. 즉, 치료 집단과는 무관하게 치료 이전에 비해 이후에 반추적 사고 점수는 낮아진 것으로 나타났다.

(3) 자존감 및 사고

웃음치료 처치 후에 자존감 및 일반적인 태도에 변화가 있었는지 측정하기 위해서 Rosenberg의 자존감 질문지와 일반적 태도 및 신념척도를 사용하였다. 집단별 평균 및 표준편차는 표 4와 같다.

표 4. 집단별 자아개념 척도점수의 평균(괄호 안은 표준편차)

척도	웃음치료집단		인지행동치료집단		집단 F값	시기 F값	상호작용 F값
	사전검사	사후검사	사전검사	사후검사			
Rosenberg 자존감 질문지	32.55 (5.37)	34.10 (5.76)	34.51 (5.62)	37.38 (5.18)	5.10*	17.66***	1.39
일반적 태도 및 신념척도							
합리적 신념	22.97 (4.29)	22.21 (5.16)	23.02 (3.21)	24.30 (4.65)	2.09	.26	4.21*
성취에 대한 집착	19.97 (5.06)	19.05 (5.40)	20.58 (5.23)	17.92 (6.20)	.06	8.53*	2.00
자기 비하	15.97 (4.37)	15.66 (4.39)	16.53 (4.31)	14.02 (4.77)	.46	7.53**	4.11*
불편감이나 좌절에 대한 인내	16.69 (4.05)	16.47 (4.80)	17.37 (5.10)	15.92 (4.62)	.02	2.31	1.09
무시나 부당대우에 대한 과민성	21.31 (4.99)	19.89 (4.99)	22.37 (5.45)	19.76 (6.66)	.19	10.25**	.89
호감 및 인정에 대한 집착	12.83 (3.91)	12.78 (3.79)	14.21 (4.15)	12.26 (4.69)	.34	4.28*	2.77

* $p < .05$, ** $p < .01$, *** $p < .001$

치료집단(웃음치료집단/인지행동치료집단)과 검사시기를 독립변인으로, Rosenberg의 자존감 점수를 종속변인으로 하여 변량분석을 실시하였다. 집단의 주효과는 통계적으로 유의하였으며, $F(1,76) = 5.10$, $p < .05$, 검사시기의 주효과는 유의한 것으로 나타났고, $F(1,76) = 17.66$, $p < .001$, 집단×검사시기의 상호작용효과는 유의하지 않은 것으로 나타났다, $F(1,76) = 1.39$, ns. 즉, 치료집단과는 무관하게 치료 이전에 비해 치료 이후에 Rosenberg의 자존감 점수가 높아졌으며, 인지행동치료집단이 웃음치료집단보다 Rosenberg의 자존감 점수가 높은 것으로 나타났다.

일반적 태도 및 신념척도의 하위척도점수를 종속변인으로 하여 변량분석을 실시하였다. 일반적 태도 및 신념척도 중 합리적 신념 하위척도점수에 대한 집단의 주효과는 통계적으로 유의하지 않았으며, $F(1,80) = 2.09$, ns, 검사시기의 주효과도 유의하지 않은 것으로 나타났으나, $F(1.80) = 0.26$, ns, 집단×검사

시기의 상호작용효과는 유의한 것으로 나타났다, $F(1,80) = 4.21$, $p < .05$(그림 3). 통계적으로 유의한 집단×검사 시기 상호작용효과의 성질을 알아보기 위해 단순주효과를 검증하였다. 집단과 검사시게에 따른 합리적 신념 점수를 도식화하면 그림 3과 같다.

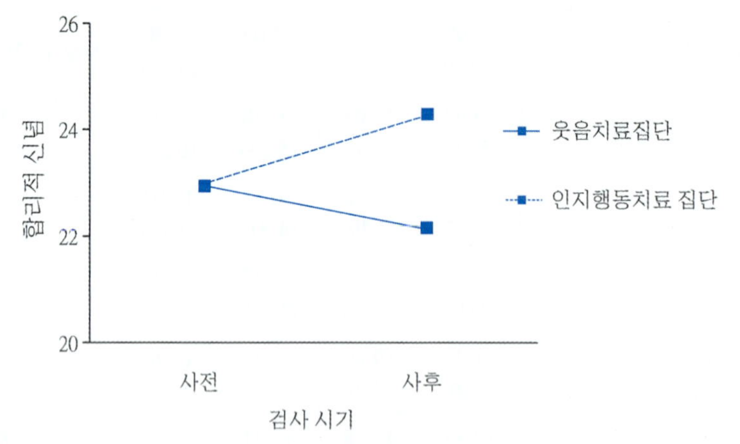

그림3. 합리적 신념척도에서 나타난 치료기법과 사전사후 상호작용의 효과

검사시기에 따라 집단의 단순주효과를 검증해본 결과, 치료시작 전 집단 간 차이가 통계적으로 유의하지 않았으나, $F(1,80) = 0.64$, ns, 치료이후에는 집단 간 차이가 유의한 것으로 나타났다, $F(1,80) = 4.20$, $p < .05$. 즉, 치료 이전에는 웃음치료집단과 분노치료집단 간 합리적 신념 점수에서 차이가 없었으나, 치료 이후에는 웃음치료집단에 비해 인지행동치료집단의 합리적 신념 점수가 높은 것으로 나타났다.

집단별로 검사시기에 따른 단순주효과를 검증하였더니 웃음치료집단의 경우에는 사전검사와 사후검사 간 차이가 통계적으로 유의하지 않은 것으로 나타났으며, $F(1,38) = 8.59$, ns, 인지행동치료집단의 경우에도 사전검사와 사후검사 간 차이가 유의하지 않은 것으로 나타났다, $F(1,42) = 3.02$, ns.

성취에 대한 집착 하위척도점수에 대한 집단의 주효과는 통계적으로 유의하지 않았으나, $F(1,78) = 0.06$, ns, 검사시기의 주효과는 유의한 것으로 나타났고, F(1,78) = 8.53, p < .05, 집단×검사시기의 상호작용효과는 유의하지 않은 것으로 나타났다, F(1,78) = 2.00, ns. 즉, 치료집단과는 무관하게 치료 이전에 비해 이후에 성취에 대한 집착 점수가 낮아진 것으로 나타났다.

일반적 태도 및 신념척도 중 자기비하 하위척도점수에 대한 집단의 주효과는 통계적으로 유의하지 않았으나, F(1,76) = 0.46, ns, 검사시기의 주효과는 유의한 것으로 나타났으며, F(1,76) = 7.53, p < .01, 집단×검사시기의 상호작용효과도 유의한 것으로 나타났다, F(1,80) = 4.11, p < .05. 통계적으로 유의한 집단×검사시기 상호작용효과의 성질을 알아보기 위해 집단과 검사시기에 따른 자기비하 점수를 도식화하면 그림 4와 같다.

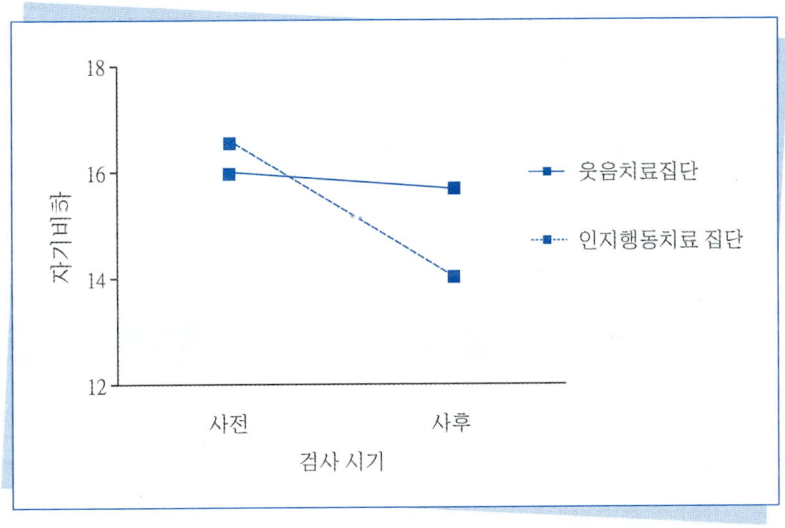

그림4. 자기비하 척도에서 나타난 치료기법과 사전사후 상호작용의 효과

집단별로 검사시기에 따른 단순주효과를 검증하였더니 웃음치료집단의 경우에는 사전검사와 사후검사 간 차이가 통계적으로 유의하지 않은 것으로 나타났으나, F(1,36) = 0.28, ns, 인지행동치료집단의 경우에는 사전검사와 사후검사 간 차이가 유의한 것으로 나타났다, F(1,40) = 10.78, p < .01. 즉, 웃음치료집단은 사전검사와 사후검사 점수 간 차이가 나타나지 않았으나, 인지행동치료집단의 경우에는 치료 후에 자기비하가 감소한 것으로 나타났다.

불편감이나 좌절에 대한 인내 하위척도점수에 대한 집단의 주효과는 통계적으로 유의하지 않았으며, $F(1,75) = 0.02$, ns, 검사시기의 주효과도 유의하지 않은 것으로 나타났고, $F(1,75) = 2.31$, ns, 집단×검사시기의 상호작용효과는 유의하지 않은 것으로 나타났다, $F(1,75) = 1.09$, ns.

무시나 부당대우에 대한 과민성 하위척도점수에 대한 집단의 주효과는 통계적으로 유의하지 않았으며, $F(1,79) = 0.19$, ns, 검사시기의 주효과는 유의한 것으로 나타났고, $F(1,79) = 10.25$, $p < .01$, 집단×검사시기의 상호작용효과는 유의하지 않은 것으로 나타났다, $F(1,79) = 0.89$, ns. 즉, 치료집단과는 무관하게 치료 이전에 비해 이후에 무시나 부당대우에 대한 과민성 점수가 낮아진 것으로 나타났다.

호감 및 인정에 대한 집착 하위척도점수에 대한 집단의 주효과는 통계적으로 유의하지 않았으나, $F(1,78) = 0.34$, ns, 검사시기의 주효과는 유의한 것으로 나타났고, $F(1,78) = 4.28$, $p < .05$, 집단×검사시기의 상호작용효과는 유의하지 않은 것으로 나타났다, $F(1,78) = 2.77$, ns. 즉, 치료 집단과는 무관하게 치료 이전에 비해 이후에 호감 및 인정에 대한 집착점수가 낮아진 것으로 나타났다.

3 논 의

본 연구는 연구자의 선행연구인 "비행청소년의 분노조절: 웃음요법과 인지행동요법의 효과비교"(류창현, 2006)를 재검증하기위한 추적연구이다.

연구결과, 분노사고의 변화에 관한 웃음치료집단과 인지행동치료집단의 일차적 분노사고와 적대적 자동적 사고척도에 있어, 검사시기의 주효과는 유의한 것으로 나타났다.

분노표현의 변화에 관한 치료집단의 분노표출태도척도상의 부정적 평가에 대한 두려움과 부정적 대인관계 결과예상에서 집단×검사시기의 상호작용효과는 유의한 것으로 나타났다. 즉, 인지행동치료집단은 처치 후에 부정적 평가에 대한 두려움과 부정적 대인관계 결과예상은 증가하였다. 반면에, 웃음치료집단의 분노억제에 대한 부정적 태도척도점수 결과는 판단보류(.06 유의확률)로 검증되었으며, 이에 대해서는 향후 재검증연구가 필요하다. 분노억제태도척도상의 분노억제에 대한 부정적 태도는 두 치료집단 모두가 유의하게 감소하였다.

자존감 및 사고에 관한 Rosenberg의 자존감 질문지에서는 집단의 주효과는 통계적으로 유의미하게 나타났으며, 처치 후에 인지행동치료집단이 웃음치료집단 보다 더 자존감이 높은 것으로 나타났다. 일반적 태도 및 신념척도 중 합리적 신념에서는 집단×검사시기의 상호작용효과가 유의미하게 나타났고, 처치 후에 인지행동치료집단이 웃음치료집단 보다 더 합리적 신념 점수가 높은 것으로 나타났다. 성취에 대한 집착은 검사시기의 주효과는 유의하게 나타났고, 처치 후에 성취에 대한 집착이 줄어들었다. 자기비하에서는 집단×검사시기의 상호작용효과가 유의하게 나타났고, 인지행동치료집단에서만 자기비하가 감소했다. 무시나 부당대우에 대한 과민성과 호감 및 인정에 대한 집착에서는 두 집단 모두가 검사시기의 주효과는 유의하게 나타났다. 즉, 처치 후에 집단과는 무관하게 부당대우에 대한 과민성과 호감 및 인정에 대한 집착점수가 낮아진 것으로 나타났다. 집단 간에 애초부터 자존감 수준이 다른 이유들을 분석해보면, 본 연구가 실시된 임상실험현장이 교도소라는 특수성 때문에 피험자들을 모든 척도를 고려하여 무선할당하기 어려웠다. 결국 임의적으로 할당하여 일부척도에서는 사전검사시기부터 집단 간의 차이가 존재했다. 이러한 현장의 경험적 연구의 한계성을 지각하고 보완하기 위한 추후 추적연구를 통한 재검증이 필요하다 사려 된다.

두 집단 간의 치료기법과 사전사후의 상호작용효과의 주원인을 살펴보면, 일정한 척도상의 인지행동치료의 효과측정에서 보다 더 민감하게 반응하기 때문이라 사려 된다. 예를 들면, 부정적 평가에 대한 두려움 척도에 대한 인지행동치료집단의 처치 후 평가에서 자신의 부정적 평가에 있어 더욱더 적절하고 서려 깊은 대처능력을 시사한다. 반면에, 웃음치료집단은 효과가 검증되지 않은 프로그램의 구성으로인한 위에 관련한 척도상의 구체적·지시적·합리적 처치개입은 불가능했으며, 또한 처치 후 효과를 직접 평가할 수 있는 척도에 관해서도 무력감을 검증했다. 따라서 향후 이를 극복하기 위해서 웃음치료의 본질적인 효과를 검증할 수 있는 척도개발의 필요성이 우선시되어야 만한다고 사려 된다.

부정적 대인관계 결과예상 척도에 대한 인지행동치료집단의 처치 후 평가에서 자신의 부정적 대인관계 결과예상에 있어 더욱더 신중하게 고려하고, 합리적·건설적인 대처능력을 시사한다. 이결과는 인지행동집단 프로그램이 웃음치료집단 프로그램 보다 더 적응적·건설적·합리적 대인관계형성을 위한 효과적·효율적·구체적·체계적·실용적 처치개입이 주요한 요인이라 사려 된다.

합리적 신념척도에 대한 인지행동치료집단의 처치 후 평가에서 자신의 합리적 사고와 판단에 있어 더욱더 적절한 대처능력을 시사한다. 이결과는 인지행동집단 프로그램이 웃음치료집단 프로그램 보다 더 합리적·건설적·적응적·긍정적 사고와 판단을 위한 효과적·효율적·구체적·체계적·실용적 처치개입이 주요한 요인이라 사려 된다.

자기비하척도에 대한 인지행동치료집단의 처치 후 평가에서 자신의 자기비하로 인한 우울, 좌절, 분노, 열등의식으로부터 벗어나 더욱더 긍정적·적극적·창의적·자발적 신념을 가지고 현실을 직시(直視)하고 적응할 수 있는 대처능력을 시사한다. 이결과는 인지행동집단 프로그램이 웃음치료집단 프로그램보다 더 긍정적·적극적·창의적·자발적 신념을 위한 효과적·효율적·구체적·체계적·실용적 처치개입이 주요한 요인이라 사려 된다.

본 연구에서 얻은 웃음치료 임상실험연구결과는 국내외적으로는 최초로 복식호흡 웃음치료(ABLT)를 활용한 인간의 분노를 사전에 조절하고, 분석하고, 통제할 수 있다는 이점과 내면의 분노감을 감소시킬 수 있다는 가설을 검증해주었다는데 의미가 있다. 또한 웃음치료(LT)에 비하여 인지행동치료(CBT)가 상대적으로 더욱 높은 치료효과를 가져왔다. 이에 대한 주요 매개요인들을 분석해보면, 인지행동치료집단은 매우 지시적·직접적·적응적·합리적·건설적·체계적 처치개입, 자기교시학습 프로그램 강화, 그리고 보다 더 구체적이고 명확한 목표지향에 초점을 두고 진행했기 때문에 높은 기대효과를 얻게 되었다 사려 된다. 반면에, 웃음치료집단은 비지시적·비자발적·비적응적·비구체적·비체계적인 프로그램 진행구성, 참여자들의 부적응 및 무력감, 그리고 웃음치료의 효과검증을 위한 적합한 평가척도결여 등으로 인한 가시적 결과를 산출하는데에 어려움을 갖게 되었다 사려 된다.

본 연구결과에서 웃음치료와 인지행동치료에 의해서 분노, 우울, 두려움, 불안, 낮은 자존감, 공격성, 자기비하, 과민성, 반추적 사고, 집착, 적대적 자동적 사고 등과 같은 정서들에 있어 보다 더 긍정의 심리와 삶의 질을 향상시켜주며, 무엇보다도 비행청소년 자신들의 분노를 통제할 수 있는 자가치료와 자기통제력을 학습된 교육과 훈습을 통해서 얻을 수 있다는 것을 검증한 객관적인 임상실험연구이다.

향후의 연구방향에 대한 제시는 다음과 같다. 첫째, 보다 정확하고 엄격한

통제된 연구 설계를 바탕으로 연구가 진행되어야만 할 것이다. 즉, 피험자의 할당에 있어서 임으로 할당하는 것이 아닌, 무선할당을 하여 사전에 편향되는 것을 통제하는 것이다. 둘째, 본 연구 프로그램에서는 웃음치료와 인지행동치료를 포함하여 실시하였으나, 이후 임상실험연구에서는 자율 훈련법, 심리사회기술훈련, 사회문제해결기법, 대처능력기법, 문제해결중심치료, 변증법적 행동치료, 긍정의 인지행동치료(Positive CBT) 등과 같은 통합적 인지행동치료 프로그램 접근과 개입을 활용한 효과비교를 통해서 어떤 치료접근과 개입들이 피험자들에게 보다 더 적합하고 효율적·효과적 처치방법인지를 검증해야 할 것이다. 셋째, 피험자의 대상을 비행청소년에게만 국한(局限)시키지 않고, 성인범죄자와 약물중독 대상자까지도 확대시켜 임상실험연구가 진행되어야할 것이다. 네 번째, 프로그램들을 통한 치료적 성과와 변화에 귀인된 주요한 변인과 기제들을 분석하고, 검증하여, 이를 토대로 한 이론적 연구로 발전시켜야 할 것이다. 다섯 번째, 본 연구 주제와 관련된 후속연구들이 지속적으로 축적된 경험적 실험연구결과를 바탕으로 활발하게 검증되기 위해서는 종단연구, 반복연구, 재범률 평가(recidivism rate) 등과 같은 장기적 추적연구를 통해서 연구효과에 대한 재검증을 할 필요가 있을 것이다. 여섯 번째, 웃음치료의 효과를 검증할 수 있는 다양하고 적절한 평가척도개발이 필요로 할 것이다. 즉, 웃음치료에 의한 폭넓고 구체적 처치개입과 적용을 현실화하기 위한 효과적·체계적·합리적·실용적 웃음치료 프로그램을 보다 더 객관적으로 평가할 수 있는 척도개발이 뒷받침 되어야할 것이다. 끝으로, 향후 이러한 실질적·경험적 임상실험연구의 산물에 기초를 한 동기부여개입 프로그램(Motivational Intervention Program), 사회문제해결 프로그램(Social Problem Solving Program), 보호관찰 프로그램(Probations Program), 교정 프로그램(Corrections Program), 범죄예방 프로그램(Crime Prevention Program), 회복적 사법 프로그램(Restorative Justice Program), 긍정의 심리학(Positive Psychology), 그리고 긍정의 인지행동치료(Positive CBT) 등과 같은 현장의 실제적인 처치 프로그램들에도 적극 활용되어야하며, 이에 대한 효과를 또한 검증해야 할 것이다.

참 · 고 · 문 · 헌

류창현 (2006). 비행청소년의 분노조절: 웃음요법과 인지행동요법의 효과 비교연구. 충북대학교 석사학위논문.

류창현 (2006). ***웃음치료*** 서울: 북카페.

류창현 (2008). ***최신웃음치료*** 수원: 비전출판사.

서수균 (2004). 분노와 관련된 인지적 요인과 그 치료적 함의. 서울대학교 박사학위 청구논문.

서수균, 권석만 (2002). 한국판 공격성 질문지의 타당화 연구. ***한국심리학회지: 임상, 21,*** 487-501.

서수균, 이훈진, 권석만 (2004). 분노표출/분노억제 태도 척도의 개발과타당화 연구. ***한국심리학회지: 임상, 23,*** 521-540.

이봉건 (2005). 이상심리학 : Abnormal Psychology (9th Edition), Davison, Gerald C., Neale, John M., & Kring, Ann M. 시그마프레스(주).

이수정 (2006). ***범죄심리학*** 서울: 북카페.

이승재역 (2001). 분노로부터 평안을 얻는 삶 : The Anger Workbook, Les Carter& Frank Minirth. 은혜출판사, pp. 13-36.

정문자역(1992). ***당신은 해냈습니다*** 서울: 교문사

조용범역 (2007). 경계선 성격장애 치료를 위한 다이러렉티컬 행동치료. Dialectical Behavior Therapy. Marsha M. Linehan(1993), pp.173-384.

허준 (2002). 東醫寶鑑. 서울: 동의과학연구소.

Angell, M.(1985). Disease as a reflection of the psyche. ***New England Journal of Medicine, 312(24),*** 1570-1572.

Angell, J.(1969). Autonomic response patterns during sadness and mirth. ***Psychophysiology, 5,*** 399-414

Ashby, F. G., Isen, A. M., & Turken, A. U. (1999). A neuropsychological theory of positive affect and its influence on cognition. ***Psychological Review,*** 106, 529-550.

Achtemeier, Paul J. (1971). Harper's Bible Dictionary. HarperCollins.

Andrew Sostek & Richard J. Wyatt(1981). ***The Chemistry of Crankiness: Psychology Today(October).*** p120.

American Psychiatric Association(1994). ***Diagnostic and Statistical Manual of Disorders*** (4th Edition). Washington, DC: ***American Psychiatric Association.***

Averill, J. R. (1982). Anger and Aggression: An Easy on Emotion. New York: Springer.

Averill, J. R. (1983). Studies on Anger and Aggression: Implications for Theories of Emotion. ***American Psychologist.*** 1146-1160.

Kabat-Zinn, Jon(2007). ***마음챙김명상과 자기치유 상하(上下).*** (장현갑·김교헌·장주영 역). 서울: 학지사(원전은 1990년에 출판)

Satir, J., Banmen, J., Gerber, J., & Gomori, M.(1990). ***The Satir Model: Family Therapy and Beyond.*** Palo Alto, CA: Science & Behavior Books, Inc.

Bruno, Leonard(2003). ***Stress Reduction.*** Health A to A (Medical Network, Inc.). Retrieved September 30, 2003. http://www.healthatoz.com

Berk, Lee S., Felten, David L., Tan, Stanley A., Bittman, Barry B., & Westengard, James (2001). Modulation of Neuro-immune Parameters during the Eustress of Humor-Associated Mirthful Laughter. ***Alternative Therapies Health Medicine,*** 7(2), 62-76.

Berk, Lee & Tan, Stanley(1996). The Laughter-Immune Connection. available from : http://www.angelfire.com/pa/parveryhill2/laughter.html

Baron, R. (1977). Human Aggression. New York: Plenum Press.

Berkowitz, L. (1993). ***Aggression: Its Cause, Consequences, and Control.*** New York : McGraw-Hill, Inc.

Berkowitz, L. (1990). On the Information and Regulation of Anger and Aggression : a Cognitive-Neo-associationistic Analysis. ***American Psychologist,*** 45, 494-503.

Beck, A. T. (1963). Thinking and Depression: Idiosyncratic Content and Cognitive Distortion. ***Archives of General Psychiatry,*** 9, 324-333.

Beck, A. T. (1976). Cognitive Therapy and the Emotional Disorders. New York : International University Press.

Berk, L., & Tan, S. (1989). Eustress of mirthful laughter modifies natural killer cell activity. ***Clinical Research,*** 37, 115.

Berk, L., & Tan, S. (1989). Neuroendocrine influences of mirthful laughter. ***American Journal of the medical Science, 298(6),***390-396.

Beck, J. (1995). ***Cognitive Therapy: Basic and Beyond.*** New York: The Guilford Press.

Beck, A. T. (2000). ***Prisoner of Hate: The Cognitive Basis of Anger, Hostility, and Violence.*** New York: Perennial.

Berk, L. S., Felten, D. L., Tan, S. A., Bittman, B. B., & Westengard, J. (2001). Modulation of Neuroimmune Parameters during the Eustress of Humor-Associated Mirthful Laughter. ***Alternative Therapies Health Medicine,*** 7(2), 62-76.

Bilodequ, L. (1992). The Anger Workbook. Hazelden.

Biaggio, M. K. (1985). ***Recent advances in anger assessment.*** In J. N.

Bioten, F. A. (1998). The effects of emotional behavior on components of the respiratory cycle. ***Biological Psychology, 49(1,2),*** 29-51.

Buss, A., & Perry, M. (1992). The aggression questionnaire ***Journal of Personality and Social Psychology,*** 63, 452-459.

Buss, D. M. (1999). Human nature and individual differences: The evolution of human personality. In L. A. Pervin & O. P. John(Eds.), Handbook of personality: Theory and research(pp.31-56). New York: Guilford.

Barker Kenneth L. & Kohlenberger III, John (1994). NIV Bible Commentary: Volume 1 : Old Testament. Zondervan Publishing House.

Bottorff J. L., Gogag, M., & Lotzkar, M. E. (1995). Comforting: exploring the work of cancer nurses. ***Journal of Advanced Nursing 2,*** 1077-1084.

Bazzini, D. G., Stack, E. R., Martincin, P. D., & Davis, C. P. (2007). The Effects of Reminiscing about Laughter on Relationship Satisfaction. ***Motive Emotion,*** 31, 25-34.

Bowes, D. F., Tamlyn, D., & Butler, L. J. (2002). ***Women living with ovarian cancer: Dealing with an early death. health care for women internctional, 23,*** 135-148.

Bower, J. E., Kemeny, M. E., Taylor, S. E., & Fahey, J. L. (1998). Cognitive processing, discovery of meaning, CD4 decline, and AIDS-related mortality among bereaved HIV-seropositive men. ***Journal of Consulting and Clinical Psychology, 66,*** 979-986.

Bennett, H. J. (2003). Humor in Medicine. ***Review Article. Southern Medical Journal, 96,*** 1257-1261.

Cousins, N. (1989). Head First-the Biology of Hope. New York NY : Dutton.

Carlson, Neil R(1986). ***Physiology of Behavior,*** 3rd ed. Boston: Allyn and Bacon, Inc. pp. 480-504.

Carter, L, & Minirth, F (2001). 분노로부터 평안을 얻는 삶. (이승재 역). 서울: 은혜출판사. (원전은 1993년에 출판)

Cernerud, L. & Olsson, H. (2004). Humor seen from a public health perspective. ***Second Journal Public Health, 32,*** 396-398.

Cousins, N. (1979). Anatomy of an Illness. As Perceived by the Patient. New York : W.W. Norton & Company, Inc.

Crockenberg, S. (1981). Infantile Irritability, Mother Responsiveness, and Social Support Influences on the Security of Infant-Mother Attachment. ***Child Development, 52,*** 857-865.

Grotjahn, Martin (1957). Beyond Laughter: Humor and the Subconscious. New York: McGraw-Hill.

Goldberg, L. R.(1992). The development of markers for the Big-Five factor structure. ***Psychological Assesment, 4,*** 26-42.

DiGiuseppe, R., Eckhardt, C., Tafrate, R., & Robin, M. (1994). The Diagnosis and Treatment of Anger in a Cross-Cultural Context. ***Journal of Social Distress and the Homeless, 3*** 229-261.

DiGiuseppe. R. (1995). Developing the Therapeutic Alliance with Angry Clients. In H. Kassinove(ed.), ***Anger Disorders: Definition, Diagnosis and Treatment*** (pp.131-149). Washington, DC: Taylor and Francis.

Dillon, K., Minchoff, B., & Baker, K. (1985). Positive emotional states and the enhancement of the immune system. ***International Journal of Psychiatry in Medicine, 15,*** 13-18.

Dossey, L. (1996). The trickster: Medicine's forgotten character. ***Alternative Therapies in Health and Medicine, 2(5),*** 6-14.

Deffenbacher, J. L., (1999). ***Cognitive-Behavioral Conceptualization and Treatment of Anger.*** Journal of Clinical Psychology, 55, 295-309.

Deffenbacher, J. L., & McKay, M. (2000). ***Overcoming Situational and General Anger.*** Oakland: New Harbinger.

Deffenbacher, J. L., & Hogg, J. A. (1986). Irrational Beliefs, Depression, and Anger Among College Steudents. Journal of College Student Personnel, 27, 349-353

Deborah, A. (1999). Cognitive Distortions in the Experience and Expression of Anger. A dissertation for the degree of doctor in The Adler School of Professional Psychology.

Douglas, F. B.(1991). Anger and Irrational Beliefs in Violent Inmates. Personality & Individual Difference, 12, pp. 211-215

Davies, William (2000). ***Overcoming Anger and Irritability: A Self-Help Guide Using Cognitive Behavioral Techniques.*** New York University Press.

Davidson, G. C., Neale, J. M., & Kring, A. M (2007). 이상심리학.(이봉건 역). 서울: 시그마프레스(원전은 2004년에 출판)

Edmondson, C. B., & Conger, J. C. (1996). A review of treatment efficacy for individuals with anger problems: Conceptual, assessment, and methodological issues. ***Clinical Psychology Review, 16(3),*** 251-275.

Escamilla, A. G. (2000). ***Effects of self instructional cognitive behavioral techniques on anger management in juveniles. dissertation.*** The University of Texas at Austin. Bell & Howell Information and Learning Company.

Eckhardt, C. I, & Barbour, K. A. (1997). Anger and hostility in maritally violent men: conceptual distinctions, measurement issues, and literature review. ***Clinical Psychology Review, 17(4),*** 333-358.

Ellis, A. E. & Harper, R. (1975). ***A New Guide to Rational Living.*** North Hollywood, CA: Wilshire Books.

Ekman, P.(1984). Expression and the Nature of Emotion. In K. Scherer & P. Ekman (Eds.), Approaches to Emotion (pp. 319-34). hillsdale, NJ: Erlbaum.

Ellis, A. E & Tafrate, R. C. (1997). How to Control Your Anger Before It Controls You. New York : Citadel Press.

Enright, Robert D.(2001). Forgiveness Is A Choice : S Step-by-Step Process for Resolving Anger and Restoring Hope(pp.3-91). APA LifeTools, American Psychological Association, Washington, DC.

Fry, W. (1971). ***Mirth and Oxygen Saturation of Peripheral Blood.*** Psychotherapy and psychosomatics, Vol. 19, pp. 76-84.

Fry, W. (1977). ***The Respiratory Components of Mirthful Laughter.*** Journal of Biological Psychology, Vol. 19:2, pp. 39-50.

Fry, W. (1979). ***Mirth and the Human Cardiovascular System.*** In The Study of Humor. (Mindess and Turekeds) Antioch University Press.

Fry, W. (1992). The physiologic effects of humor, mirth, and laughter. ***Journal of the American Medical Association, 267(13),*** 1857.

Fennel. M. (1989). Depression. In K. Hawton, P. M. Salkovskis, J. & D. M. Clark (Eds.) Cognitive Behavior Therapy for Psychiatric Problems : A Practical Guide(pp. 167-234). Oxford University Press.

Feindler, E. L., Ection, R. B., Kingsley, D., & Dubey, D. (1986). Group Anger Control Training for Institutionalized Psychiatric Male Adolescents. Behavior Therapy, 17, 109-123.

Gazzaniga M. S. & Heatherton T. F.(2006). ***Psychological Science(2nd ed.).*** W. W. Norton & Company, Inc.

Grotiahn, Martin (1957). ***Beyond Laughter: Humor and the Subconscious.*** New York : McGraw-Hill.

Gottlieb, M. M. (1999). The Angry Self: A Comprehensive Approach to Anger Management. Phoenix, Arizona: Zeig, Tucker & Co. Press.

Guilllemin, R. (1985). ***Neural Modulation of Immunity.*** New York NY: Raven Press.

Goodheart, Annette (1994). ***Laughter Therapy.*** Less Stress Press.

Godkewitsch M. (1976). Physiological and verbal indices of arousal in rated humor. In AJ Chapman & HC Foot (Eds.), Humor and Laughter: Theory, Research, and Application, London: Wiley.

Grotjahn, M. (1959). ***Beyond laughter: Humor and the subconscious.*** New York: McGraw-Hill.

Gelkopf, M., & Kreitler, S. (1996). Is humor only fun, an alternative cure or magic? The cognitive therapeutic potential of humor. ***Journal Cognitive Psychotherapy: An International Quarterly, 10(4),*** 235-254.

Gelkopk, Marc, Kreitler, Shulamith, & Signal, Mircea(1993). Laughter in a Psychiatric Ward. The Journal of Nervous and Mental Disease, 283-283.

Howells, K., & Day A. (2003). Readiness for anger management: clinical and theoretical issues. ***Clinical Psychology Review, 23,*** 319-337.

Hodgkin (1993). Laughter as Therapy for Patient and Care-giver. In ulmonary Rehabilitation, ed. Philadelphia: Lippincott.

Harbin, J. Thomas (2000). Beyond anger a guide for men. New York : Marlowe & Company.

Heatherton, T. F., & Weinberger, J. L.(1994). ***Can personality change?*** Washigton, DC: American Psychological Association.

Izard, C. E. (1977). Human Emotion. New York: Plenum Press.

Ingram, R. E & Kendall, P. C. (1977). The Cognitive Side of Anxiety. ***Cognitive Therapy and Research,*** 11, 523-536.

Isen, A. M.(1993). Positive affect and decision making. In M. Lewis & J. M. Haviland (Eds), ***Handbook of emotions*** (pp. 261-277). New York: Guilford Press.

Kassinove, H. (2007) Anger management: cognitive behavioral strategy. 2007 한국인지행동치료학회 춘계 워크샵 및 학술대회. 한국인지행동치료학회, 1-51.

Khalsa, D. S., & Stauth, C. (2006). 치매 예방과 뇌 장수법. (장현갑, 추선희, 김정모, 허동규 공역). 서울: 학지사. (원전은 1997년에 출판)

Kuhlman T. (1984). ***Humor and Psychotherapy.*** Dow-Jones-Irwin, Homewood, Illinois.

Kwon, S. (1992). Differential Roles of Dysfunctional Attitudes and Automatic Thoughts in Depression : An Integrated Cognitive Model of Depression. A dissertation for the degree of doctor in The University of Queensland.

Klein, Allen (1987). Healing Power Humor of Power. Nashville: Broadman Press.

Kassinove, H. & Sukhodolsky, D. G. (1995). Anger Disorders: Basic Science and Practice Issues. In H. Kassinove(Ed)***. Anger Disorders: Definition, Diagnosis, and Treatment*** (pp.1-26). Washington, DC: Tatlor & Francis.

Larsen, J. T., McGraw, A. P., & Cacioppo, J. T. (2001). Can people feel happy and sad at the same time? ***Journal of Personality and Social Psychology, 81,*** 684-695.

Lazarus, R. T. (1991). Emotion and Adaptation. Oxford University Press.

Laxarus, R. S., Kranner, A.D., & Folkaman, S. (1980). ***An Ethological Assessment of Emotion.*** In R. Plutchik, & H. Kellerman(Eds.), Emotion : Theory, Research, and Experience(Vol. 1) (pp.198-201). New York: Academic Press.

Landenberger, N. A., & Lipsey, M. W. (2005). The positive effects of cognitive behavioral programs for offenders: A meta-analysis of factors associated with effective treatment. ***Journal of Experiment Criminology, 1,*** 451-476.

Langewin R., & Day H. (1972). Physiological correlates of humor. In J. H. Goldstein & P. E. McGhee (Eds.), ***The Psychology of Humor.*** New York: Academic Press.

Lengacher, C. A., Bennett, M. P., Kip, K. E., Gonzalez, L., Jacobsen, P., & Cox, C. E. (2006) Relief of Symptoms, Side Effects, and Psychological Distress Through Use of Complementary and Alternative Medicine in Women With Breast Cancer. ***Oncology Nursing Forum, 33(1),*** 97-104.

Levi L. (1965). The urinary output of adrenalin and noradrenalin during pleasant nd unpleasant emotional states. ***Psychosomatics and Medicine.*** 27: 1, 80-85.

Lefcourt, H.(1986). ***Humor and Life Stress.*** New York NY: Springer Verlag.

Lefcourt, H.(1990). ***Humor and Immune System Functioning.*** International Journal of Humor Research, Vol. 3, No. 3.

Lewis, M., Alessandrinai S. M., & Sullivan, M. W.(1990). Violation of Expectancy, Loss of Control, and anger Expressions in Young Children. ***Developmental Psychology,*** 26, 745-751.

Lloyd, E. L. (1938). The respiratory mechanism in laughter. ***Journal of General Psychology, 10,*** 179-189.

Lopes, F. G., & Thuman, C. W. (1986). A Cognitive-Behavioral Investigation of Among College Students. Cognitive Therapy and Research, 10. pp. 245- 256

Martin, R., & Dobbin, J. (1988). Sense of humor, hassles, and immunoglobulin A: Evidence stress-moderating effect of humor. International ***Journal of Psychiatry in Medicine, 18,*** 93-105.

Mattes, Jeffrey A. (1986). Psychopharmacology of Temper Outbursts: ***A Review,*** Journal of Nervous and Mental Disease 174(August), pp. 464-470.

McEwen, Bruce (2000). The end of stress as we know it. Washington, D.C.: Joseph.

McCrae, R. R., & Costa, P. T., Jr.(1990). ***Personality in adulthood.*** New York: Guilford Press.

McGhee, P. (1983). The role of arousal and hemisphere lateralization in humor. In McGhee P. and Goldstein J. (Eds.), ***Handbook of Humor Research, Vol. I,*** 13-35.

McGhee, P. (1996). ***Health, Healing and The Amuse System.*** Dubuque, IA: Kendall/Hunt.

Morreall, J. (1983). ***Taking Laughter Seriously.*** Albany, NY: State University of New York.

Michael S. Gazzaniga & Todd F. Heatherton (2006). Psychological Science. W. W. Norton & Company, Inc. pp. 383-429.

Mosby(2002). Mosby's Pocket Dictionary of Medicine, Nursing, & Allied Health(Fourth Ed.). Bosby, Inc.

Nakajima, A., Hirai, H., & Yoshino, S. (1990). Reassessment of mirthful laughter in rheumatoid arthritis. ***The Journal Rheumatology, 26(2),*** 512-513.

Nay, W. Robert (2004). Taking Charge of Anger: How to Resolve Conflict, Sustain Relationships, and Express Yourself Without Losing Control. New York: The Guilford Press.

Nelson, J. K. (2008). Laugh and the world laughs with you: An attachment perspective on the meaning of laughter in Psychotherapy. ***Clinical Social Work Journal,*** 36, 41-49.

Novaco, R. W. (1975). Anger control: The development and evaluation of an experimental treatment. lexington, MA: D.C. Health.

Novaco, R. W. (1979). A stress innoculation approach to management in the training of law enforcement officers. ***America Journal of Community Psychology.*** 327-346.

Novaco, R, W. (1994). Anger as a Risk Factor for Violence Among the Mentally Disordered. ***In J. Monahan & H. J. Steadman (Eds), Violence and mental disorder.*** Chicago: The University of Chicago Press.

Provine, R. R. (2000). ***Laughter.*** Penguin Putnam Inc.

Provine, Robert R. (2001). ***Laughter.*** Penguin Putnam Inc.

Potter-Efron Ron & Potter-Efron Pat (1995). Letting Go of Anger : The 10 Most Common

Anger Styles and What To Do About Them. New Harbinger Publications, Inc.

Richman, J. (1996). Points of correspondence between humor and psychotherapy. ***Psychotherapy, 33(4),*** 560-566.

Richardson, A. (2007). Life in a hospice: Reflections on caring for the dying. ***Radcliffe Publishing, 22(10),*** 20-21.

Russel, J. A. (1980). A circumplex model of affect. ***Journal of personality and Social Psychology,*** 39, 1161-1178.

Russel, J. A., & L. Feldman Barrett. (1999). Core affect, prototypical emotional episodes, and other things called emotion: Dissecting the elephant. ***Journal of personality and Social Psychology, 76,*** 805-819.

Reber, Arthur S. & Reber Emily (2001). ***The penguin dictionary of psychology. (3rd).*** London: Penguin Books Ltd.,

Roberts, D. F.(2000). Media and youth: Acces, exposure, and privatization. ***Journal of Adolescent Health 27(Suppl.),*** 8-14.

Rad von Gerhard (1972). Genesis. SCM Press.

Roach, M.(1996). Can you laugh your stress away? ***Health,*** September, 1996.

Saigh, P., Yasik, A. E., Oberfield, R., & Halamandaris, P. V. (2007). Self-reported anger among traumatized children and adolescents. ***Journal Psychopathology Behavior Assessment, 29,*** 29-37.

Schiraldi, Glenn R. & Kerr, Melissa Hallmark (2002). ***The Anger Management Source Book.*** New York: McGraw-Hill, Inc.

Schlichter K. J., & Horan, J. J. (1981). Effect of stress inoculation on the anger and aggression management skills of institutionalized juvenile delinquents. ***Cognitive Therapy and Research, 5(4),*** 359-365.

Saper, B. (1988). Humor In psychiatric healing. psychiatric quarterly. ***Human Sciences Press, 59(4),*** 306-319.

Sobel, D. & Ornstein, R. (1997). Good humor, good health. ***Mind/Bodly Health Newsletter, 6(1),*** 3-6.

Segerstrom, S., & Miller, G. (2004). Psychological Stress and the Human Immune System: A Meta-Analytic Study of 30 Years of Inquiry. ***The American Psychological Association, 130(4),*** 601-630.

Semmelroth, Carl & Smith, Donald E.P.(2000). ***The anger habit : Proven principles to calm the stormy mind.*** New York Lincoln Shanghai : Writer's Showcase, Inc.

Semmelroth, Carl & Smith, Donald E.P.(2002). ***The anger habit Workbook : Proven principles to calm the stormy mind.*** New York Lincoln Shanghai : Writer's Showcase, Inc.

Susman, E. J. Inoff-Germain, G., Nottlemann, E. D., Loiaux, D. L., Culter, G. B., Jr., & Chrousos, G. P.(1987). Hormans, Emotional Dispositions, and Aggressive Attributes in Young Adolescents. ***Child Development 58,*** pp. 1114-1134

Spielberger, C. D., Jacobs, G., Russell, S., & Crane, R. S. (1983). Assessment of Anger: The State-Trait Anger. In J.N. Butcher & C D. Spielberger (Eds), Advances in Personality Assessment (pp. 161-190). Hillsdale, NJ: Erlbaum.

Selye, H. (1956). The Stress of Life. New York, NY: Mcgraw-Hill.

Sukhodolsky, D., & Ruchkin, V. V. (2004). Association of normative beliefs and anger with aggression and antisocial behavior in Russian male juvenile offenders and high school students. ***Journal of Abnormal Child Psychology, 32(2),*** 225-236.

Vecchio, T. D., & O'Leary, K. D. (2004). Effectiveness of anger treatment for specific anger problems: A meta-analytic review. ***Clinical Psychology Review,*** 24, 15-34.

Wilson, Steve (1992). Super Humor Power. DPJ Enterprise, Inc.

Wilson, Steve (1992). The Art of Mixing Work and Play. Advocate Publishing Group.

Wilson, Steve (1998). ***Chill : 271 Tips, Practice & Secretes for Staying Healthy, Happy & Sane Under Pressure.*** Steve Wilson and Company.

Wilson, Steve (2004). The World Laughter Tour(DVD) : Makes Good News!, Volume 1-2003 Contains 5 Videos!, The World Laughter Tour, Inc., Columbus, Ohio, 2004.

Wilson, S. D. (2001). ***Hurt people hurt people.*** Discovery House Publishers.

Westburg, N. G. (2003). Hope, laughter, and humor in residents and staff at an assisted living facility. ***Journal of Mental Health counseling, 25(1),*** 16-32.

Wooten, P. (2002). ***Compassionate laughter.*** Jest Press.

Williams, Redford & Williams, Virginia (1998). ***Anger Kills: 17 Strategies for Controlling the Hostility That Can Harm Your Health.*** New York: Harper Paperbacks.

Watson, D., Wiese, D., Vaidya, J., & Tellegen, A. (1999). The tow general activation systems of affect: Structural findings, evolutionary considerations, and psycho-biological evidence. ***Journal of Personality and Social Psychology, 76,*** 820-838.

Yerkes, R. M. & Dodson, J.D. (1980). ***The Relation of Strength of Stimulus to Rapidity of Habit Formation.*** Journal of Comparative and Neurological Psychology, 18, 459-482.

Zwemer, W. A., & Deffenbacher, J. L. (1984). Irrational Beliefs, Anger, and Anxiety. Journal of Counseling Psychology, 31, pp. 391-393

찾 · 아 · 보 · 기

ㄷ

ㄹ

ㅁ

ㅂ

ㅅ

ㅇ

ㅎ

부 록

태도를 반영해 주시면 되겠습니다.

부록 1. 공격성질문지(AQ-K)

이 질문지는 여러분이 일상생활에서 경험할 수 있는 내용들로 구성되어 있습니다. 각 문항들을 자세히 읽어 보시고, **일상적인 자신을 얼마나 잘 나타내는지** 그 정도를 표시에 주시기 바랍니다. 각 문항별로 평소의 자신을 잘 나타낸다고 생각되는 정도를 옆 선다형의 적당한 숫자에 "○"표를 하여 주십시오.

	문항	전혀 그렇지않다	약간 그렇다	왠만큼 그렇다	꽤 그렇다	매우 그렇다
1	때로 나는 누군가를 치고 싶은 충동을 통제하기 어렵다.	1	2	3	4	5
2	나는 친구와 의견이 다를 때 솔직하게 얘기한다.	1	2	3	4	5
3	나는 화가 빨리 치밀지만 또 빨리 풀어진다.	1	2	3	4	5
4	나는 때로 시기나 질투에 차있다.	1	2	3	4	5
5	누군가 화를 한번 돋우면, 나는 그 사람을 칠지도 모른다.	1	2	3	4	5
6	나는 다른 사람과 의견 충돌이 많다.	1	2	3	4	5
7	일이 뜻대로 안 되었을 때 나는 화를 참기 어렵다.	1	2	3	4	5
8	내가 부당하게 대우받고 있다고 느낄 때가 때때로 있다	1	2	3	4	5
9	누군가 나를 때리면, 나도 되받아 친다.	1	2	3	4	5
10	사람들이 나를 짜증나게 하면, 나도 그에 맞서 그들에게 한마디 해줄 수 있다.	1	2	3	4	5
11	나는 때로 울분이 치밀어 참기 어려워 금방이라도 폭발해버릴 것 같다.	1	2	3	4	5
12	다른 사람들은 항상 운이 좋아 보인다.	1	2	3	4	5
13	나는 보통 사람들보다 좀 더 많이 치고받고 싸우는 편이다.	1	2	3	4	5
14	나는 다른 사람과 의견이 다를 때, 흔히 논쟁을 벌이게 된다.	1	2	3	4	5
15	나는 쉽게 흥분하지 않는 사람이다.	1	2	3	4	5
16	나는 때로는 스스로도 놀랄 정도의 심한 적대감에 휩싸이곤 한다.	1	2	3	4	5
17	나의 권리를 보호하기 위해서 폭력을 행사해야 한다면, 나는 기꺼이 그렇게 하겠다.	1	2	3	4	5
18	친구들은 내가 따지기를 좋아한다고 말한다.	1	2	3	4	5
19	누가 내게 지나치게 친절하면, 나는 그 사람이 내게 원하는게 있어 그러지 않나 생각된다.	1	2	3	4	5
20	나는 소위 '내 친구'라는 사람들이 나에 대해 몰래 이야기 하고 다닌다는 것을 알고 있다.	1	2	3	4	5
21	나는 몰아세운 사람과 주먹다짐을 한 적이 있다.	1	2	3	4	5
22	나는 너무 화가 나서 물건을 부순 적이 있다.	1	2	3	4	5
23	나는 지나치게 친한 척 하는 낯선 사람을 보면 의심이 든다.	1	2	3	4	5
24	나는 누굴 때리는 것은 어떤 이유로도 정당화될 수 없다고 생각 한다.	1	2	3	4	5
25	나는 화나는 것을 통제하는데 어려움을 겪는다.	1	2	3	4	5
26	나는 때로 사람들이 내가 모르게 나를 비웃고 있다는 느낌이 든다.	1	2	3	4	5
27	나는 내가 아는 사람을 위협해 본 적이 있다.	1	2	3	4	5

부록 2. 특성분노 척도(STAXI-K : Trait Anger)

아래에는 사람들이 자신을 표현하는데 사용하는 문구들이 문항별로 적혀 있습니다. 각 문항을 잘 읽으시고 **평소에 일반적으로 느끼고 있는 자신의 성향**을 가장 잘 나타낸다고 생각되는 숫자에 "○"표를 하여 주십시오. 이러한 문제에는 옳고 그른 답이 없습니다. 어느 한 문항에 너무 오래 생각하지 마시고, 당신의 **일반적인 성향**을 가장 잘 나타내고 있다고 생각되는 숫자에 "○"표를 하여 주십시오.

	평소에 일반적으로 느끼는 바로는_______	거의 전혀 아니다	가끔 그렇다	자주 그렇다	거의 언제나 그렇다
1	나는 성미가 급하다.	1	2	3	4
2	나는 불같은 성질을 지녔다.	1	2	3	4
3	나는 격해지기 쉬운 사람이다.	1	2	3	4
4	나는 다른 사람이 잘못해서 내 일이 늦어지게 되면 화가 난다.	1	2	3	4
5	나는 일을 잘하고도 다른 사람으로부터 인정받지 못하면 분통이 터진다.	1	2	3	4
6	나는 쉽게 화를 낸다.	1	2	3	4
7	나는 화가 나면 욕을 한다.	1	2	3	4
8	나는 다른 사람 앞에서 비판을 받게 되면 격분한다.	1	2	3	4
9	나는 내 일이 막히면, 누군가를 때려 주고 싶다.	1	2	3	4
10	나는 일을 잘 했는데도 나쁜 평가를 받게 되면 격분을 느낀다.	1	2	3	4

부록 3. 적대적 자동적 사고 척도(HATS)

다음은 적대적인 상황에서 우리의 머릿속에 떠오르는 여러 가지 생각들을 열거한 것입니다. 각 문장을 읽고 **최근 몇 주 동안 얼마나 자주 이러한 생각들이 떠올랐는지**를 표시해 주시기 바랍니다. 각 문장을 읽고 아래와 같이 그 빈도에 따라 적당한 숫자에 "○" 표를 해 주십시오.

1. 전혀 이런 생각을 하지 않는다.
2 가끔 이런 생각을 한다.
3. 종종 이런 생각을 한다.
4. 자주 이런 생각을 한다.
5. 항상 이런 생각을 한다.

	문 항	전혀	가끔	종종	자주	항상
1	나는 이 사람을 죽이고 싶을 정도로 밉다.	1	2	3	4	5
2	바보 같은 놈!	1	2	3	4	5
3	나는 이 사람이 순조롭게 잘 되는 것을 원하지 않는다.	1	2	3	4	5
4	나는 이 사람을 죽이고 싶다.	1	2	3	4	5
5	이 사람, 몹쓸 인간이구만.	1	2	3	4	5
6	나는 이 사람에게 앙갚음을 해주고 싶다.	1	2	3	4	5
7	나는 이 사람이 죽어버렸으면 좋겠다.	1	2	3	4	5
8	나는 이 멍청한 사람을 경멸한다.	1	2	3	4	5
9	이 사람이 날 괴롭혔듯이, 나도 그를 괴롭히고 싶을 뿐이다.	1	2	3	4	5
10	처벌만 피할 수 있다면, 나는 이 사람을 죽일 수도 있을 것 같다.	1	2	3	4	5
11	정말 머저리 같은 인간이 구만!	1	2	3	4	5
12	나는 복수하고 싶다.	1	2	3	4	5
13	이 인간을 실컷 두들겨 패주고 싶다.	1	2	3	4	5
14	이 사람 정말 짜증난다.	1	2	3	4	5
15	이 사람이 내게 한 것처럼 나도 이 사람에게 해주고 싶다.	1	2	3	4	5
16	이빨이 부러져 나가도록 때려주고 싶다.	1	2	3	4	5
17	도대체 이 인간이 무슨 짓을 하고 있는 거야?	1	2	3	4	5
18	나는 이 사람에게 본때를 보여줄 거다.	1	2	3	4	5
19	그 사람에게 일어났으면 하는 온갖 몹쓸 일들을 떠올린다.	1	2	3	4	5
20	이 사람이 무례하다고 생각된다.	1	2	3	4	5
21	나는 이 사람을 그냥 둘 수 없다.	1	2	3	4	5
22	나는 이 사람에게 귀싸대기를 올리고 싶다.	1	2	3	4	5
23	이 인간이 제발 입 좀 닥쳤으면 좋겠다.	1	2	3	4	5
24	누가 이 사람처럼 날 공격한다면 나 역시 되받아 공격할 것이다.	1	2	3	4	5
25	나는 이 사람에게 주먹을 한방 먹이고 싶다.	1	2	3	4	5
26	나는 지금 당장 뭔가를 깨부수고 싶다.	1	2	3	4	5
27	입 닥치고 꺼져버렸으면 좋겠다.	1	2	3	4	5
28	이 사람은 쓴맛을 좀 봐야 정신을 차리겠어.	1	2	3	4	5
29	내 일을 방해하려는 사람이 있다면, 그런 사람은 혼나도 싸다.	1	2	3	4	5
30	이 사람이 날 화나게 만든다.	1	2	3	4	5

 ## 언어성 분노행동 척도(AB-VS)

누구나 화가 났을 때 다른 사람들과 이야기를 하고 싶어 합니다. 아래에는 **화가 났을 때 타인과 이야기를 나누고 싶어 하는 이유나, 혹은 이야기를 나눈 뒤에 갖는 경험에 대한 기술들**이 열거되어 있습니다. 각 문항을 읽고 여러분이 얼마나 종종 그렇게 느끼거나 행동하는지를 평가하고 해당되는 숫자에 "○"표를 하시면 됩니다. 옳거나 틀린 대답은 없습니다. 한 문장에서 너무 시간을 소비하지는 마십시오. 여러분이 대체로 어떻게 느끼거나 행동하는지를 평가하시면 됩니다.

A. 화가 났을 때 타인과 이야기를 나누고 싶어하는 이유

	나의 분노에 대해 이야기를 나누려는 것은 ___________ 하기 위해서이다.	거의 그렇지 않다	가끔 그렇다	자주 그렇다	거의 항상 그렇다
1	문제를 해결하기 위해서	1	2	3	4
2	건설적인 해결에 이르는데 다른 사람이 도움이 되지 않을까 해서	1	2	3	4
3	그 상황에 대한 해결책을 찾을 수 있는지를 알아보기 위해서	1	2	3	4
4	타인의 관점에서 이해해 보려는 노력으로	1	2	3	4
5	사람들을 내 편으로 만들기 위해서	1	2	3	4
6	그 상황에서 내가 할 수 있는 가능한 역할들을 더 잘 이해하기 위해서	1	2	3	4
7	내가 옳다는 것을 보여주기 위해서	1	2	3	4
8	앞으로 닥칠 갈등을 최소화하기 위해서	1	2	3	4
9	다음 번에는 그런 상황에 보다 건설적으로 대처하기 위해서	1	2	3	4
10	양쪽이 모두 좋은 감정을 갖도록 하기 위해서	1	2	3	4
11	다른 사람들이 얼마나 잘못했나를 보여주기 위해서	1	2	3	4
12	동정심을 얻기 위해서	1	2	3	4
13	내 잘못이 없었다는 것을 남들에게 알리기 위해서	1	2	3	4
14	다른 사람에게 그 상황에서의 내 입장을 알도록 하기 위해서	1	2	3	4

B. 이야기를 나눈 뒤에 갖는 경험에 대한 기술들

	나의 분노에 대해서 이야기를 나눈 뒤에 ________	거의 그렇지 않다	가끔 그렇다	자주 그렇다	거의 항상 그렇다
15	나는 날 화나게 했던 상황에 대해서 반복해서 다시 이야기를 나누고 싶어진다.	1	2	3	4
16	나는 그 일에 대해서 계속해서 곰곰이 생각한다.	1	2	3	4
17	나는 원한을 품는다.	1	2	3	4
18	나는 훨씬 더 불안해 진다.	1	2	3	4
19	내가 분노를 느꼈던 사람을 더 잘 이해하게 된다.	1	2	3	4
20	다른 사람에 대해서 더 좋은 감정을 갖게 된다.	1	2	3	4
21	내가 상대방을 싫어하는 것이 정당하다고 느낀다.	1	2	3	4
22	내가 해결책에 좀더 가까워졌음을 느끼게 된다.	1	2	3	4
23	상황이 내가 생각했던 것만큼 나빠 보이지는 않게 된다.	1	2	3	4

부록 5. 일차적 분노사고 척도

본 질문지는 화가 나는 상황에서 흔히 하게 되는 생각들로 구성되어 있습니다. 각 문장을 읽고 **그 상황에 처했을 때 당신이 경험하는 생각이나 느낌과 얼마나 일치하는지를** 표시하시면 됩니다. 사람은 각자 생각이 다르기 때문에 여기에 옳고 그른 정답은 없습니다. 어떤 문장의 내용들은 여러분이 경험하지 않은 것들일 수도 있습니다. 그럴 경우는 여러분이 그 상황에 처해있다고 상상을 하시고 평가하시면 됩니다. 그 일치 정도에 따라 적당한 숫자 위에 "○"표를 하시면 됩니다.

	문 항	전혀 일치 하지 않음	약간 일치함	어느 정도 일치함	상당히 일치함	거의 정확히 일치함
1	믿었던 친구가 날 비난하고 내게 공격적인 행동을 하면, 나는 배신감을 느낀다.	1	2	3	4	5
2	누가 나를 무시하는 듯한 말투로 얘기하면, 그 사람이 나를 우습게 본다고 여겨진다.	1	2	3	4	5
3	믿었던 친구의 태도가 삐딱하면, 그가 자기감정대로 행동하고 남을 배려하지 않는다는 생각이 든다.	1	2	3	4	5
4	다른 사람을 심하게 비난하는 사람을 보면, 너무 이기적이고 자기감정 밖에 모른다는 생각이 든다.	1	2	3	4	5
5	중요하다고 여겼던 사람이 내게 중요한 어떤 사실을 얘기해주지 않으면, 나는 배신감을 느낀다.	1	2	3	4	5
6	아끼던 사람이 나에 대해 험담을 뒤에서 하고 다니면, 내가 바보같이 여겨지고 그 사람에 대한 나의 믿음이 헛되다는 생각이 든다.	1	2	3	4	5
7	친하다고 생각했던 사람이 내 말이나 행동을 받아주지 않으면, 나를 무시한다는 생각이 든다.	1	2	3	4	5
8	바빠서 정신이 없는데 나를 굳이 만나고 싶어 하고 자기한테로 오라고 고집하면, 나는 그 사람이 다른 사람의 상황을 전혀 고려해주지 않는 자기 자신만 생각하는 이기적인 사람이라는 생각이 든다.	1	2	3	4	5
9	자기도 어려운 것을 다른 사람에게 시키는 사람을 보면, 그 사람이 다른 사람을 배려할 줄 모른다는 생각이 든다.	1	2	3	4	5

	문 항	전혀 일치 하지 않음	약간 일치함	어느 정도 일치함	상당히 일치함	거의 정확히 일치함
10	누가 연락도 없이 나를 기다리게 하면, 내 시간을 빼앗았다는 생각과 함께 이기적이라는 생각이 든다.	1	2	3	4	5
11	누가 내 말을 무시하면, 내 자신이 그 사람에게 보잘것 없는 존재라는 생각 든다.	1	2	3	4	5
12	잘못을 하고도 내게 사과하지 않다니, 이는 나를 무시하는 것이다.	1	2	3	4	5
13	발표준비기간 동안 한 번도 관심을 보이지 않던 동료가 발표를 앞두고 내게 어떻게 되어 가냐고 물어왔다. 이 동료가 너무 염치도 없고 이기적이다.	1	2	3	4	5
14	내가 미리 전화 걸어서 얘기를 했는데도 상대가 약속을 이행하지 않으면, 이는 나를 무시하는 것이라는 생각이 든다.	1	2	3	4	5
15	친한 사이인 줄 알았던 사람이 잡자기 냉랭한 태도를 보이며 오히려 날 비판하면 내가 이해받지 못하고 수용받지 못한다는 생각이 든다.	1	2	3	4	5
16	누가 자기 기분대로 나를 대하면, 이 사람이 나를 만만히 보고 이런다는 생각이 든다.	1	2	3	4	5
17	나에게 거짓말을 한 것이 들통이 났는데도 미안하다는 말 한마디 없다는 게 정말 참을 수가 없다. 그럴 때는 그 사람이 날 대수롭지 않게 생각한다고 느껴진다.	1	2	3	4	5
18	내 말을 들어보지도 않고 화부터 내는 사람을 보면, 이 사람은 날 이해하려 하지 않는다는 생각이 든다.	1	2	3	4	5

부록 6. 이차적 분노사고 척도

다음은 화가 나는 상황에서 자연스럽게 떠오르는 여러 가지 생각들을 열거한 것입니다. 각 문장을 읽고 **최근 몇 주 동안 화가 났던 상황들에서** 얼마나 자주 이러한 생각들이 머릿속에 떠올랐는지를 표시해 주시기 바랍니다. 각 문장을 읽고 아래와 같이 그 빈도에 따라 적당한 숫자에 "○"표를 해주십시오.

1. 전혀 이런 생각을 하지 않는다.
2 가끔 이런 생각을 한다.
3. 종종 이런 생각을 한다.
4. 자주 이런 생각을 한다.
5. 항상 이런 생각을 한다.

	문 항	전혀	가끔	종종	자주	항상
1	자신의 잘못을 시인할 때까지 모든 방법을 동원해서 괴롭히고 싶다.	1	2	3	4	5
2	한 대 패주고 싶다.	1	2	3	4	5
3	잘못을 하고도 사과도 안하다니! 너무 기가 막힌다.	1	2	3	4	5
4	내가 뭘 안해줬나?	1	2	3	4	5
5	그 사람도 기분 나쁘게 해주고 싶다.	1	2	3	4	5
6	나쁜 놈!	1	2	3	4	5
7	이 세상에 나 밖에 없구나.	1	2	3	4	5
8	따지고 싶다.	1	2	3	4	5
9	살기 싫다.	1	2	3	4	5
10	이 사람 버릇을 단단히 고쳐주자.	1	2	3	4	5
11	내가 어떻게 해야 하나?	1	2	3	4	5
12	나는, 내 자신은 어떤데?	1	2	3	4	5
13	저 사람이 치면 나도 그럴 것이다.	1	2	3	4	5
14	이걸 확 엎어버려.	1	2	3	4	5
15	내가 이렇게 흥분한 이유는 뭘까?	1	2	3	4	5
16	앞으로 이 사람에게는 말대꾸도 안하고 쳐다보지도 말아야지.	1	2	3	4	5
17	혼 내줘야겠구만.	1	2	3	4	5
18	참아야지.	1	2	3	4	5
19	모든 게 귀찮다.	1	2	3	4	5
20	아무 소리도 듣고 싶지 않고 말하고 싶지도 않다.	1	2	3	4	5

	문 항	전혀	가끔	종종	자주	항상
21	이 자식을 죽여 버려!	1	2	3	4	5
22	막 소리를 지르고 싶다.	1	2	3	4	5
23	재수 없다.	1	2	3	4	5
24	이번에는 절대 그냥 넘어갈 수 없다.	1	2	3	4	5
25	난 왜 이렇게 못났을까?	1	2	3	4	5
26	울고 싶다.	1	2	3	4	5
27	내 상황도 조금 고려해 보고 배려를 해주면 좋겠다.	1	2	3	4	5
28	화를 내면 나만 손해다. 참고 기분 좋게 어울리자.	1	2	3	4	5
29	앞으로 이 사람을 무시해줘야지.	1	2	3	4	5
30	인간쓰레기처럼 보이게 다른 사람에게 이 사람의 실체를 다 알릴까보다.	1	2	3	4	5
31	뭐 이런 인간이 다 있나.	1	2	3	4	5
32	미안하다.	1	2	3	4	5
33	욕을 퍼붓고 싶다.	1	2	3	4	5
34	앞으로 잘 해주지 말자.	1	2	3	4	5

부록 7. 분노표현 척도(STAXI-K : AXI)

사람들은 누구나 때로 화가 나거나 분노를 느끼지만, 화가 났을 때 반응하는 방식은 서로 다릅니다. 아래에는 사람들이 화가 나거나 분노를 느낄 때 어떻게 반응하는가를 나타내는 문항들이 적혀 있습니다. 각 문항을 잘 읽으신 후, 당신의 화가 나거나 분노를 느꼈을 때 일상적으로 얼마나 자주 아래에 적힌 바와 같이 반응하거나 행동하는가를 "○"표로 표시해 주시기 바랍니다. 이러한 문제에는 옳고 그른 답이 없습니다. 어느 한 문항에 너무 오래 생각하지 마시고 응답하여 주시기 바랍니다.

	화가 나거나 분노를 느낄 때......	거의 전혀 다니다	가끔 그렇다	자주 그렇다	거의 언제나 그렇다
1	나는 화를 참는다.	1	2	3	4
2	나는 화난 감정을 표현한다.	1	2	3	4
3	나는 말을 하지 않는다.	1	2	3	4
4	나는 사람들에게 인내심을 갖고 대한다.	1	2	3	4
5	나는 뚱해지거나 토라진다.	1	2	3	4
6	나는 사람들을 피한다.	1	2	3	4
7	나는 소리를 지른다.	1	2	3	4
8	나는 냉정을 유지한다.	1	2	3	4
9	나는 문을 쾅 닫아버리는 식의 행동을 한다.	1	2	3	4
10	나는 상대의 시선을 피한다.	1	2	3	4
11	나는 나의 행동을 자제한다.	1	2	3	4
12	나는 사람들과 말다툼을 한다.	1	2	3	4
13	나는 아무에게도 말하지 않으나, 안으로 앙심을 품는 경향이 있다.	1	2	3	4
14	나는 목소리를 높인다.	1	2	3	4
15	나는 화가 나더라도 침착하게 자제할 수 있다.	1	2	3	4
16	나는 속으로 다른 사람들보다 진정을 빨리 회복한다.	1	2	3	4
17	나는 나 자신이 인정하고 싶은 것보다 화가 더 나 있다.	1	2	3	4
18	나는 대부분의 사람들보다 진정을 빨리 회복한다.	1	2	3	4
19	나는 욕을 한다.	1	2	3	4
20	나는 참고 이해하려고 노력한다.	1	2	3	4
21	나는 다른 사람들이 알고 있는 것 보다 분통이 더 나 있다.	1	2	3	4
22	나는 자제심을 잃고 화를 내다.	1	2	3	4
23	나는 화난 표정을 짓는다.	1	2	3	4
24	나는 화난 감정을 자제한다.	1	2	3	4

부록 8. 분노표출태도 척도

아래에 사람들이 화를 표현하는 것에 대해서 갖고 있는 생각이나 태도에 대한 문장들이 기술되어 있습니다. 각각의 문장을 주의 깊게 읽어보시고 그 문장에 얼마나 동의 혹은 반대하는지를 결정하시고 해당되는 숫자 위에 "○"표로 표시해 주시기 바랍니다.

	화를 표현하면......	전적인 반대	상당히 반대	약간 반대	중간	약간 동의	상당히 동의	전적인 동의
1	상대방이 자신을 어렵게 생각할 것이다.	1	2	3	4	5	6	7
2	상대방도 나에 대해 좋지 않은 감정을 갖게 될 것이다.	1	2	3	4	5	6	7
3	상대방이 놀랄 것이다.	1	2	3	4	5	6	7
4	분위기가 안 좋아 진다.	1	2	3	4	5	6	7
5	상대방이 나에 대해서 두려움을 느낄 것이다.	1	2	3	4	5	6	7
6	상대방이 상처받을 거 같다.	1	2	3	4	5	6	7
7	싸움이 일어날 것이다.	1	2	3	4	5	6	7
8	화낸 사람과 사이가 멀어질 것이다.	1	2	3	4	5	6	7
9	내가 남에게 우습게 보일 것이다.	1	2	3	4	5	6	7
10	내 성격이 나빠질 것 같다.	1	2	3	4	5	6	7
11	상대방이 나 자신을 옹졸하게 생각할 것이다.	1	2	3	4	5	6	7
12	화를 자주 내는 사람은 인격적으로 덜 성숙해 보인다.	1	2	3	4	5	6	7
13	서로 어색해질 수 있다.	1	2	3	4	5	6	7
14	사람들이 나를 난폭하다고 여길 것이다.	1	2	3	4	5	6	7
15	내가 인자하지 못하고 못된 사람이라고 주위로부터 평가받을 까 두렵다.	1	2	3	4	5	6	7
16	내 기분이 풀릴 것이다.	1	2	3	4	5	6	7
17	속이 시원하고 오히려 앙금이 없이 깔끔한 관계가 될 것이다.	1	2	3	4	5	6	7
18	상대방이 기분 나빠하면서도 어느 정도는 내 심정을 이해하게 될 것이다.	1	2	3	4	5	6	7
19	일을 감정적으로 처리하게 되어서 다른 일에까지 좋지 않은 영향을 미친다.	1	2	3	4	5	6	7
20	상대방이 내 성격에 문제가 있다고 생각할 것 같아 두렵다.	1	2	3	4	5	6	7
21	인간관계를 형성하는데 있어서 좋지 않다.	1	2	3	4	5	6	7
22	화를 많이 내면 이성적인 사람들에게 왠지 내가 지는듯한 느낌이 든다.	1	2	3	4	5	6	7
23	서로의 관계가 조금 서먹해질 수 있지만, 보다 발전적인 관계로 나아갈 수 있는 가능성을 찾아 볼 수도 있다.	1	2	3	4	5	6	7
24	화를 표현하는 것 자체는 나쁘지 않다.	1	2	3	4	5	6	7

부록 9. 분노억제태도 척도

아래에 사람들이 화를 표현하지 않는 것에 대해서 갖고 있는 생각이나 태도에 대한 문장들이 기술되어 있습니다. 각각의 문장을 주의 깊게 읽어보시고 그 문장에 얼마나 동의 혹은 반대하는지를 결정하시고 해당되는 숫자 위에 "○"표로 표시해 주시기 바랍니다.

	화를 표현하지 않는 것은...... (혹은 화를 내지 않으면......)	전적인 반대	상당히 반대	약간 반대	중간	약간 동의	상당히 동의	전적인 동의
1	타인이 나를 불쾌하게 하는데도 화를 안 내면 상대가 나를 바보로 알 것이다	1	2	3	4	5	6	7
2	화를 표현하지 않는 것은 자신을 병들게 하는 행위이다.	1	2	3	4	5	6	7
3	화를 지나치게 내지 않으면 상대방이 그 사람의 감정이나 심리상태를 알기가 어렵다.	1	2	3	4	5	6	7
4	화가 계속 쌓이게 되면 다른 곳에 화풀이 할 것이다.	1	2	3	4	5	6	7
5	화를 너무 참는 것은 어리석다.	1	2	3	4	5	6	7
6	화가 나는데도 일부러 참는 것이라면 대인관계에 앙금을 남기게 되어 좋지 않다.	1	2	3	4	5	6	7
7	언젠가 폭발할 것이 두렵긴 하지만 그래도 화를 참는 것이 좋다.	1	2	3	4	5	6	7
8	억압된 분노가 나중에 한꺼번에 터져 더 위험하다.	1	2	3	4	5	6	7
9	화를 내지 않으면 사람들이 나를 만만하게 볼 수도 있다.	1	2	3	4	5	6	7
10	화가 나도 표현하지 않으면 나를 힘들게 하는 문제를 다른 사람이 알 수 없기 때문에 내가 계속 힘들 것이다	1	2	3	4	5	6	7
11	화를 내면 낼수록 습관이 되어서 반복적으로 화를 낼 테니까 화를 내지 않는 것이 좋다.	1	2	3	4	5	6	7
12	화를 억누르다보면 은연중에 그 사람을 기워하게 될 것이다.	1	2	3	4	5	6	7
13	억압된 분노는 불신감, 공격적인 생각, 외로움을 만들어 낼 것이다.	1	2	3	4	5	6	7
14	화를 내지 않는 사람을 보면 정말 존경스럽다.	1	2	3	4	5	6	7
15	화를 내지 않는 사람을 보면 너무 착한 거 같아 답답하다.	1	2	3	4	5	6	7
16	화를 내지 않으면 다른 사람들은 사람 좋다고 생각하겠지만 본인은 괴롭다.	1	2	3	4	5	6	7
17	화를 내지 않으면 상대방과 진정한 만남이 이루어지지 않을 것이다.	1	2	3	4	5	6	7
18	화를 표현하지 않으면 주변 사람들과의 관계유지에 매우 유리할 것이다.	1	2	3	4	5	6	7
19	화를 표현하지 않는 것은 자기 통제력이 강한 것이다.	1	2	3	4	5	6	7
20	화를 내지 않으면 타인에게 너무 물렁하거나 너무 착한 사람으로 비쳐져서 악이 용당할 수도 있다.	1	2	3	4	5	6	7
21	화를 나는데도 참기만 하는 것은 좋지 않다.	1	2	3	4	5	6	7
22	화를 표현하지 않는 것은 남을 배려하는 행위다.	1	2	3	4	5	6	7
23	화를 내지 않으면 스트레스가 쌓일 것 같다.	1	2	3	4	5	6	7

부록 10. Rosenberg 자존감 질문지(SES)

다음은 여러분이 자신에 대해서 느낄 수 있는 여러 가지 측면들을 알아보기 위한 것입니다. 각 문장을 읽고 자신이 해당하는 정도의 숫자에 "○"표로 표시해 주시기 바랍니다.

	문항	전혀 그렇지 않다	대체로 그렇지 않다	중간이다	대체로 그렇다	전적으로 그렇다
1	나는 내가 적어도 다른 사람만큼은 가치 있는 사람이라고 느낀다.	1	2	3	4	5
2	나는 좋은 자질들을 많이 가지고 있는 것 같다.	1	2	3	4	5
3	대체로 나는 내가 실패자라고 생각하는 경향이 있다.	1	2	3	4	5
4	나는 대부분의 다른 사람들만큼 일을 잘 할 수 있다.	1	2	3	4	5
5	나는 자랑할 만한 것이 별로 없는 것 같다.	1	2	3	4	5
6	나는 나 자신에 대해 긍정적인 태도를 가지고 있다.	1	2	3	4	5
7	대체로 나 자신에 대해 만족하고 있다.	1	2	3	4	5
8	나 자신을 좀 더 존중할 수 있었으면 좋겠다.	1	2	3	4	5
9	나는 때때로 내가 정말 쓸모없는 사람이라고 느낀다.	1	2	3	4	5
10	때때로 나에게 좋은 점이라곤 전혀 없다는 생각이 든다.	1	2	3	4	5

부록 11. 수정판 일반적 태도 및 신념 척도(R-GABS)

아래에 사람들이 생각하고 믿는 것에 대한 일련의 문장들이 기술되어 있습니다. 각각의 문장을 주의 깊게 읽어 보시고 그 문장에 얼마나 동의 혹은 등의하지 않는지를 결정하시면 됩니다. 맞거나 틀린 대답은 없습니다. 여러분이 믿거나 생각하는 대로 해당되는 숫자에 "◯"표로 표시해 주시기 바랍니다.

	문항	전혀동의하지 않는다	동의하지 않는다	중간이다	동의한다	강하게 동의한다
1	중요한 일들에서 실패하는 것은 참을 수 없는 일이며, 그런 일들에서 성공하지 못하는 것은 용납할 수 없다.	1	2	3	4	5
2	나는 다른 사람들이 나를 배려하지 않는 것을 참을 수 없으며, 그들이 부당하게 행동할 수도 있다는 것을 용납할 수 없다.	1	2	3	4	5
3	불편하고 긴장되고 불안한 것을 참을 수 없으며, 나는 그런 상태에 있을 때 너무 괴롭다.	1	2	3	4	5
4	내가 중요한 과제들을 잘 수행해내지 못하더라도, 나는 한 인간으로서 가치 있는 존재이다.	1	2	3	4	5
5	내가 중요한 일들을 잘 해내지 못하면, 그것은 참담한 일이 될 것이다.	1	2	3	4	5
6	나는 긴장되거나 불안해지는 것을 참을 수 없으며, 나는 긴장감을 견디기가 어렵다.	1	2	3	4	5
7	중요한 사람들이 나를 싫어한다면, 이는 내가 호감이 가지 않는 나쁜 사람이기 때문이다.	1	2	3	4	5
8	나는 중요한 일에서 반드시 잘 해내야 하며, 만약 내가 잘 해내지 못한다면 나는 그것을 인정하기 어려울 것이다.	1	2	3	4	5
9	나는 사람들로부터 공정하게 대우받아야만 하며, 나는 부당한 행위를 용납하지 못할 것이다.	1	2	3	4	5
10	가끔 나는 일상생활에서 겪게 되는 사소한 어려움들과 짜증스러운 일들을 매우 고통스럽게 여기며 내 인생에서 최악의 일이라도 겪은 것처럼 생각한다.	1	2	3	4	5
11	내가 다른 사람들로부터 무례하게 대해질 때, 세상에는 이처럼 못된 구제불능의 인간들이 있다는 것을 새삼 생각하게 된다.	1	2	3	4	5
12	내가 좋아하는 사람으로부터 내가 거절당하더라도, 나는 자신을 수용하고 여전히 한 인간으로서 나의 가치를 긍정할 수 있다.	1	2	3	4	5
13	나에게 매우 중요한 일들을 잘 해내지 못한다면, 이는 내가 보잘 것 없는 나쁜 사람이기 때문이다.	1	2	3	4	5

	문 항	전혀동의하지 않는다	동의하지 않는다	중간이다	동의한다	강하게 동의한다
14	중요한 일을 잘 못하는 것은 참을 수 없는 일이며, 만약 그런 일이 나에게 일어난다면 그것은 끔직한 일이라고 생 각 한다.	1	2	3	4	5
15	사람들이 나를 무례하게 대할 때, 나는 그런 행동이 매우 나쁜 짓이라고 생각한다.	1	2	3	4	5
16	사람들이 내게 무례하게 행동하는 것을 좋아하지 않지만, 그들로부터 존중을 받지 못하더라도 나는 참을 수 있다.	1	2	3	4	5
17	내가 좋아하는 사람들이 나를 거부하거나 싫어한다면, 이는 내가 나쁘거나 하찮은 사람이기 때문이다.	1	2	3	4	5
18	나는 부당하게 대우받는 것을 참을 수 없으며, 부당한 행동은 용납될 수 없다고 생각한다.	1	2	3	4	5
19	어떤 사람이 나를 매우 부당하게 대하면, 나는 그가 나쁘고 무가치한 인간이라고 생각한다.	1	2	3	4	5
20	내가 좋아하는 사람이 나를 좋아하지 않는 것은 실망스러운 일이지만, 이것은 불운한 것일 뿐 지독히 고통스러운 일은 아니라고 여긴다.	1	2	3	4	5
21	중요한 사람들이 나를 싫어한다면, 이는 내가 얼마나 무가치한 사람인가를 보여주는 것이다.	1	2	3	4	5
22	중요한 일을 잘 해내는 것은 필수적이므로, 나는 그러한 일들에서 반드시 잘 해내야만 한다.	1	2	3	4	5
23	나는 다른 사람들로부터 존중받아야만 하며, 만약 내가 존중받지 못한다면 나는 그것을 인정하지 못할 것이다.	1	2	3	4	5
24	살아가면서 겪는 사소한 문제들이 내게는 몹시 두려운 일이며, 나는 그런 문제에 부딪히는 것을 인정할 수 없다.	1	2	3	4	5
25	어떤 사람들이 나를 싫어하는 것을 참을 수 없으며, 그들이 나를 싫어할 수도 있다는 것을 인정할 수 없다.	1	2	3	4	5
26	성가신 일들로 짜증이 나더라도, 나는 성가심으로 인한 짜증들을 참아낼 수 있다.	1	2	3	4	5
27	긴장감, 초조감, 좌절감을 경험하는 것이 내게는 매우 괴롭고 두려운 일로 여겨지며, 그런 감정들을 느끼는 것은 내게 일어 날 수 있는 최악의 일로 생각된다.	1	2	3	4	5

	문항	전혀동의하지 않는다	동의하지 않는다	중간이다	동의한다	강하게 동의한다
28	중요한 사람들로부터 호감을 얻는 것은 매우 중요하며, 만약 그들이 나를 좋아하지 않는다면 나는 그것을 받아들일 수 없을 것이다.	1	2	3	4	5
29	사람들이 대부분의 경우 나를 공정하게 대해주기를 원하지만, 단지 내가 그러길 원한다고 해서 그들이 나를 공정하게 대우해야 한다고 생각하지는 않는다.	1	2	3	4	5
30	내가 여러 가지 어려움에 봉착하고 나의 인생이 괴롭게 느껴질 때, 나는 이러한 이유로 내 자신을 무가치한 사람이라고 생각하게 된다.	1	2	3	4	5
31	내가 중요한 일들을 잘 처리 못한다면, 그것은 끔직한 일이 될 것이다.	1	2	3	4	5
32	나는 살면서 겪게 되는 사소한 괴로움 일들을 참기 어렵다.	1	2	3	4	5
33	나는 내가 원하는 사람들로부터 호감과 인정을 받아야 하며, 만약 그들이 나를 좋아하지 않는다면 나는 그것을 받아들일 수 없을 것이다.	1	2	3	4	5
34	내가 좋아하는 사람들로부터 사랑과 인정을 받고 싶지만, 단지 내가 그러길 바란다고 허서 그들이 날 좋아해야 한다고는 여기지는 않는다.	1	2	3	4	5
35	생활 속에서 불편함이나 사소한 어려운을 겪을 때, 나는 내가 좋은 사람이 아니라고 생각하는 경향이 있다.	1	2	3	4	5
36	중요하다고 여기는 일들에서 나는 반드시 성공해야 하며, 만약 성공에 이르지 못한다면 나는 그것을 용납하지 못할 것이다.	1	2	3	4	5
37	나를 좋아해 주었으면 하는 사람들이 나를 인정해 주지 않거나 거절할 때, 나는 그들이 나를 싫어한다는 것을 참을 수 없다.	1	2	3	4	5
38	사람들이 나를 무례하게 대한다면, 이는 그들이 얼마나 나쁜 사람들 인가를 보여주는 것이다.	1	2	3	4	5

부록 12. 분노 자기진단 설문지

카터는 분노와 관련된 문제를 해결하는 첫 단계가 분노의 다양한 양상을 자기진단(Self Diagnosis)으로 확인할 수 있는 설문지를 만들어 다음과 같이 제시하고 있다(Carter & Minirth, 2001).

아래 물음을 통하여 당신이 분노의 감정에 사로잡혀 있는가를 인지할 수 있을 것입니다. 당신에게 해당되는 내용에 표시를 해 보십시오.

____나는 원하지도 않는 긴장감에 자주 사로잡힌다.

____나는 비난적 사고에 아주 쉽게 빠진다.

____나는 상대방에게 불쾌감을 느낄 때, 대화를 중단하거나 상대를 하지 않는다.

____가족이나 친구들이 나의 욕구를 이해하지 못할 때, 심적으로 괴로움을 느낀다.

____어떤 사람이 나보다 더 행복하다는 것을 알았을 때, 나는 좌절감을 느낀다.

____중요한 사건에 직면했을 때, 어떻게 그 일을 처리할 것인가에 대하여 지나치게 걱정한다.

____때때로 좋아하지 않는 사람과 만나는 것을 피하기 위하여 다른 방향으로 걷는다.

____논란이 되는 주제에 관하여 토의할 때, 나는 목소리를 크게 하면서 사람들을 설득하려고 한다.

____자기의 잘못을 인정하는 사람을 수용할 수는 있지만, 자신의 약점을 인정하기를 거부하는 사람은 수용하기 어려울 때가 있다.

____내가 화난 이유에 대하여 이야기를 할 때, 반대 견해는 정말로 듣고 싶지 않다.

____나에게 잘못을 저지른 사람을 쉽게 잊지 못한다.

____오해가 생겼을 때, 나는 상대방의 말을 반박할 생각부터 한다.

____실망감을 느낄 때, 혼자서 조용히 있고 싶다.

____나는 사업에 관한 일 또는 심지어 게임을 할 때조차도 매우 공격적이다.

____나는 공정하지 않은 일에 대하여 감정적으로 싸운다.

____내 잘못을 타인에게 전가하는 것이 나쁘다는 것을 알면서도, 타인을 비난한다.

____누군가 공개적으로 나를 비난할 때, 이 상황을 어떻게 모면할 수 있을까라는 생각부터 한다.

____때때로 나는 어떤 사람의 평판에 해를 끼치게 될 것을 고려해 보지도 않고 그 사람을 중상 모략한다.

____마음속으로 실망하면서도 겉으로는 태연하게 행동한다.

____빈정거림을 유머스럽게 표현하는 특징을 지니고 있다.

____누군가 나에게 화를 낼 때, 쉽게 갈등 속에 빠져든다.

____나는 타인의 욕구를 무시하거나 관심을 갖지 않는 태도를 지닌 것으로 알려져 있다.

____내가 어떤 권위 있는 역할을 부여받는다면, 아주 냉정하고 일방적으로 역할을 수행할 것이다.

당신이 체크한 항목의 수를 세어보십시오. 누구나 이런 특징 중 몇 개는 지니고 있을 것입니다. 만약 10개 정도 체크했다면, 당신의 분노는 당신이 생각하는 것보다 더 자주 발생할 것이다. 15개 또는 이상 체크했다면, 당신은 여러 가지 일에 실망하고 있으며, 자주 짜증을 내고 있다고 말할 수 있다. 이것은 당신이 화, 분노의 폭발, 죄의식, 쓰라림, 분개 등에서 극도로 나쁜 영향을 받기 쉽다는 것을 보여 주는 것이다.

복식호흡웃음치료창안

날짜:　　년　　월　　일
이름:

복식호흡웃음치료창안

날짜:　　년　　월　　일

이름:

분노수기

날짜:　　년　　월　　일

이름:

복식호흡훈련기록지

날짜: 　　년　　월　　일
이름:

근육이완훈련기록지

날짜: 년 월 일

이름:

기억이완훈련기록지

날짜:　　년　　월　　일

이름:

자기최면훈련기록지

날짜: 년 월 일

이름:

마음통제자기최면훈련기록지

날짜:　　년　　월　　일

이름:

용서수기(부모)

날짜:　　년　　월　　일

이름:

용 서 수 기(자녀)

날짜:　　년　　월　　일

이름 :

용 서 수 기(배우자)

날짜 : 　년　월　일
이름 :

용 서 수 기(피해자)

날짜: 년 월 일

이름:

용 서 수 기(피의자)

날짜 :   년   월   일

이름 :

자기의사표현기록지

날짜:　　년　　월　　일

이름:

자기주장표현기록지

날짜:　　년　　월　　일
이름:

웃음치료소감문

"웃음치료에서 항상 밝게 웃습니다. 그리고 재미있었습니다. 웃음치료 류 교수님이 하신 말씀도 재미있었습니다. 다시 배우고 싶습니다. 감사합니다."

"저는 여기 천안소년교도소에 와서 정신교육을 받으면서 느낀 점이 있습니다. 처음에는 내가 이런데 와서 이것을 왜 할지 모르고 짜증도 나지만 조금씩 마음어 있는 문을 열고 조금씩 나아가게 되었습니다. 그리고 제가 정신교육을 받기 전부터 몸이 많이 안 좋았습니다. 병원에서 과민성 대장염이라고 하셨습니다. 스트레스를 받으면 복통이 생겨 너무 아파 습니다. 웃음치료를 받고 이때까지 스트레스가 많이 풀렸습니다."

"그 주간에 정신교육이 막바지에 다 달아 웃음치료 교육 마지막이 되었다. 지금 와서 웃음치료를 뒤돌아보면 그때 왜 열심히 안했을까? 현재에 충실했어야 했는데 라는 생각을 하게 되었다. 아무튼 지나간 시간이다 이 시간이 지나면 연장을 못해 다음 년도에 다시 만나게 되면 그때 정말 성심성의껏 배울 수 있을 것 같다. 웃음 치료는 생각처럼 쉬운게 아닌 것 같다. 웃는 것도 남의 눈치 보며 쪽팔리지 않으면서 하려는 마음도 억누르고 했던 시간이 너무 너무 아깝다. 교수님이 노력하여 정성껏 나에게 전수하였으나 받지 못한 나의 실수며 나의 잘못이다, 다음에 이 교육을 받는 자들은 마음을 비우 스스로의 모습에 충실히 이 교육이 받으면 정말 좋은 교육이 될 것 같다. 교육 기간 동안 못난 점이 많이 있곤 했는데 이해하시겠지요. 류창현 교수님 그동안 정말 감사했습니다. 교육 기간 중 한 번씩 인상이 안 좋아 보였던 적이 있었는데 그때마다 다시 웃음으로 대해 주셔서 감사합니다. 교수님 은혜 속에 우리 같은 자를 도와주십시오."

“엊그제 시작하던 웃음치료 교육이 어느덧 막바지에 이르렀습니다. 정말 많은 아쉬움이 남습니다. 웃을 때 왜 적극적이지 못했을까? 조금만 더 수업에 집중을 하였으면 하는 아쉬움........! 이 웃음치료 교육을 통하여 나의 몸에 많은 변화가 생긴 것을 일상생활을 통하여 알 수 있었습니다. 교도소라는 울타리 안에서 언제나 좁게만 보고 위축된 삶을 살아온 터라 소극적이고 남을 배려하지 못하였는데 이 교육을 통하여 항상 넓게 바라보고 무슨 일이든지 적극적이게 되었습니다. 정말 감사합니다. 일반 사회 사람들이라면 조금은 꺼려하는 수용자들을 위해 하나의 사심 없이 교육에 하여주신 류창현 교수님께 감사의 말씀을 드립니다. 이번 교육에 대해 많은 아쉬움이 남지만 아쉬움이 남지만 아쉬움이 있어야 그 교육이 오랫동안 가슴속에 자리 잡는 법. 교수님의 주옥같은 강의 다시 한 번 감사하다는 말씀을 드리겠습니다.”

“분노란 남녀노소 모두가 가지고 있는 암 덩어리이다. 그러나 이러한 암을 치료하는 의사가 바로 교수님이시다. 분노를 잠재우시는 웃음의 치료사 류창현 교수님 감사합니다.”

“웃음치료를 통하여 조금 더 웃게 되고 좀 더 밝아진 내 모습을 볼 수 있게 된 것 같습니다.”

“평소 웃음이 없었는데 요번 정신교육 5기를 통해서 이렇게 웃음 치료를 받을 수 있어서 참 좋았다,”

“웃음치료를 받으면서 나의 자신에 많은 변화가 왔다. 앞으로 웃음을 통해 항상 밝은 사람으로 살아갈 것이다.”

“류창현 교수님
너무 열정적이신 모습
넘 재미있었습니다.
웃음치료......!.. 심리적인 치료법......!
그림 치료 보다 더 효과 적입니다.
파이팅!!!!!!!!”

“웃음 치료를 받으며 웃음이 단지 하나의 행동이 아닌 몸에 좋고 건강을 유지 하는데 좋다는 것을 알았고 만약 자격증을 따라면 교수님 강의하시는데 동참하여 사회에서 강의도 들으며 배우고 싶다.”

“웃음 치료를 받으면서 스트레스도 풀 수 있는 좋은 시간이 되어서 좋았던 것 좋다.”

“예전에는 화가 나면 욕도 하고 그랬는데 지금은 한 번 더 생각하게 되고 웃음으로 인해서 얼굴에 화색이 도는 것 같고 마음도 맑아진 것 같고 앞으로 살아가는데 많은 도움이 될 것 같은 생각이 듭니다. 저희들을 위해서 고생하신 류창현 교수님께 진심으로 감사드리며, 이 배움을 절대 잊지 않도록 깊이깊이 새겨 두겠습니다.”

“그동안 너무 고마웠습니다. 제게는 언제나 웃음이 있었던 건 아니지만, 웃음 치료를 받으면서 웃는 게 정말 많은 영향이 미치는구나 하는 생각이 듭니다. 얼굴이 많이 좋아졌습니다. 언제나 인상을 쓰고 다니던 나는 그나마 웃음을 되찾고 앞으로 웃음 치료게 대해서 많은 사랑을 할 것입니다.”

“웃음 치료를 받으며........

2주간의 교육을 받으면서 스트레스를 풀 수 있었고 건강도 지킨 것 같아 나름대로 느끼게 많았습니다. 그 첫 번째가 매일 분주한 하루 속에 얼굴에 오만상을 쓰며 살아 왔는데 간단한 웃음요법으로 얼굴에 미소가 있었으며, 그 두 번째가 웃음 치료는 암 예방 및 질병치료 효과가 있어 잘 배운 것 같습니다.”

“2주 동안 웃음치료 받으면서 나에게 새롭게 변하는 느낌을 알 수가 있었습니다. 안 그래도 날씨가 점점 더워지면서 짜증날 테지만 언제나 웃음으로 맞아 주시는 교수님의 모습을 보고 용기를 얻게 되었습니다. 웃음치료를 배우면서 나의 감정을 조절 할 수 있고 언제나 웃음으로 살 수 있다는 마음으로 살 수 있도록 하겠고 늘 애쓰시는 교수님께 진심으로 감사드립니다. 다음에도 기회가 된다면 또다시 보고 싶습니다.”

"제가 웃음 치료를 통해 제가 느끼고 보고 웃고 하니까 제 스트레스가 풀리고 제가 가지고 있던 모든 어려운 것들이 풀릴 것만 같았고 너무나도 제 자신이 날아 갈듯 좋은 기분이었습니다. 제가 웃음 치료를 받기 전 일을 하면서 받았던 분노가 있을 때마다 저는 웃음 이 많은 아이라고 형들도 그랬고 선생님들도 그래서 항상 무엇을 할 때마다 웃고 다녀서 모든 일이 잘 풀린다 했는데 저는 그 뒤로 계속 웃고 바보처럼 웃기만 해도 괜찮았습니다. 근데 여기서 웃음 치료를 받으니 제안에 모든 것들이 속 풀리게 날라 가는 것만 같았습니다. 그래서 제가 시험을 통해서 자격증을 따게 되면 제가 웃으면서 모든 치료를 했듯이 저 또 안 다른 사람에게 웃음을 이용해서 집에 있는 가족들한테도 이 웃음 치료를 전수할 것입니다. 교수님 웃음치료라는 것을 알려 주시고 저희를 아껴주셔서 저 또한 교수님께 감사할 뿐입니다. 교수님 수고하셨습니다."

"이 웃음치료를 배우며 많은걸 깨달았습니다. 저는 웃는 게 사람들을 웃기는 게 이렇게 힘들고 어려운 일인지 몰랐습니다. 항상 생활 속에서 발생하는 것들이기에, 웃음에 대하여 한 번 도 생각하여 보지 못했습니다. 2주 동안 2시간씩 웃으며, 땀도 흘리고, 스트레스를 풀 수 있었던 좋은 자리였던 것 같습니다. 이젠 항상 웃으며 화난 기분을 잘 억제할 수 있을 것 같습니다. 수고하세요~~~~~~~~~"

"류창현 교수님........

이 분노 치료와 웃음치료를 통하여 저의 성격을 고쳐 주셔서 감사를 드립니다. 왠지 진짜로 좋은 프로그램입니다.

교수님, 전 진학을 꿈꾸는 사람입니다.

교수님, 명함 한 장 부탁드립니다.

스승님........ 감사드립니다.

교수님 파이팅!!!"

"웃음치료를 받으면서 다시는 여기에 오지 않을 것이다. 지금 이렇게 끝나니까 아쉬움이 가끔 든다. 다음내년에 5월에 나가는데 그전에 정신교육을 받게 되면 지금보다 더 좋은 모습이 될 것이다. 여기서 배운 점은 디·스트레스(Distress)를 많이 받으면 금방 죽고 그리고 긍정적인 삶을 살라는 것이다. 내 자신이 오래 살고 행복하게 살려면 남은 기간 동안 부정적인 생각에서 긍정적으로 바꾸는 것이다. 지금은 쉽지 않지만 겉으로는 웃고 속으로는 자신의 감정을 컨트롤 하는 내 자신이 되었으면 한다. 왜 이렇게 교육이라는 것이 나에게 도움이 되는 줄 알았다. 나는 여기서 적극적이지는 않았는데 내년에 기회가 있다면 다시 또 새로운 모습으로 보았으면 한다. 이렇게 마지막으로 줄이고 내 자신을 이번 만큼은 솔직하게 감정을 표현을 하였다."

"어느새 웃음치료를 받은 지도 엊그제 갖기만 한데 벌써 2주라는 시간들이 지나서 저는 그저 아쉬움만 가득합니다. 처음 웃음치료를 시작 할 때는 교수님께서 하시는 강의 내용만 들었지 행동 자체는 거의 안하다 시피 하였지만 조금씩 시간이 지나면서 저도 역시 교수님과 똑같은 행동을 하는 제 모습을 볼 수가 있었습니다. 저는 제 성격이 내성적이라 남 앞에서 하는 게 좀 어려움도 없지 않았지만 그래도 이 프로그램을 통해서 저 자신에 먼가를 얻은 것 같아 기분은 나쁘지 않은 것 같습니다. 앞으로 이곳에서 3년이라는 시간들을 더 보내야 하는 저이지만 저 역시도 교수님을 위해서 기도드리면서 지낼 테니까 교수님께서도 부족한 저를 위해 이곳에서 나가는 그날까지 기도를 해주셨으면 합니다. 2주 동안 저희들과 함께 해주셔서 감사하다는 말씀을 드리면서 저의 글을 이쯤에서 이만 줄이겠습니다."

"웃음치료를 통해서 많은 것을 느꼈지만 그중 웃음의 의미가 모든 것을 지배하고 또 삶의 큰 주축이 된다는 것을 비로소 알게 되어 뿌듯합니다. 자신의 변화부터 자신의 부정적인 모든 것을 버릴 수 있는 것이고 웃음으로 인해 많은 것을 얻기에 앞으로 모든 성각과 분노를 이길 수 있는 사람이 되도록 하겠습니다. 저의 성격이 많이 내성적이어서 남의 앞에 나서는 것이 많이 부끄럽지만 이번의 계기로 자신감을 얻을 수 있어 큰 성공을 한 것 같아 감사드립니다. 2주간의 시간이지만 많은 웃음으로 대해 주시고 브다 나은 가르침을 얻게 해주심에 깊은 감사의 글 올리며 글을 줄이도록 하겠습니다. 선생님의 넓으신 아량으로 보다 많은 사람들에게 행복함을 안겨 주시길 바랍니다."

"웃음치료라는 교육을 뜻 밖에 접하게 되었고 처음에는 크게 영향이 없을 것 같았고 흥미를 못 느낄 것 같았는데 교육 후로 긍정적인 사고방식이 생기고 건강이 좋아진 것 같습니다. 3년간 암 치료를 완치해서 유종의 미를 지울 수 있도록 할 것입니다.

출소 후 작지만 어려운 사람들에게 도움을 주면서 살 것입니다. 그리고 목표로 정한 축구클럽을 만든 후 크게 번창한 후 대회도 나가는 등 성공할 것입니다. 짧은 시간등안 많은 가르침을 주셔서 감사히 생각합니다. 건강하세요."

저자소개

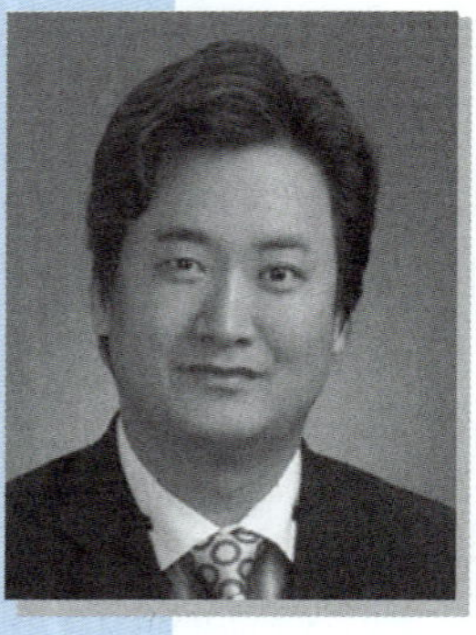

류창현

(현) 나사렛대학교 심리학과(학점은행제) 교수
(현) 범죄심리전문가
(현) 충성교회 담임목사
(현) 지저스치료센터(Jeuss Therapy Center) 소장
(현) 포랜직 컨설팅(한국형사심리연구원) 치료프로그램 고문
(현) 나사렛대학교 평생교육원 웃음치료/분노치료/심리상담 교수
(현) 충북대학교 평생교육원 웃음치료교육사 교수
(현) 아름다운학교 운동본부 충남지부 자문위원
(현) 아시아 교정포럼 학술회 이사
(현) 천안소년교도소 심리치료 강사
(현) 천안보호관찰소 심리치료 강사
(현) 수원보호관찰소 심리치료 강사
(현) 안산보호관찰소 심리치료 강사
(현) 평택보호관찰소 심리치료 강사
(현) 대전교도소 인성교육 강사
경기대학교 대학원(범죄심리학, Criminal Psychology)
충북대학교 대학원(임상심리학, Clinical Psychology)
나사렛대학교 신학대학원(Master of Divinity)
State University of New York(B.S., Aeronautical Science-Professional Pilot)

최신웃음치료(웃·생·웃·사!)

2009년 2월 20일 1판 1쇄 인쇄
2009년 2월 25일 1판 1쇄 발행

저 자 : 류 창 현
발행인 : 김 동 규
발행처 : 교육과학사

경기도 파주시 교하읍 문발리
파주출판문화정보산업단지 514-5
전화 (031) 955-6956~8 / FAX (031) 955-6037
Home-page : www.kyoyookbook.co.kr
E-mail : kyoyook@chol.com

등록 : 1970년 5월 18일 제2-73호

정가 30,000 원
ISBN 978-89-254-0263-5